V&R

Franz Resch (Hg.)

Die Sprache in der Kinder- und Jugendpsychiatrie – Zur Bedeutung kommunikativer Prozesse in Diagnostik, Therapie und Forschung

XXIX. Kongress der Deutschen Gesellschaft
für Kinder- und Jugendpsychiatrie,
Psychosomatik und Psychotherapie
Heidelberg, 16.-19. März 2005

Die Abstracts

Vandenhoeck & Ruprecht

Bibliografische Informationen Der Deutschen Bibliothek

Die Deutsche Bibliothek verzeichnet diese Publikation
in der Deutschen Nationalbibliografie;
detaillierte bibliografische Daten sind im Internet
über ‹http://dnb.ddb.de› abrufbar.

ISBN 3-525-46237-9

© 2005, Vandenhoeck & Ruprecht GmbH & Co. KG, Göttingen. –
http://www.vandenhoeck-ruprecht.de
Printed in Germany. – Alle Rechte vorbehalten.
Das Werk einschließlich aller seiner Teile ist urheberrechtlich geschützt.
Jede Verwertung außerhalb der engen Grenzen des Urheberrechtsgesetzes
ist ohne Zustimmung des Verlages unzulässig und strafbar.
Das gilt insbesondere für Vervielfältigungen, Übersetzungen, Mikroverfilmungen
und die Einspeicherung und Verarbeitung in elektronischen Systemen.
Satz: SchwabScantechnik, Göttingen
Schrift: Minion
Druck und Bindung: Hubert & Co., Göttingen

Die Wiedergabe von Gebrauchsnamen, Handelsnamen, Warenbezeichnungen usw.
in diesem Werk berechtigt auch ohne besondere Kennzeichnung nicht zu der Annahme,
dass solche Namen im Sinne der Warenzeichen- und Markenschutz-Gesetzgebung
als frei zu betrachten wären und daher von jedermann benutzt werden dürften.

Produkthaftung: Autoren und Verlag haben sich um größtmögliche Genauigkeit bemüht.
Dennoch kann für Angaben über Dosierungsanweisungen und Applikationsformen
keine Gewähr übernommen werden.

Inhalt

Vorwort 7

Plenumssitzung 9

Vortragssymposien 15

Workshops 257

Postersymposien 271

Weiterbildungskurse 349

Personenregister 355

Vorwort

Der XXIX. Kongress der Deutschen Gesellschaft für Kinder- und Jugendpsychiatrie, Psychosomatik und Psychotherapie vom 16.-19. März 2005 in Heidelberg stellt die Bedeutung von kommunikativen Prozessen für unser Fachgebiet in den Mittelpunkt. Sprache und Kommunikation bilden eine wesentliche Grundlage für die Entwicklung der kindlichen Persönlichkeit. Sprache entwickelt sich aus dem emotionalen Dialog zwischen Bezugspersonen und Kind. Störungen dieses frühen Interaktionsprozesses zeigen vielfältige Zusammenhänge mit neurobiologischen Prozessen, Selbstentwicklung und Affektkontrolle. Die Entwicklungspsychopathologie der frühen Kindheit bildet ein expandierendes Forschungsfeld mit einer Fülle neuer wissenschaftlicher Erkenntnisse. Temperament, Bindung, affektive Abstimmungsprozesse, psychische Traumata und die Auswirkungen schwerer, angeborener Kommunikationsdefizite sind nur einige Themenfelder dieser spannenden kinder- und jugendpsychiatrischen Domäne.

Auch die nonverbale Kommunikation, die über Mimik, Gestik und Stimme zur Interaktion beiträgt, soll in ihrer Bedeutung für Diagnostik und Therapie hervorgehoben werden.

Grundlagenorientierte und klinische Forschung zeigen in unserem Fachgebiet ebenso wie die therapeutischen Interventionen einen hohen Grad an Interdisziplinarität zwischen unterschiedlichen Berufsgruppen, Therapieschulen, Denkrichtungen und Wissensdomänen. Der interdisziplinäre Dialog stellt daher große Anforderungen an unsere gemeinsame Sprache:
– Wie verständigen sich Grundlagenwissenschaftler und Therapeuten?
– Wie ist ihr jeweiliges Spezialwissen wechselseitig nutzbar zu machen?
– Wie lassen sich Pharmakotherapie, Psychotherapie und sozialpädagogische Interventionen am besten integrieren?
– Wie können ideologische Gräben überwunden und konstruktive Auseinandersetzungen ermöglicht werden?

Eine wichtige Voraussetzung ist die Herstellung gemeinsamer Bedeutungsebenen, bis gemeinsame Ziele formuliert werden können.

Die Kinder- und Jugendpsychiatrie liegt als medizinisches Fachgebiet an der Schnittstelle zwischen Naturwissenschaften und Geisteswissenschaften. Brückenschläge zu unseren Nachbardisziplinen Psychiatrie und Psychosomatik des Erwachsenenalters, Pädiatrie und Psychologie haben im Programm eine besondere Berücksichtigung erfahren.

Ich danke dem Verlag Vandenhoeck & Ruprecht, insbesondere Frau Bade und Herrn Presting, dass es möglich wurde den Band zu publizieren.

Prof. Dr. med. Franz Resch
Kongresspräsident

Plenumssitzung

Emotionserkennung in Interaktionen

Fiedler, P.

Psychologisches Institut der Universität Heidelberg

Für Beziehungen zwischen Menschen spielt der Emotionsausdruck und die Emotionserkennung eine wesentliche Rolle. Störungen in der Emotionswahrnehmung können zwischenmenschliche Interaktionen erheblich erschweren. Dies gilt gleichermaßen für die Interaktion in Familien wie in sonstigen zwischenmenschlichen Bezügen. Der Vortrag informiert über theoretische Grundlagen und empirische Ergebnisse zur Emotionserkennung in Interaktionen sowie über mögliche Störungen, die in der Folge fehlerhafter Emotionserkennung auftreten können. Schließlich wird die Bedeutsamkeit der Emotionserkennung in therapeutischen Beziehungen angesprochen.

Psychotherapie und Pharmakotherapie

Lehmkuhl, G.

Klinik und Poliklinik für Psychiatrie und Psychotherapie des Kindes- und Jugendalters der Universität zu Köln

Die Einbeziehung psychopharmakologischer Strategien in die Psychotherapie gewinnt im Rahmen eines multimodalen Behandlungskonzeptes zunehmend an Bedeutung. Ein störungsspezifisches Vorgehen verlangt häufig die Kombination verschiedener psychotherapeutischer Methoden sowie medikamentöser Ansätze und geht dabei von einem synergistischen Effekt aus. In Anlehnung an Teusch und Gastpar (2000) soll an kinder- und jugendpsychiatrischen Störungsbildern überprüft werden, bei welchen Patienten und welcher Symptomatik der Einsatz welcher psychotherapeutischer Maßnahmen in Kombination mit welchen psychopharmakologischen Strategien sich in welchem Zeitraum als effektiv erwiesen hat. Die Kombinationsbehandlung hat sich insbesondere bei Angst und Zwangsstörungen, hyperkinetischen Störungen und depressiven Episoden in der klinischen Praxis bewährt, auch wenn die empirische Evaluation z.T. noch ungenügend ist. Bei kombinierten Behandlungen sind Fragen der Patienteninformation und Aufklärung mit ihren Auswirkungen auf die therapeutische Beziehung und Haltung besonders zu beachten. Die Notwendigkeit eines individuellen differenzierten Vorgehens unter Beachtung wichtiger Einflussfaktoren wie Krankheitsverlauf, psychosozialen Belastungen, Persönlichkeitsmerkmalen des Patienten u.a. wird herausgestellt.

Störungen der intuitiven elterlichen Kommunikationsfähigkeiten und Auswirkungen auf die Entwicklung

Papoušek, M.

Kinderzentrum München, Institut für Soziale Pädiatrie und Jugendmedizin

Der Vortrag rückt die vorsprachliche Kommunikation mit ihren wichtigsten adaptiven Funktionen – Entwicklung von intersubjektiver Bezogenheit, emotionaler Regulation, Selbstwahrnehmung, sozialer Kognition, Spiel und Sprache – in den Mittelpunkt. Eine Schlüsselrolle spielen die intuitiven elterlichen Kommunikationsfähigkeiten in Abstimmung auf die individuellen Bedürfnisse, Erlebnisweisen und Ausdrucksformen des Säuglings. Bis heute fehlen systematische Studien zur Ontogenese und Psychodynamik von Störungen der intuitiven elterlichen Kommunikationsfähigkeiten. Interessante Aufschlüsse erlaubt die klinische Analyse vorsprachlicher Kommunikationsmuster im Kontext der Eltern-Säuglings-/Kleinkind-Psychotherapie frühkindlicher Regulations- und Beziehungsstörungen. Anhand der Literatur, eigener Forschungsergebnisse und klinischer Fallbeispiele kommen folgende Themen zur Sprache: Erscheinungsformen von Störungen der intuitiven elterlichen Kommunikationsfähigkeiten – Psychodynamische Einflüsse auf die wechselseitige Verständigung und Abstimmung – Einflüsse von Seiten des Kindes – Auswirkungen dysfunktionaler Kommunikationsmuster auf intersubjektive Bezogenheit, emotionale Regulation, Selbstkonzept und prosoziales Verhalten.

Autismus und Emotionserkennung

Poustka, F.

Klinik für Psychiatrie und Psychotherapie des Kindes- und Jugendalters, Universitätsklinikum Frankfurt

Das klinische Vollbild des autistischer Störungen erreichen im Vorschulalter den größten Schweregrad. Kinder mit Autismus zeigen ein grundlegendes Defizit in sozialer Reziprozität und Spielverhalten, im Mangel an Verständnis und der Äußerung von Gefühlen, Ansprechbarkeit, Nähe und Modulation des Verhaltens insbesondere in einem sozialen Kontext. Deshalb werden gesellschaftliche Konventionen und Erwartungen von Mitmenschen schlecht verstanden und das Interesse an Menschen ist begrenzt, Freundschaften werden kaum aufgebaut, Emotionalität und Empathie im Hinblick auf andere Personen sind schwer zu erkennen, Mimik und Gestik häufig verarmt. Auch Kinder mit Autismus, die eine gute sprachliche Fähigkeit erwerben, beginnen erst spät zu sprechen und die Sprache bleibt auch nach dem Sprachbeginn bei fast allen Betroffenen auf irgendeine Weise deviant, strukturell auffällig und zeigt pragmatische Defizite. Eine non-verbale Kompensation der Kommunikation gelingt bei Kindern mit erheblichen Sprachdefizit nicht. Bei gut sprechenden Betroffenen zeigen sich Auffälligkeiten der Sprache z.B. in Gestalt von Echolalie, der Verwendung repetitiver Worte und Sätze, veränderter Prosodie und eigentümlichem Gebrauch von Sprache.

Autistische Menschen haben ein Bedürfnis nach Gleichförmigkeit der Umwelt und gewohnten Tagesabläufen. Häufig sind Interessen und Aktivitäten eingeschränkt oder ungewöhnlich. Es kommen starke Bindungen an unbelebte Objekte und motorische Manierismen vor.

Die damit verbundenen Probleme der Emotionserkennung und die daraus ableitbaren therapeutischen Ansätze werden auch aus den Ergebnissen bildgebender Verfahren dargestellt.

Kinder- und Jugendpsychiatrie im internationalen Dialog

Remschmidt, H.

Philipps-Universität Marburg, Klinik für Kinder- und Jugendpsychiatrie und Psychotherapie

Die Kinder- und Jugendpsychiatrie hat sich in den meisten europäischen und außereuropäischen Ländern seit den dreißiger Jahren des letzten Jahrhunderts als eigene Disziplin aus den »Mutterfächern« Psychiatrie, Neurologie und Pädiatrie herausentwickelt. Wichtige Impulse erhielt sie auch aus der Psychologie, der Pädagogik, aus den Rechts- und Sozialwissenschaften. Durch diese Entwicklung war ihr interdisziplinärer Ansatz in Diagnostik und Therapie bereits angelegt.

Durch den 2. Weltkrieg war Deutschland von der internationalen Entwicklung abgeschnitten und deutsche Kinder- und Jugendpsychiater wurden erst Ende der fünfziger Jahre des letzten Jahrhunderts in internationale Gremien aufgenommen. Seither hat sich allerdings die Integration in und der Dialog mit internationalen Gremien und Organisationen in erfreulicher Weise entwickelt und in folgenden Initiativen und Ergebnissen niedergeschlagen:
1. In der Mitwirkung an internationalen Kongressen, Symposien und Seminaren
2. in der Etablierung gemeinsamer Weiterbildungscurricula und Ausbildungsprogramme, wie z.B. dem europäischen Facharzt-Curriculum der U.E.M.S.
3. in der weltweiten Verbreitung der für die Kinder- und Jugendpsychiatrie schon immer charakteristischen interdisziplinären Handlungsweise.
4. der gemeinsamen Beantragung und Gestaltung wissenschaftlicher Projekte.
5. in der verantwortlichen Mitwirkung in internationalen Organisationen (z.B. ESCAP, IACAPAP, WAIMH, ISAP, WPA, WHO).
6. in der Erarbeitung und Verbreitung international akzeptierter fachlicher und ethischer Stellungnahmen zum Wohl von psychisch kranken Kindern und ihrer Familien.

Die Einigung der Fachvertreter vieler Länder auf gemeinsame Prinzipien, gemeinsame diagnostische und therapeutische Vorgehensweisen hat freilich auch zur Folge, dass handlungsspezifische Besonderheiten und theoretische Orientierungen, die nicht dem »Mainstream« entsprechen, aufgegeben werden müssen und die englische Sprache als einheitliche Wissenschaftssprache akzeptiert wird. Dies behindert bis zu einem gewissen Grad die Chancengleichheit bei der Veröffentlichung wissenschaftlicher Ergebnisse. Die Internationalisierung des Wissenschaftsbetriebs hat zwar viele Vorteile, führt aber auch wegen der damit verbundenen Notwendigkeit zur Vereinheitlichung und in Folge der Konsensabhängigkeit der Maßstäbe nicht selten zu fortschrittshemmenden Entwicklungen, was z.B. am unkorrigierten und für alle Fächer einheitlich gültigen Impaktfaktor aufgezeigt werden kann. Diese und weitere Probleme werden in dem Referat erörtert mit dem Ziel, zukunftsweisende Vorschläge zu unterbreiten.

Was kann die Kinder- und Jugendpsychiatrie von ihren Nachbardisziplinen lernen?

Schmidt, M. H.

Zentralinstitut für Seelische Gesundheit, Klinikum der Universität Mannheim

Zahlreiche Nachbarwissenschaften haben Beziehungen zur Kinderpsychiatrie und Jugendpsychiatrie. Spannender als zu den medizinischen Nachbarfächern erscheinen die Beziehungen zu den entfernteren Nachbardisziplinen. Der Vortrag befasst sich mit Beispielen aus Psychologie, Molekularbiologie, Gesundheitsökonomie und Bevölkerungswissenschaft. Anhand ausgewählter Beispiele werden Probleme des Messens in unserem Fach, Überlegungen zur differentiellen Therapieindikation, zum minimalen Mitteleinsatz zur Erzielung maximalen Gewinns und zur Bevölkerungsentwicklung erörtert. Die Kinder- und Jugendpsychiatrie muss für sich klären, ob der dimensionale Ansatz in Verbindung mit Längsschnittbeobachtungen sicherere Verlaufsprognosen erlaubt, ob mittels der Molekulargenetik nichtpathologischer Persönlichkeitsvariablen gezieltere Therapieindikationen gestellt werden können, wie ein Versorgungssystem einschließlich der Jugendhilfe strukturiert sein muss, das den Mitteleinsatz optimiert und wie künftig kinder- und jugendpsychiatrische Systeme der Bevölkerungsstruktur angepasst werden können. Schließlich wird gefragt, welche Forschungsoptionen und -strukturen sich aus diesen Notwendigkeiten ergeben.

Frühkindliche Regulationsstörungen und ADHD

Wolke, D.

Jacobs Foundation Zürich, Schweiz und University of Bristol, Großbritannien

In den letzten Jahren ist es zu einer zunehmenden Benutzung des Begriffs Regulationsstörungen bei Kleinkindern gekommen. Es ist Bestandteil der Achse 1 des »Diagnostic Classification of Mental Health and Developmental Disorders of Infancy and Early Childhood (Zero to Three). Weitgehende Übereinstimmung besteht, das erhöhtes und schwer beruhigbares Schreien, Schlaf- und Fütterungsprobleme Kernsymptome von Regulationsproblemen darstellen.

Doch haben diese Probleme der Unterregulation (schwer aufhören können zu schreien, nicht alleine einschlafen zu können und häufiges wachen, Verhaltensprobleme ums Essen) irgendwelche Beziehung zu späteren Unterregulationsproblemen, die allerdings phänotypisch anders aussehen?

Aufmerksamkeits- und Hyperaktivitätsprobleme (ADHD) haben als Kernelement die Schwierigkeit des Kindes seine Aufmerksamkeit und/oder motorische Aktivität effektiv zu regulieren oder planvoll zu handeln. Es ist somit ein Problem der Unterregulation und soweit im Kern homotypisch zu Regulationsstörungen, allerdings in der Verhaltensausprägung anders als bei Kleinkindern. Die wenigen durchgeführten Studien zu frühkindlichen Regulationsstörungen und ADHD oder anderen Entwicklungsergebnissen werden überblicksartig dargestellt und kritisch bewertet. Diese weisen darauf hin, das frühe Regulationsstörungen prädiktiv für ADHD sind. Zudem wurden negative Auswirkungen auf Schulleistungen oder IQ berichtet. Es wird diskutiert und spekuliert ob gefundene Verbindungen eher auf gleichbleibende Umwelt (z.B. Erziehungsstil), neuro-psychologische Faktoren oder ggf. genetische homotypische Kontinuität zurückgeführt werden können. Implikationen für weitere notwendige Forschung, aber auch für die mögliche frühzeitige Prävention von ADHD und andere Unterregulationsprobleme werden besprochen.

Vortragssymposien

Mögliche Richtlinien zum Einsatz von Dolmetschern in Diagnostik und Therapie von Migranten- und Flüchtlingskindern

Adam, H.

Universitätsklinikum Hamburg-Eppendorf, Klinik für Kinder- und Jugendpsychiatrie und Psychotherapie

Die Ambulanz für Flüchtlingskinder und ihre Familien in Hamburg behandelte in den letzten zehn Jahren fast 500 Patienten aus Kriegs- und Krisenregionen wie Afghanistan, Kosovo, Bosnien und West-Afrika. Bei ungefähr 30 % der Patienten sowie bei ca. 60 % der Kontakte zu den Eltern wurden im Akutbereich, aber auch bei Langzeitbehandlungen Dolmetscher eingesetzt. Dolmetscher verändern das therapeutische Setting nicht nur durch die Anwesenheit zusätzlicher Personen. Sie bringen ihre Sicht der Dinge in erwünschter und manchmal auch in nicht erwünschter Form ein, indem sie die Sprache übersetzen, Kultur vermitteln, aber auch eigene biographische Erfahrungen einbringen und dadurch Hoffnungen, Erwartungen und Neid bei den Patienten hervorrufen können. Anhand klinischer Beispiele werden mögliche Richtlinien sowohl für den ökonomischen als auch klinisch hilfreichen Einsatz zur Diskussion gestellt.

Verstummen in Folge des Grauens: Afrikanische Kindersoldaten als Patienten in Deutschland

Adam, H.; Bayer, C.; Riedesser, P.

Universitätsklinikum Hamburg-Eppendorf, Klinik für Kinder- und Jugendpsychiatrie und Psychotherapie

Kinder als Soldaten sind keine neue Erscheinung und ihr Vorkommen nicht auf Afrika beschränkt. Historisch schon in den Kreuzzügen als Soldaten missbraucht, mussten auch deutsche Kinder und Jugendliche im Zweiten Weltkrieg eine Waffe benutzen. In jüngster Zeit gingen die schrecklichen Bilder aus Afrika um die Welt, auf denen schwer bewaffnete Kinder in Mosambik, Somalia, Kongo und besonders in Sierra Leone und Liberia zu sehen waren. Oft sind sie zwangsrekrutiert worden und wurden ausgebildet, Grausamkeiten auszuüben. Einige wenige flohen nach Europa, ca. 50 wurden in den letzten 10 Jahren in der Hamburger Ambulanz für Flüchtlingskinder und ihre Familien jugendpsychiatrisch behandelt.

In der Auseinandersetzung mit diesem Phänomen entsteht Sprachlosigkeit auf mehreren Ebenen: Auf politischer Ebene versagen spezifische rechtliche Schutzmaßnahmen, der klinische Kontext auf Seite des Patienten wird besonders durch die Schwierigkeit bestimmt, über Aspekte von Täterschaft, Schuld oder Schamgefühlen zu sprechen, auf Seite der Therapeuten herrscht oft ein Bestreben vor, dieses Grauen nicht hören zu wollen. Hinzu kommt der sozialpsychiatrische Kontext in dem es um Begutachtung, eine mögliche Legendenbildung und angemessene Maßnahmen zur Resozialisierung geht.

Klassifikation der Angststörungen in ICD-10 und DSM-IV: Brauchen wir separate Kriterien für Angststörungen des Kindes- und Jugendalters?

Adornetto, C.; Schneider, S.

Klinische Kinder- und Jugendpsychologie, Universität Basel, Schweiz

Im Auftrag der Weltgesundheitsorganisation (WHO) erschien im Jahre 1948 die 6. Ausgabe der ICD, die zum ersten Mal ein Kapitel über psychische Störungen enthielt. Im Jahre 1952 veröffentlichte die Amerikanische Psychiatrische Vereinigung (APA) ein Handbuch psychischer Störungen mit Beschreibungen diagnostischer Kriterien, das DSM-I. Seit dieser Zeit ist das Klassifikationssystem in stetiger Umwandlung und Weiterentwicklung, zum Teil in enger Zusammenarbeit mit der WHO. Trotz des Versuchs, die beiden Systeme näher aneinander anzugleichen, blieben Differenzen bestehen. Wie sinnvoll oder notwendig die Existenz zweier Klassifikationssysteme mit unterschiedlichen Kriterien ist, wird in der vorliegenden Studie bezüglich der Angststörungen im Kindes- und Jugendalter untersucht. Ziel der Studie ist es, die Übereinstimmung zwischen ICD-10- und DSM-IV-Kriterien der Störung mit Trennungsangst, der Spezifischen Phobie (Phobische Störung des Kindesalters), der Sozialen Phobie (Störung mit sozialer Ängstlichkeit des Kindesalters) und der Generalisierten Angststörung zu überprüfen und bei möglichen Unterschieden in der Diagnosestellung zu untersuchen, auf welche Kriterien diese zurückzuführen sind. Dazu werden Kinder und deren Eltern anhand eines halbstrukturierten Interviews, dem »Diagnostischen Interview bei psychischen Störungen im Kindes- und Jugendalter (Kinder-DIPS)«, befragt. Die Fragen zu den einzelnen Angststörungen, die von Interesse sind, wurden dabei soweit modifiziert und ergänzt, dass jedes Kriterium sowohl der ICD-10 als auch des DSM-IV als Frage integriert ist. Erste Ergebnisse zur Güte der Übereinstimmung von ICD-10- und DSM-IV-Kriterien der Angststörungen im Kindes- und Jugendalter werden vorgestellt.

Studie wurde von Drittmittelgeber finanziert: SNF (Schweizerischer Nationalfonds)

Kunsttherapeutische Zugänge bei Selbstverletzungen – Kasuistik und Literaturübersicht

Ahrens, J.; Prawitz, J.; Bilke, O.

Klinik für Kinder- und Jugendpsychiatrie und Psychotherapie, Vivantes-Humboldt-Klinikum Berlin

Patientinnen mit PTSD, Persönlichkeitsentwicklungsstörungen und schweren Selbstverletzungen sind regelhaft in ihrer Kommunikation eingeschränkt und kaum in der Lage, eine verbale Aufarbeitung der Traumatisierung zu leisten.

Neben EMDR, hypnotherapeutischen und psychodramatischen Verfahren können kunst- und kreativtherapeutische Zugänge insbesondere in der Anfangsphase der Therapie die Kontaktaufnahme zum Patienten und die Therapieanbahnung erleichtern.

In der Falldarstellung einer schwer verbal eingeschränkten Patientin mit mutistischen Zügen und erheblicher Verweigerungshaltung wird dargestellt, wie der kunsttherapeutische Zugang anderen Therapieverfahren den Weg ebnen kann.

In der Literaturübersicht ergeben sich nur wenige, eher kasuistische Beiträge zu diesem in Versorgungs- wie Forschungseinrichtungen häufig praktizierten therapeutischen Zugang. Evaluationsansätze werden dargestellt.

Hyperreaktivität und Migräne: Längsschnittdaten zu Ätiologie und Komorbidität

Alesini, A.; Galli, F.; Guidetti, V.

Universität Rom »La Sapienza«, Italien

Hintergrund: Hyperreaktivität bei Säuglingen und Kleinkindern wird in Zusammenhang mit Temperamentsfaktoren gebracht. Hyperreaktivität zeigt sich in einer niedrigen Schwelle für sensorische Stimulation, häufigem und anhaltendem Schreien, Irritabilität, Schlafstörungen, Schreckhaftigkeit bei Geräuschen und anderen gesteigerten Reaktionen auf Umweltreize. Kopfschmerzen können ebenfalls als gesteigerte Reaktion auf interne und/oder Stimuli externe aufgefasst werden (Lanzi et al., 1983; Sperling et al., 1978). Ziele: Durch eine follow-up-Untersuchung nach 20 Jahren soll geklärt werden, ob ehemals hyperreaktive Kinder eher an primären Kopfschmerzen erkranken.

Material und Methode: Untersucht wurden 65 zwischen 1983 und 1989 geborene Kinder (m = 37, w = 28, mittleres Alter = 17,5 Jahre), 40 davon mit mindestens 2 Symptomen von Hyperreaktivität, 25 ohne Hyperreaktivitätssymptome. Beide Gruppen waren vergleichbar bezüglich Alters- und Geschlechtsverteilung. Alle wurden zwischen dem 1. und dem 18. Lebensmonat im Puiriculture-Institut in Rom untersucht. Kopfschmerzen wurden mittels eines Fragebogens erhoben, der die Kriterien der 2. Internationalen Kopfschmerzklassifikation (IHS, 2004) verwendete.

Ergebnisse: Von den 40 Probanden mit ehemaliger Hyperreaktivität litten 11 (27,5 %) an Spannungskopfschmerz (IHS-Code 2.2; 63,6 % davon 2.4.) versus 9 Probanden (36 %) aus der Kontrollgruppe (IHS-Code 2.2; 66,7 % davon 2.4.) (Chi^2-Test: p = n.s.). Weitere 13 der ehemalig hyperreaktiven Kinder (32,5 %) litten an Migräne (IHS-Code 1.1; 69,2 % davon 1.6.1) versus 2 Kontrollprobanden (8 %) (IHS-Code 1.1; 50 % davon 1.6.1) (p < .05). Außerdem fand sich in der Hyperreaktivitätsgruppe vermehrt eine positive Familienanamnese: 20 (83,3 %) der ehemals hyperreaktiven Kopfschmerzpatienten hatten erst- oder zweitgradige Verwandte mit episodischem Kopfschmerz, verglichen mit 5 (41,7 %) der Kopfschmerzpatienten aus der Kontrollgruppe (p < .05). Hyperreaktivität scheint eine wichtige Rolle in der Entwicklung einer Migräne zu spielen – diese Erkenntnis kann möglicherweise zu einem verbesserten Verständnis der Migräne-Ätiologie beitragen.

Das »Bündnis gegen Depression«: Entstigmatisierung und Aufklärung am Beispiel einer Antidepressions-Kampagne

Althaus, D.

Klinik für Psychiatrie und Psychotherapie der Ludwig-Maximilians-Universität München

Hintergrund: Wie in verschiedenen Untersuchungen gezeigt, gehören Depressionen zu den Erkrankungen, die mit einer besonderen Beeinträchtigung und hohen Kosten verbunden sind; auf der anderen Seite gibt es bei Depression weiterhin eklatante Diagnose- und Therapiedefizite. Obwohl gute Behandlungsmöglichkeiten zur Verfügung stehen, erhält derzeit nur eine Minderheit der Patienten eine Therapie lege artis. Nicht nur Defizite auf Seiten der Behandler spielen dabei eine Rolle, sondern auch große Vorbehalte der Öffentlichkeit gegenüber Psychiatrie, Psychotherapie und psychopharmakologischer Medikation im Besonderen. Im Rahmen des »Nürnberger Bündnisses gegen Depression« wurde versucht, durch enge Kooperation mit Ärzten und anderen Berufsgruppen (Pfarrer, Lehrer, Altenpflegekräfte, Polizei etc.) sowie durch eine umfangreiche Öffentlichkeitskampagne das Bewusstsein gegenüber der Krankheit Depression zu vergrößern.

Methode: Im Rahmen eines zweijährigen Interventionsprogramms fand eine intensive Öffentlichkeitskampagne mit Plakaten, Postern, Kinospots, öffentlichen Veranstaltungen etc. zum Thema »Depression und Suizidaldiät« statt. Im gleichen Zeitraum wurden rund 100 Fortbildungsveranstaltungen für mehr als 2000 Multiplikatoren angeboten (je 4 Stunden). Das Programm in Nürnberg wurde vor dem Hintergrund einer Baseline-Messung und gegenüber einer Kontrollregion evaluiert.

Ergebnisse: Repräsentative Bevölkerungsumfragen zeigen, dass die Aktivitäten des Bündnisses von einem großen Teil der Bevölkerung wahrgenommen wurde. Einstellungen konnten zumindest ansatzweise verändert werden. Spezifisches Wissen gegenüber Psychopharmaka veränderte sich dagegen nicht. Hinsichtlich des Haupterfolgskriteriums »Häufigkeit suizidaler Handlungen« zeigte sich ein Rückgang gegenüber der Baseline um über 20 %. Die Anzahl der Suizide war zwar ebenfalls rückläufig, unterschied sich jedoch nicht signifikant von der Kontrollregion.

Schlussfolgerungen: Das »Nürnberger Bündnis« ist ein erfolgreiches Modell, das u.a. durch Aufklärung einen wesentlichen Beitrag zum besseren Verständnis psychischer Krankheiten leisten konnte. Dabei standen nicht nur spezifische Zielgruppen (z.B. Hausärzte, Lehrer oder Pfarrer) im Fokus der Interventionen, sondern auch die breite Öffentlichkeit. Das »Bündnis gegen Depression« hat im Rahmen seiner Aktivitäten viele Materialien geschaffen, die inzwischen in anderen Regionen Deutschlands und Europas im Rahmen lokaler Antidepressions-Kampagnen zum Einsatz kommen.

Risk and fun – was dann? Entwicklungspsychopathologie und Behandlungsimplikationen des frühen Drogenkonsums

Amann, U.

Abteilung für Psychiatrie und Psychotherapie des Kindes- und Jugendalters am Zentrum für Psychiatrie »Die Weissenau«

Die offene, niederschwellige Behandlungsstation clean.kick für Kinder und Jugendliche mit Drogenproblemen führt eine 9 wöchige qualifizierte Entzugsbehandlung und weiterführende jugendpsychiatrisch/psychotherapeutische Behandlung durch. Ziel ist es, abhängigkeitskranke o. -gefährdete Kinder und Jugendliche in einer frühen Phase der Suchtentwicklung zu erreichen, ihre zugrunde liegenden und begleitenden Störungen fachlich kompetent zu behandeln und sie durch suchttherapeutische Angebote über mehrere Behandlungsstufen hinweg auf eine drogenfreie Lebensbewältigung vorzubereiten.

Die wissenschaftliche Begleitevaluation über 2 Jahre hat 332 Behandlungsepisoden jugendlicher und adoleszenter Patienten (n = 250 männlich, n = 82 weiblich) erfasst, es wurden 168 junge Patienten 4 Monate nach Behandlung katamnestisch nachbefragt. Ergebnisse aus der Erhebung weisen nicht nur auf ausgeprägte Belastungsfaktoren durch Komorbidität und problematische psychosoziale Entwicklungsbedingungen hin. Auch wird deutlich dass wesentliche Entwicklungsaufgaben von »Drogenkids« kaum geleistet werden können. Dennoch lassen sich in einem spezifischen Setting nachgewiesenermaßen Stabilisierungserfolge erzielen.

Das Zusammentreffen von exzessivem Missbrauch psychotroper Substanzen im frühen Lebensalter, Risikoverhalten und eigenen Bewältigungsversuchen soll anhand von Störungsprofilen dargestellt werden. Dabei soll ein besonderes Augenmerk auf Risiko- und

Präventionsfaktoren sowie die Funktion des jugendtypischen Drogenkonsums gerichtet werden. Hieraus werden Leitgedanken wirksamer Interventionen abgeleitet und Strukturelemente der Behandlung wie Psychotherapie, pädagogisches Handeln, Familienberatung, kreativ- und erlebnistherapeutische Angebote zur Diskussion gestellt.

Studie wurde von Drittmittelgeber finanziert: anteilig Landeskrankenkassenverbände Baden-Württemberg

Zur klinischen Wirksamkeit von Omega-3 Fettsäuren bei Jugendlichen und jungen Erwachsenen in der Prodromalphase psychotischer Störungen

Amminger, G. P. (1, 2); Klier, C. (1); Hollmann, M. R. (1); Schlögelhofer, M. (1); Mossaheb, N. (3); Feucht, M. (1); Eichberger, H. (1); Friedrich, M. H. (1)

(1) Universitätsklinik für Neuropsychiatrie des Kindes- und Jugendalters, Medizinische Universität Wien, Österreich; (2) ORYGEN Research Centre, University of Melbourne, Australien; (3) Universitätsklinik für Psychiatrie, Klinische Abteilung für Allgemeine Psychiatrie, Medizinische Universität Wien, Österreich

Prodrom bezeichnet die frühe Phase einer Erkrankung, die dem Vollbild der Störung vorangeht, in der aber bereits charakteristische Krankheitssymptome manifest sind. Bei psychotischen Störungen entwickeln sich Symptome in der Regel über Monate und Jahre mit zunehmender Intensität. In den letzten Jahren wurde eine Prodromdefinition für Schizophrenie erarbeitet, die psychotische und psychosenahe Symptome operationalisiert hat (CAARMS; Yung et al., 1998). Etwa 30-40 % der so als prodromal klassifizierten Patienten entwickeln innerhalb eines Jahres eine psychotische Störung. Die Prodromalphase bietet die Möglichkeit für therapeutische Interventionen, die Wirksamkeit der unterschiedlicher Therapieformen, sowie die Interventionsdauer, müssen aber noch untersucht werden (Heinssen et al., 2001). Erste Studien zur Wirksamkeit von atypischen Antipsychotika liegen vor. Aufgrund der nicht unbeträchtlichen Nebenwirkungen der Behandlung mit Antipsychotika sind zuletzt kognitive Verhaltenstherapie und neuroprotektive Substanzen wie Omega-3 Fettsäuren, die bei Schizophrenie als effektive Behandlungen belegt sind, ins Blickfeld der Behandlungsforschung beginnender psychotischer Störungen gekommen. Wir berichten über Akzeptanz, Praktikabilität, Baseline und 3-Monate Follow-up-Ergebnisse einer randomisierten, doppelblinden, placebokontrollierten Studie zur Wirksamkeit von Omega-3 Fettsäuren bei 13- bis 25-jährigen Jugendlichen und jungen Erwachsenen in der Prodromalphase psychotischer Erstmanifestationen.

Studie wurde von Drittmittelgeber finanziert: Stanley Medical Research Institute, Baltimore, USA

Aufmerksamkeitsstörung und motorische Unruhe – Hochbegabung oder ADHS?

Bachmann, M.; Schulte-Markwort, M.

Klinik und Poliklinik für Kinder- und Jugendpsychosomatik, Universitätsklinikum Hamburg-Eppendorf

Die mögliche Phänomenologie einer unerkannten Hochbegabung mit Konzentrationsstörungen, Verträumtheit, Hyperaktivität und etwaiger Impulsivität ist von den Symptomen eines ADHS häufig nicht ohne weiteres zu unterscheiden. Es bedarf der genauen Diagnostik und Erfahrung in diesem Bereich und oft der Beobachtung über einen längeren Zeitraum, ehe eine exakte Festlegung möglich ist. Vor dem Hintergrund von über 200 untersuchten Familien in dem Hochbegabten-Zentrum des Universitätsklinikums Hamburg-Eppendorf und der aktuellen Literatur zu diesem Thema werden Differentialdiagnostik, Beratung bzw. Behandlung und Forschungsrelevanz diskutiert.

Kindliche Krankheitskonzepte – Implikationen für die medizinische Praxis

Ball, J.

Philipps Universität Marburg, Fachbereich Psychologie

Es wird über eine aktuelle Forschungsarbeit berichtet, die sich mit der Erfassung von kindlichen Krankheitskonzepten im Grundschulalter beschäftigt. Unter Konzepten wird dabei geordnetes Wissen über komplexe Sachverhalte verstanden. In Bezug auf kindliche Krankheitskonzepte werden Definitionen, Symptome und Ursachen von Erkrankungen, zeitlicher Verlauf, Behandlungsmöglichkeiten, die Rolle des medizinischen Personals, aber auch Vorsorgemaßnahmen hinsichtlich verschiedener Erkrankungen erfragt. Die bereits vorliegenden Arbeiten zu diesem Bereich stellen immer wieder die Wichtigkeit einer differenzierten entwicklungspsychologischen Erfassung von Krankheits- und Gesundheitskonzepten heraus und betonen die praktische Bedeutung und Anwendbarkeit der Forschungsergebnisse für die medizinische Praxis (beispielsweise in der Patientenaufklärung sowie im Rahmen der Feststellung der Einwilligungsfähigkeit von Kindern in der Arzneimittelforschung). Trotz der großen Anzahl von Studien zu unterschiedlichen Problemen im Gesundheits- und Krankheitsbereich und der Betonung der Wichtigkeit der Ergebnisse für die medizinische Praxis werden die Erkenntnisse selten hinsichtlich ihrer tatsächlichen Relevanz für die Anwendungsfelder geprüft oder systematisch geordnet. Eine Ursache liegt möglicherweise in der aufwendigen Datenerhebung und Datenauswertung aufgrund der nicht- oder teilstandarisierten Interviews, die in diesem Forschungsfeld eingesetzt werden. Setzt man hier an, so erscheint es sinnvoll, ein Interview- oder Fragebogenverfahren zu entwickeln, welches eine standardisierte Erfassung von kindlichen Krankheitskonzepten ermöglicht. Durch eine solche diagnostische Ausgangsbasis wäre die Grundlage geschaffen, beispielsweise medizinische Aufklärung an den Entwicklungsstand des Kindes anzupassen, um ihm die Aufnahme und Integration von neuen Informationen in bestehende Konzepte zu erleichtern bzw. eine Grundlage für die Entscheidung über die kindliche Fähigkeit zur Einwilligung bei klinischen Studien zur Arzneimittelprüfung zu erhalten. Entscheidend ist, dass ein solches Verfahren sowohl entwicklungsbezogenen als auch individuellen Unterschieden in den Krankheitskonzepten gerecht wird. In der Forschungsarbeit, über die berichtet wird, wird der Umsetzung dieser Forderungen nachgegangen. Durch einen standardisierten Fragebogen wird das kindliche Wissen über den gesunden Körper und seine Funktionen sowie das kindliche Krankheitsverständnis erhoben und ausgewertet. Die untersuchte Altersgruppe umfasst das Grundschulalter (7 bis 10 Jahre). Zur Validierung des Verfahrens wurden verschiedene Validierungskriterien (Intelligenz, Sprachverständnis, Urteile von Ärzten und Pflegepersonal zum Krankheitsverständnis kindlicher Patienten) eingesetzt. Die praktischen Implikationen und mögliche weitere Forschungsperspektiven werden abschließend diskutiert.

Schulische und psychosoziale Reintegration krebskranker Kinder und Jugendlicher

Ballaschk, K. (1); Lilienthal, S. (2); Thiel, R. (2); Linhart, D. (2); Esser, G. (1)

(1) FB Psychologie, Universität Potsdam; (2) Klinik und Poliklinik für Kinder- und Jugendpsychosomatik, Universitätsklinikum Hamburg-Eppendorf

Zielsetzung: Die schulische und psychosoziale Reintegration krebskranker Kinder und Jugendlicher stellt den Schwerpunkt der vorliegenden Untersuchung dar. Ziel ist es, das Ausmaß der krankheits- und behandlungsbedingten psychosozialen Folgeerscheinungen zu erfassen. Es wird untersucht, wie die Reintegration krebskranker Kinder nach Beendigung ihrer Therapie in den schulischen Bereich gelingt und in wie weit die Betroffenen Auffälligkeiten im Verhalten und Selbstkonzept zeigen.
Material und Methoden: Mittels verschiedener Fragebogenverfahren zu Verhaltensauffälligkeiten, Selbstkonzept, Kontrollüberzeugungen und schulischer Integration ließen sich Informationen von 84 betroffenen Familien gewinnen. Befragt wurden Patienten, Eltern und Lehrer.
Ergebnisse: Die Ergebnisse offenbaren, dass eine angemessene Aufklärung der Mitschüler über die Erkrankung und ein regelmäßiger Kontakt zu Lehrern und Gleichaltrigen während der Schulfehlzeit die schulische Wiedereingliederung positiv beeinflussen. Ein negatives Selbstkonzept und psychische Auffälligkeiten ehemaliger Patienten wirken sich ungünstig auf Peerbeziehungen aus. Deutlich negative Folgen von Krebserkrankungen für die psychosoziale Entwicklung treten bei Hirntumor- und körperlich beeinträchtigten Patienten zu Tage. Diese Kinder weisen eine besondere Vulnerabilität für psychische Probleme im internalisierenden und externalisierenden Bereich auf. Zudem zeigen die Hirntumorpatienten verglichen mit den anderen Diagnosegruppen eine geringere soziale Kompetenz und Defizite im Selbstkonzept.
Zusammenfassung: Aus den Ergebnissen der Untersuchung lässt sich schlussfolgern, dass ein großer Bedarf an poststationärer Betreuung besteht, der sich insbesondere auf die schulische Wiedereingliederung und eine individuelle psychosoziale Begleitung bezieht. Hirntumorpatienten und Kinder mit schweren körperlichen Einschränkungen sollten eine besondere Berücksichtigung bei der psychosozialen Rehabilitation finden.

Symbolisierung als Re-Präsentation von Getrenntheit – ein Auslaufmodell? (Einführung und Moderation)

Balzer, W.

Heidelberg

Die Entwicklung psychischen Lebens aus der anfänglichen sensomotorischen Matrix erfordert Transformationen roher Sinnesdaten aus innerer und äußerer Wahrnehmung zu zunehmend komplexen Repräsentationen über das Pikturale, objektähnliche hinaus, eine Doppelung zu schließlich sprachlich codierten Vorstellungen. Medium dieser Doppelung sind die Primär-objekte mit ihrem genügend einfühlenden Verstehen, wiederholendem Benennen affektiver Zustände, ausreichendem Reizschutz und Erregungsmilderung. Dieser semiotischen Progression mithilfe des Anderen haben alle psychoanalytischen Entwicklungstheorien nach Freud Rechnung getragen. Erforderlich ist dabei ein abgestuftes Zusammenspiel von Präsenz und Absenz der Objekte, damit Getrenntheit ertragen wird und – über Trauerprozesse – zugleich symbolische Bezogenheit entsteht. Symbolische Repräsentation beruht auf schmerzlichen Separationsprozessen von realpräsenten »Objekten«.

Zeitgenössische Lebenswelten sind von kleinauf durch Medien bestimmt. Unter Einwirkung von Beschleunigung, »Gegenwartsschrumpfung«, Virtualisierung, Visualisierung, Simulation, Zerstückelung narrativer Kontexte, enormer Impulsdichte und aufdringlicher Objekte wird es für viele Kinder zunehmend schwierig, getrennt und symbolisch verbunden zugleich zu sein. Die Verstoffwechselung von Erregungen zu Bedeutungen gelingt schwerer. Tendenziell treten zweidimensionale suchtartige Verklebungen, Verlötungen des Selbst mit sensorischen, audiovisuellen, haptischen Erregungsoberflächen an die Stelle eines dreidimensionalen psychischen Raumes, der flüchtige »download« an die Stelle bleibender Verinnerlichung.

Klinisch sehen wir kindliche Grenzfälle noch diesseits der Spaltung in Gut und Böse, wo v.a. die Scheidung von Innen und Außen prekär ist – mit schlechter Affektsteuerung, Beziehungsarmut, mangelnder Kontinuität von Selbst und innerem Erleben sowie einem Nebeneinander von disruptiven, autistischen Zügen und fusionären Tendenzen. Und einer immersiven Identität, die gleichsam erregt, aber beziehungsarm in der Objektwelt schwimmt.

Es wird klinisches Material aus zwei kinderanalytischen Behandlungen vorgestellt. In einem Fall geht es um ein nicht authentisches, letztlich nur zur Verständigung mit einem subjektiven Objekt geeignetes Sprechen; im zweiten zeigt sich ein Mentalisierungsstop mit süchtigem Ausagieren einer sensorischen Selbsterregung (und -beruhigung) anstelle einer symbolisierten Getrenntheit – in beiden Fällen mit günstigen Umwandlungen durch die therapeutische Objektbeziehung.

Antwortkontrolle und Komorbidität bei ADHS

Banaschewski, T. (1); Brandeis, D. (2)

(1) Klinik für Kinder- und Jugendpsychiatrie und -psychotherapie, Universität Göttingen; (2) Klinik für Kinder- und Jugendpsychiatrie und -psychotherapie, Universität Zürich, Schweiz

Gegenstand: Die ADHS (DSM-IV-TR) bzw. die hyperkinetische Störung (ICD-10) ist gekennzeichnet durch ein überdauerndes Muster von Unaufmerksamkeit, mangelnder Impulskontrolle und vermehrter motorischer Aktivität. Das bislang dominierende neuropsychologische Erklärungsmodell vermutet, dass dieser Symptomatik eine beeinträchtigte Fähigkeit, unangemessenes Verhalten hemmen zu können, zugrunde liegt.

Während Informationsverarbeitungsprozesse aufgrund neuropsychologischer Verhaltensdaten nicht direkt gemessen, sondern lediglich indirekt erschlossen werden können, ermöglichen Analysen ereigniskorrelierter Potentiale während des Continuous Performance Tests (CPT A-X / O-X) eine zeitlich differenzierte Untersuchung verschiedener Teilprozesse.

Fragestellung: Um zu überprüfen, ob und welche Aufmerksamkeits- und Antwortkontrollprozessen Abweichungen aufweisen und welcher Einfluss assoziierten Störungen des Sozialverhaltens zukommt, wurden neuropsychologische Parameter und ereigniskorrelierte Potentiale von hyperkinetischen Kindern mit bzw. ohne begleitende Störungen des Sozialverhaltens mit den entsprechenden Parameter gesunder Kinder bzw. alleiniger Störung des Sozialverhaltens verglichen.

Ergebnisse: Bei ADHS bestehen Beeinträchtigungen von Aufmerksamkeits- und/oder Antwortkontrollprozessen. Bei Kindern mit alleiniger ADHS dominieren Aufmerksamkeitsbeeinträchtigungen, die der Antwortkontrolle vorauslaufen; bei Kindern mit ADHS und begleitenden Störungen des Sozialverhaltens fanden sich vor allem Beeinträchtigungen der Antwortkontrolle.

Schlussfolgerung: Mittels Ableitung ereigniskorrelierter Potentiale lassen sich verschiedene Stufen der Informationsverarbeitung (Aufmerksamkeitsorientierung, motorische Vorbereitung, Antwortkontrolle) unterscheiden. Zusammenfassend legen die Ergebnisse nahe, dass die ADHS nicht vollständig durch ein Defizit motorischer Hemmung zu erklären ist, sondern Abweichungen auf verschiedenen Stufen der Informationsverarbeitung zu finden sind.

Pathophysiologischer Hintergrund bei Kindern und Jugendlichen mit Tic-Störungen plus ADHS

Banaschewski, T.; Heise, A.

Klinik für Kinder- und Jugendpsychiatrie und -psychotherapie, Universität Göttingen

Zielsetzung: Der pathophysiologische Hintergrund sowohl der Tic-Störungen (TS) als auch der ADHS ist in Teilen geklärt. Schwieriger ist es allerdings, diesbezüglich eine Antwort bei der Komorbidität von TS + ADHS zu geben. Es stellt sich die Frage a) nach gemeinsamen zugrunde liegenden Pathomechanismen, b) nach einem möglichen additiven Effekt bzw. c) nach der Möglichkeit eines eigenständigen, abgrenzbaren pathophysiologischen Hintergrundes.

Material: Verschiedene eigene neurophysiologische Studien (z.B. mittels TMS, ERP, Polysomnographie), in denen ADHS, TS, TS + ADHS und Gesunde parallel untersucht wurden, werden vorgestellt, um hier einer Antwort näher zu kommen.

Ergebnisse: Die Annahme eines additiven Effekts einzelner, voneinander unabhängiger, pathophysiologischer Faktoren wird unterstützt, während die Annahme eines eigenständigen pathophysiologischen Hintergrundes der Komorbidität von TS + ADHS keine Bestätigung findet.

Evaluation kinder- und jugendpsychiatrischer Behandlungsprogramme

Barkmann, C. (1); Forouher, N. (2); Rosenthal, S. (2); Riedesser, P. (2); Schulte-Markwort, M. (1)

(1) Klinik und Poliklinik für Kinder- und Jugendpsychosomatik; (2) Klinik für Kinder- und Jugendpsychiatrie und Psychotherapie, Universitätsklinikum Hamburg-Eppendorf

Problem: An der Klinik für Kinder- und Jugendpsychiatrie und Psychotherapie des Universitätsklinikums Hamburg-Eppendorf wird seit 1998 das Behandlungsprogramm mit folgenden Fragestellungen evaluiert: Wie verändert sich die Symptomatik der Patienten, was ist das Behandlungsziel und wird es erreicht, wie wird die Behandlung von den Patienten und den Angehörigen beurteilt und wie verändert sich die Lebensqualität der Patienten?

Methodik: Es handelt sich um eine quasiexperimentelle Ergebnisevaluierung, durchgeführt anhand einer prospektiven Längsschnittstudie mit vier Erhebungszeitpunkten (t0 bei Anmeldung der Patienten, t1 bei Aufnahme, t2 bei Entlassung und t3 sechs Monate nach Entlassung). Befragt werden Patienten, Eltern, pflegerische Bezugspersonen und Therapeuten. Benutzt werden unter anderem die Child Behaviour Checklist, der Youth Self-Report, das Psychopathologische Befundsystem für Kinder und Jugendliche, die Fragebögen zur Beurteilung der Behandlung sowie die kinder- und jugendpsychiatrische Basisdokumentation.

Ergebnisse: In dem Vortrag werden erste Ergebnisse zu den Hauptfragestellungen vorgestellt. Eine besondere Rolle spielen Vergleiche der verschiedenen Beurteiler sowie Ergebnisverzerrungen durch systematischen Stichprobenausfall.

Diskussion: Die Ergebnisse werden vor dem Hintergrund der Schwierigkeit der Evaluation von Behandlungsprogrammen unter praktischen Bedingungen diskutiert.

Studie wurde von Drittmittelgeber finanziert: Werner-Otto-Stiftung

Unbewusste Kommunikation durch die Bildsprache der Kunsttherapie und ihre Bedeutung für die stationäre Behandlung psychiatrisch schwer gestörter jugendlicher Patienten

Barth, G. M.; Schwarz, C.; Staigle, M.; Klosinski, G.

Abteilung Psychiatrie und Psychotherapie im Kindes- und Jugendalter, Universitätsklinik Tübingen

Zielsetzung: Kunsttherapie wird in der Regel zur Erweiterung der Symbolisierungsfähigkeit verwendet. Neben der bewussten Symbolisierung und ihrer Wahrnehmung durch den Betrachter beinhaltet jedes Bild ein großes Maß an nicht bewusster Information. Es stellt sich die Frage, ob hierdurch eine unbewusste Kommunikation zwischen Patient und Therapeuten zustande kommt und welche Auswirkung diese auf die Behandlung haben kann.

Materialien und Methoden: Mögliche Formen von Kunsttherapie auch für schwer psychiatrisch gestörte Patienten werden vorgestellt. Es werden ausgewählte Bilder von kinder- und jugendpsychiatrischen Patienten herangezogen und der mögliche Gehalt an unbewusster Kommunikation durch die Bilder herausgearbeitet. Die Reaktion der Betrachter und mögliche Auswirkungen auf die Behandlung der Patienten werden untersucht.

Ergebnisse: In allen von Patienten gemalten Bildern ist ein hohes Maß an unbewusster Information enthalten. Manche Patienten zielen auf eine direkte Übertragung von Emotionen ohne Übersetzung in verbale Symbolisierung ab. Bei betrachtenden Therapeuten konnte durch Aufmerksamkeitsfokussierung die Aufnahme dieser Information festgestellt werden. Beispiele intensiver Wirkung dieser unbewussten Kommunikation auf Therapeuten werden dargestellt.

Zusammenfassung: Durch Kunsttherapie kann in der stationären Therapie psychiatrisch schwer gestörter Jugendlicher eine intensive unbewusste Kommunikation in Gang gesetzt werden. Hierdurch wird eine intensive und therapeutisch hochwirksame Beziehung zwischen Patient und Therapeut gestiftet im Sinne eines »Freudian Pair« (Bollas).

Wie beeinflusst Hunger die emotionale Bewertung von Essen bei Patientinnen mit Anorexia nervosa?

Baving, L. (1); Santel, S. (1); Krauel, K. (1); Rotte, M. (2)

(1) Klinik für Kinder- und Jugendpsychiatrie, Universität Magdeburg; (2) Klinik für Neurologie II, Universität Magdeburg

Ziele: Anorexie-Patientinnen zeigen eine tief verwurzelte Angst, zu dick zu werden und eine überwertige, zwanghafte Beschäftigung mit Essen und Figur. Wir untersuchten den Einfluss von Hunger auf die Wahrnehmung und emotionale Bewertung von visuellen Essensreizen bei Anorexie-Patientinnen, verglichen mit gesunden Jugendlichen. Wir erwarteten, dass Gesunde Essen überwiegend emotional positiv bewerten, die Patientinnen hingegen überwiegend negativ. Die positive Bewertung von Nahrung sollte sich bei Gesunden im hungrigen Zustand noch verstärken, während Hunger bei den Patientinnen kaum Einfluss auf die Bewertung der Essensreize haben sollte.

Methoden: Während zweier fMRI-Sitzungen wurden den Probandinnen Bilder von Nahrungsmitteln sowie von Gebrauchsgegenständen als Kontrollstimuli zum einen im satten Zustand, zum anderen im hungrigen Zustand visuell präsentiert.

Ergebnisse: Patientinnen bewerteten Nahrungsbilder deutlich negativer als die Kontrollprobandinnen. Hunger führte bei den Kontrollprobandinnen zu einer Verstärkung der positiven Bewertung, hatte jedoch bei den Patientinnen keinen Einfluss auf die Bewertungen. Während die Kontrollprobandinnen im Hungerzustand bei Betrachtung der Essensbilder eine Aktivierung der linken Amygdala zeigten, erfolgte bei den Patientinnen keine Amygdala-Aktivierung, sondern eine Aktivierung im Gyrus frontalis medius beidseits.

Schlussfolgerungen: Anorexie-Patientinnen bewerten Essensreize unabhängig von ihrem Hungerzustand als aversiv. Während für hungrige Gesunde Nahrung eine positive Erlebnisqualität hat, die sich in einer Amygdala-Aktivierung widerspiegelt, zeigen Anorexie-Patientinnen eine starke präfrontale Aktivierung, die wahrscheinlich zu einer Hemmung der bei Gesunden zu beobachtenden Amygdala-Reaktion auf Essensreize führt.

Psychiatrische Diagnosen bei stationär behandelten Kindern und Jugendlichen mit suizidalen Handlungen

Becker, K.; Schmidt, M. H.

Klinik für Psychiatrie und Psychotherapie des Kindes- und Jugendalters am Zentralinstitut für Seelische Gesundheit, Mannheim

Zielsetzung: Ziel der vorliegenden Untersuchung war es zu überprüfen, welche multiaxialen psychiatrischen Diagnosen bei den Patienten vorlagen, die wegen suizidaler Handlungen stationär in einer Klinik für Kinder- und Jugendpsychiatrie behandelt wurden.

Materialien und Methoden: Anhand des Dokumentationssystem wurden Daten einer Zweijahresperiode stationär wegen »suizidaler Handlungen« behandelter Patienten analysiert zu Alter, Geschlecht und multiaxialen Diagnosen nach ICD-10. 43 (8,6 %) von insgesamt 499 stationär in diesem Zeitraum behandelten Patienten (45,7 % männlich) zeigten suizidale Handlungen. Patientinnen (n = 34; 79,1 %) waren erwartungsgemäß gegenüber neun männlichen Patienten (20,9 %) überrepräsentiert.

Ergebnisse: An psychiatrischen Diagnosen zeigte sich nach Anpassungsstörungen mit depressiver Reaktion und anderen depressiven Störungen (n = 22; 51 %) am zweithäufigsten Störungen des Sozialverhaltens und Substanzmissbrauch (n = 15; 35 %). Vier Patientinnen (9 %) erfüllten die Diagnosekriterien einer emotional instabilen Persönlichkeitsstörung vom Borderlinetyp. Bei fünf Patienten (11 %) wurde keine psychiatrische Diagnose gestellt, dennoch mündete eine als krisenhaft erlebte Situation in einer suizidalen Handlung. An abnormen psychosozialen Umständen fanden sich abweichende Elternsituation (61,4 %), unzureichende elterliche Aufsicht und Steuerung (45,5 %), Mangel an Wärme in der Eltern-Kind-Beziehung (18,2 %) und Disharmonie in der Familie zwischen den Erwachsenen (22,7 %).

Zusammenfassung: Nach Anpassungs- und depressiven Störungen wurden bei kinder- und jugendpsychiatrischen Patienten mit suizidalen Handlungen auch Störungen des Sozialverhaltens nicht selten diagnostiziert.

Wie bewerten Eltern, Kinder und Lehrer die Behandlung in der Tagesklinik »Baumhaus«? Eine Fragebogenuntersuchung

Behme-Matthiessen, U. (1); Schmid, G. (2); Gutzwiller, M. (3); Lorenz, T. (1); Puls, J. H. (2); Knölker, U. (2); Stolle, D. (1)

(1) Tagesklinik Baumhaus, Klinik für Kinder- und Jugendpsychiatrie und Psychotherapie, Schleswig; (2) Hochschulambulanz für Kinder- und Jugendpsychiatrie und -psychotherapie, Universitätsklinikum Schleswig-Holstein, Campus Lübeck; (3) Schulpsychologische Beratungsstelle, Zürich, Schweiz

Zielsetzung: Die Tagesklinik Baumhaus ist eine teilstationäre Behandlungseinheit der Fachklinik Schleswig mit verschiedenen therapeutischen Angeboten in Einzel- und Gruppentherapie, Elternberatung, Familientherapie sowie einer engen pädagogischen Begleitung von Kindern und Eltern. Behandelt werden Kinder im Alter von 7 bis 13 Jahren mit den unterschiedlichsten kinder- und jugendpsychiatrischen Krankheitsbildern. Die Behandlung findet unter starker Einbeziehung des Umfeldes statt. Seit Januar 1999 wird in Zusammenarbeit mit der Hochschulambulanz für KJPP der Universität Lübeck eine Evaluation der tagesklinischen Arbeit durchgeführt, deren Ergebnisse neben der Beschreibung des therapeutischen Vorgehens im »Baumhaus« in diesem Beitrag vorgestellt werden sollen.

Material und Methoden: Eltern, Kinder und Lehrer werden mittels Fragebögen (CBCL, TRF, YSR, LFD) zwischen 2 und 4 Messzeitpunkten (vor und nach Behandlung, Dreimonats- und Einjahreskatamnese) zur psychiatrischen Symptomatik sowie zur Bewertung der Behandlung befragt. Es liegen bislang Datensätze von 94 Patienten vor. Die Einrichtung einer Kontrollgruppe (Wartegruppe) ist ab Januar 2005 vorgesehen.

Ergebnisse: Sämtliche Prä-Post-Maße ergeben in der Einschätzung der verschiedenen Beurteiler höchst signifikante, diagnosenunabhängige Verbesserungen bezüglich sämtlicher Parameter der Fragebogeninstrumente, die in der Katamnese stabil bleiben. Die Bewertung der Behandlung mittels LFD ergibt sowohl bei den Patienten selbst als auch bei den Eltern eine hohe Akzeptanz der Behandlung und des Aufenthaltes in der Tagesklinik. Zu diskutieren bleiben Aspekte der Sensitivität der Messinstrumente sowie des allgemeinen Untersuchungsdesigns.

Zusammenfassung: Das Behandlungskonzept sowie Ergebnisse einer seit 1999 laufenden Evaluationsstudie der Tagesklinik Baumhaus mit 94 Datensätzen werden vorgestellt. Die Prä-, Post- und Katamneseeinschätzungen ergeben höchst signifikante Verbesserungen in sämtlichen Parametern. Die Diskussion fokussiert auf methodische Aspekte.

Psychische Begleit- und Folgeerscheinungen von onkologischen Erkrankungen im Kindes- und Jugendalter

Behrens, J.-G.; Barkmann, C.; Schulte-Markwort, M.

Klinik und Poliklinik für Kinder- und Jugendpsychosomatik, Universitätsklinikum Hamburg-Eppendorf

Zielsetzung: Eine kindliche Krebserkrankung stellt hohe psychische Anforderungen an die betroffenen Patienten und ihre Familien. In einigen Fällen gelingen die Anpassung und der Umgang mit diesem Ereignis nicht. Dabei kann es neben ätiologisch an eine Belastung geknüpften Störungsbildern wie der posttraumatischen Belastungsstörung auch zu Angstdepressiven, somatoformen oder anderen Störungen kommen. Die Arbeit präsentiert den empirischen Stand der Epidemiologie psychischer Symptome und Störungen bei pädiatrisch-onkologisch erkrankten Patienten und ihren Familien inklusive möglicher Risikofaktoren für eine psychische Maladaptation.

Materialien und Methoden: Relevante englisch und deutschsprachige empirische Studien der letzten zehn Jahre wurden durch systematische Literatur-Recherche der Datenbanken Medline, Embase, PsycInfo, Psyndex und PILOTS mit datenbankspezifisch adaptierten Suchbegriffs-Kombinationen identifiziert.

Ergebnisse: Die Prävalenz posttraumatischer Stress-Symptome wird für die Betroffenen mit 2-20%, für ihre Eltern mit 10-30% angegeben. Auch bezüglich anderer psychischer Störungsbilder sind die Studienergebnisse uneinheitlich. Sie reichen von im Vergleich zur Normalbevölkerung nicht signifikant erhöhter Depressivität, Ängstlichkeit oder Selbstwertproblematik bis zu 20-30% Beeinträchtigungen in den Bereichen »Aufmerksamkeits-Störung«, »Sozialer Rückzug«, »Angst/Depressivität« und »Aggressives Verhalten« bei den betroffenen Patienten. Bei den Eltern wurde mit standardisierten Messinstrumenten eine Inzidenz psychischer Symptome von bis zu 78% festgestellt.

Zusammenfassung: Während der Behandlung onkologischer Erkrankungen im Kindes- und Jugendalter, aber auch Jahre nach deren Abschluss lassen sich klinisch relevante psychische Störungen bei betroffenen Patienten, ihren Geschwistern, vor allem aber ihren Eltern nachweisen. Das Ausmaß, in dem diese festgestellt werden können, ist abhängig von der untersuchten Population, dem Untersuchungszeitpunkt und der Operationalisierung. Es besteht ein Bedarf an methodisch hochwertigen Längsschnittstudien.

Hochauflösendes EEG Mapping und Generatoren der Contingent Negativen Variation im Kindes- und Jugendalter

Bender, S. (1); Oelkers-Ax, R. (1); Resch, F. (1); Weisbrod, M. (2)

(1) Universität Heidelberg, Psychiatrische Klinik, Abteilung Kinder- und Jugendpsychiatrie; (2) Universität Heidelberg, Psychiatrische Klinik, Sektion Experimentelle Psychopathologie

Einleitung: Die grundlegenden Mechanismen von Bewegungsvorbereitung und sensorischer Aufmerksamkeit sowie der motorischen Informationsverarbeitung nach Bewegungsausführung unterliegen im Rahmen der Contingenten Negativen Variation (CNV) einer Reifung, die bis hinein in Schulalter und Adoleszenz reicht.

Methoden: Wir untersuchten eine umfangreiche Stichprobe von 81 gesunden Kindern und Jugendlichen zwischen 6 und 18 Jahren mittels eines akustischen CNV Paradigmas mit hochauflösenden 64-Kanal-DC-EEG. Die event-related desynchronization (ERD) im alpha Frequenzband (μ-Rhythmus) wurde als weiterer Indikator motorischer Cortexaktivierung bestimmt.

Ergebnisse: 1.) Lateralisierte alpha-ERD über dem kontralateralen sensomotorischen Cortex während der frühen CNV (iCNV) belegte frühe aufgabenspezifische motorische Vorbereitungsprozesse (lateralisiert kontraleral zur nach S2 erforderlichen Bewegung der rechten Hand) anstelle einer reinen unspezifischen Orientierungsreaktion.

2.) Eine Stromdichteanalyse der späten CNV-Komponente zeigte, dass bei 6-11-jährigen Kindern Aktivität über dem kontralateralen primär motorischen Cortex und dem supplementär motorischen Areal noch fast überhaupt nicht ausgeprägt war, während alle Kinder eine Negativierung über posterioren Arealen insbesondere rechts zeigten. Die späte CNV besteht somit aus zwei unabhängigen Komponenten, einer motorischen Vorbereitungskomponente, die eine späte Reifung zeigte, und einer sensorischen Aufmerksamkeitskomponente, die bereits früh entwickelt ist.

3.) Eine postimperative negative Variation (PINV, Antwortevaluationsprozesse) trat über dem kontralateralen motorischen Cortex unabhängig vom Alter auf und zeigte somit einen von der motorischen Vorbereitungskomponente unterschiedlichen Altersverlauf.

Schlussfolgerung: Hochauflösendes EEG und die Kombination von evozierter (CNV) und induzierter (alpha ERD) Aktivität sind in der Lage, die Reifung unterschiedlicher motorischer Prozesse und Aufmerksamkeitszuwendung abzubilden, die eine wichtige Rolle für so unterschiedliche Krankheitsbilder wie ADHD, Schizophrenie und Migräne spielen.

Studie wurde von Drittmittelgeber finanziert: Forschungsschwerpunkt «Multidimensionalität des chronifizierenden Schmerzes« (F207040, E1) sowie das Kolleg »Arzt im Praktikum plus Forschung« der Medizinischen Fakultät der Universität Heidelberg

Die Entwicklung des durch transkranielle Magnetstimulation evozierten Potentials im Kindesalter – erste Belege für unreife hochamplitudige inhibitorische Potentiale

Bender, S. (1); Basseler, K. (1); Sebastian, I. (2); Resch, F. (1); Kammer, T. (3); Oelkers-Ax, R. (1); Weisbrod, M. (2)

(1) Abteilung Kinder- und Jugendpsychiatrie, Psychiatrische Universitätsklinik Heidelberg; (2) Sektion für Experimentelle Psychopathologie, Psychiatrische Universitätsklinik Heidelberg; (3) Psychiatrische Universitätsklinik Ulm

Einleitung: Die elektroenzephalographische Antwort auf transkranielle Magnetstimulation (TMS) wurde kürzlich als neuer direkter Marker corticaler Exzitabilität beschrieben. Die N100 Komponente des »TMS-evozierten Potentials« soll Inhibitionsprozesse widerspiegeln, da eine erste Studie eine Reduktion während Bewegungsausführung ergeben hat.

Methoden: Wir untersuchten die Einflüsse corticaler Reifung auf die TMS-evozierte N100 bei 6-10-jährigen gesunden Kindern und benutzten ein Reaktionszeitparadigma mit vorausgehendem Warnstimulus (contingente negative Variation – CNV), um die Auswirkungen motorischer Vorbereitung und sensorischer Aufmerksamkeit auf die N100 Amplitude durch den Vergleich von TMS-evozierter N100 in Ruhe (während des Intertrial-Intervalls) versus TMS-evozierter N100 während der späten CNV zu testen.

Ergebnisse: Einzelpuls-TMS evozierte im ruhenden motorischen Cortex von 6-10-jährigen Kindern eine riesige N100 Amplitude von über 100μV bei einer Intensität von 105% motorische Schwelle. Die N100 ließ sich gut vom TMS-induzierten Artefakt abgrenzen, sie korrelierte negativ mit dem Alter der Probanden und positiv mit der absoluten Stimulationsintensität. Erwachsene Kontrollprobanden zeigten diese riesigen Amplituden nicht. Während der späten CNV war die N100 Amplitude signifikant reduziert.

Zusammenfassung: 1.) Die N100-Amplitudenreduktion während der späten CNV bestätigt, dass es sich um ein inhibitorisches oberflächennegatives Potential aus tieferen Cortexschichten handelt. Parallelen zwischen TMS (massive synchrone neuronale Aktivierung) /N100 (darauffolgende inhibitorische breite Nachschwankung) und dem epilepsietypischen spike-wave complex werden dargestellt. 2.) Motorische Antwortvorbereitung und sensorische Aufmerksamkeit modulieren die N100, die somit als sensitiverer, von der MEP-Amplitude unabhängiger Exzitabilitätsmarker erscheint. 3.) Die TMS-evozierte N100 könnte aufgrund der klaren, hohen Amplituden im Kindesalter diagnostisch wertvoll zur Einschätzung corticaler Integrität und inhibitorischer Funktion sein. Die N100 Reifung könnte Pruning-Prozesse inhibitorischer Interneurone reflektieren.

Zur Entstehung der Sprache im transgenerationellen Raum

Berberich, E.

Heidelberg

Einige Hypothesen zur Entwicklung der Sprache als intersubjektive Kommunikation, dargestellt an der Analyse eines jetzt sieben Jahre alten Jungen, der die Therapeutin zwar als anwesend, aber nicht als Person braucht, der die Sprache benutzt als Kommunikation zwischen Subjekt und Subjekt in Gegenwart eines anderen. Sprache ist zwar Hinweis darauf, dass er sich von der Therapeutin gesehen fühlt, aber sie bleibt eine subjektive, nicht eine dialogische und trägt so nicht zur inneren emotionalen Bereicherung bei.

Meine Vermutung ist, dass die Sprache, die die Eltern ihm gegenüber verwenden, ihrer Vorstellung entspricht, wie »man« mit Kindern redet. Es ist eine Als-ob-Sprache, eine falsche Sprache. Aufgrund ihrer Vorgeschichte ist es schwer für beide Eltern, auf eine eigene Kindheitssprache zurückzugreifen, eine authentische Kindheitssprache und diese weiterzugeben.

»Offenes Atelier«: Erfahrungsbericht über ein Projekt mit schizophrenen Jugendlichen und jungen Erwachsenen in der Rehabilitation

Berger, C.; Schäfer, R.

Kinder- und Jugendwohnheim Leppermühle, Buseck

Das Offene Atelier ist eine Initiative oben genannter Mitarbeiter des Kinder- und Jugendwohnheims Leppermühle. Der Projektname »Offenes Atelier« beinhaltet weder ein therapeutisches Setting im engeren Sinne noch eine primär kunstpädagogisch-anleitende Veranstaltung, sondern bietet interessierten Bewohnern die Möglichkeit künstlerischer Entfaltung. Wir arbeiten seit dem Jahr 2002 mit 6 – 10 Jugendlichen und jungen Erwachsenen einmal wöchentlich zwei Stunden im Atelier. An künstlerischen Techniken ist vieles vorstellbar. Zur Zeit stehen neben der Aquarell- und der Acrylmalerei die zeichnerischen und druckgrafischen Techniken im Vordergrund. Die entstandenen Bilder konnten bisher in einer Ausstellung und in mehreren Jahreskalendern veröffentlicht werden.

Alltagssprache der Experten in der Kinder- und Jugendpsychiatrie

Berger E. (1, 2); Brechelmacher, A. (2); Mendelssohn, A. (2); Wodak, R. (3)

(1) Neurologisches Zentrum Rosenhügel, Wien, Österreich; (2) Arbeitsgruppe Rehabilitation-Integration, Klinik KJP, Medizinische Universität Wien, Österreich; (3) Institut für Sprachwissenschaften, Universität Wien, Österreich

Zielsetzung: Das Forschungsinteresse des Projekts gilt der Sprache von Expert/inn/en in der Kinder- und Jugendpsychiatrie, d.h. der sprachlichen Realisierung ärztlicher Diagnosen, medizinisch-therapeutischer, pädagogischer, psychologischer Beurteilungen der PatientInnen ebenso wie der sprachlichen Umsetzung von Beobachtungen und Beurteilungen durch das Gesundheits- und Krankenpflegepersonal. Alltagserfahrung und Pilotstudie zeigen, dass sich das sprachliche Verhalten der Expert/inn/en je nach Profession (und sozialem Geschlecht) auf verschiedenen sprachlichen Ebenen unterscheidet. Durch die Analyse von Unterschieden in der sprachlichen Umsetzung sollen Hinweise auf diskursive Strategien gewonnen werden, die von den Sprecher/inn/en mehr oder weniger automatisiert oder bewusst verfolgt werden. Die Prüfung dieser Hypothese stützt sich auf die Textlinguistische Analyse von 30 Krankengeschichten, auf Interviews mit 10 Mitarbeiter/innen aus verschiedenen Berufsgruppen und auf die teilnehmende Beobachtung am Teamprozess.

Ergebnisse: Aufgrund der bisherigen Ergebnisse können auf feinsprachlicher Ebene Hinweise auf die unterschiedlichen Erwartungen des Personals an die Jugendlichen gefunden werden, denen differierende Konzepte von »krank«, »gesund«, von »richtigem« und »falschem« Verhalten zu Grunde liegen. In den Berichten des Pflegepersonals überwiegen normativ wertende Prädikationen, während empathisch beschreibende Prädikationen und kausal-erklärende Einschübe seltener verwendet werden. Bei der Formulierung des ärztlichen Abschlussbefundes werden Textteile aus anderen Befunden von Teammitgliedern übernommen. In diesem Transformationsprozess werden wertende, persönlicher gefärbte Formulierungen durch distanziertere, abstraktere Begriffe ersetzt. Diese Strategie könnte der besseren Akzeptanz des Befundes durch die Kindeseltern und der Vermeidung einer wertenden Etikettierung (Labeling) dienen.

Studie wurde von Drittmittelgeber finanziert: Medizinisch-wissenschaftlicher Fond des Bürgermeisters der Bundeshauptstadt Wien

Struktur des Versorgungssystems psychisch Kranker in Deutschland – trägt es zur Stigmatisierung psychischer Erkrankungen bei?

Berger, M.

Abteilung für Psychiatrie und Psychotherapie des Universitätsklinikums Freiburg

In dem Beitrag soll auf das Problem eingegangen werden, inwieweit ein in der Welt einzigartiges doppelstrangiges Facharztsystem der Versorgung psychisch Erkrankter in Deutschland das weltweite Problem der Stigmatisierung psychisch Erkrankter, aber auch ihrer Behandlungseinrichtungen akzentuiert. Im Gegensatz zu dem einheitlichen fachärztlichen Versorgungssystem psychischer und psychosomatisch erkrankter Kinder und Jugendlicher ist im Erwachsenenbereich die Versorgung seelisch Erkrankter seit 1994 aufgesplittert in einen Facharzt für Psychiatrie und Psychotherapie sowie einen Facharzt für Psychotherapeutische Medizin. In den vergangenen 10 Jahren hat sich kein eigenständiges Versorgungsprofil des zweiten Facharztes ergeben. Alle vorliegenden Untersuchungen belegen, dass sowohl im ambulanten als auch stationären Bereich von dem Gebiet der Psychotherapeutischen Medizin vornehmlich Patienten mit primär psychischen Störungen unter Ausschluss von Suchterkrankungen, Psychosen und Demenzerkrankungen und anderen organischen Psycho-Syndromen behandelt werden. Die Methoden umschließen insbesondere im stationären Bereich neben der Psychotherapie eine umfangreiche psychopharmakologische Behandlung.

Die doppelstrangige Versorgung hat dazu beigetragen, dass aus Sicht der Patienten, ihrer Angehörigen, aber auch der einweisenden Ärzte es ein Versorgungssystem unter dem Namen »Psychotherapeutische Medizin/Psychosomatik« in Deutschland gibt, wo leichter erkrankte Patienten, d. h. unter Ausschluss von Psychose-Kranken und selbst- und fremdgefährdenden Patienten behandelt werden. Damit spitzt sich die Sichtweise zu, dass in der »Psychiatrie« die Patienten unter Anwendung von Zwangsmaßnahmen und geschlossenen Stationen behandelt werden, die eine besonders schlechte gesellschaftliche Reputation besitzen und einem besonderen Stigma-Problem unterliegen. Diese fatale Entwicklung mit einer weiteren Ausgrenzung und Stigmatisierung schwer Kranker wurde bei der Etablierung eines zweiten Facharztes nicht bedacht, muss jetzt aber unseres Erachtens zu einem Überdenken dieses »deutschen Weges« führen.

Die Bedeutung der Muttersprache bei der Behandlung eines mutistischen türkischen Mädchens – eine Fallbesprechung und Übersichtsarbeit

Bingöl, H.; Bach-Haecker, C.; Kafali, N.

Westfälische Klinik Marl

Zielsetzung: Erarbeitung der Kommunikationsprobleme und zusätzliche Belastungsfaktoren bei der Behandlung einen mutistischen türkischen Mädchens.

Methode: Dargelegt wird die Kasuistik einer 9-jährigen Patientin, welche seit Einschulung von einem Elektiver Mutismus berichtet. Es werden Symptomatik, Vorgeschichte sowie diagnostische Schritte und die kulturspezifische Familientherapie dargestellt.

Ergebnisse: Positive Heilung Ende der Behandlung mit Einsatz von bilingual und bikulturellen Therapeuten.

Zusammenfassung: Für Pathogenese und Therapie bei Elektivem Mutismus spielt sicherlich die muttersprachliche und fremdsprachliche Entwicklung eine große Rolle. Durch die Arbeit wird die Wichtigkeit des Einsatzes des billingual und bikulturellen Therapeuten beim Heilungsprozess erneut unterstrichen.

Langzeitergebnisse der Berner Entwicklungsstudie (Develo-BS) zur Früherkennung und Prävention von Lese- und Rechtschreibstörungen

Blaser, R.; Preuss, U.; Felder, W.

Universitäre Psychiatrische Dienste Bern, Kinder- und Jugendpsychiatrie

Ziel dieser Langzeitstudie war, die Möglichkeiten der Früherkennung und Prävention von Lese- und Rechtschreibstörungen auf der Basis phonologischer Fertigkeiten in einer Population Schweizer Kinder zu untersuchen. Die erste Untersuchung der 300 Kinder fand Ende 1999 im Kindergarten statt. Im weiteren Verlauf dieses Kindergartenjahres wurde die Hälfte der Stichprobe mit einer Adaptation des Würzburger Trainingsprogramms zur phonologischen Bewusstheit und zur Buchstaben-Laut-Korrespondenz (Küspert u. Schneider, 1999) trainiert, die andere Hälfte folgte dem regulären Kindergartenprogramm. Im Anschluss an das Training, kurz nach der Einschulung sowie am Ende jedes Schuljahres wurden die Kinder mit phonologischen Tests und mit Lese- und Rechtschreibtests nachuntersucht. Ergänzend wurden Intelligenztests, Rechentests und Aufmerksamkeitstests durchgeführt sowie Verhaltensdaten mittels Fragebogen erhoben.

Es werden die Ergebnisse eines fünf Jahresverlaufs dargestellt, die einerseits die Möglichkeiten der Früherkennung auf der Basis phonologischer Fertigkeiten differenziert darstellen. Anderseits werden die Effekte des Trainings aufgezeigt und die Wirksamkeit des Trainings in verschiedenen Untergruppen, abhängig von Intelligenz, Verhaltensauffälligkeiten u.a. erläutert.

Zusammenfassend kann gesagt werden, dass die Möglichkeiten der Früherkennung und Prävention von Lese- und Rechtschreibstörungen auf der Basis phonologischer Fertigkeiten in der vorliegenden Studie bestätigt werden konnten. Auf der Grundlage der in dieser Studie erhobenen breiten Datenbasis wurden zudem differenziertere Ergebnisse als in vorhergehenden Studien gefunden, die Aufschluss darüber geben können, in Abhängigkeit welcher Ressourcen und Defizite welche Möglichkeiten der Früherkennung und Prävention bestehen.

Der Einfluss der Behandlung elterlicher Angststörungen auf die Psychopathologie des Kindes: Ergebnisse einer prospektiven Längsschnittstudie

Blatter, J.; In-Albon, T.; Schneider, S.

Universität Basel, Institut für Psychologie, Klinische Kinder- und Jugendpsychologie, Schweiz

Einleitung: Kinder von Eltern, die unter einer Angststörung leiden, haben ein höheres Risiko selbst an einer Angststörung zu erkranken als Kinder gesunder Eltern (Beidel u. Turner, 1997). Ziel dieser Studie war die Untersuchung, ob die Behandlung elterlicher Panikstörungen einen Effekt auf die Psychopathologie des Kindes hat.

Methodik: Innerhalb einer prospektiven Längsschnittstudie wurden eine Experimentalgruppe mit Angststörungen und eine Kontrollgruppe untersucht. 48 Eltern mit Panikstörung erhielten eine kognitive Verhaltenstherapie. Die psychopathologische Symptomatik der Eltern und Kinder wurde in einer Prae- und Postmessung mit Hilfe von strukturierten Interviews und Selbstberichten erhoben.

Ergebnisse: Im Einklang mit vorangehenden Studien konnte ein erhöhtes Risiko von Kindern mit Eltern mit Angststörung nachgewiesen werden. Die Kinder von Eltern mit Angststörung haben ein 2,5-fach höheres Risiko selbst an einer Angststörung zu erkranken als die Kinder aus der Kontrollgruppe. Vorläufige Ergebnisse zeigen, dass eine erfolgreiche Behandlung der elterlichen Psychopathologie einen positiven Einfluss auf die Symptome der Kinder hat. Kovarianzanalysen mit dem STAIC-T als Kovariate zeigten signifikante Veränderungen in den Selbstberichten der Kinder (u.a. ASI, FSS, BDI) zur Prä- und Postmessung, wenn die Eltern eine Behandlung bekommen hatten. Zudem zeigten die Ergebnisse, dass eine nicht erfolgreiche Therapie immer noch besser war als gar keine Behandlung.

Schlussfolgerung: Die Behandlung der elterlichen Angststörung scheint einen positiven Effekt auf die Symptomatik des Kindes zu haben und könnte als präventive Strategie zur Reduzierung psychischer Störungen im Kindesalter dienen.

Studie wurde von Drittmittelgeber finanziert: Schweizerischer Nationalfonds

Rauschtrinken – Determinanten eines neuen Konsummusters bei Jugendlichen

Blomeyer, D.; Laucht, M.; Schmidt, M. H.

Zentralinstitut für Seelische Gesundheit, Mannheim

Zielsetzung: Während der Konsum illegaler Drogen unter Jugendlichen in den letzen Jahren kontinuierlich zurückgegangen ist, verbreitete sich mit dem Rauschtrinken (Trinken großer Mengen Alkohol in kurzer Zeit) die bewusstseinsverändernde Nutzung der gesellschaftlich akzeptierten Droge Alkohol. In Amerika ist dieses Phänomen als »Binge Drinking« bekannt. Hierbei beunruhigen das sinkende Einstiegsalter und der steigende Anteil an Jugendlichen mit mehrmaligen Rauscherfahrungen und Alkoholvergiftungen. Es soll untersucht werden, welche Risikofaktoren Rauschtrinken begünstigen und mit erhöhtem Alkoholkonsum in Verbindung stehen.

Methoden: Im Rahmen einer prospektiven Längsschnittstudie von Geburt bis zum Alter von 15 Jahren mit einer Kohorte von ursprünglich 384 Kindern wurde der exzessive Konsum von Alkohol bei 15-jährigen Jugendlichen erfasst. Psychosoziale, biologische und intrapersonale Einflussfaktoren wurden über standardisierte Interviews und Fragebögen bestimmt.

Ergebnisse: Von den untersuchten Jugendlichen waren 39 % schon einmal betrunken, ca. ein Drittel hatte bereits mindestens einmal im Leben so viel Alkohol getrunken, dass die Kriterien von »Binge Drinking« erfüllt waren. Erwartungsgemäß hatten dabei Jugendliche mit ausgeprägterem Neugierverhalten schon mehr Alkohol bei einer Gelegenheit konsumiert. Auch wiesen Jugendliche mit einem sozial auffälligen Freundeskreis höhere maximale Konsumwerte auf. Unabhängig davon hatten Jugendliche, die zu ihren Eltern ein vertrauensvolles Verhältnis hatten und deren Eltern über die Freizeitaktivitäten ihrer Kinder informiert waren, niedrigere Werte in der maximalen Trinkmenge.

Zusammenfassung: Sowohl Temperaments- als auch psychosoziale Variablen beeinflussen die maximal getrunkene Alkoholmenge im Alter von 15. Während ein auffälliger Freundeskreis als einflussreichster Risikofaktor anzusehen ist, kann ein positives Verhältnis zu den Eltern einen unabhängigen Schutzfaktor darstellen.

Studie wurde von Drittmittelgeber finanziert: Bundesministerium für Bildung und Forschung

Abnormal spatial frequency processing in children with Pervasive Developmental Disorder (PDD)

Boeschoten, M. A. (1); Kemner, C. (1, 2); Kenemans, J. L. (3); van Engeland, H. (1)

(1) Rudolf Magnus Institute of Neuroscience, Department of Child and Adolescent Psychiatry, University Medical Center Utrecht, The Netherlands; (2) Department of Neurocognition, Faculty of Psychology, Maastricht University, The Netherlands; (3) Department Psychonomics and Psychopharmacology, Utrecht University, The Netherlands

There is converging evidence suggesting that the visual problems seen in autism are the result of a basic abnormality in spatial frequency processing. Therefore, this study investigated whether deficits existed at an early sensory level in children with PDD. To this end Visual Evoked Potentials (VEPs) and dipole sources to low and high spatial frequency (LSF and HSF) gratings (of 0.75 and 6 c/d) were determined. For developmentally healthy children SF related differences in the N80 and P1 peaks and underlying sources were found comparable to those reported for adults (Kenemans et al., 2000; Martinez et al.,2001). Conspicuously, the results of the PDD children did not show the same SF specific brain activation. They did not show the same amplitude differences in the N80 and P1 to LSF and HSF. The source localisation data indicated that abnormal VEP activity was probably related to abnormal activation of sources involved in LSF and HSF processing. PDD children showed diminished activation of specialised sources for HSF processing at 80 ms (sources N80), and the inclusion of more sources in the processing of both SFs at 130 ms (sources P1). To conclude, in PDD there is activation of typical sources related with SF processing, however these sources are abnormally activated. Present data accord well with former studies into face-, emotion- and figural processing also showing normal or diminished use of typical areas together with a greater use of atypical areas in subjects with PDD and autism (Hubl et al., 2003; Wang et al., 2004; Ring et al., 1999). Nevertheless, present results show that in PDD abnormal activation does not only occur for more complex visual processes, but already at a basic level in visual processing, i.e. related to early parvo/magno-cellular functioning. Considering the importance of SFs in tasks measuring wholistic/configural processing present data suggest that peculiarities found in PDD and autistic children at these tasks might be the result of an underlying basic abnormality in SF processing.

Schulbewährung und Ausbildung bei Schizophrenie im Kindes- und Jugendalter

Bohne, S.; Viertler, A.; Häßler, F.
Klinik für Kinder- und Jugendneuropsychiatrie/Psychotherapie, Universität Rostock

Einleitung: Das Outcome einer psychischen Störung muss am psycho-sozialen Adaptations- bzw. Funktionsniveau und der Möglichkeit zur gesellschaftlichen Teilhabe gemessen werden. Daher widmen wir uns hier einer Beschreibung von Verläufen der Schulbewährung und des weiteren Ausbildungsweges von Kindern und Jugendlichen, die an einer Schizophrenie erkrankten.
Methode: Es handelt sich um eine sowohl retrospektive als auch aktuelle Erhebung mittels Aktenstudium und Telefoninterview. In die Untersuchung eingeschlossen wurden alle Patienten, die von 2000 bis 2003 erstmals an einer schizophrenen Störung erkrankten.
Stichprobe: In die Untersuchung flossen die Daten von 21 Patienten (6 Mädchen, 15 Jungen; durchschnittliches Alter 15;4 Jahre) ein. Die Diagnosen F 20.0 (n = 17), F 25.1 (n = 1) und F 25.2 (n = 3) wurden gestellt.
Ergebnisse: Alle Patienten wurden größtenteils mit atypischen Neuroleptika behandelt (erfuhren mindestens eine medikamentöse Umstellung). Ca. die Hälfte musste wenigstens einmal wieder aufgenommen werden. Bei 61 % der Gesamtstichprobe war mit der Erkrankung ein schulischer Leistungsabfall zu verzeichnen, der häufig mit einer Umschulung einherging. Über die Hälfte der Betroffenen litt an Leistungs-, Kontakt- und/oder Konzentrationsstörung. Aus der Gegenüberstellung von schulischem Verlauf und IQ ist anzunehmen, dass ein (über)durchschnittlicher IQ keinen Vorhersagewert für einen günstigeren Ausbildungsverlauf hat. Für acht der 21 Jugendlichen wurden zur weiteren Betreuung stationäre Jugendhilfemaßnahmen installiert.
Schlussfolgerung: Mehr als die Hälfte der Patienten erfuhren durch die Erkrankung Leistungseinbußen, die mit Beschulung bzw. Ausbildung auf niedrigerem Niveau als vor der Erkrankung angestrebt, einhergingen. Von daher ist anzunehmen, dass ein Haupteffekt der Erkrankung an Schizophrenie die Gefährdung der Berufsbiographie ist. Therapeutische und rehabilitative Maßnahmen müssen hier den Schwerpunkt setzen.

ADHS und ereignisbezogene Potentiale: Übersicht und Bezug zur Bildgebung

Brandeis, D. (1); Banaschewski, T. (2)

(1) Kinder- und Jugendpsychiatrie, Universität Zürich, Schweiz; (2) Kinder- und Jugendpsychiatrie, Universität Göttingen, Deutschland

Ziel: Zahlreiche Studien haben mit Hilfe von ereignisbezogenen EEG-Potentialen (ERPs) nachgewiesen, dass Aufmerksamkeitsfunktionen bei ADHS in zahlreichen Situationen und Aufgaben verändert sind. Diese Übersicht konzentriert sich auf grundlegende Befunde, welche die betroffenen Stufen und Formen von Aufmerksamkeit und Antwortkontrolle näher charakterisieren, und nicht durch verminderte Leistung bei ADHS erklärt werden. Parallelen zwischen diesen ERP Ergebnisse, und aktuellen Befunden aus der MR-basierten strukturellen und funktionellen Bildgebung werden ebenfalls dargestellt, zusammen mit den unterschiedlichen methodischen Grenzen und Fragestellungen.

Methoden: Darstellung aktueller ERP Befunde zu beeinträchtigten Aufmerksamkeits- und Kontrollfunktionen bei verschiedenen ADHS Gruppen, die sich bezüglich Schweregrad, Alter und Komorbidität unterscheiden, mit Schwerpunkt auf topographische ERP Studien mit der »cued« CPT sowie mit anderen Go-NoGo- und Stop-Aufgaben.

Ergebnisse: Die ERP Studien zeigen durchwegs verminderte Aktivierung durch Aufmerksamkeit und Antwortkontrolle in allen ADHS Gruppen. Die abgeschwächte posteriore P300 und CNV auf seltene Warnreize zeigten Schwächen der selektiven Aufmerksamkeit mit verminderter Aktivierung der entsprechenden Resourcen, und verminderte Vorbereitung und Zeitschätzung vor allem bei reinem ADHS an. Zusätzliche frühe Orientierungsschwächen zeigten sich bei Gruppen mit eng umschriebenem HKS. Verminderte Aktivierung nach Go- und NoGo-Signalen war hingegen bei der HKS mit Störung des Sozialverhaltens am deutlichsten.

Zusammenfassung: Die hohe zeitliche und topographische Auflösung der ERPs erlaubt es verdeckte Aufmerksamkeit und Antwortkontrolle zu unterscheiden und zeitlich aufzutrennen. Die fMRI basierte Bildgebung fokussiert nicht mehr ausschliesslich auf frontostiatalen Veränderungen. Neue ereignisbezogene fMRT Studien zeigen auch, dass je nach Aufgabe, Bedingung und ADHS Gruppe unterschiedliche und zum Teil auch posteriore Defizite der Aufmerksamkeitsnetzwerke dominieren.

Studie wurde von Drittmittelgeber finanziert: Schweizerischer Nationalfonds

Die Funktion von Besprechungen für multidisziplinäre Behandlungsteams kinder- und jugendpsychiatrischer Stationen

Branik, E.

Allgemeines Krankenhaus Harburg, Abteilung Kinder- und Jugendpsychiatrie, Hamburg

Zielsetzung: Analyse der Funktionen von und Dynamiken in Besprechungen multidisziplinärer Behandlungsteams auf kinder- und jugendpsychiatrischen Stationen.

Materialien/Methode: Deskriptiv-hermeneutische Darstellung der praxisrelevanten Gegebenheit, dass jede Station einer kinder- und jugendpsychiatrischen Klinik eine eigene »Besprechungskultur« aufweist. Diese wird neben der konzeptuellen Ausrichtung der Klinik von den Persönlichkeiten der Beteiligten, Hierarchistrukturen und verfestigten Gewohnheiten geprägt. Die diagnostische und/oder therapeutische Patienten- und Zielorientierung der Besprechungen wird durch teambezogene Funktionen überlagert wie z.B. Regulation der Emotionen und Gruppendynamik oder Erhaltung der Ordnung, Rollen- und Machtverteilung.

Ergebnisse: Der Einfluss von unter Umständen Überhand nehmenden, den Abwehrbedürfnissen der Teammitglieder dienenden gruppendynamischen Mechanismen auf die Wahl der Behandlungsstrategie, Pharmakotherapie und Therapieefizienz wird dargestellt. Ein therapieförderndes Milieu zeichnet sich hingegen durch das erfolgreiche Bestreben aus, sich eine für alle Teammitglieder verständliche gemeinsame Theorie über das Innenleben des Patienten zu erarbeiten und darüber hinaus laufend zu prüfen, inwiefern sich das Innenleben des Patienten auf die Interaktionen mit dem bzw. innerhalb des Behandlungsteams auswirkt. Die von den Mitarbeitern geteilte Theorie und Sprache über das, was im stationären Alltag geschieht, spielt eine wichtige Rolle für die Definition (und das Erreichen) von Therapiezielen. Diesbezügliche Unterschiede und Ähnlichkeiten zwischen den Therapieschulen werden gestreift und pragmatische Hinweise zu nutzbringender Gestaltung von Besprechungen gegeben.

Zusammenfassung: Die Besprechungen sollten günstigenfalls eine Mentalisierungshilfe leisten, die es den Behandlungsteammitgliedern und mittelbar auch den Patienten und Angehörigen erleichtert, mit den emotionalen Belastungen stationär-therapeutischer Arbeit konstruktiv umzugehen.

Was hat sich verändert? – Ergebnisse einer evaluativen Studie aus der stationären Kinder- und Jugendpsychiatrie

Bredel, S.; Brunner, R.; Haffner, J.; Resch, F.

Universitätsklinik Heidelberg, Abteilung Kinder- und Jugendpsychiatrie

Zielsetzung: Im Rahmen der Qualitätssicherung wurde eine Evaluationsstudie zu Behandlungserfolg, Behandlungserleben und Behandlungszufriedenheit aus der subjektiven Sicht von stationär behandelten Kindern, jugendlichen Patienten und ihren Eltern durchgeführt.

Neben dem Ausmaß subjektiv erlebter Veränderungen in definierten Erfolgsvariablen sowie Übereinstimmungen und Unterschieden wurden Zusammenhänge zwischen Behandlungserfolg, Behandlungserleben und Behandlungszufriedenheit sowie der Einfluss von Erfolgs- und Erlebensvariablen auf die Behandlungszufriedenheit untersucht.

Materialien und Methode: Es wurde ein vollständiger Patientenjahrgang (95 Patienten und ihre Eltern) erfasst. Die Daten wurden mittels CBCL, Y-SR und selbst entwickelter, parallelisierter Fragebögen per Interview bei Aufnahme und bei Entlassung erhoben. Neben der quantitativen Auswertung wurde der Inhaltsanalyse ausgewählter subjektiver Erfolgsvariablen (Problemsicht, Problemveränderung insgesamt) besondere Aufmerksamkeit gewidmet.

Ergebnisse: Eltern und Patienten schätzten die Behandlung im Hinblick auf die meisten Erfolgsvariablen – ebenso wie die Therapeuten – übereinstimmend positiv ein und waren mit der stationären Behandlung insgesamt hoch zufrieden. Das therapeutische Klima und die Beziehungsgestaltung fanden eine hohe Akzeptanz. Der Leidensdruck der Eltern erfordert besondere therapeutische Aufmerksamkeit. Die Problemveränderung insgesamt ist aus Sicht von Patienten und Eltern vorwiegend durch positive Veränderungen im emotionalen Bereich gekennzeichnet. Die Problemsicht erwies sich als ein im Sinne der Therapieevaluation lohnendes Erfolgskriterium. Bei Patienten und Eltern ergaben sich deutlich positive Zusammenhänge zwischen den meisten Erfolgs- und Erlebensmaßen und der Behandlungszufriedenheit. Bei den Patienten scheinen Erlebensaspekte, bei den Eltern Erfolgsaspekte die stärkeren Prädiktoren für die Behandlungszufriedenheit zu sein.

Zusammenfasssung: Die Notwendigkeit der stärkeren Einbeziehung der Sichtweisen von Kindern und Jugendlichen Patienten wird betont.

SKAMP-D – Validierung eines Testverfahrens zur Diagnose und Verlaufskontrolle im Schulunterricht bei Kindern und Jugendlichen mit ADHS

Breuer, D.; Döpfner, M.

Klinik und Poliklinik für Psychiatrie und Psychotherapie des Kindes- und Jugendalters der Universität zu Köln

Ziel: Die Ermittlung von Gütekriterien (Validität und Reliabilität) einer deutschsprachigen Version des Lehrerfragebogens SKAMP-D, der sich an einer englischen 4-skaligen Version orientiert und als geeignetes Instrument zur Diagnose und Verlaufskontrolle des ADHS dienen soll. Durch seine Kürze ist der Fragebogen besonders gut geeignet für die direkte Anwendung im Unterricht oder zu wiederholten Einschätzungen in kurzen Zeitabständen.

Methoden: An der Untersuchung nahmen Kinder/Jugendliche im Alter von 6 bis 16 Jahren aus einer Inanspruchnahmestichprobe teil, die eine öffentliche Schule besuchten und unter ADHS oder anderen Verhaltensauffälligkeiten, aber nicht an einer Psychose litten. Es liegen auswertbare Daten von 28 Patienten vor. Als Testverfahren wurden eingesetzt:
1. SKAMP-D (Lehrer) zur Beurteilung hyperkinetischer Symptome, bestehend aus 6 Items, die ADHS-typische Aufmerksamkeitsprobleme im Unterricht beschreiben und zur Skala Aufmerksamkeit (A) angeordnet sind, sowie 4 Items, die inhaltlich Probleme bei der Regelbeachtung während des Unterrichts beschreiben (D). Alle Items sind vierfach gestuft von 0 = gar nicht, 1 = ein wenig, 2 = ziemlich stark bis 3 = sehr stark.
2. Der Fremdbeurteilungsbogen FBB-HKS (Lehrer+Eltern) zur Erfassung und Diagnose von ADHS entsprechend den Diagnosekriterien von ICD-10 und DSM-IV.
3. CBCL/4-18 und TRF als Breitbanddiagnostikum zur Erfassung von Kompetenzen und psychischen Auffälligkeiten. Es wurden die Skalen »Aufmerksamkeitsstörung« und »Internalisierendes Verhalten« verwendet.

Ergebnisse: Der SKAMP-D konnte als valides und reliables Testinstrument zur Diagnose und Verlaufskontrolle von ADHS im Schulunterricht bei belegter faktorieller Struktur bestätigt werden.

Studie wurde von Drittmittelgeber finanziert: Firma Medice

Psychotraumatherapie von Kindern und Jugendlichen mit EMDR (Eye Movement Desensitization Reprocessing)

Brisch, K. H.

Kinderklinik und Poliklinik im Dr. von Haunerschen Kinderspital Ludwig-Maximilians Universität München

Es werden die neurobiologischen Grundlagen der EMDR-Methode und ihre Indikationen und Kontraindikationen in der Behandlung der Posttraumatischen Belastungsstörung von Kindern und Jungendlichen dargestellt. An Videobeispielen wird die Anwendung demonstriert.

Neuronale Korrelate visuell-räumlicher Verarbeitungsprozesse bei Kindern und Jugendlichen mit Asperger-Autismus und mit einer Aufmerksamkeitsdefizit-/Hyperaktivitätsstörung (ADHS)

Bruning, N. (1, 2); Manjaly, Z. (2); Fink, G. (2); Herpertz-Dahlmann, B. (1); Konrad, K. (1)

(1) Klinik für Kinder- und Jugendpsychiatrie der RWTH Aachen; (2) Institut für Medizin, Forschungszentrum Jülich

Autistische Kinder zeigen erstaunlich gute Leistungen bei der Bearbeitung visuell-räumlicher Aufgaben, wie zum Beispiel dem Embedded Figure Task (Gottschaldt, 1926). Erfasst wird die Fähigkeit zur Verarbeitung lokaler Eigenschaften bei komplexen visuellen Stimuli. Erklärbar sind die Befunde bei Autisten möglicherweise durch eine »schwache zentrale Kohärenz«. Dieser Ansatz (Frith, 1989) geht davon aus, dass Autisten Schwierigkeiten haben, einzelne Komponenten zu einem kohärenten Ganzen zu integrieren. Ziel des vorliegenden Projektes ist es, mit Hilfe eines spezifischen, von uns bereits erfolgreich in der funktionellen Bildgebung angewandten Paradigmas (Manjaly et al., 2003) bei gesunden, sowie autistischen und aufmerksamkeitsgestörten Kindern neuronale Korrelate der zentralen Kohärenz mittels der funktionellen Bildgebung abzubilden. Da rund 40 % aller autistischen Patienten komorbid eine Aufmerksamkeitsstörung aufweisen und beide Patientengruppen auch klinisch Überschneidungen zeigen, erhoffen wir uns neue Erkenntnisse bezüglich funktioneller Auffälligkeiten und/oder Gemeinsamkeiten der beiden Patientengruppen. Darüber hinaus erwarten wir durch den Vergleich der beiden klinischen Gruppen mit gesunden Kindern nicht nur Aufschluss über die zu Grunde liegenden Verarbeitungsmechanismen der zentralen Kohärenz, sondern auch Evidenz darüber, ob die beiden klinischen Gruppen und die Kontrollgruppe sich in der neuronalen Aktivierung voneinander qualitativ oder quantitativ unterscheiden. An der Untersuchung haben zwölf Kinder mit Asperger-Autismus, zwölf mit Aufmerksamkeitsdefizit-/Hyperaktivitätsstörung (ADHS), sowie zwölf gesunde Kinder teilgenommen. Es wurden ausschließlich Jungen im Alter von 10 bis zwölf Jahren untersucht, die einen IQ ≤ 80 nicht unterschritten. Alle drei Gruppen wurden hinsichtlich Alter, Geschlecht und IQ parallelisiert. Die Auswertung der Daten erfolgte mit Hilfe von SPM 2 (Statistical Parametric Mapping). Die Ergebnisse werden vorgestellt und diskutiert.

Studie wurde von Drittmittelgeber finanziert: IZKF Aachen

Validität des Heidelberger Vorschulscreenings zur auditiv-kinästhetischen Wahrnehmung und Sprachverarbeitung

Brunner, M.; Troost, J.; Pröschel, U.

Universitätsklinik Heidelberg, Abteilung Stimm- und Sprachstörungen und Pädaudiologie

Mit dem Heidelberger Vorschulscreening (HVS) zur auditiv-kinästhetischen Wahrnehmung und Sprachverarbeitung von Brunner et al. (2001) liegt ein Testverfahren vor, das sprachanalytische und artikulatorische Fähigkeiten im Vorschulalter erfasst. Ziel der Studie war die Beurteilung der Validität des HVS.
 Die Stichprobe der vorliegenden Untersuchung umfasst 103 Kinder, welche als Vorschulkinder zur Normstichprobe des HVS gehörten und ca. zwei Jahre später, Mitte der zweiten Klasse, Lese-, Rechtschreib- und Intelligenztests bearbeiteten.

Der HVS-Gesamtwert und 6 der 7 Untertests zeigten statistisch bedeutsame, vom Vorzeichen her erwartungsgemäße und numerisch im unteren bis mittleren Bereich liegende Korrelationen mit der Lese- und Rechtschreibleistung. Die Korrelationen mit der sprachfreien Intelligenz waren im Vergleich dazu seltener signifikant und durchschnittlich niedriger.

Das HVS prüft auf ökonomische Weise Fähigkeiten, deren Einschränkung ein Risiko für den Schriftspracherwerb darstellt.

Stressreagibilität und exekutive Funktionen bei Jugendlichen mit einer Borderline-Persönlichkeitsstörung

Brunner, R.; von Ceumern, I.; Parzer, P.; Resch, F.

Psychiatrische Universitätsklinik Heidelberg, Abteilung Kinder- und Jugendpsychiatrie

Einleitung: Ziel der Studie war die Bedeutung möglicher biologischer Risikofaktoren sowie stressdingter Gedächtnisdefizite für die Pathogenese einer Borderline-Persönlichkeitsstörung im Jugendalter zu untersuchen.

Methodik: Eine Gruppe von 33 jugendlichen Patienten (mittleres Alter = 16,4 Jahre) mit einer Borderline-Persönlichkeitsstörung nach den diagnostischen Kriterien des DSM-IV (SKID-II) wurde mit einer nach Geschlecht, Alter und Intelligenz parallelisierten klinischen (n = 30) sowie nichtklinischen (n = 29) Kontrollgruppe verglichen. Die psychiatrische Komorbidität wurde unter Anwendung strukturierter klinischer Interviews (Heidelberger Dissoziations-Inventar, Kiddie-SADS) erhoben. Die individuelle Stressreagibilität wurde sowohl mit psychometrischen (ECQ2-D) sowie mit biologischen (kardiale und elektrodermale Aktivität) Parametern untersucht. Stressbedingte Veränderungen von Arbeitsgedächtnisleistungen (ATMAG) wurden mit Hilfe eines Stressinduktionsparadigmas erfasst.

Ergebnisse/Diskussion: Alterationen der physiologischen Stressreagibilität sowie stressbedingte Defizite der exekutiven Funktionen könnten Vulnerabilitätsfaktoren für die bei der Borderline-Persönlichkeitsstörung bekannten Störungen der Impulskontrolle/Emotionsregulierung und den damit verbundenen Störungen der sozialen Interaktion darstellen.

Physiologische Stressreagibilität und biographische Belastungen bei Jugendlichen mit einer dissoziativen Bewusstseinsstörung

Brunner, R.; Parzer, P.; von Ceumern, I.; Resch, F.

Psychiatrische Universitätsklinik Heidelberg, Abteilung Kinder- und Jugendpsychiatrie

Einleitung: Ziel der Studie war die Bedeutung umweltbedingter Belastungen und möglicher biologischer Risikofaktoren für die Pathogenese dissoziativer Bewusstseinsstörungen im Jugendalter zu untersuchen.

Methodik: Eine Gruppe von 31 jugendlichen Patienten (mittleres Alter = 16,2 Jahre) mit einer dissoziativen Bewusstseinstörung nach den diagnostischen Kriterien des DSM-IV wurde mit einer nach Geschlecht, Alter und Intelligenz parallelisierten klinischen (n = 35) sowie nichtklinischen (n = 35) Kontrollgruppe verglichen. Die Diagnosesicherung erfolgte unter Anwendung strukturierter klinischer Interviews (Heidelberger Dissoziatins-Inventar, Kiddie-SADS). Zusätzlich wurden Achse-II-Störungen mit Hilfe des SKID-II erfasst. Ein weites Spektrum (sexueller Missbrauch, körperliche Misshandlung, Vernachlässigung, kritische Lebensereignisse) biografischen Belastungen wurden mit Hilfe einer standardisierten Traumachecklist erfasst. Im psychophysiologischen Untersuchungsansatz wurde neben der Habituationsfähigkeit die individuelle Stressreagibilität (kardiale und elektrodermale Aktivität) im Rahmen eines Stressinduktionsparadigmas erfasst.

Ergebnisse/Diskussion: Es zeigte sich eine wie bereits im Erwachsenalter erhobene hohe Assoziation zwischen biografischen Belastungen und der Diagnose einer dissoziativen Störung. Neben einer Vorgeschichte an sexuellem Missbrauch erscheint das Ausmaß an emotionaler Vernachlässigung als bedeutsamer Indikator. Eine alterierte Stressreagibilität auf non-aversive neutrale Reize könnte einen wesentlichen Vulnerabilitätsfaktor für die Exazerbation und Fluktuation der dissoziativen Symptomatologie darstellen.

Metaphern im Sand: Narrative Kindertherapie mit dem Medium des Sandspiels

Brächter, W.

Köln

Sandspieltherapie bietet Kindern die Möglichkeit, eigene, therapeutisch oft hochwirksame Geschichten zu entwickeln. Parallel zur selbsttätigen Arbeit an den Geschichten gelingt es ihnen häufig, Blockaden aufzulösen und in ihrer Entwicklung wieder voran zu kommen. In anderen Fällen reicht der eigene Raum der Kindertherapie nicht aus: Viele Sandbilder verweisen auf Themen, die einem sprachlichen Tabu unterliegen. Eine systemische Herangehensweise mit einer Haltung von Allparteilichkeit und flexiblem Setting bietet die Chance, belastende Probleme im Kreis der Familie oder anderer Bezugssysteme besprechbar zu machen. Sandspieldarstellungen lassen sich hier gut verwenden, um zirkuläre Muster zu erkennen, Probleme zu externalisieren und Metaphern zu erfinden, mit denen Lösungsideen im Alltag verankert werden können. Mit Bildern aus der Sandspieltherapie wird anhand verschiedener Fallbeispiele illustriert, wie die beschriebenen Prozesse unterstützt werden können.

Motorisches Inhibitionsdefizit des ADHS: Ein mögliches dopaminerg vermitteltes pathophysiologisches Substrat?

Buchmann, J. (1); Höppner, J. (2); Gierow, W. (1); Weber, S. (1); Wolters, A. (3); Häßler, F. (1)

(1) Klinik für Kinder- und Jugendneuropsychiatrie/Psychotherapie, Rostock; (2) Klinik für Psychiatrie und Psychotherapie, Rostock; (3) Klinik für Neurologie am Zentrum für Nervenheilkunde der Universität Rostock

Hypermotorisches Verhalten als ein Kardinalsymptom des ADHS lässt sich als verminderte Inhibition oder vermehrte Fazilitation motorischer Prozesse auffassen, welche sich mittels der transkraniellen Magnetstimulation (TMS) als eingeführte Methode zur nichtinvasiven und schmerzfreien Untersuchung inhibitorischer und fazilitierender Prozesse im motorischen Kortex von Erwachsenen und Kindern untersuchen lassen. Die bisherige Datenlage spricht für eine Defizienz inhibitorischer Prozesse im zum mittels TMS gereizten ipsilateralen und kontralateralen motorischen Kortex von ADHS Patienten. Im Vortrag werden die bisher publizierten Befunde zu Kindern und Erwachsen vorgestellt. Eigene Daten zeigen, dass motorisch inhibierende und fazilitierende Vorgänge bei ADHS Kindern, aber auch bei

Erwachsenen, spezifisch gestört zu scheinen. Die Kardinalsymptome des ADHS persistieren bei einem Teil der betroffenen Kinder bis in das Erwachsenalter. Vorläufige Daten weisen darauf hin, dass bei diesen Patienten auch die mittels TMS nachweisbaren Inhibitionsdefizite im Motorkortex weiter nachweisbar sind. Die gefundenen Auffälligkeiten lassen sich durch Methylphenidat bessern. Dies spricht für ein dopaminerges Defizit innerhalb der neuronalen Vermittlung motorischer Prozesse bei den Betroffenen. Da sowohl inihibierende Prozesse in einem Motorkortex, als auch die transkallosal vermittelte Inhibition korrespondierender motorischer Areale zwischen den Motorkortizes gestört sind, kann als pathophysiologisches Substrat eine dopaminerge striatale Dysfunktion mit einer resultierenden Fehlansteuerung wahrscheinlich GABAerger motorischer Interneurone angenommen werden. Die entsprechende Hypothese wird im Vortrag diskutiert.

Transkranielle Magnetstimulation und ADHS: Methodik und Befunde

Buchmann, J. (1); Höppner, J. (2); Gierow, W. (1); Weber, S. (1); Wolters, A. (3); Häßler, F. (1)

(1) Klinik für Kinder- und Jugendneuropsychiatrie/Psychotherapie, Rostock; (2) Klinik für Psychiatrie und Psychotherapie, Rostock; (3) Klinik für Neurologie am Zentrum für Nervenheilkunde der Universität Rostock

Die transkraniellen Magnetstimulation (TMS) des Gehirns stellt eine eingeführte Methode zur nichtinvasiven und schmerzfreien Untersuchung motorischer Abläufe im menschlichen Gehirn dar. Mittels sogenannter »paired pulse Paradigmen« lassen sich inhibitorische und fazilierende Prozesse im motorischen Kortex beschreiben. Dabei werden einem definierten Testreiz, der eine bestimmte Amplitude eines Muskelsummenaktionspotentials im kontralateral zum stimulierten Motorkortex gelegenen Zielmuskel hervorruft, in distinkten Intervallen konditionierende Reize vorangestellt. In Abhängigkeit vom Interstimulusintervall und der Reizstärke kommt es zur Inhibition bzw. zur Fazilierung der Testreizamplitude. Die diese Vorgänge vermittelnden Neuronenpopulationen liegen im stimulierten motorischen Kortex. Im Gegensatz dazu lässt sich mittels der so genannten »ipsilateralen silent period« (ISP) eine transcallosal vermittelte Hemmung (transcallosale Inhibition, TI) korrespondierender motorischer Areale zwischen den beiden Motorkortizes nachweisen. Es kommt zu einer Unterbrechung motorischer Aktivität eines vorinnervierten Zielmuskels mit einer bestimmten Latenz und Dauer ipsilateral zum stimulierten Kortex (ISP oder TI).

Hypermotorisches Verhalten als ein Kardinalsymptom des ADHS lässt sich als verminderte Inhibition oder vermehrte Fazilitation motorischer Prozesse auffassen. Die bisherige Datenlage spricht für eine Defizienz inhibitorischer Prozesse im zum mittels TMS gereizten ipsilateralen und kontralateralen motorischen Kortex von ADHS-Kindern. Im Vortrag werden Daten vorgestellt, die zeigen, das motorisch inhibierende und fazilierende Vorgänge im Zeitbereich zwischen 3 und 200 ms (»short and long interval inhibition and facilitation«) bei ADHS-Kindern spezifisch gestört zu sein scheinen und sich durch Methylphenidat beeinflussen lassen. Vorläufige Daten sprechen für einen Nachweis dieser Störung motorischer Abläufe auch bei Verwandten ersten Grades von ADHS-Kindern und bei erwachsenen ADHS-Patienten. Mögliche für das ADHS-Syndrom ableitbare pathophysiologische Modelle werden diskutiert.

Kontinuierliche Atomoxetin-Wirksamkeit nach einem Jahr Behandlung bei Kindern und Jugendlichen mit ADHS

Buitelaar, J. K. (1); Michelson, D. (2); Danckaerts, M. (3); Gilberg, C. (4); Spencer, T. J. (5); Zuddas, A. (6); Faries, D. E. (2); Zhang, S. (2); Feldman, P. D. (2); Dittmann, R. W. (7, 8); Wehmeier, P. M. (8); Biederman, J. (5)

(1) University Medical Center St Radboud, Nijmegen, The Netherlands; (2) Lilly Research Laboratories, Indianapolis, USA; (3) Katholieke Universiteit, Leuven, Belgien; (4) Barnneuopsykiatriska kliniken, Göteborg, Schweden; (5) Massachusetts General Hospital, Boston, USA; (6) Clinica die Neuropsichiatria Infantile, Cagliari, Italien; (7) Psychosomatische Abteilung, Universitäts-Kinderklinik Hamburg; (8) Medizinische Abteilung, Lilly Deutschland GmbH, Bad Homburg, Deutschland

Zielsetzung: Erfassung der Langzeit-Wirksamkeit von Atomoxetin über ein Jahr Behandlung hinaus.

Materialien und Methoden: Kinder und Jugendliche mit ADHS (nach DSM-IV), die akut auf Atomoxetin angesprochen hatten und weitere 34 Wochen in einer doppelblinden Studie mit Atomoxetin behandelt worden waren, wurden doppelblind entweder mit Atomoxetin oder mit Placebo für weitere 6 Monate behandelt. Primäres Outcome-Kriterium war die Zeit bis zum Relapse nach dieser Randomisierung im Vergleich.

Ergebnisse: Atomoxetin war Placebo in der Rückfall-Prophylaxe überlegen (p = 0,008, Wilcoxon Test), auch hinsichtlich der klinischen Wirksamkeit anhand des ADHD Rating Scale Scores (p < 0,001). Bei den auf Placebo randomisierten Patienten war der Schweregrad der wiederaufgetretenen Symptomatik geringer als zu Studienbeginn.

Zusammenfassung: Nach einem Jahr Behandlung mit Atomoxetin zeigte eine Weiterbehandlung mit der Substanz gegenüber einer Placebo-Behandlung klare Vorteile. Es fanden sich jedoch große individuelle Unterschiede in der Schwere der Symptomatik nach Absetzen der Medikation in dieser Gruppe; diese Ergebnisse sprechen dafür, dass einige mit Atomoxetin ein Jahr lang erfolgreich behandelte Patienten möglicherweise Verbesserungen aus der Zeit der medikamentösen Behandlung beibehalten können. Für diese Patienten könnte auch ein medikamenten-freies Intervall sinnvoll sein, um die Notwendigkeit einer dauerhaften Medikation zu bestimmen.

Studie wurde von Drittmittelgeber finanziert: Eli Lilly and Company, Indianapolis, Indiana, USA

Qualität und Verständlichkeit der Aufklärung über medikamentöse Behandlung von Minderjährigen und ihren Eltern

Burkert, J.; Kölch, M.; Fegert, J. M.

Universitätsklinikum Ulm, Klinik für Kinder- und Jugendpsychiatrie/Psychotherapie

Die Information Minderjähriger über eine geplante medikamentöse Behandlung ist ebenso wie die Einbeziehung in den Entscheidungsfindungsprozess ein wichtiges Kriterium für die Partizipation minderjähriger Patienten an ihrer Behandlung. Anhand der bisherigen Forschung sowie bereits laufender bzw. abgeschlossener Pilotprojekte zeigt sich, dass die Informationspraxis in der Kinder- und Jugendpsychiatrie sowie insbesondere die Einbeziehung in Entscheidungen bezüglich der Behandlung sowohl was die Minderjährigen selbst, als auch ihre Eltern betrifft, weiterhin häufig unbefriedigend bzw. ungenügend sind.

In einer Pilotstudie untersuchen wir die Aufklärung Minderjähriger und ihrer Eltern über eine geplante medikamentöse Behandlung anhand eines Fragebogens. Hierdurch sollen die Qualität und Verständlichkeit der Aufklärung in unserem Haus überprüft werden und weitere Verbesserungsmöglichkeiten ermittelt werden.

Für die verschiedenen im Haus eingesetzten Medikamente wurden Aufklärungsbögen entworfen, die den Eltern als Entscheidungs- und später als Merkhilfe dienen sollen. Zusätzlich wurde ein Fragebogen entwickelt, anhand dessen die Qualität und Verständlichkeit der Aufklärung über eine medikamentöse Behandlung überprüft werden sollen. Dieser liegt in parallelisierter Form für Kinder und Jugendliche bzw. für deren Eltern vor. Diese Fragebögen werden nach allen im ambulanten und stationären Bereich stattfindenden Aufklärungsgesprächen über eine empfohlene medikamentöse Behandlung an die Minderjährigen und ihre Eltern ausgegeben. Zudem werden notwendige soziodemographische Daten erhoben. Die Fragebögen werden zurzeit eingesetzt und die Ergebnisse der Auswertungen auf dem Kongress präsentiert.

Elternzentrierte sprachbasierte Frühintervention bei Sprachentwicklungsverzögerungen

Buschmann, A.; Jooss, B.; Pietz, J.

Universitäts-Kinderklinik Heidelberg, Pädiatrische Neurologie, Ambulanz für Entwicklungsstörungen -SPZ-

Zielsetzung: Kinder mit verzögerter Sprachentwicklung (sog. »late talker«) tragen ein hohes Risiko für die Ausbildung einer manifesten Sprachentwicklungsstörung. Deshalb ist es wichtig, die sprachliche Entwicklung dieser Kinder frühzeitig optimal zu fördern. Im angloamerikanischen Raum werden schon seit langem elternzentrierte Frühinterventionen angeboten, bei denen die Eltern als wichtigste Kommunikationspartner eines Kleinkindes für das sprachförderliche Potential von Alltagssituationen sensibilisiert und gezielt im Einsatz von Sprachlehrstrategien geschult werden. In einem von der C.D. Stiftung und Leopold-Klinge-Stiftung geförderten Forschungsprojekt wird das an der Universitäts-Kinderklinik in Heidelberg entwickelte Elternschulungsprogramm zur frühen Förderung sprachverzögerter Kinder derzeit auf seine Effektivität hin überprüft.

Methodik: Es werden 60 zweijährige Kinder mit verzögertem Spracherwerb anhand validierter Fragebogen- und Testverfahren selektiert und randomisiert einer Interventions- und Kontrollgruppe zugewiesen. Die Intervention erfolgt in Kleingruppen an 6 Terminen, ergänzt durch schriftliches Material und ein Lehrvideo. Die Effekte werden zu zwei Messzeitpunkten, drei Monate nach der Intervention und im Alter von drei Jahren überprüft.

Ergebnisse: Die Rückmeldungen zur Schulung sind sehr positiv. Die Mütter fühlen sich sicherer im sprachlichen Umgang mit ihrem Kind. Die Möglichkeit zum Austausch in der Kleingruppe wird als sehr vorteilhaft erlebt. Erste Ergebnisse zur sprachlichen Entwicklung der Kinder werden auf dem Kongress vorgestellt und diskutiert.

Zusammenfassung: Das an der Universitäts-Kinderklinik in Heidelberg entwickelte Elternschulungsprogramm zur frühen Förderung sprachverzögerter Kinder wird von den Eltern gerne angenommen und subjektiv als wirkungsvoll erlebt. Die Überprüfung der Effektivität findet derzeit im Rahmen eines aktuellen Forschungsprojektes statt.

Studie wurde von Drittmittelgeber finanziert: C. D. Stiftung, Leopold-Klinge-Stiftung, Zonta Club Heidelberg

Behandlung von Jugendlichen im stationären Setting

Bünger, S.; Wagner, A.; Schrader-Mosbach, H.

Tiefenbrunn – Krankenhaus für Psychotherapie und psychosomatische Medizin, Rosdorf

Die Behandlung von komplex traumatisierten Jugendlichen im stationären Setting geht in bestimmten Schritten einher, die von verschiedenen therapeutischen Interventionen begleitet sind. Hier spielen Stabilisierungstechniken, Ressourcenstärkung, Lern- und Aufmerksamkeitstrainings, Entwicklung von Räumen der Fantasie, des Denkens und der Symbolisierung eine Rolle. Diese sollen im Einzelnen vorgestellt werden.

Dokumentation und Evaluation von stationärer Behandlung

Bünger, S.

Tiefenbrunn – Krankenhaus für Psychotherapie und psychosomatische Medizin, Rosdorf

Wie hilfreich ist stationäre Psychotherapie? Anhand der Auswertung von behandlungsbegleitender Dokumentation und Evaluation soll dargestellt werden, welche Veränderungen erfasst werden können. Stärken und Schwächen der begleitenden klinischen Forschung werden diskutiert.

Entwicklungswege zur Konstituierung des Faches Kinder- und Jugendpsychiatrie

Castell, R.

München

Ausgehend von der gesellschaftlichen Bedingtheit aller Wissenschaften, auch der Kinder- und Jugendpsychiatrie, werden die Voraussetzungen zum internationalen Kongress 1937 in Paris aufgezeigt: Aktivität einzelner Institutionen, soziale und politische Hintergründe, Wissenschaftsströmungen und Anstieg der Störungen des Sozialverhaltens bei Kindern und Jugendlichen nach dem Ersten Weltkrieg.
  Ein wesentlicher Teil des Planens und Handelns auf dem Gebiet der Kinder- und Jugendpsychiatrie lässt sich unter den Leitbegriff »Selektion« stellen. Der Fächerkanon im Bereich der Diagnostik entwickelte sich von 1937 bis 1952, im Bereich der Psychotherapie erst 50 Jahre später. Die Spezialisierung des Faches Psychiatrie war eine Einengung des Blickwinkels, bedeutete aber gleichzeitig eine Öffnung zu Nachbardisziplinen.

Das Baby verstehen

Cierpka, M.; Gregor, A.

Universitätsklinikum Heidelberg, Abteilung Psychosomatische Kooperationsforschung und Familientherapie

Es wird ein Konzept für ein Elternseminar am Übergang zur Elternschaft vorgestellt. Dieses vermittelt schwerpunktmäßig Basiskompetenzen für die Interaktion mit dem Baby. Bereits während der Schwangerschaft finden werdende Eltern diesbezügliche Unterstützung durch Hebammen. Die Begleitung erstreckt sich über die erste Zeit mit dem Kind, die sich oft schwierig gestaltet. Die Förderung der Feinfühligkeit von Eltern gegenüber den kindlichen Signalen sowie eine positive Bindungsbeziehung zwischen ihnen und ihrem Baby sind wichtigste Ziele der Frühpräventionsmaßnahme.

Studie wurde von Drittmittelgeber finanziert: Karl-Kübel-Stiftung für Kind und Familie, Bensheim

Das Poblem der Pseudologia phantastica in aussagepsychologischen Gutachten

Clauß, M.; Klosinski, G.

Abteilung Psychiatrie und Psychotherapie im Kindes- und Jugendalter der Universität Tübingen

Zielsetzung: Auffinden struktureller Merkmale in Aussagen von Zeugen mit dem Verdacht einer Pseudologia phantastica.
   Material und Methoden: Literaturanalyse und Analyse eigener Glaubhaftigkeitsgutachten.
   Ergebnisse: In der Literatur wird das Phänomen der Pseudologia phantastica überwiegend kasuistisch dargestellt. In der eigenen Gutachtenanalyse zeigten sich die Hauptprobleme darin, dass bei einer guten Aussagequalität in der Regel erhebliche Konstanzprobleme vorliegen.
   Zusammenfassung: Konkrete Kriterien, was unter der Kommunikationsstörung Pseudologia phantastica zu verstehen ist, liegen in der Literatur nicht vor. In der vorliegenden Gutachtenanalyse werden erste strukturelle Merkmale dieser Störung aufgezeigt.

Typische als auch atypische Neuroleptika erhöhen die Radikalbildung in Hirnarealen der Ratte. Messungen in-vitro und in-vivo

Clement, H.-W. (1); Sommer, O. (2); Schulz, E. (1)

(1) Abteilung für Psychiatrie und Psychotherapie im Kindes- und Jugendalter, Universitätsklinikum der Albert-Ludwigs-Universität Freiburg; (2) Abteilung für Allgemein und Viszeral Chirurgie, Universitätsklinikum der Albert-Ludwigs-Universität Freiburg

Typische wie auch atypische Neuroleptika haben extrapyramidale Nebenwirkungen wie tardive Dyskinesien, die auf erhöhte Radikalproduktion und oxidativen Stress zurückgeführt werden. Ziel der Untersuchungen ist es, die Radikalproduktion von typischen und atypischen Neuroleptika mit bekannten Neurotoxinen zu vergleichen. Im Gegensatz zu anderen Radikalfängern erlaubt uns das hier eingesetzte 1-hydroxy-3-methoxycarbonyl-2,2,5,5-tetramethylpyrrolidin (CMH) Messungen in-vitro als auch in-vivo mit derselben Substanz durchzuführen. CMH wird von Superoxidradikalen, Hydroxylradikalen und Peroxinitrit zu CM umgewandelt, ein stabiles Radikal, dass mit ESR-Spektroskopie erfasst werden kann. Rattengehirnhomogenat unterschiedlicher Hirnareale wurde mit Haloperidol, Olanzapin und TaClo inkubiert in Gegenwart von CMH. Die Bestimmung des CMH-Metaboliten CM erfolgte mit ESR-Messung. Die in-vivo-Untersuchungen wurden an der frei beweglichen Ratte durchgeführt. Mittels Mikrodialysetechnik wurden Mikrodialysesonden in den Hippocampus implantiert wobei CMH der Perfusionsflüssigkeit zugesetzt wurde. Die Inkubation von Rattengehirnhomogenat mit Haloperidol führte in den untersuchten Hirnarealen zu deutlichen Anstiegen der CM-Konzentration. Am deutlichsten war diese Reaktion im Striatum. Nach ersten Untersuchungen war die Radikalproduktion durch Olanzapin in allen untersuchten Arealen geringer als für Haloperidol. Das dopaminerge Neurotoxin TaClo zeigte bei gleicher Konzentration eine signifikant gesteigerte Radikalproduktion im Vergleich zu Haloperidol. In-vivo wurde für Haloperidol eine deutliche Radikalbildung gefunden. Die hier vorgestellten Untersuchungen belegen die Bildung von Sauerstoffradikalen durch typische und atypische Neuroleptika, die als Ursache für extrapyramidalmotorische Nebenwirkungen der Neuroleptika-Behandlung der Schizophrenie angesehen werden. Unsere Daten belegen, dass diese erhöhte Radikalbildung nicht auf das Striatum der Ratte begrenzt bleibt, sondern auch in anderen Arealen stattfindet, und somit nicht nur dopaminerge Neurone betroffen sein können. Vermutlich sind daher auch andere Nebenwirkungen auf eine erhöhte Radikalfreisetzung zurückzuführen.

Serum-Monitoring von SSRI im Kindes- und Jugendalter

Clement, H.-W.; Fleischhaker, C.; Schulz, E.

Abteilung für Psychiatrie und Psychotherapie im Kindes- und Jugendalter, Universitätsklinikum der Albert-Ludwigs-Universität Freiburg

Selektive-Serotonin-Wiederaufnahme-Inhibitoren (SSRIs) werden in der Kinder- und Jugendpsychiatrie vor allem bei depressiven Syndromen, Zwangserkrankungen sowie Angst- und Panikstörungen erfolgreich eingesetzt. Im Gegensatz zu klassischen Antidepressiva gibt es für die Serumspiegel von SSRI weder im Kindes- und Jugendbereich noch für das Erwachsenenalter verläßliche Referenzbereiche, in denen eine gute Wirksamkeit bei geringen Nebenwirkungen erwartet werden kann. Für die SSRI Fluvoxamin, Sertralin, Paroxetin und Citalopram wurden in unserem Labor die Angaben bezüglich Wirksamkeit und Nebenwirkungen auf einer 3-Punkte-Skala ermittelt. Die Serumspiegel der untersuchten SSRI wurden mittels HPLC mit anschließender UV-Detektion bestimmt. Für Sertralin wurde dabei gefunden, dass die gemessenen Serumspiegel deutlich geringer sind als bei Erwachsenen. Mit steigenden Serumspiegeln steigt die Wirksamkeit von Sertralin, bei spiegelunabhängigen geringen Nebenwirkungen. Gleiches gilt für Fluvoxamin, das bei allen gemessenen Serumspiegeln gut verträglich ist, mit einer spiegelabhängigen Zunahme der Wirksamkeit. Die Referenzbereiche, die von der »The International Association of Forensic Toxicologists« für einzelne SSRI vorgeschlagen werden, können nach diesen Ergebnissen durchaus für den Bereich des Kindes- und Jugendalters übernommen werden, wobei der obere Grenzwert für Sertralin nicht annähernd erreicht wird, und daher im Vergleich zu den Erwachsenen eine deutlich höhere Dosierung möglich erscheint.

Information Processing in Autism and in the Broader Phenotype of Autism

de Jonge, M. V.

University Medical Center Utrecht, Deptartmen of Child and Adolescent Psychiatry, Rudolf Magnus Institute for Neuroscience, The Netherlands

Currently, the search for the genes of autism is in full progress, but is impeded by the fact that there is no known neurobiological or neurocognitive marker for autism. Our department belongs to the International Molecular Genetic Study of Autism Consortium (IMGSAC), which aims to identify risk genes for this disorder. For this study, multiplex families in which at least two children have a disorder within the autistic spectrum, are recruited. In addition to the molecular genetic research, we are conducting a study to search for neurocognitive underpinnings of the disorder, both in individuals with autism spectrum disorder as well as in their parents. Neurocognitive characteristics might be more closely linked to underlying brain anomalies and genetic factors than the behavioral phenotype.

In first-degree relatives of autistic individuals, behavioral characteristics are often found that are similar, but milder in quality to autism. This is referred to as the broader phenotype of autism and might help to study the genetic basis of the disorder. In our current study, we assess behavioral characteristics in the parents of our multiplex sample and neurocognitive functioning in the autistic individuals and their parents. We focus on visual information processing, since it is found that autistic individuals are remarkably good in visual-spatial tasks that require the ability to suppress the global gestalt of the picture in order to separate out a part of it. This increased processing of details might be related to specific abnormalities in the functioning of the visual system in autism. We assess the performance of autistic individuals and their parents on visual-spatial tasks and in addition, we assess low level visual information processing in the same subjects.

Auffälligkeiten und Verhaltensstörungen im Vorschulalter – Ergebnisse einer Untersuchung von Dortmunder Kindergartenkindern mit dem Erzieherfragenbogen C-TRF/1½-5S

Denner, S.; Schmeck, K.

Klinik für Kinder- und Jugendpsychiatrie/Psychotherapie, Universitätsklinikum Ulm

Hintergrund: Der C-TRF/1½-5 (Caregiver-Teacher Report Form for the ages 1½-5) ist ein Screeninginstrument, mit dem Erzieherinnen das Verhalten und Befinden von Kindern im Vorschulalter beschreiben können. In Zusammenarbeit mit dem Jugendamt Dortmund wurde die C-TRF eingesetzt, um Art und Häufigkeit psychischer Auffälligkeiten bei Dortmunder Kindergartenkindern zu erheben.

Methode: In 46 städtischen Kindergärten der Stadt Dortmund wurden alle Kinder einer Gruppe von Ihren Erzieherinnen eingeschätzt. Als Erhebungsinstrument dient die deutsche Fassung des C-TRF/1½-5. Die Stichprobe umfasst 1050 Kinder im Alter von 3 bis 6 Jahren.

Ergebnisse: Die internen Konsistenzen des C-TRF/1½-5 zeigen eine gute bis befriedigende Reliabilität des Messinstruments. Die Häufigkeit von Verhaltens- und Befindensproblemen der untersuchten Vorschulkinder stimmt weitgehend mit der von amerikanischen Vorschulkindern überein. Es zeigt sich eine Abnahme der Problemhäufigkeiten mit zunehmendem Alter, die für Mädchen stärker ausgeprägt ist als für Jungen, da deren externalisierende Verhaltensauffälligkeiten vom 3. bis zum 6. Lebensjahr kaum abnehmen. Die Häufigkeit von emotionalen Problemen unterscheidet sich im Vorschulalter nicht zwischen Jungen und Mädchen.

Diskussion: Der C-TRF/1½-5 zeigt sich als reliables und gut einsetzbares Instrument zur Erfassung psychischer Auffälligkeiten von Vorschulkindern. Die Prävalenz von Verhaltens- und Befindensproblemen deutscher Kindergartenkinder aus einer großstädtischen Population entspricht weitgehend derjenigen von amerikanischen Vorschulkindern.

www.youth-life-line.de: Suizidprävention durch Jugendliche

Denoix, S. (1); Kimmig, F.-J. (1); Weinhardt, M. (1); Barth, G. M. (2)

(1) Arbeitskreis Leben, Tübingen; (2) Abteilung Kinder-und Jugendpsychiatrie, Universität Tübingen

Zielsetzung: Suizidprävention ist eine wichtige Aufgabe in der Adoleszenz. Viele Jugendliche wagen es nicht, sich professionelle Unterstützung zu holen. Die Hypothese war, dass durch Peer-Beratung die Inanspruchnahme von Hilfe erleichtert wird. Es stellten sich viele Fragen zu Chancen und Risiken der Peer-Beratung.

Methoden: www.youth-life-line ist ein online-Projekt für Jugendliche in Lebenskrisen und bei Suizidgefahr. Ausgebildete »peers« beraten betroffene junge Menschen unter kompetenter Anleitung per email und chat. 21 Jugendliche wurden über ein halbes Jahr von therapeutischen Fachkräften ausgebildet. Am 21. März 2003 startete die Internet-Beratung. An vier Tagen in der Woche beraten die Jugendlichen drei Stunden per mail, einmal die Woche per chat.

Ergebnisse: Im ersten Jahr nahmen 500 Klienten die Beratung in Anspruch. 1800 Antwortmails wurden von den Peerberatern verfasst. Die häufigsten Themen waren Suizidgedanken, selbstverletzendes Verhalten und Probleme mit den Eltern und anderen Personen im sozialen Umfeld. Die kritischten Situationen waren 2 konkrete Suizidankündigungen, die nicht in die Tat umgesetzt wurden.

Zusammenfassung: Das youth-life-line-Projekt wurde sowohl von den Peerberatern wie von den usern gut angenommen.Suizidprävention durch Peers ist eine sinnvolle Ergänzung zu den herkömmlichen Beratungsangeboten. Es tauchten bisher keine nennenswerten Risiken auf.

Studie wurde von Drittmittelgeber finanziert: Landesstiftung Baden-Württemberg

Zielsetzung und Methodik von Beobachtungsstudien am Beispiel der ADORE & FACE Untersuchung

Dittmann, R. W. (1, 2); Bartel, C. (2); Deutsche ADORE/FACE Studiengruppe

(1) Psychosomatische Abteilung, Universitäts-Kinderklinik, Hamburg; (2) Medizinische Abteilung, Kinder- und Jugendpsychiatrie, Lilly Deutschland GmbH, Bad Homburg

Zielsetzung: Dieser Beitrag soll eine Überblick geben zur Methodik von sog. Beobachtungsstudien (naturalistischen Studien, Anwendungsbeobachtungen); als Beispiel dient die laufende multinationale europäische Untersuchung ADORE & FACE zur Diagnostik und Behandlung von Patienten mit Aufmerksamkeitsdefizit-/Hyperaktivitäts(ADHS)Symptomatik.

Materialien und Methoden: Auf der Basis der deutschsprachigen Guidelines zur Durchführung von Beobachtungsstudien (z. B. der AG Neuropsychopharmakologie (AGNP) und des Bundesinstituts für Arzneimittel (BfArM)) werden Stärken und Schwächen dieser Form der Phase IV Studien erörtert, damit auch Unterschiede zu klassischen klinischen Studien. Anhand der europäischen prospektiven ADORE Studie mit dem nur für Deutschland gültigen Addendum FACE werden Design- und Durchführungsbesonderheiten dargelegt.

Ergebnisse: Von ca. 300 Ärzten liegen für mehr als 1500 Patienten aus Europa Daten vom ersten Beobachtungszeitpunkt vor, für gut 450 davon aus Deutschland. Verschiedene Versorgungssettings wurden berücksichtigt (Pädiatrie, Kinder- und Jugendpsychiatrie; Praxis, Ambulanz). Diagnostik und Behandlung wurde hinsichtlich verschiedener Aspekte abgebildet, u. a. zur Psychopathologie, ADHS Symptomatik und Schweregrad, den Therapieansätzen, das deutsche Addendum fokussiert mit zwei Erhebungsinstrumenten auf Lebensqualität und Familienbelastung.

Zusammenfassung: Beobachtungsstudien bieten die Möglichkeit klinisch relevante Daten zu generieren, die sich aus methodischen Gründen in klassischen klinischen Studien zur Wirksamkeit und Verträglichkeit/Arzneimittelsicherheit nicht erheben lassen. Die nicht-produktbezogene prospektive ADORE & FACE Untersuchung verdeutlicht, dass Studien der Phase IV mit diesem methodischen Ansatz auch multinational durchführbar sind und erbringt wichtige Ergebnisse zur Diagnostik und Behandlung von ADHS, erlaubt Länder- und Settingvergleiche etc. Die nachfolgenden Beiträge dieses Symposiums werden erste inhaltliche Ergebnisse für die in Deutschland dokumentierte Subpopulation darlegen.

Studie wurde von Drittmittelgeber finanziert: Lilly Deutschland GmbH, E. Lilly & Co. Europa

Integrative Versorgung von Kindern und Jugendlichen mit psychischen Störungen in Nishnij Novgorod (Russland)

Dmitrieva, T.

Zentrum für den Schutz der psychischen Gesundheit von Kindern und Jugendlichen, Nishnij Novgorod, Russland

Einleitung: Die Inzidenz psychischer Störungen hat in Russland (nach offiziellen Statistikraten) im Laufe der letzten 15 Jahren wesentlich zugenommen. Die Diagnosestruktur der Patienten ist in den letzten Jahren stabil geblieben. Nichtpsychotische Störungen sind am häufigsten zu diagnostizieren (66%). Zu diesen sind aktuell emotionale, neurotische, somatoforme Störungen, Entwicklungsstörungen, Dissozialität und Delinquenz sowie psychische Störungen durch psychotrope Substanzen zu zählen. Die hohe Prävalenz dieser Störungen macht auch eine dringende Entwicklung von psychoprophylaktisch-orientierten Einrichtungen erforderlich. Der integrative Zugang zur Diagnostik und Behandlung psychischer Störungen war das Hauptprinzip bei dem Aufbau des städtischen Beratungs- und Diagnostikzentrums für den Schutz der psychischen Gesundheit von Kindern und Jugendlichen in Nishnij Novgorod in 1999. Ein anderes Ziel war, das vorhandene Vorurteil der Eltern gegenüber der Psychiatrie zu überwinden. Methode: Es wurde eine statistische Erhebung von allen diagnostizierten und behandelnden Patienten in den Jahren 1999-2003 gemacht.

Ergebnisse: Mit einer 5-jährigen Erfahrung konnte dieses Zentrum auf den großen Psychotherapiebedarf und die vielen Vorteile der multidisziplinären Diagnostik und Behandlung von jungen Patienten hinweisen. Insgesamt 8563 Patienten (etwa 4% der KJ-Bevölkerung von Nishnij Novgorod) sind in unserem Zentrum diagnostiziert und behandelt worden, darunter etwa 300 Kinder im Alter bis 4 Jahre. Die allgemeine Inanspruchnahme hat auch wesentlich zugenommen: von 3.123 im Jahr 1999 auf 22.744 im Jahr 2003. Als wichtigste Behandlungsmethoden, die in unserem Zentrum angewendet werden, erweisen sich sowohl Psychotherapie als auch psychologische Trainings bei minimalem Einsatz von Medikamenten.

Zusammenfassung: Die multidisziplinäre Hilfe ist ein wichtiger Schritt zur Prävention, zur frühen Diagnostik und zur Destigmatisierung der psychiatrischen Versorgung von Kindern und Jugendlichen.

Neurophysiologie herausragender kognitiver Leistungen autistischer Savants

Dubischar-Krivec, A. M. (1); Neumann, N. (1); Braun, C. (1); Bölte, S. (2); Poustka, F. (2); Birbaumer, N. (1, 3)

(1) Institut für Medizinische Psychologie und Verhaltensneurobiologie, Universität Tübingen; (2) Klinik für Psychiatrie und Psychotherapie des Kindes- und Jugendalters, J. W. Goethe-Universität, Frankfurt/M.; (3) Zentrum für kognitive Neurowissenschaften, Universität Trento, Italien

Der Begriff »Savant« kennzeichnet Personen mit mentaler Retardierung oder anderen gravierenden psychischen oder sensorischen Beeinträchtigungen, die über spezielle herausragende kognitive Leistungen verfügen. Das Auftreten dieser besonderen Leistungen in den Bereichen Musik, Zeichnen, Gedächtnis oder Rechnen wird häufig im Zusammenhang mit infantilem Autismus erwähnt. Bisher wurden Savantfertigkeiten noch nicht neurophysiologisch untersucht. Snyder und Mitchell stellten die Hypothese auf, dass Savants Zugang zur frühen, vorbewussten Informationsverarbeitung hätten. Birbaumer nimmt an, dass sich dies in einer größeren Aktivierung in frühen Verarbeitungsschritten widerspiegelt.

In der Studie wurde diese Hypothese mittels Magnetenzephalographie und kombinierter Elektroenzephalographie überprüft, indem die neuronalen Prozesse autistischer Savants sowie geübter Experten beim Durchführen ihrer Spezialfertigkeit untersucht wurden. Dabei lag das Hauptaugenmerk auf der Savant-Fähigkeit des Kalenderrechnens einerseits sowie auf Gedächtnisfertigkeiten andererseits. Erste Ergebnisse werden vorgestellt und diskutiert.

Der erweiterte kognitive Phänotyp des Autismus bei Eltern: Wie spezifisch sind exekutive Dysfunktionen und schwache zentrale Kohärenz

Duketis, E.; Bölte, S.; Uhlig, N.; Poustka, F.

Klinikum der Johann Wolfgang Goethe-Universität Frankfurt am Main

Zielsetzung: Autismus ist eine Störung hoher Heritabilität. Milde, subklinische Varianten (erweiterter Phänotyp) autistischen Verhalten finden sich gehäuft unter erstgradig Verwandten. Die Spezifität neuropsychologischer Defizite, wie schwache zentrale Kohärenz und exekutive Dysfunktionen, für diesen erweiterten Phänotyp ist noch unklar und wurde in dieser Studie untersucht.

Methoden: Elternteile dreier Diagnosegruppen gingen in die Studie ein: 62 Mütter und Väter autistischer Kinder, 36 von Probanden mit Early-Onset Schizophrenie sowie 30 von Patienten mit einer geistiger Behinderung ohne Autismus. Vier klassische Messungen zu Exekutivfunktionen (WCST, ToH, TMT-A und B) und zwei zur zentralen Kohärenz (EFT, Mosaiktest) wurden bei den Verwandten erhoben und verglichen, wobei Alters-, Intelligenz-, Geschlechts- und sozioökonimische Einflüsse kontrolliert wurden.

Ergebnisse: Eltern autistischer Kinder zeigten im Vergleich zu den beiden anderen Gruppen signifikant schnellere Leistungen im EFT. Sie erzielten schlechtere Ergebnisse im TMT-B als die Eltern geistig behinderter Kinder. Eltern schizophrener Probanden schnitten im TMT-B jedoch noch schlechter ab. Für die übrigen Tests exekutiver Funktionen und den Mosaik Test zeigten sich keine signifikanten Unterschiede.

Schlussfolgerung: Es zeigten sich deutliche Hinweise dafür, dass eine erhöhte Figur-Grund-Differenzierung (»Disembedding«), im Sinne einer schwachen zentralen Kohärenz, ein Kernmerkmal des breiten kognitiven Phänotyps für Autismus unter Eltern darstellt. Zudem wies dieses Merkmal in der vorliegenden Arbeit ein hohe Spezifität auf. Zwar gab es auch Hinweise für exekutive Dysfunktionen in Bezug auf Aufmerksamkeit und mentaler Flexibilität. Diese sind jedoch als weniger spezifisch für Autismus einzustufen.

ADHS-Symptomatik im Elternurteil und in der klinischen Einschätzung

Döpfner, M.; Sevecke, K.; Deutsche ADORE/FACE Studiengruppe

Klinik und Poliklinik für Psychiatrie und Psychotherapie des Kindes- und Jugendalters am Klinikum der Universität Köln

Zielsetzung: Die Aufmerksamkeitsdefizit-/Hyperaktivitätsstörung (ADHS) gilt als ein durch ICD-10 und DSM-IV gut definierte Störung. Allerdings unterscheiden sich beide Klassifikationssysteme in der Definition von Subgruppen. Darüber hinaus liegen zwar für den englischsprachigen Raum relativ umfangreiche epidemiologische Studien vor; größere klinische Studien, in denen das ADHS-Konzept untersucht wurde, exisiteren jedoch kaum. Die vorliegende Studie analysiert das ADHS-Konzept in einer großen deutschen Stichprobe von Kindern mit ADHS-Symptomen und stellt die Ergebnisse im Kontext der Ergebnisse aus anderen europäischen Ländern dar.

Methoden: Im Rahmen einer europäischen längsschnittlichen Beobachtungsstudie über 2 Jahre – Attention-Deficit Hyperactivity Disorder Observational Research in Europe (ADORE) – wurden in Deutschland mehr als 400 Kinder und Jugendliche (Alter 6-16 Jahre) mit einer ADHS-Symptomatik anhand eines erweiterten Instrumentariums (Family Burden of Children with ADHD in Germany participating in a pan-European Observational

Study, FACE) untersucht. Die Inanspruchnahmestichprobe setzt sich aus Kindern und Jugendlichen zusammen, die in kinder- und jugendpsychiatrischen Praxen, kinderärztlichen Praxen, sozialpädiatrischen Zentren und in kinderpsychiatrischen Polikliniken mit einer ADHS-Symptomatik vorgestellt wurden. Die klinische Beurteilung der ADHS-Symptomatik wurde auf der Basis der Befragung der Eltern mit Hilfe einer aus 18 Items bestehenden ADHS-Ratingskala vorgenommen.

Ergebnisse: Im Mittelpunkt der Analyse steht die Überprüfung der Reliabilität und Validität der klinischen Beurteilung. Insgesamt lassen sich zumindest befriedigende Reliabilitäten der Gesamtskala belegen. Die Ergebnisse bezüglich verschiedener Subskalen (Hyperaktivität-Impulsivität und Aufmerksamkeitsstörungen) sowie die Zusammenhänge mit anderen psychischen Auffälligkeiten und soziodemographischen Variablen werden diskutiert.

Studie wurde von Drittmittelgeber finanziert: Eli Lilly

Der Lehrerfragebogen über das Verhalten von Kindern und Jugendlichen TRF – Erste Ergebnisse zur einer städtischen Feldstichprobe

Döpfner, M.; Weber, K.; Plück, J.; Lehmkuhl, G.

Klinik und Poliklinik für Psychiatrie und Psychotherapie des Kindes- und Jugendalters am Klinikum der Universität zu Köln

Zielsetzung: Der Lehrerfragebogen über das Verhalten von Kindern und Jugendlichen ist die deutschsprachige Fassung der Teacher Report Form (TRF) und deckt in dem weit verbreiteten Fragebogensystem ein breites Verhaltensspektrum im Altersbereich von 6 bis 18 Jahren ab. Die Testgüte des Verfahrens wurde bereits früher an klinischen Stichproben belegt. Ziel der Studie ist es, diese Befunde auf der Basis von Daten einer großen Feldstichprobe aus Grundschulen einer deutschen Großstadt zu überprüfen und erste Aussagen zu Alters- und Geschlechtseffekten zu machen. Der Vergleich zur US-Stichprobe soll hergestellt werden.

Methoden: Im Jahr 2000 erfolgte auf Basis freiwilliger Meldungen durch die Direktoren der Grundschulen die Rekrutierung von teilnahmebereiten Lehrern im Kölner Stadtgebiet. Von den n = 927 verteilten Fragebögen konnten 57 % (n = 529) der Auswertung zugeführt werden. Die internen Konsistenzen der Skalen werden überprüft und Alters- und Geschlechtseffekte berechnet. Die Befunde auf Skalenebene werden denen der US-amerikanischen Normstichprobe gegenübergestellt.

Ergebnisse: Die Testgüte kann auch anhand der Felsstichprobe für diese Altersgruppe bestätigt werden. Diese Stichprobe setzt sich aus 54 % Jungen und 46 % Mädchen zusammen und die vier Grundschulklassen sind mit ähnlichen Anteilen repräsentiert. In der untersuchten Altersgruppe legen die berechneten Geschlechtseffekte eine spezifische Normierung wie im amerikanischen Original nahe. Die sich auf Ebene der Skalenmittelwerte abzeichnenden Unterschiede zur US-Normstichprobe von 1991 werden diskutiert.

Zusammenfassung: Es werden erste orientierende Ergebnisse zur Evaluation eines gut eingeführten Breitbandfragebogens für das Verhalten von Klein- und Vorschulkindern an Stichproben in Deutschland vorgestellt.

Das Konzept der Multimodalen Kinder- und Jugendlichenpsychotherapie

Döpfner, M.

Klinik und Poliklinik für Psychiatrie und Psychotherapie des Kindes- und Jugendalters am Klinikum der Universität Köln

Zielsetzung: Der Vortrag beschreibt die grundlegenden Konzepte der multimodalen Kinder- und Jugendlichenpsychotherapie.

Methode: Mit dem Begriff der Multimodalen Kinder- und Jugendlichenpsychotherapie wird eine evidenzbasierte Psychotherapie im Kindes- und Jugendalter beschrieben, die psychotherapeutische Interventionen auf verschiedenen Ebenen kombiniert: Bei den patientenzentrierten Interventionen steht die therapeutische Arbeit mit dem Kind oder Jugendlichen im Mittelpunkt; familienzentrierte Interventionen sprechen mindestens einen Elternteil, häufig aber auch andere Familienmitglieder an; kindergarten- oder schulzentrierte Interventionen stellen die Arbeit mit Erzieherinnen und Erziehern bzw. Lehrerinnen und Lehrern ins Zentrum; gleichaltrigenbezogene Interventionen arbeiten direkt oder indirekt mit natürlichen oder neu zusammengestellten Gleichaltrigengruppen.

Ergebnisse: Allgemeine Wirkprinzipien einer Multimodalen Kinder- und Jugendlichenpsychotherapie sind (in Anlehnung an Grawe) Ressourcenaktivierung, Problemaktualisierung, kognitiv-affektive Klärung und aktive Hilfe zur Problembewältigung. Wesentliches Ziel der Multimodalen Kinder- und Jugendlichenpsychotherapie ist es, das Vertrauen des Patienten und weiterer Beteiligter in ihre Kompetenz zu steigern, bislang nicht bewältigte Probleme bewältigen zu können. Dabei spielen die therapeutische Beziehung zum Patienten und zu den weiteren Beteiligten sowie die Kooperationsbereitschaft und -fähigkeit aller Beteiligten eine wichtige Rolle. Entscheidend ist jedoch, dass Patienten und Beteiligte die Erfahrung machen, dass sie schrittweise Probleme bewältigen können. Dabei kann die Herausarbeitung von Ressourcen und Kompetenzen bei dem Patienten und in seinem psychosozialen Umfeld eine wichtige Rolle spielen.

Das Konzept der Multimodalen Diagnostik psychischer Störungen bei Kindern und Jugendlichen

Döpfner, M.; Lehmkuhl, G.

Klinik und Poliklinik für Psychiatrie und Psychotherapie des Kindes- und Jugendalters am Klinikum der Universität Köln

Zielsetzung: Der Vortrag gibt einen Überblick über das Konzept der Multimodalen Diagnostik psychischer Störungen bei Kindern und Jugendlichen.

Methode: Die Multimodale Diagnostik psychischer Störungen bei Kindern und Jugendlichen ist eine multimethodale Mehrebenen-Diagnostik, die verschiedene psychische Ebenen einschließt (kognitive, emotionale, physiologische und aktionale Ebene) und dabei unterschiedliche methodische Zugänge nutzt (klinisches Urteil, Eltern-, Erzieher-, Lehrer- und Selbsturteil sowie Beobachtung und Testleistung). Sie ist eine situationsspezifische Diagnostik, welche die Ausprägung der Problematik in den verschiedenen psychosozialen Kontexten erfasst und sie ist individualisiert und behandlungsbezogen, weil sie auch die individuelle Ausformung der Problematik erhebt und behandlungsrelevante Ergebnisse liefert.

Ergebnisse: Eine Übersicht über den aktuellen Stand zeigt, dass bereits eine Vielzahl von Breitbandverfahren, die ein breites Spektrum psychischer Störungen erheben, sowie von störungs- oder problemspezifischen Methoden vorliegt. Eine kontinuierliche Weiterentwicklung der Verfahren der multimodalen Diagnostik ist jedoch notwendig.

Differenzierung des verhaltenstherapeutischen Zugangs bei Kindern und Jugendlichen mit ADHS und Tic-Störungen

Döpfner, M.; Goletz, H.

Klinik und Poliklinik für Psychiatrie und Psychotherapie des Kindes- und Jugendalters am Klinikum der Universität Köln

Zielsetzung: Obwohl sowohl für ADHS als auch für Ticstörungen verhaltenstherapeutische Behandlungsstrategien entwickelt und evaluiert wurden, sind die Besonderheiten in der Psychotherapie der der häufig auftretenden Kombination beider Störungen in der Forschung bislang kaum thematisiert worden. Der Vortrag soll daher in erster Linie das verhaltenstherapeutische Vorgehen bei Kindern mit ADHS und Ticstörung in der klinischen Praxis darstellen.

Material: Die Verhaltenstherapeutischen Strategien zur Behandlung der ADHS beinhalten elternzentrierte, schulzentriert und patientenzentrierte Methoden, wobei die umfeldzentrierten Verfahren zumindest im Kindesalter sich bislang als die erfolgreichsten Methoden erwiesen haben. Die wichtigste verhaltenstherapeutische Methode zur Behandlung von Ticstörungen ist die Methode der Reaktionsumkehr (habit reversal), die vor allem bei älteren Kindern und Jugendlichen angewandt werden kann und ein patientenzentriertes Verfahren darstellt.

Ergebnisse: Bei der Patienten mit ADHS und Tic-Störung muss in Abhängigkeit von der Stärke der einzelnen Symptome zunächst schwerpunktmäßig entweder die ADHS-Symptomatik oder die Tic-Symptomatik behandelt werden. Bei ausgeprägter ADHS kann eine Reduktion der ADHS-Symptomatik deutlich zur Verminderung von psychosozialem Stress beitragen und vermutlich dadurch auch die Tic-Symptomatik lindern. Die Durchführung von habit reversal zur Behandlung von Tics ist bei Patienten mit komorbider ADHS deutlich erschwert. Weiter komorbide Störungen, beispielsweise Zwangssymptome, können ebenfalls spezifische verhaltenstherapeutische Interventionen erfordern.

»Wenn deine Tränen sprechen könnten…« – Emotion und Körpersprache in der systemischen Psychotherapie mit Kindern

Ebbecke-Nohlen, A.

Helm Stierlin Institut – hsi, Heidelberg

In diesem Vortrag wird verdeutlicht, wie Emotionen in der systemischen Psychotherapie wahrgenommen und erlebt werden und wie sie für die Generierung von Lösungen nutzbar gemacht werden können. Gefühle, Gedanken und Verhalten werden in einen Sinnzusammenhang gerückt und damit sowohl für die Familienmitglieder als auch für die Psychotherapeuten verständlicher. Anhand von Fallbeispielen und Videoausschnitten aus einer Familientherapie wird das therapeutische Vorgehen illustriert.

Konzeptualisierungen tagesklinischer Behandlung – zur Etablierung eines therapeutischen Arbeitsklimas im interdisziplinären Austausch

Egli-Alge, M.; Krapf, C.; Schmelzle, M.

Tagesklinik Kinder- und Jugendpsychiatrische Dienste, Münsterlingen, Schweiz

Zielsetzung: Die Tagesklinikbehandlung nimmt eine Zwischenstellung zwischen ambulanten und stationären Behandlungsformen ein und stellt damit eine Ergänzung zu diesen beiden nach wie vor tragenden Verfahren dar. Mit dem täglichen Wechsel des Kindes zwischen Familie und Klinik ermöglicht und fordert sie eine besonders intensive Zusammenarbeit zwischen den beiden Systemen, wobei die Eltern/Familie in einer ihren Ressourcen angemessenen Form in die Behandlung einzubeziehen sind.

Material und Methoden: Dargestellt werden konzeptionelle und kommunikative Aspekte der tagesklinischen Behandlung jüngerer Kinder im Vorschul-/Einschulungsalter. In diesem pragmatischen und integrativen Behandlungskonzept stellen die einzelnen Berufsgruppen gemeinsam und gezielt ein therapeutisches Milieu her, in dem symptombezogene Behandlungselemente und medikamentöse Strategien ihren festen Platz finden.

Ergebnisse: Die Besonderheiten der Vorgehensweise in dieser jungen Altersgruppe, die mit relativ schweren Störungen imponiert, werden problematisiert. Multimodale Strategien unter Einbezug medikamentöser und gruppentherapeutischer Verfahren werden vertieft diskutiert. Am Beispiel einer altersübergreifenden Therapiegruppe wird beschrieben, in welcher Weise diese Gruppe das therapeutische Arbeitsklima auch in den Bereichen Schule und Pädagogik positiv beeinflusst.

Zusammenfassung: Die Besonderheiten der tagesklinischen Behandlung von kinderpsychiatrisch schwerwiegend beeinträchtigten Kindern im Vorschul/Einschulungsalter wird unter besonderer Berücksichtigung multimodaler Strategien problematisiert und diskutiert.

White Matter Hyperintensities und Suizidalität bei Kindern- und Jugendlichen mit schweren psychiatrischen Erkrankungen

Ehrlich, S.; Noam, G. G.; Renshaw, P. F.

McLean Hospital, Harvard Medical School, USA

Zielsetzung: Suizid ist die dritthäufigste Todesursache bei jungen Menschen in Deutschland. Im Jahr 2002 starben 774 Menschen unter 25 Jahren durch Suizid. Dabei kommen auf jeden vollendeten Suizid ungefähr 20-30 Suizidversuche. Ärzte und Wissenschaftler gehen zunehmend davon aus, dass es neben psychosozialen Faktoren auch biologische Prädispositionen gibt, die mit einem erhöhten Risiko für Suizidalität einhergehen. Das Ziel dieser Studie war, zu ergründen, ob es einen Zusammenhang zwischen Hyperintensitäten in der Weißen Hirnsubstanz (englisch: white matter hyperintensities, WMH) und Suizidalität bei psychiatrisch erkrankten Kindern und Jugendlichen gibt.

Methoden: WMH von 153 stationär behandelten Kinder- und Jugendpsychiatriepatienten wurden auf T2-gewichteten MRT-Bildern anhand einer modifizierten Coffey-Skala klassifiziert. DSM-IV- Diagnosen, Suizidanamnese und Kontrollvariablen, wie Alter, Geschlecht, somatische Erkrankungen, Kopftraumata, zerebrale Hypoxie, Entwicklungsstörungen, Substanzmissbrauch und Krankheitsausmaß wurden mit Hilfe der Patientenakten erhoben. Die Diagnosen wurden durch unabhängige Gutachter verifiziert.

Ergebnisse: Bei Patienten mit depressiven Störungen (n = 48) waren WMH signifikant mit einer höheren Prävalenz an Suizidversuchen korreliert (Fisher's Exact Test p = 0.03). Diese Assoziation konnte durch eine Logistische Regressionsanalyse bestätigt werden, die darüber hinaus zeigte, dass keine der Kontrollvariablen einen signifikanten Einfluss auf den Zusammenhang hatte. Die Spezifität von WMH als Marker für Suizidalität lag bei 0.94.

Interpretation: In dieser retrospektiven Studie wurde zum ersten Mal eine erhöhte Prävalenz an Suizidversuchen bei Kindern und Jugendlichen mit schweren depressiven Störungen, die gleichzeitig WMH haben, nachgewiesen. Die Replikation dieser Ergebnisse und die Identifikation der Ätiologie von WMH bei Kindern- und Jugendlichen könnten zu einem besseren Verständnis der biopsychosozialen Risikofaktoren für Suizidalität in dieser Altersgruppe beitragen.

ADHS und transkranielle Magnetstimulation: Einfluss von Methylphenidat

Eichhammer, P.; Laufkötter, R.; Langguth, B.; Frank, E.; Hajak, G.

Klinik und Poliklinik für Psychiatrie und Psychotherapie der Universität Regensburg

Zielsetzung: Die transkranielle Magnetstimulation als diagnostische Variante eröffnet neue Möglichkeiten der in-vivo-Messung kortikaler Aktivität. Erfolgreich wurde dieses Verfahren bereits bei Kindern mit Hyperkinetischem Syndrom (HKS) eingesetzt (Moll et al., 2000). Hierdurch zeigte sich eine im Vergleich zu gesunden Kindern verminderte intrakortikale Inhibition, die durch Gabe von Metylphenidat korrigiert werden konnte. Neurophysiologische Untersuchungen, inwieweit Patienten mit adultem HKS analoge Störungen der kortikalen Exzitabilität aufzeigen, stehen aus.

Materialien und Methoden: 18 adulte Patienten mit HKS und eine alters- und geschlechtsgematchte Gruppe an gesunden Probanden wurden untersucht. Die HKS-Patienten wurden nach Medikation mit Methylphenidat im Abstand von 4 Wochen nachgemessen.

Ergebnisse und Zusammenfassung: Im Vergleich zur gesunden Kontrollgruppe wiesen Patienten mit HKS eine erhöhte intrakortikale Exzitabilität auf. Kompensatorisch zeigte sich zudem eine Erhöhung der Kortikalen Silent Period (CSP). Eine Medikation mit Methylphenidat führte zu einer Abnahme der CSP ohne wesentliche Beeinflussung der intrakortikalen Exzitabilität. Aufgrund dieser Daten scheint es sowohl neurophysiologische Gemeinsamkeiten als auch Unterschiede zwischen Erwachsenen und Kindern mit HKS zu geben.

Bilinguale Familientherapie mit gehörlos-hörenden Familien

Eidens, L.

Erziehungshilfe, Hamburg

In der Hamburger »Erziehungshilfe e. V.« arbeiten Familientherapeuten und Kinder- Jugendtherapeuten im multiprofessionellen Team mit Familien aus der Region. Seit einigen Jahren konnte dieses Team erste Erfahrungen mit hörend/gehörlosen Familien sammeln.

Wenn hörende und gehörlose Menschen einer Familie Familientherapie oder anderen Arten der Erziehungshilfe nutzen wollen, müssen wir uns über den bikulturell–bilingualen Zugang zu diesen Familien im Klaren sein.

Dieser simultan-bilinguale Ansatz ermöglicht erst die wahren Konflikte und Probleme, aber auch die Ressourcen für alle sichtbar zu machen. Erst dann können Lösungen gefunden werden, die für alle in der Familie gelten können.

Neben der Diskussion von Hörstatus und Gebärdensprachkompetenz der Therapeuten wird der Einsatz von Gebärdensprachdolmetschern, wie in Hamburg praktiziert, dargestellt. Die möglichen Gründe, warum es im internationalen Vergleich nur sehr wenige Angebote in Deutschland dieser Art gibt, wird mit einem Blick auf die Geschichte erhellt. In einem Ausblick werden die Teilnehmenden dazu motiviert, diese speziellen Familien als Hilfesuchende wahrzunehmen, für die es möglich ist, wohnortnah fachlich qualifizierte Angebote zu entwickeln.

DRD4-7r und Temperament im Jugendalter: Ergebnisse der Mannheimer Risikokinderstudie

El-Faddagh, M. (2); Laucht, M. (1); Becker, K. (1); Schmidt, M. H. (1)

(1) Klinik für Psychiatrie und Psychotherapie des Kindes- und Jugendalters am Zentralinstitut für Seelische Gesundheit, Mannheim; (2) Klinik für Kinder- und Jugendpsychiatrie und -Psychotherapie am Städtischen Klinikum Karlsruhe

Zielsetzung: Studien zur Assoziation zwischen dem Polymorphismus des Dopamin-D4-Rezeptors (DRD4) und Neugierverhalten (novelty seeking) ergaben inkonsistente Ergebnisse. Unser Ziel war es, in einer Stichprobe von Risikokindern zu prüfen, ob ein Zusammenhang zwischen dem 7 repeat-Allel des DRD4-Polymorphismus an Exon III und verschiedenen Temperamentsmerkmalen im Jugendalter besteht.

Materialien und Methoden: In einer prospektiven Längsschnittuntersuchung wurden 301 Risikokinder (144 Jungen, 157 Mädchen) im Alter von 15 Jahren untersucht. Zur Erfassung von Temperamentsmerkmalen wurden das Junior Temperament und Charakter Inventory JTCI/12-18 in der Jugendlichenversion (nach Cloninger; dt. von Schmeck et al. 2000) mit den Subskalen Neugierverhalten, Schadensvermeidung, Belohnungsabhängigkeit und Persistenz/Beharrungsvermögen sowie die Elternversion des Psychopathy Screening Device PSD (nach Frick et al., 1994) mit den Subskalen Impulsivität und Psychopathie eingesetzt. Der DRD4-Polymorphismus wurde mit Hilfe der Polymerase Chain Reaction (PCR) bestimmt; die Gruppeneinteilung erfolgte nach Vorhandensein bzw. Fehlen des 7r Allels.

Ergebnisse: In der Gesamtstichprobe zeigte sich eine Assoziation zwischen dem DRD4-7r Allel und den Subskalen Neugierverhalten ($p < .02$) im JTCI/12-18 sowie Impulskontrollprobleme im PSD ($p < .05$). Bei den genderspezifischen Analysen wiesen Jungen mit dem DRD4-7r Allel höhere Werte in den Skalen Neugierverhalten ($p < .002$) und Schadensvermeidung ($p < .05$) des JTCI sowie der Subskala Impulskontrollprobleme ($p = .06$) im PSD auf. Bei den Mädchen fand sich kein statistisch bedeutsamer Unterschied in den einzelnen Subskalen des Temperamentinventars und im Psychopathie-Screening in Abhängigkeit vom DRD4-Polymorphismus.

Zusammenfassung: In einer Risikopopulation war bei 15-jährigen Jungen das Vorhandensein des 7r Allels des DRD4-Polymorphismus mit den Temperamentsmerkmalen Neugierverhalten und mangelnde Impulskontrolle assoziiert.

Studie wurde von Drittmittelgeber finanziert: DFG, Bundesministerium für Bildung und Forschung

Erfassung und Untersuchung des Störungskonzepts von ADHD bei Kindern

Elben, C. E. (1); Ball, J. (2); Nützel, J. (1); Fegert, J. M. (1)

(1) Universitätsklinikum Ulm, Klinik für Kinder- und Jugendpsychiatrie/Psychotherapie
(2) Fachbereich Psychologie, Philipps-Universität Marburg

Die explorative Studie untersucht das Störungskonzept von ADHD bei Kindern. Zur Erfassung des Störungskonzept von ADHD wurde ein eigens konzipierter Fragebogen einer Stichprobe mit 17 Jungen mit ADHD und einer altersparallelisierten Kontrollgruppe von 24 Jungen ohne ADHD (Altersrange sieben bis zwölf Jahre) vorgelegt. Der Fragebogen umfasste einen Wissensteil, in dem sechs allgemeine Fragen zur Symptomatik von ADHD gestellt wurden. Im zweiten Teil folgten Fragen zum Störungskonzept, die sich symptomspezifisch auf Ursachen- sowie Interventionskonzepte in den Bereichen medizinisch, personal-motivational, umweltbezogen, therapeutisch und geschlechtstypisch/nicht veränderbar bezogen. Neben den Eltern der ADHD-Kinder wurden die Eltern der Kontrollgruppe nach ADHD-Symptomen gefragt, um den möglichen Einschluss von Kindern mit ADHD in die Kontrollgruppe zu kontrollieren. Darüber hinaus wurde der Fragebogen zum Störungskonzept verschiedenen klinisch behandelnden Berufsgruppen vorgelegt.

In den Ergebnissen zeigten sich keine Unterschiede bezüglich des Wissens um allgemeine Kernsymptome zwischen den Jungen mit und ohne ADHD, aber Gruppenunterschiede in der Ursachen- und Interventionszuschreibung. Die Jungen ohne ADHD erzielten höhere Werte in der Zuschreibung medizinischer und personal-motivationaler Ursachen sowie in der Beurteilung der Angemessenheit der verschiedenen vorgegebenen Interventionen. Zusätzlich zeigten sich Unterschiede zwischen den ADHD-Kindern und behandelnden Ärzten/Psychologen derart, dass die betroffenen Kinder medizinische Ursachen und Interventionen zurückhaltender und personal-motivationale Faktoren als bedeutsamer einschätzten.

Die Ergebnisse werden im Hinblick auf die Unterschiede in Ursachen- und Interventionszuschreibungen im Rahmen störungsspezifischer Konzepte diskutiert und deren Bedeutung für die Behandlung von Kindern mit ADHD.

Modell der Entstehung von Substanzmissbrauch: Stellt die Frühkindheit die Weichen?

Esser, G. (1); Laucht, M. (2); Schmidt, M. H. (2)

(1) Universität Potsdam, Akademie für Psychotherapie und Interventionsforschung; (2) Klinik für Psychiatrie und Psychotherapie des Kindes- und Jugendalters, Zentralinstitut für Seelische Gesundheit, Mannheim

Zielsetzung: Substanzmissbrauch und Abhängigkeit gehören zu den bedeutendsten Risikofaktoren für die Volksgesundheit. Eine wirksame Prävention des Substanzmissbrauchs würde einen der effektivsten Wege zur Reduktion der Kosten im Gesundheitswesen darstellen. Ziel der präsentierten Studie ist die Erarbeitung eines empirischen Modells der Entstehung von Frühindikatoren für Substanzmissbrauch. Wie in bisherigen Analysen, u.a. aus den Daten der Kurpfalzerhebung gezeigt werden konnte, sind Hyperkinetische Störungen des Sozialverhaltens die entscheidenden Vorläuferstörungen.

Materialien und Methoden: Im Rahmen der zweifaktoriellen prospektiven Mannheimer Risikokinderstudie von Geburt bis zum Alter von acht Jahren an 362 Kindern wird der entsprechenden Fragestellung nachgegangen. Zielgröße sind Hyperkinetische Verhaltensstörungen im Alter von acht Jahren. Als Prädiktoren werden organische und psychosoziale Risikofaktoren, die kognitive Entwicklung, das Erziehungsverhalten, frühe Formen der Psychopathologie sowie neurologische Auffälligkeiten in einem Strukturmodell analysiert. Das verwendete Instrumentarium umfasst hoch strukturierte Interviews mit Eltern und Kind sowie Beobachtungsverfahren und standardisierte Tests bzw. neurologische Untersuchungsinstrumente.

Ergebnisse: Zentrale Variable in der Genese von Hyperkinetischen Störungen des Sozialverhaltens ist das Erziehungsverhalten der Eltern im Säuglings-, Kleinkind- und Vorschulalter. Frühe Manifestationen Hyperkinetischer Verhaltensstörungen zeigen eine bedeutende Stabilität. Kinder mit Hyperkinetischer Störung des Sozialverhaltens zeigen deutlich verminderte kognitive Funktion, dies auch im Vergleich zu Kindern mit reinen Störungen des Sozialverhaltens. Neurologische Auffälligkeit im Sinne einer motorischen Ungeschicklichkeit trägt ebenfalls zur Manifestation bei. Aus dem Bereich der organischen Risikofaktoren war allein ein sehr geringes Geburtsgewicht prädiktiv. Aus dem Bereich psychosozialer Risikofaktoren, vor allem broken home und Kriminalität der Eltern.

Zusammenfassung: Die Ergebnisse machen deutlich, wie wichtig eine multimodale Behandlung von Kindern mit Hyperkinetischen Störungen und Oppositionellem Verhalten bereits im Vorschulalter ist. Hierbei ergeben sich Ansatzpunkte insbesondere im Erziehungsverhalten, jedoch auch in den kognitiven Funktionen.

Bildgebende Untersuchungsverfahren in der Psychiatrie: Grundlagen und Anwendung

Essig, M.

Deutsches Krebsforschungszentrum Heidelberg (DKFZ)

Funktionelle Untersuchungen des Gehirns waren lange Zeit lediglich mit nuklearmedizinischen Methoden wie der Positronen-Emissions-Tomography (PET) und der Single-Photonen-Emission-Computed-Tomography (SPECT) möglich.

Durch den Einsatz schneller Bildgebungssequenzen, optimierter Kontrastmittelapplikationen und spezieller Nachverarbeitungsmethoden wurde es möglich, physiologische und pathophysiologische Prozesse mittels der Magnetresonanztomographie (MRT) zu beobachten.

Mit T1- und T2*-gewichteten kontrastmittelunterstützten Bildgebungssequenzen können Informationen über die Gewebeperfusion, Mikrozirkulation und die Permeabilität der Bluthirnschranke erfasst werden. Die Eigendiffusion von Wassermolekülen im Gewebe ist mit diffusionsgewichteter MRT, die Markrovaskulatur zeitlich aufgelöst mit MR-angiographischen Techniken darstellbar. Auch eine neuronale Aktivität, einfacher oder komplexer Natur, kann mit funktionellen MR-Techniken visualisiert werden. Mit MR-spektroskopischen Untersuchungen können metabolische Verteilungen in normalem und pathologischen Gewebe mehrdimensional erfasst und Stoffwechselvorgänge im Verlauf beobachtet werden. Vorteile der MRT ist die geringe Invasivität, die Möglichkeit einer dreidimensionalen Darstellung der Daten und eine beliebige Wiederholbarkeit der Untersuchung bei fehlender Strahlenbelastung.

Neben morphologischen und volumetrischen MR-Verfahren werden die bereits klinisch einsetzbaren funktionellen Methoden beschrieben und ihr Einsatz bei psychiatrischen Erkrankungen mit dem Schwerpunkt auf die Kinder-und-Jugendpsychiatrie diskutiert.

Eine Schnittbilddiagnostik des Gehirns ist, zumindest in großen Zentren, fest in der Diagnostik bei psychiatrischen Erkrankungen etabliert. Insbesondere bei Schizophrenien und dementiellen Erkrankungen wird eine volumetrische MRT Analyse der Hirnstrukturen vermehrt eingesetzt. Die neurofunktionellen Verfahren erlauben es weiterhin neben den motorischen Zentren auch höhere kognitive Funktionen und die Sprache zu untersuchen. Hier liegen bereits interessante Erkenntnisse auch für die Kinder-und-Jugendpsychiatrie vor.

Perfusions-und Diffusions-MRT sind sehr vielversprechende Techniken bei denen erste Untersuchungen zeigen konnten, dass pathophysiologische Veränderungen bei Psychosen und anderen psychiatrischen Krankheitsbildern sensitiv zu erfassen sind.

Präfrontale Funktionsstörung bei ADHS: Hinweise aus EKP-Untersuchungen

Fallgatter, A. J. (1); Bähne, C. (1); Ehlis, A.-C. (1); Seifert, J. (2); Scheuerpflug, P. (2); Richter, M. (1); Plichta, M. (1); Herrmann, M. J. (1); Warnke, A. (2)

(1) Klinik für Psychiatrie und Psychotherapie Universität Würzburg; (2) Klinik für Kinder- und Jugendpsychiatrie und Psychotherapie Universität Würzburg

Eine gestörte Inhibitionsfähigkeit und Aufmerksamkeitsdefizite gehören zu den klinischen Kernsymptomen des ADHS. Diese Symptome sind zumindest partiell auf eine Funktionsstörung des anterioren cingulären Cortex (ACC) zurückzuführen, ein wichtiges Steuerungszentrum zwischen präfrontalem Cortex und limbischem System. Mit einer einfachen und nebenwirkungsfreien Methode (Continuous Performance Test (CPT) mit gleichzeitig abgeleitetem 21 Kanal-EEG), ist es möglich, ein elektrophysiologisches Korrelat der ACC-Funktion (NoGo-Anteriorisierung, NGA) mit hoher inter-individueller Stabilität, Kurz- und Langzeit Test-Retest Reliabilität sowie von Alter und Geschlecht der Probanden unabhängig zu messen. Diese NGA zeigte sich bei 24 erwachsenen Patienten mit der Diagnose einer Persönlichkeitsstörung und zusätzlichen Hinweisen auf ein ADHS in der Kindheit vermindert im Vergleich zu nach Alter und Geschlecht angepassten gesunden Kontrollen. Eine Dysfunktion des ACC bei diesen Patienten konnte in einer dreidimensionalen Quellenlokalisation mit der LORETA-Methode direkt nachgewiesen werden. Gleichartige Hinweise auf eine Funktionsstörung des ACC wurden auch bei Kindern mit einem ADHS im Vergleich zu gesunden Kontrollkindern festgestellt. In zukünftigen Studien soll geprüft werden, ob diese einfache und nebenwirkungsfreie elektrophysiologische Methode einen Beitrag zur Diagnostik des ADHS leisten und Therapieeffekte bezüglich der ACC-Funktion messen kann.

Studie wurde von Drittmittelgeber finanziert: DFG

Hirnelektrische Korrelate von Entscheidungsprozessen als Messparameter physiologischer Hirnreifung

Fallgatter, A. J. (1); Renner, T. J. (2); Ehlis, A.-C. (1); Wewetzer, C. (2); Scheuerpflug, P. (2); Warnke, A. (2); Herrmann, M. J. (1)

(1) Klinik für Psychiatrie und Psychotherapie, Universität Würzburg; (2) Klinik für Kinder- und Jugendpsychiatrie und Psychotherapie, Universität Würzburg

Entscheidungsprozesse, z.B. in Go/NoGo-Aufgaben wie dem Continuous Performance Test, lösen regelhaft eine Antwortinhibition (Unterdrückung einer vorbereiteten motorischen Antwort in der NoGo-Bedingung) und ein sogenanntes Conflict-Monitoring (Konflikt durch die Auswahl zwischen den gegensätzlichen Antworten Tastendruck = Go-Bedingung und kein Tastendruck = NoGo-Bedingung) aus. Es ist gut belegt, dass diese Prozesse zur Aktivierung präfrontaler Hirnstrukturen unter Einschluss des anterioren cingulären Cortex (ACC) führen. Nach Mittelung zu ereigniskorrelierten Potentialen zeigen die hirnelektrischen Korrelate solcher Go- und NoGo-Prozesse bei gesunden Versuchspersonen im Erwachsenenalter eine außergewöhnlich hohe interindividuelle Stabilität und Test-Retest-Reliabilität bei fehlenden Geschlechtsunterschieden. In der vorgestellten Untersuchung wurden diese Parameter bei 46 gesunden Kindern und Jugendlichen im Alter zwischen 10 und 17 Jahren gemessen. Erste Analysen zeigten, dass sich die Go- und NoGo-Feldschwerpunkte mit zunehmendem Lebensalter in weiter anterior gelegene Hirnregionen verlagerten. Ein klarer Gipfel in der Globalen Feldstärke wie bei Versuchspersonen im Erwachsenenalter zeigte sich erst ab dem 13. Lebensjahr und war bei den 10–12-jährigen Kindern nicht nachzuweisen. Möglicherweise lassen sich die beschriebenen Parameter als Marker für eine physiologische Reifung präfrontaler Hirnstrukturen weiterentwickeln.

Darstellung der Methylphenidatverschreibungen an einer Ersatzkassen-Population

Fegert, J. M.

Universitätsklinikum Ulm, Klinik für Kinder- und Jugendpsychiatrie/Psychotherapie

Einleitung: In den letzten 10 Jahren sind die Methylphenidatverschreibungen um das 40-fache in Deutschland angestiegen. US-amerikanische Untersuchungen fanden für den Zeitraum zwischen 1990 und 1995 eine 2,5-fache Steigerung der Verschreibung. Angold (2000) fand dass 7,3 % aller Kinder mit Stimulanzien behandelt wurden, während nur 34 % der behandelten Kinder voll die Kriterien für ADHS erfüllten.

Methode: Behandlungsprävalenz an einer Ersatzkassen-Population Januar 2000 bis Juni 2002.

Ergebnisse: Behandlungsprävalenz ist bei 9-15-Jährigen am höchsten, ca. 2,5 %. Jungen werden 2,5 bis 3-mal häufiger behandelt. 90 % der Verordnungen betreffen Methylphenidat, davon schon damals 14 % retardiert. Es zeigen sich deutliche regionale Unterschiede sowie Unterschiede bei der Komedikation, welche auch berufsgruppenspezifisch, Fachärzte für Kinder- und Jugendpsychiatrie vs. Kinderärzte und Allgemeinärzte, ausgeprägt sind.

Bestandsaufnahme und Qualitätssicherung der forensisch-psychiatrischen Gutachtertätigkeit in Mecklenburg-Vorpommern bei Sexualdelikten

Fegert, J. M.

Universitätsklinikum Ulm, Klinik für Kinder- und Jugendpsychiatrie/Psychotherapie

Ziel: Häufigkeitsrate der Schuldfähigkeitsbegutachtung und Überprüfung der Einhaltung der besonderen fachlichen Qualitätsstandards für Gutachten über Sexualstraftäter. In einer Urteilsanalyse wurde die gerichtliche Übernahme der gutachterlichen Stellungnahme untersucht.

Stichprobe: In einer Vollerhebung aller Delikte gegen die sexuelle Selbstbestimmung aus den Jahren 1994-1998 in Mecklenburg-Vorpommern standen für die Bestandsanalyse 864 Akten zur Verfügung, darunter befanden sich 171 Schuldfähigkeitsgutachten, die für die Qualitätsanalyse herangezogen wurden.

Methode: Die bestehenden Erhebungsbögen aus der Analyse der Tötungs- und Brandstiftungsdelikte wurden um sexualdeliktsspezifische Items erweitert, deskriptiv ausgewertet und mittels Chi-Quadrat-Tests (SPSS) auf signifikante Unterschiede hin untersucht. Zudem wurden qualitative Daten erhoben.

Ergebnisse: Die Beschuldigten wiesen häufig einen niedrigen Bildungsstand und Alkoholkonsum zum Tatzeitpunkt auf. Arbeitslosigkeit spielte eine eher geringere Rolle. Bei Sexualdelikten wurde im Vergleich zu den anderen beiden Deliktarten signifikant häufiger begutachtet. Jugendliche wurden hier signifikant häufiger begutachtet als Heranwachsende und Erwachsene. Bei der Qualitätsanalyse fiel insbesondere auf, dass die Beurteilung der Schuldfähigkeit in 30 % der Gutachten nicht tatzeitbezogen erfolgte. Bei 20 % der Gutachten fehlte eine Sexualanamnese. Die Übernahmehäufigkeit der gutachterlichen Stellungnahme durch das Gericht war dennoch sehr hoch.

Schlussfolgerungen: Das Fehlen einer Sexualanamnese bei Sexualdelikten und das fehlende Abstellen auf den Tatzeitpunkt müssen als schwerwiegende Fehler angesehen werden und stellen den Nutzen solcher mängelbehafteten Gutachten für das Gericht in Frage. Ein kritischerer Umgang mit Schuldfähigkeitsgutachten auch von Seiten des Gerichtes sollte die Qualität der Gutachten verbessern helfen.

Studie wurde von Drittmittelgeber finanziert: Sozialministerium Mecklenburg-Vorpommern

Probleme und Grundsätze in der Zusammenarbeit mit der pharmazeutischen Industrie

Fegert, J. M.

Universitätsklinikum Ulm, Klinik für Kinder- und Jugendpsychiatrie/Psychotherapie

Ziel: Deutlich zu machen, dass ein psychopharmakologischer Forschungsfortschritt für Kinder und Jugendliche nur in Kooperation mit der pharmazeutischen Industrie erreichbar ist, aber auch kritische Punkte der Zusammenarbeit und notwendige andere Verantwortungen außerhalb der Industrie anzusprechen.

Zentrale Problembereiche sind so genannte »conflicts of interest«. Klar muss sein, wer wo wie viel zu sagen hat. Einflussnahmen müssen vertraglich geregelt und transparent sein. Immer stärker in den Blickpunkt kommen Konflikte zwischen Krankenbehandlung und

Einschluss in ein Studienprogramm, Fragen der Vertraulichkeit und Publikationen, die Bedeutung der Industrie bei Beschaffung von Literatur, Reiseunterstützungen, Advisory Boards und so genannten Steering Committees.

Zu psychopharmakologischer Forschung in der Bundesrepublik Deutschland zum Wohle von Kindern und Jugendlichen wird zunächst ein historischer Überblick über die Entwicklung in diesem Bereich gegeben. Als Bereiche, die nicht allein der Industrie überlassen werden können, werden Pharmakovigilanz, spezifische Investigartor Initiatied Studies etc. angesprochen. Als zentrales Problem wird die Publikation von Daten erörtert.

Fazit: Ohne die Mittel der Industrie sind große klinische Studien nach GCP-Guidline und 12. AMG-Novelle nicht machbar. Der Staat müsste allerdings für kombinierte Untersuchungen von psychotherapeutischen Interventionen und Psychopharmakotherapie als Sponsor auftreten. Transparenz ist wichtig um Einflüsse der Industrie zu verdeutlichen. Kritisch ist die Einflussnahme auf inhaltliche Gestaltung von Weiterbildungsprogrammen etc. Hier ist für so genannte »Unrestricted Grants« zu plädieren.

Schnittstelle Kinder- und Jugendpsychiatrie/Jugendhilfe im ständigen Wandel

Fegert, J. M.

Universitätsklinikum Ulm, Klinik für Kinder- und Jugendpsychiatrie/Psychotherapie

In der Praxis hat sich nach Einführung des § 35 a KJHG eine stetige, mancherorts aber immer noch heterogene Zusammenarbeit zwischen Kinder- und Jugendhilfe und Kinder- und Jugendpsychiatrie und Psychotherapie etabliert. In den letzten zwei Jahren ist die Norm des § 35 a aber wieder stärker unter kritischen Aspekten parlamentarisch und außerparlamentarisch diskutiert worden. Das einleitende Übersichtsreferat gibt Informationen zum aktuellen Stand nach der geplanten Gesetzesnovelle im Tagesbetreuungsgesetz. Neben den Errungenschaften, wie z. B. die erstmalige Einführung des Kinder- und Jugendpsychiaters und Psychotherapeuten als der Person die prädestiniert ist die Stellungnahmen zu erstellen, werden auch die kritischen Punkte sowie die neuen Anforderungen an die Qualität von Stellungnahmen formuliert. Zentrale Fragestellungen für die weitere Zusammenarbeit zwischen Jugendhilfe und Jugendpsychiatrie werden ausformuliert. Insbesondere werden nach wie vor kritische Bereiche der Zusammenarbeit, wie z. B. für Jugendliche mit aggressivem Sexualverhalten etc., angesprochen. Hierbei werden im Wesentlichen die Inhalte einer Expertise, die für das Land Niedersachsen vom Autor erstellt wurde, referiert.

Studie wurde von Drittmittelgeber finanziert: Sozialministerium Niedersachsen

SELBST: Evaluation eines Kurzfragebogens zur Erfassung adoleszenzspezifischer Selbstwert-, Leistungs- und Beziehungsprobleme

Feldkötter, D. (1); Walter, D. (2); Döpfner, M. (1, 2)

(1) Christoph-Dornier-Stiftung für Klinische Psychologie, Institut Köln; (2) Klinik und Poliklinik für Psychiatrie und Psychotherapie des Kindes- und Jugendalters der Universität zu Köln

Zielsetzung: In der psychiatrischen Praxis zeigt sich im Jugendalter häufig ein Konglomerat von Problemen verschiedener Störungsbereiche mit meist subklinischen Ausprägungen (Döpfner u. Walter, 2002). In der Ambulanz der Klink und Poliklinik für Psychiatrie und Psychotherapie des Kindes- und Jugendalters der Universität zu Köln hat man sich dieses Problemkreises angenommen und das verhaltenstherapeutische Therapiekonzept »SELBST« entwickelt. Mit diesem Programm sollen »Selbstwertprobleme«, »Aktivitäts- und Affektprobleme«, »Beziehungsschwierigkeiten« und »Lernschwierigkeiten« behandelt werden. Ein Element der multimodalen Diagnostik dieses Konzepts stellt der untersuchte Fragebogen dar, der einen Überblick über die Problembereiche vermitteln und gegebenenfalls zur vorläufigen Zuordnung in die verschiedenen Interventionsbereiche dienen soll.

Methode: Der Fragebogen bestehen aus 18 viergestuften Items, bezieht sich auf einen Untersuchungszeitraum von 6 Monaten und liegt in einer Jugendlichen-, einer Eltern- und einer Lehrerversion vor. In die Evaluation gingen 190 Fragebögen ein, die sich gleichmäßig auf die drei Versionen verteilen. Das Alter der Probanden, auf die sich die Beurteilungen bezogen, lag zwischen 11 und 18 Jahren (Mittel 13.4 – 13.9).

Ergebnisse: In der Untersuchung stellte sich heraus, dass die à priori angenommenen Itemgruppierung den Ansprüchen an Messgenauigkeit nicht genügt, weshalb die Items mit Hilfe von Faktorenanalysen neu geordnet wurden. Neben empirischen Erwägungen spielten bei der vorgeschlagenen Skalenneubildung auch inhaltlich-theoretische Überlegungen eine Rolle. Die vorgeschlagene Skalenbildung zeigte im Vergleich zur vorab angenommenen Itemgruppierung deutlich bessere, wenn auch nicht ganz zufriedenstellende, Reliabilitäten. Die Zusammenhänge der Skalen untereinander und die Zusammenhänge zwischen den Beurteilern waren erwartungskonform. Im Vergleich mit den Achenbach-Skalen zeigten sich verdienstvolle Korrelationen, was eine inhaltliche Gütigkeit nahe legt und Anlass bietet weiter an dem Fragebogen zu arbeiten.

CHEERS-STUDIE – Chancen hörgeschädigter Kinder auf eine erfolgreiche schulische Entwicklung

Fellinger, J.

Konventhospital Barmherzige Brüder, Linz, Österreich

Hintergrund: Beschreibung der Arbeit mit hörgeschädigten Kindern am Institut für Sinnes- und Sprachneurologie in Linz sowie Beschreibung der Beschulungskonzepte in Oberösterreich

Ziel: Identifikation von Faktoren mit prädiktivem Wert in Hinblick auf eine erfolgreiche Gesamtentwicklung eines hörgeschädigten Kindes im Schulalter.

Methode: Sample: Alle hörgeschädigten Kinder mit Hörgeräte, ihre Familien und Lehrer in Oberösterreich sind eingeladen, an der Studie teilzunehmen. Teilnahmerate ca. 50 %. Instrumente: Zur Erfassung der kognitiven Voraussetzungen der Sprachkompetenz und der psychosozialen Empfindlichkeit.

Zwischenresultate: Im Bereich Seelische Gesundheit SDQ auffällig oder grenzwertig bei 40 % der Kinder der Gehörlosenschule (bei Eltern deutlicher als Lehrer).

Diskussion: Grenzen kinderpsychiatrischer Interviews bei der Zielpopulation. Kinder mit Zusatzproblemen häufig in der Gehörlosenschule,

Konklusion: Flankierende kinderpsychiatrische, kinderpsychologische Dienste an Gehörlosenschulen dringend erforderlich.

Beurteilung der Behandlung durch Jugendliche im Langzeitverlauf

Finsterer, I.; Frank, R.

Klinikum der Universität München, Institut und Poliklinik für Kinder- und Jugendpsychiatrie und Psychotherapie

Fragestellung: Jugendliche, die in der Poliklinik des Instituts für Kinder- und Jugendlichpsychiatrie und Psychotherapie gewesen waren, wurden etwa drei Jahre später nach ihrer Beurteilung der Behandlung gefragt.

Methodik: Von 96 Jugendlichen ab dem Alter von 11 Jahren beantworteten 67 (70 %, davon n = 63 auswertbar) den Fragebogen zur Beurteilung der Behandlung« (Mattejat u. Remschmidt 1998) und die Verhaltenscheckliste für Jugendliche.

Ergebnisse: In der Gesamtbeurteilung äußern sich 70 % (n = 44) zustimmend positiv, 22 % (n = 19) eher neutral und 8 % (n = 5 kritisch ablehnend. Die Rahmenbedingungen der Behandlung und die Beziehung Patient-Therapeut wurden überwiegend als positiv eingeschätzt. Der Erfolg für den Patienten selbst fand mit 72 % die höchste Rate an positiver Zustimmung, während der Erfolg für die Familienbeziehungen mit 40 % deutlich weniger Zustimmung fand.

Schlussfolgerung: Die hohe Rücklaufrate und der hohe Grad an positver Zustimmung sind erfreulich. Die kritischen Äußerungen und die eher geringen Änderungen in den Familienbeziehungen geben Anlaß, das eigenen Vorgehen zu überdenken.

Modellprojekt Jugendsozialarbeit/Schulsozialarbeit an Heidelberger Haupt- und Förderschulen

Fischer, S. (1); Haffner, J. (1); Parzer, P. (1); Resch, F. (1); Nollek, H.-U. (2); Schmidt, W. (2)

(1) Abteilung Kinder- und Jugendpsychiatrie, Universitätsklinik Heidelberg; (2) Kinder- und Jugendamt, Stadt Heidelberg

Die Stadt Heidelberg hat an allen Haupt- und Förderschulen im Stadtgebiet (ca. 1300 Schüler/innen) vorerst für die Dauer von drei Jahren Schulsozialarbeit eingeführt. Bei dem Projekt handelt es sich um ein Kooperationsprojekt zwischen dem örtlichen Schulamt, der Jugendhilfe vertreten durch das Kinder- und Jugendamt der Stadt, der Kinder und Jugendpsychiatrie der Uniklinik Heidelberg als wissenschaftliche Begleitung und den Erziehungshilfeeinrichtungen als Anstellungsträger der Schulsozialarbeiter/innen. Letztere gehen Partnerschaften mit einzelnen oder mehreren Schulen ein und werden von der Stadt mit entsprechenden finanziellen Ressourcen für Personal- und Sachkosten ausgestattet. In einem Kooperationsvertrag zwischen den beteiligten Institutionen und der jeweiligen Schule werden die Rahmenbedingungen des Projektes sichergestellt.

Die Qualitätsentwicklung und -sicherung während des Projektverlaufes zu gewährleisten, sowie die präventive und kompensatorische Wirkung sozialpädagogischen Handelns in der Schule zu untersuchen, ist Aufgabe der wissenschaftlichen Begleitung. Mittels einer umfassenden Datenerhebung (Befragung von Schüler/innen, Eltern und Lehrer/innen und weiterer objektiver Kriterien z.B. Fehlzeiten) sollen die Sichtweisen und Rahmenbedingungen der beteiligten Personengruppen erfasst und die konkreten Effekte objektiviert werden. Die Auswertung der Erkenntnisse erfolgt unter Einbezug aller beteiligten Kooperationspartner.

Zur Unterstützung des Projektes wurde ein »Runder Tisch Schulsozialarbeit« ins Leben gerufen, an dem neben den Kooperationspartnern weitere Institutionen und Personen teilnehmen. In diesem Kreis werden Projektergebnisse diskutiert, Ressourcen gebündelt und konnten bisher ergänzende und weitergehende Projekte geplant werden. Die vertretenen Personen sind z. T. als Multiplikatoren tätig, die die Ergebnisse und Diskussionen in weiteren Foren beispielsweise dem Heidelberger Gesamtelternbeirat oder der Präventionsabteilung der Polizei einbringen, wodurch das Projekt auf eine breite Basis gestellt werden konnte.

Studie wurde von Drittmittelgeber finanziert: Kinder- und Jugendamt, Stadt Heidelberg

Falldarstellung – die Behandlung einer schwer traumatisierten Jugendlichen

Fischer, T.; Kepper, I.

Tiefenbrunn – Krankenhaus für Psychotherapie und psychosomatische Medizin, Rosdorf

Es wird die Behandlung einer Jugendlichen mit schwerer und komplexer traumatischer Belastungsstörung vorgestellt. Anhand eines Fallbeispieles werden die verschiedenen Entwicklungsschritte einer Behandlung verdeutlicht.

Auszüge aus einer EMDR-Behandlung, unter welchen Bedingungen bei Jugendlichen eine EMDR-Behandlung durchgeführt werden kann und wie sie verläuft, soll anhand von klinischem Material verdeutlicht werden (A. Streeck-Fischer).

Die Erhebung der subjektiven Lebensqualität bei Kindern und Jugendlichen mit psychischen Erkrankungen

Flechtner, H.

Klinik und Poliklinik für Psychiatrie und Psychotherapie des Kindes und Jugendalters der Universität zu Köln

Zielsetzung: Ziel ist die Abbildung der subjektiven Lebensqualität einer klinischen kinder- und jugendpsychiatrischen Inanspruchnahmepopulation in Bezug auf unterschiedliche Diagnosegruppen, Alter- und Geschlechtsvariablen.

Materialien und Methoden: Im Rahmen einer offenen Feldstudie wurden konsekutiv über 900 Familien einer Inanspruchnahmepopulation der Kölner Klinik für Kinder- und Jugendpsychiatrie untersucht. Als Untersuchungsinstrumente dienten der LKJ (Fragebogen zur Lebensqualität in der Kinder- und Jugendpsychiatrie) in den drei Versionen für

Eltern, Kinder und Jugendliche, das psychopathologische Befundsystem CASCAP-D inklusive klinischer ICD-10 Diagnostik, der Youth Self Report (YSR/11-18) sowie ein Erhebungsbogen zu soziodemographischen Daten.

Ergebnisse: Zunächst konnte die Skalentrukturen des LKJ mit Symptom- und Funktionsskalen aus den verschiedenen Bereichen der Lebensqualität durch psychometrische Testung (Validität und Reliabilität) am untersuchten Kollektiv bestätigt werden. Multitrait Skalierungs Analysen belegten weiterhin Item-Konvergenz- und Item-Diskriminanz-Validität sowie die Item – Skalen Zuordnung (Skalierungserfolg der Items). Für spezifische Patientengruppen konnten differenzierte Lebensqualitätsprofile hinsichtlich der verschiedenen Alters-, Geschlechts- und Diagnosevariablen dargestellt werden.

Zusammenfassung: Das dreigliedrige Lebensqualitätsinstrumentarium LKJ konnte bei einer konsekutiven Inanspruchnahmepopulation kinder- und jugendpsychiatrischer Patienten erfolgreich eingesetzt werden und ergab sehr zufriedenstellende psychometrische Kennwerte. Gruppendifferenzierungen bezogen auf klinisch relevante Patientengruppen, besonders hinsichtlich Diagnose, Alter, und Geschlecht eröffnen in Zukunft die Möglichkeit zum Einsatz des LKJ im klinischen und im Forschungskontext. Kurzversionen auf der Basis der vorliegenden Daten für Längsschnittuntersuchungen sind in der Erprobung.

Behandlungsrisiken atypischer und typischer Neuroleptika im Langzeitverlauf

Fleischhaker, C. (1); Heiser, P. (4); Hennighausen, K. (1); Herpertz-Dahlmann, B. (2); Holtkamp, K. (2); Mehler-Wex, C. (3); Rauh, R. (1); Remschmidt, H. (4); Schulz, E. (1); Warnke, A. (3)

(1) Abteilung für Psychiatrie und Psychotherapie im Kindes- und Jugendalter der Albert-Ludwigs-Universität Freiburg; (2) Klinik für Kinder- und Jugendpsychiatrie des Universitätsklinikums an der RWTH Aachen; (3) Klinik und Poliklinik für Kinder- und Jugendpsychiatrie an der Bayerischen Julius-Maximilians-Universität Würzburg; (4) Klinik und Poliklinik für Psychiatrie und Psychotherapie des Kindes- und Jugendalters an der Philipps-Universität Marburg

Zielsetzung: Ziel der vorliegenden Untersuchung ist es den Langzeitverlauf unter der Behandlung mit atypischen und typischen Neuroleptika zu evaluieren.

Methodik: Die Untersuchung wurde an vier kinder- und jugendpsychiatrischen Abteilungen durchgeführt. Der Langzeitverlauf bzgl. der aufgetretenen Nebenwirkungen und der Wirksamkeit der Behandlung wird anhand verschiedener Stichproben dargestellt. In einer der untersuchten Stichproben wurden Körpergewicht und Body-Mass-Index (BMI) von erstmalig mit Clozapin (n = 16), Olanzapin (n = 6) und Risperidon (n = 8) behandelten Patienten prospektiv (45 Wochen) erhoben. Verschiedene klinische Risikofaktoren wurden bzgl. ihrer Assoziation mit der beobachteten Gewichtszunahme untersucht.

Ergebnisse: In allen drei untersuchten Medikationsgruppen fand sich eine signifikante Gewichtszunahme zwischen Baseline und Endzeitpunkt ($p = < 0,001$). Für die meisten Gewichtsmaße zeigten sich bei geplanten Vergleichen signifikante Unterschiede bzgl. der Gewichtszunahme zwischen Olanzapin versus Clozapin und Olanzapin versus Risperidon. Die durchschnittliche Gewichtszunahme war am höchsten unter der mit Olanzapin (15,5 kg+/-9,6), gefolgt von Clozapin (8,5 kg+/-10,8) und Risperidon (6,4 kg+/-3,4). Auch bezüglich der Wirksamkeit der verschiedenen untersuchten Neuroleptika lassen sich Unterschiede darstellen.

Zusammenfassung: Die Behandlung mit den atypischen Neuroleptika Clozapin, Olanzapin und Risperidone ist im Kinder- und Jugendalter mit einer starken Gewichtszunahme im Langzeitverlauf assoziiert. Die gezeigten Unterschiede zwischen diesen drei atypischen Neuroleptika könnten sowohl die Compliance mit der Medikation beeinflussen, als auch mögliche Gesundheitsrisiken hervorrufen. Die aufgetretenen und potentiellen Nebenwirkungen der Behandlung mit atypischen Neuroleptika müssen individuell im Vergleich mit ihrer generell guten Wirksamkeit abgewogen werden, um die individuelle Nutzen-Risiko-Abwägung zu optimieren.

Dialektisch-Behaviorale-Therapie für Adoleszente (DBT-A) – Eine Therapiestudie zu Suizidalität, Parasuizidalität und selbstverletzenden Verhaltensweisen von Patientinnen mit Symptomen einer Borderline- Persönlichkeitsstörung

Fleischhaker, C.; Munz, M.; Böhme, R.; Sixt, B.; Schulz, E.

Abteilung für Psychiatrie und Psychotherapie im Kindes- und Jugendalter der Albert-Ludwigs-Universität Freiburg

Fragestellung: In Deutschland ist Tod durch Suizid die zweithäufigste Todesursache im Jugendalter. Als Risikofaktoren für vollendete Suizide werden impulsive Handlungsmuster, Selbstverletzungen, Depressionen, Sozialstörungen sowie frühkindlicher Missbrauch benannt. Die Haupthypothese der vorliegenden Untersuchung ist, dass sich die genannten Patientinnen effektiv mit der verhaltenstherapeutisch orientierten Dialektisch-Behavioralen-Therapie (DBT) für Jugendliche behandeln lassen.
Methodik: Die DBT wurde von Marsha Linehan zur Behandlung von Frauen mit Borderline Persönlichkeitsstörungen entwickelt, die entweder chronisch suizidal sind und/oder sich selber verletzen. Gegenüber der Standard- DBT wurde für die Arbeit mit Jugendlichen durch Miller und Rathus eine Reihe von Modifikationen vorgenommen, um die Behandlung der jugendlichen Zielgruppe anzupassen. Durch unsere Arbeitsgruppe wurde die Dialektisch- Behaviorale Therapie für Adoleszente (DBT-A) für den deutschen Sprachraum überarbeitet und angepasst. Die Wirksamkeit der Therapie wird anhand eines Prä-/Post- Vergleiches mit standardisierten Skalen zur Selbst- und Fremdeinschätzung evaluiert. Hierzu verwendeten wir unter anderem die SCL-90-R, CBCL, YSR, ILK und CGI.
Ergebnisse: In der vorliegenden Arbeit werden die Ergebnisse der DBT-A-Pilotstudie (n = 12) mit Effektstärken zwischen 1,1 und 2,9 vorgestellt.
Schlussfolgerung: Aufgrund der viel versprechenden Ergebnisse befindet sich derzeit eine randomisierte multizentrische Studie in Planung.

Verlauf und Rehabilitation schizophrener Psychosen im Kindes- und Jugendalter

Fleischhaker, C. (1); Schulz, E. (1); Martin, M. (2); Hennighausen, K. (1); Remschmidt, H. (2)

(1) Universitätsklinikum Freiburg, Universitätsklinik für Psychiatrie und Psychosomatik, Abteilung für Psychiatrie und Psychotherapie im Kindes- und Jugendalter; (2) Klinik für Kinder- und Jugendpsychiatrie, Philipps-Universität, Marburg

Zielsetzung: Die Ergebnisse einer Verlaufsuntersuchung schizophren erkrankter Kinder und Jugendlicher, die eine störungsspezifische Rehabilitation in Anspruch nehmen konnten, werden im Vergleich zu anderen Verlaufsuntersuchungen gezeigt.

Material und Methoden: Es handelt es sich um die Verlaufsuntersuchung aller im Zeitraum zwischen 1983 und 1988 stationär wegen einer schizophrenen Psychose (entsprechend den Kriterien der ICD-10) behandelten Patienten (n = 101). Bei der Untersuchung gelangten folgende Instrumente zur Anwendung: Eine modifizierte Version des IRAOS unter Berücksichtigung prämorbider Auffälligkeiten, Skalen zur Erfassung der Psychopathologie (SANS, SAPS und BPRS). Zusätzlich wurde die Mannheimer Skala zur Einschätzung der sozialen Behinderung (DAS-M) und die Global Assessment Scale (GAS) verwendet. Zum Vergleich wurde eine Metaanalyse der Katamnesen der letzten 25 Jahre durchgeführt.

Ergebnisse: Die Patienten unserer Verlaufsuntersuchung zeigen einen signifikant besseren Verlauf der psychosozialen Anpassung, als es aufgrund der vorliegenden Untersuchungen in der Literatur zu erwarten gewesen wäre. Dieser günstigere Verlauf ist assoziiert mit der intensiven Nutzung einer störungsspezifischen Rehabilitationseinrichtung durch die nachuntersuchten Patienten (mehr als 50 % der nachuntersuchten Patienten nahmen das Rehabilitationsangebot der Leppermühle wahr).

Zusammenfassung: Aufgrund der vorliegenden Verlaufsuntersuchungen schizophren erkrankter Kinder und Jugendlicher können wir annehmen, dass eine störungsspezifische Rehabilitation den Langzeitverlauf bei mindestens 40 % der Patienten deutlich verbessert

Mentale Repräsentationen der Eltern und der Familienstruktur bei Erstklässlern aus Brasilien und Deutschland: Übereinstimmung und Unterschiede

Franieck, M. L. (1); Günter, M. (1); Hautzinger, M. (2)

(1) Abteilung Psychiatrie und Psychotherapie im Kindes- und Jugendalter, Universität Tübingen; (2) Psychologisches Institut, Universität Tübingen

Zielsetzung: Untersuchung der mentalen Repräsentationen der Eltern und der Familienstruktur bei Erstklässlern. In der transkulturellen Studie (Brasilien und Deutschland) wurde die soziokulturelle Identität und die emotionalen Organisation der Kinder untersucht und in Beziehung gesetzt zur Rolle der Eltern als Filter der Kulturübertragung.

Methoden: Zwei Gruppen mit je 41 nicht-klinischen Kindern am Beginn der ersten Grundschulklasse wurden mit einem semi-projektiven videogestützten Verfahren (MacArthur Story-Stem Battery, Version Tübingen-Basel) untersucht, um mentale Repräsentationen auf inhaltlicher und formaler Ebene und die Narrative Kohärenz zu erfassen. Die Eltern füllten die CBCL und einen Fragebogen zur Familiären Organisation/ elterlichen

Erwartungen aus. Vergleiche der beiden Gruppen erfolgten durch Mann-Whitney-U-Test und multiple Regressionsanalysen.

Ergebnisse: Hinsichtlich des Ausmaßes ihrer Verhaltensstörung und in bezug auf die Narrative Kohärenz fanden sich keine Gruppenunterschiede. Hochsignifikante Unterschiede waren jedoch bei der mentalen Repräsentation von prosozialen Inhalten, familiärer Idealisierung und von Gewalt im sozialen Umfeld festzustellen. Letzteres stellt tatsächlich ein Problem in der brasilianischen Gesellschaft dar, mit dem Familien täglich konfrontiert sind. Interessanterweise zeigte sich die Beschäftigung damit nicht in erhöhten Angstlevln, sondern in erhöhtem Misstrauen gegen die Umwelt. Parallel dazu fanden sich entsprechende Einstellungen bei den Eltern mit einer Betonung familiärer Bindungen.

Diskussion: Die Ergebnisse ließen sich mit einem Modell interpretieren, das von zwei unterschiedlichen emotionalen Organisationsmodellen in den beiden Kulturen ausging: unter deutschen Eltern und Kindern war das Modell der »individuellen Kompetenz« bestimmend, während sich brasilianische Kindern und Eltern nach einem »Gruppenmodell« mit Idealisierung des familiären Zusammenhalts organisierten. Die Daten ermöglichten ein vertieftes Verständnis der sozialen Identitätsentwicklung während der frühen Schulzeit.

Neurophysiologie der Enuresis nocturna: BAEP, VEP, P300 und PPI

Freitag, C. M. (1); Röhling, D. (2); Seifen, S. (2); Pukrop, R. (3); von Gontard, A. (1)

(1) Klinik für Kinder- und Jugendpsychiatrie, Universitätsklinikum des Saarlandes, Homburg; (2) Klinik für Kinder- und Jugendpsychiatrie, Klinikum der Universität zu Köln; (3) Klinik für Psychiatrie, Klinikum der Universität zu Köln

Zielsetzung: Die Enuresis nocturna geht auf eine Reifungsstörung des ZNS zurück. Eine Verminderung der Weckreaktion und ein Inhibitionsdefizit des Miktionsreflexes im Schlaf wurden bisher als die zentralen Aspekte der Pathogenese diskutiert. Beide werden durch Kerne bzw. Areale im Hirnstamm beeinflusst. Daneben gibt es Hinweise auf eine kortikale Dysfunktion bei einer Subgruppe von Enuretikern. Wir untersuchten deshalb evozierte Potentiale (BAEP, VEP und P300) und die Inhibition des Startle-Reflexes, die sog. Präpuls-Inhibition (PPI) in Kindern mit Enuresis nocturna und altersgleichen Kontrollen.

Methoden: 35 Kinder mit Enuresis nocturna im Alter von 8;0 bis 14;11 Jahren wurden mit 33 altersgleichen Kontroll-Kindern verglichen.

Ergebnisse: Bei den Kindern mit Enuresis nocturna fanden sich erhöhte Interpeaklatenzen I-III der BAEP beidseits. Die VEP unterschieden sich nur bei Personen mit und ohne positive Familienanamnese. P300 und PPI unterschieden sich nicht.

Zusammenfassung: Unsere Ergebnisse widersprechen bisherigen Studien, die in Untergruppen von Enuretikern ein PPI-Defizit fanden. Die Erhöhung der Interpeaklatenzen I-III bei den BAEP weißt auf eine tiefer gelegene, mehr diffuse Hirnstammdysfunktion hin und deckt sich mit den Befunden der verminderten Weckreaktion.

Studie wurde von Drittmittelgeber finanziert: DFG

Sprache, Imitation und Motorik bei Jugendlichen mit High-functioning Autismus oder Asperger Syndrom

Freitag, C. M.; Kleser, C.; Blumenstock, S.; von Gontard, A.

Klinik für Kinder- und Jugendpsychiatrie, Universitätsklinikum des Saarlandes, Homburg

Zielsetzung: Kinder und Jugendlichen mit Autismus oder Asperger-Syndrom zeigen teilweise eingeschränkte motorische Fähigkeiten und zusätzlich Defizite in der Fähigkeit, andere Menschen zu imitieren. Ein Zusammenhang mit sprachlichen Fähigkeiten ist bisher nicht untersucht worden. In der vorliegenden Studie wollen wir untersuchen, ob Imitationsfähigkeit und sprachliche Eigentümlichkeiten bei Jugendlichen mit High-functioning Autismus (HFA) oder Asperger-Syndrom (AS) einen Zusammenhang zeigen und ob dieser Zusammenhang abhängig von der motorischen Leistungsfähigkeit ist oder nicht.

Methoden: 10 männliche Jugendliche mit HFA/AS im Alter zwischen 14-22 Jahren und einem IQ > 70 und alters- und IQ-ähnliche männliche Kontrollen werden verglichen. Die Untersuchung der motorischen Leistung erfolgt anhand der Züricher Neuromotorik; die Untersuchung der Imitationsfähigkeiten erfolgt anhand klassischer Untersuchungen zur Gesichts- und Hand-/Fingerapraxie. Die sprachlichen Fähigkeiten werden anhand der verbalen Skalen des HAWIK-III/HAWIE-R, der Pragmatic Rating Scale und des Aachener Aphasietests bestimmt.

Ergebnisse: Es zeigte sich unter anderem das oben beschriebene motorische und Imitationsdefizit bei den meisten Jugendlichen mit HFA/AS, die sprachlichen Fähigkeiten waren unterschiedlich ausgeprägt.

Zusammenfassung: Imitation als Abgleich der fremden und der eigenen Bewegung erfolgt u.a. im frontalen Kortex in einem Areal, das mit dem Broca-Areal eine anatomische Überlappung zeigt. Da die Funktion des Broca-Areals bei Personen mit HFA/AS herabgesetzt zu sein scheint, könnten Imitationsdefizit und Sprachauffälligkeiten beim Autismus auf eine Dysfunktion derselben anatomischen Region zurückzuführen sein. Ein Zusammenhang dieser beiden Fähigkeit mit der Motorik ist eher nicht zu vermuten.

Studie wurde von Drittmittelgeber finanziert: Universität des Saarlandes

Interdisziplinäres Modell zur Integrierten Versorgung in der Frühintervention bei jugendlichen Suchtpatienten mit chronischer Hepatitis C

Freudenthal, B. (1); Engelhardt, S. (1); Huck, W. (1); Roth, A. (1); Trenkmann, K. (1); Schepker, R. (1); Schmidt, J.-P. (2); Rohde, P. (2); Lauinger, U. (3); Walter, H. (3)

(1) Westfälisches Institut, Hamm; (2) St. Marienhospital, Hamm; (3) Praxis Walter und Lauinger, Hamm

Die Vermeidung von Folgeerkrankungen bei Patienten mit chronischer Hepatitis (z.B. Leberzirrhose und Leberzellcarcinom) ist ein primäres gesundheitspolitisches Ziel. Ein frühzeitiger Behandlungsbeginn mit der Kombinationstherapie PEG-Interferon-alpha und Ribavirin verbessert die Prognose deutlich und senkt die gesundheitsökonomischen Gesamtkosten (zu berechnen anhand des Markov-Modells u.a.).

Internistische und jugendpsychiatrische Behandlungsleitlinien erfordern zeitgleiche Interventionen in beiden Fachgebieten. Aufgrund der häufigen psychiatrischen Begleitphänomene sowohl der Hepatitis wie auch der Interferon-Behandlung bestehen große Chancen in einer engen interdisziplinären Zusammenarbeit im Interesse der Patienten.

Die entwickelte fallbezogene Kooperation zwischen ambulanter Schwerpunktpraxis und gastroenterologischer Krankenhausabteilung einerseits sowie ambulantem, stationären, rehabilitativem und nachsorgendem Jugendpsychiatrieangebot wird unter strukturellen und patientenbezogenen Aspekten dargestellt. Systembegrenzungen in der Auseinandersetzung mit Kostenträgern werden diskutiert und ein integriertes Modell vorgestellt.

An einigen Patientenkarrieren werden die Erfolgskriterien: hohe Compliance und Motivation, Drogenfreiheit, verantwortlicher Umgang mit Körperlichkeit und Sexualität (Infektionseindämmung) sowie vollständige sozial-ökonomische Rehabilitation verdeutlicht.

Präventionsprogramm für Expansives Problemverhalten (PEP): Wirksamkeit eines kombinierten Eltern- und Erziehungstrainings

Freund-Braier, I.; Brix, G.; Hautmann, C.; Plück, J.; Döpfner, M.

Klinik und Poliklinik für Psychiatrie und Psychotherapie des Kindes- und Jugendalters der Universität zu Köln

Zielsetzung: Expansives Problemverhalten (Hyperkinetisches und aggressives Verhalten) besitzt eine hohe Stabilität vom Vorschul- bis zum Jugendalter. Demzufolge sind effektive und ökonomische Behandlungsstrategien besonders wünschenswert, um dieser negativen Entwicklung schon früh gezielt etwas entgegensetzen zu können. Bereits für andere Ländern liegen gut evaluierte Programme vor, dagegen finden sich in Deutschland bisher wenige Studien gerade für das Vorschulalter.

Im PEP-Programm lernten die Bezugspersonen des Kindes (Eltern und ErzieherInnen) in parallelen Gruppen mit 10 Treffen und anschließenden Bostersitzungen (im dreimonatigen Abstand) zunächst ineffektive Verstärkerprozesse zu entdecken. Nachdem die Eltern/Erzieher-Kind-Interaktion verbessert wurde, wurden die Teilnehmer geschult angemessenes Verhalten der Vorschulkinder (3-6 Jahre) zu verstärken und unerwünschtes Verhalten durch negative Konsequenzen zu reduzieren.

Material und Methoden: Im Rahmen der groß angelegten Präventionsstudie PEP wurden in einer aufwendigen Screening-Prozedur n = 155 Kinder als expansiv auffällig und teilnahmebereit für die Studie ausgewählt. Von 56 Kindern erhielten die Eltern und Erzieherinnen ein Training, 65 Kinder fungierten als unbehandelte Kontrollgruppe; 34 Eltern lehnten das Angebot ab. Vor dem Training, direkt im Anschluss daran und 6 Monate später wurden Mutter, Vater und Erzieherinnen um Einschätzungen bezüglich des Problemverhaltens und der Kompetenzen des Kindes sowie nach dem Erziehungsverhalten gebeten.

Ergebnisse: Die Prä-Post- und Follow-up-Ergebnisse werden dargestellt und diskutiert.

Zusammenfassung: Mit dem Präventionsprogramm für expansives Problemverhalten (PEP) liegt ein wirkungsvolles und ökonomisches Interventionsprogramm für Eltern und ErzieherInnen von expansiven Kindergartenkindern vor.

Studie wurde von Drittmittelgeber finanziert: DFG, Köln Fortune

Längsschnittstudie zur Häufigkeit und Komorbidität von Schlafstörungen im Kindesalter

Fricke, L. (1); von Widdern, S. (1); Breuer, U. (1); Mitschke, A. (2); Wiater, A. (2); Lehmkuhl, G. (1)

(1) Klinik und Poliklinik für Psychiatrie und Psychotherapie des Kindes- und Jugendalters, Universität zu Köln; (2) Krankenhaus Porz am Rhein, Kinderklinik, Köln

Zielsetzung: Verschiedene Studien berichten bedeutsame Prävalenzen von Schlafstörungen im Kindesalter, wobei die Angaben in Abhängigkeit von der Definition variieren. Der Verlauf und die Folgen von kindlichen Schlafstörungen sind bisher noch nicht ausreichend untersucht worden. In der Kölner Kinderschlafstudie wird im Quer- und Längsschnitt die Altersgruppe der Grundschulkinder hinsichtlich Schlafproblemen sowie Verhaltensauffälligkeiten untersucht. Es werden die ersten epidemiologischen Ergebnisse der Längsschnittstudie dargestellt.

Materialien und Methoden: Durchgeführt wurde eine Eltern- und Kinderbefragung bei 4950 Kindern (n = 8599; Rücklauf: 58%) des 4. Grundschuljahrgangs 2002 sowie eine Nachbefragung nach einem Jahr. Folgende Fragebögen kamen zum Einsatz: Eltern- und Kindfragebögen zur Erfassung von Schlafverhalten, Umgebungsfaktoren und Tagesaktivitäten bezugnehmend auf die letzten 3 Monate (Elternversion: 33 Items; Kinderversion: 28 Items). Zur Einschätzung von Verhaltensauffälligkeiten und -stärken wurden die deutschsprachigen Eltern- bzw. Kinderversionen des Strengths and Difficulties Questionnaire (SDQ, Woerner et al. 2002) verwendet. Desweiteren wurden die Einschätzungsskala der Schulverweigerung (ESV; Overmeyer et al. 1994) sowie bei den Kindern ergänzend Fragen zu psychosomatischen Beschwerden (Hurrelmann et al. 2003) einbezogen.

Ergebnisse: Die derzeit laufenden Analysen können über den Verlauf kindlicher Schlafprobleme sowie die Zusammenhänge zwischen Schlafproblemen und Verhaltensauffälligkeiten und psychosomatischen Beschwerden Aufschluss geben. Darüber hinaus werden Risiko- und protektive Faktoren für Schlafprobleme im Kindesalter identifiziert.

Zusammenfassung: Implikationen der Ergebnisse – auch im Hinblick auf Diagnostik und Therapie kindlicher Schlafprobleme – werden diskutiert.

Studie wurde von Drittmittelgeber finanziert: Imhoff-Stiftung

Kölner Behandlungsprogramm für Kinder mit Schlafstörungen

Fricke, L. (1); Breuer, U. (1); von Widdern, S. (1); Mitschke, A. (2); Wiater, A. (2); Lehmkuhl, G. (1)

(1) Klinik und Poliklinik für Psychiatrie und Psychotherapie des Kindes- und Jugendalters, Universität zu Köln; (2) Krankenhaus Porz am Rhein, Kinderklinik, Köln

Zielsetzung: Psychologische Konzepte zur Behandlung von Erwachsenen mit Schlafstörungen liegen bereits seit mehreren Jahren vor. Strategien für die Behandlung von Schlafstörungen im Kindesalter sind bisher in Form von Elternratgebern nur für Säuglinge und Kleinkinder vorhanden. Es fehlen psychologische Behandlungsprogramme für den Altersbereich von 4 bis 13 Jahren. Im Rahmen der Kölner Kinderschlafstudie konnte gezeigt werden, dass die Prävalenzen von Insomnie- und Parasomniebeschwerden von Einschulkindern bei bis zu 23% liegen. Im Zusammenhang mit dem beschriebenen Projekt wurde ein psychologisches Gruppenprogramm entwickelt, dessen Schwerpunkt auf der Behandlung von Insomnie- und Parasomniebeschwerden bei Kindern liegt.

Materialien und Methoden: Das Programm wurde erstmals mit einer kleinen Elterngruppe (n = 4) durchgeführt, um Hinweise auf die Wirksamkeit und Anhaltspunkte für mögliche Modifikationen des Konzepts zu erhalten. Das durchschnittliche Alter der betroffenen Kinder betrug 7 Jahre (3M/1W). Die Eltern füllten im Abstand von drei Monaten – in diesem Zeitraum wurde das Gruppenprogramm in 7 Gruppensitzungen durchgeführt – zwei Fragebögen zu Schlafverhalten, Aufmerksamkeit und Hyperaktivität sowie am Ende des Programms zusätzlich einen Fragebogen zur Gesamtbeurteilung des Behandlungskonzepts aus.

Ergebnisse: Bei allen Kindern verbesserte sich durch die Teilnahme der Eltern an dem Gruppenprogramm das Schlafverhalten. Desweiteren zeigt die deskriptive Darstellung der Ergebnisse deutlich, dass bei allen vier Kindern die Aufmerksamkeit verbessert sowie hyperkinetisches Verhalten reduziert wurde. Die Beurteilung der Eltern zum Gesamtkonzept fiel durchweg sehr positiv aus.

Zusammenfassung: Die Ergebnisse führten zu minimalen Modifizierungen des Programms. Insgesamt konnte festgestellt werden, dass das entwickelte Gruppenprogramm in der vorliegenden Form für die Behandlung kindlicher Schlafprobleme hilfreich ist. Eine Evaluationsstudie des Behandlungsprogramms ist in Vorbereitung.

Studie wurde von Drittmittelgeber finanziert: Imhoff-Stiftung

Die Reifung semantischer Verarbeitung im 2. Lebensjahr

Friedrich, M.; Friederici, A.

MPI für Kognitions- und Neurowissenschaften, Leipzig

Bereits während ihres ersten Lebensjahres erwerben Kinder Wissen über phonetische, prosodische und phonotaktische Eigenschaften ihrer Muttersprache. Am Ende des ersten Lebensjahres haben sie darüber hinaus erste semantische Kategorien erworben, so dass sie fähig sind, die Bedeutung einiger Worte zu verstehen. Bis jetzt ist jedoch kaum etwas über die dem Verständnis zugrunde liegenden Mechanismen der semantischen Verarbeitung in diesem Alter bekannt.

Anhand von ereigniskorrelierten Potentialen (EKPs) haben wir untersucht, ob bei einjährigen Kindern bereits erwachsenen-ähnliche Mechanismen der semantischen Integration vorhanden sind und ob semantische Verarbeitungsprozesse auch als Reaktion auf sinnfreie gesprochene Stimuli ausgelöst werden, die entsprechend ihrer phonotaktischen Eigenschaften im Deutschen entweder potentielle Worte sein könnten oder nicht.

Wir untersuchten 12 und 19 Monate alte Kinder sowie Erwachsene. In den EKPs konnte ein alters- und stimulusabhängiges Reaktionsmuster beobachtet werden. Es zeigten sich sowohl sehr früh einsetzende Unterschiede in den N200/N350-Komponenten, die bei einjährigen Kindern auf die Bekanntheit von Worten reagieren, als auch Unterschiede in der N400, einer Komponente, die bei Erwachsenen semantische Integrationsprozesse reflektiert.

Die Ergebnisse zeigen, dass die frühe Verarbeitung von Worten oder wortähnlichen Stimuli bereits bei 12 Monate alten Kindern sowohl durch lexikalisches Priming als auch durch phonotaktisches Wissen beeinflusst wird. Mechanismen der Integration in den semantischen Kontext entwickeln sich dagegen erst in der ersten Hälfte des zweiten Lebensjahres. Diese werden auf phonotaktisch korrekte Pseudo-Worte, nicht aber auf phonotaktisch falsche Nicht-Worte ausgelöst. Daraus lässt sich schließen, dass 19 Monate alte Kinder nur phonotaktisch korrekte Wort-Stimuli als potentielle Worte ansehen.

Studie wurde von Drittmittelgeber finanziert: DFG (FR-519/18-1)

Charakteristika von Schlafstörungen bei hyperkinetischen Störungen

Frölich, J. (1); Fricke, L. (1); Lehmkuhl, G. (1); Wiater, A. (2)

(1) Klinik und Poliklinik für Psychiatrie und Psychotherapie des Kindes- und Jugendalters, Universität zu Köln (2) Krankenhaus Porz am Rhein, Kinderklinik, Köln

Schlafstörungen stellen ein häufiges Begleitsymptom bei hyperkinetischen Störungen dar. Differentialdiagnostische Verbindungen bestehen zu schlafbezogenen Atmungsstörungen und zum Restless legs Syndrom. Unklarheit besteht indes darüber, ob gestörter Schlaf einen pathogenetischen Einfluss auf die Entwicklung der Kernsymptome des Störungsbildes, insbesondere von Aufmerksamkeitsfunktionen ausübt oder ob Schlafstörungen bei hyperkinetischen Kindern womöglich lediglich unspezifische Komorbiditäten darstellen.

Im Rahmen der epidemiologischen Studie »Gesunder Schlaf für Kölner Kinder« (n = 4854) wurde von uns untersucht, ob die Schlafgewohnheiten sowie Schlafprobleme bei auf eine Hyperkinetische Störung verdächtigen Kindern der vierten Grundschulklasse spezifische Chararakteristika aufweisen gegenüber Kindern mit vorwiegenden emotionalen Problemen.

Die Ergebnisse legen nahe, dass Schlafprobleme bei Kindern mit Hyperkinetischen Störungen im wesentlichen eher unspezifischer Natur sind und als hiervon unabhängige Komorbiditäten einzustufen sind.

Studie wurde von Drittmittelgeber finanziert: Imhoff-Stiftung

Die medikamentöse Behandlung von Schlafstörungen im Kindes- und Jugendalter

Frölich, J.

Klinik und Poliklinik für Psychiatrie und Psychotherapie des Kindes- und Jugendalters, Universität zu Köln

Schlafstörungen im Kindesalter sind in hohem Maße interaktionsbedingt. Reifebezogene Schlafstörungen stellen die Non-REM-Schlaf bezogenen Parasomnien dar. Im Jugendalter liegen dagegen v.a. Schlafphasenverschiebungen infolge mangelnder Schlafhygiene zugrunde. Seltener kommen organische Störungsbilder wie schlafbezogene Atmungsstörungen und das Restless legs Syndrom ursächlich in Frage. Die medikamentöse Behandlung der verschiedenen Störungsbilder ist dementsprechend sehr diversifiziert, d.h. entweder verschränkt mit verhaltenstherapeutischen Methoden zu betrachten oder als primäre Behandlungsmaßnahme bezogen auf postulierte pathophysiologische Mechanismen.

Es erfolgt ein Überblick über die z. T. schwierige Indikationstellung einer medikamentösen Behandlung bei Schlafstörungen im Kindesalter sowie über verschiedene zur Verfügung stehende Substanzgruppen. Besonderer Augenmerk kommt hierbei dem Einsatz von Melatonin bei verschiedenen Störungsbildern zu.

Studie wurde von Drittmittelgeber finanziert: Imhoff-Stiftung

Über-Setzen: Migration und Flucht im psychotherapeutischen Kontext

Gaber, R.; Qasqas, A.; Khalik, F.; Adam, H.; Riedesser, P.

Universität Hamburg

Die Situation im Nahen und Mittleren Osten und besonders die Situation im Irak erfordert den nachhaltigen Einsatz von ausgebildeten Kinder- und Jugendtherapeuten, um diesen Heranwachsenden langfristig die Möglichkeit zu geben, am Wiederaufbau und an Versöhnungsprozessen innerhalb ihrer zerstörten Gesellschaft teilzuhaben. Eine direkte Hilfe vor Ort erscheint vor dem Hintergrund der Sicherheitslage im Herbst 2004 nahezu unmöglich. Eine Aus- und Weiterbildung von Ärzten, Psychologen, Pädagogen und Kindertherapeuten ist aber notwendig und, wie von mehreren internationalen und regionalen Organisatoren bestätigt, erwünscht. Die Klinik für Kinder- und Jugendpsychiatrie und Psychotherapie des Universitätsklinikum Eppendorf der Universität Hamburg (KJP), richtet gemeinsam mit der Stiftung »Children for Tomorrow« (CFT) eine 2-wöchige »Winter School« in Damaskus aus für Ärzte und Psychologen aus Bagdad, dem Nordirak, Palästina, Syrien und Jordanien. Ziel ist es, die sprechende Medizin in der Region vorzustellen. Erste Erfahrungen sowie Evaluationsergebnisse der Veranstaltung werden vorgestellt.

Kommunikation als Mittel der Destigmatisierung – Antistigmakampagnen im internationalen und nationalen Rahmen

Gaebel, W.; Baumann, A.; Zäske, H.

Klinik und Poliklinik für Psychiatrie und Psychotherapie der Heinrich-Heine-Universität, Rheinische Kliniken Düsseldorf

International sind seit den 1990er Jahren mehrere Kampagnen zur Destigmatisierung psychischer Erkrankungen ins Leben gerufen worden. Dabei ist zwischen Kampagnen, in deren Rahmen festgelegte Maßnahmen über einen begrenzten Zeitraum umgesetzt werden, und Programmen, die längerfristig angelegt sind und verschiedene Maßnahmen umfassen können, zu unterscheiden. Im globalen Rahmen spielen insbesondere der Weltverband für Psychiatrie WPA mit dem Programm »The WPA Global Programme Against Stigma and Discrimination Because of Schizophrenia – Open the Doors« und die Weltgesundheitsorganisation WHO mit dem »mhGAP – Mental Health Global Action Programme« eine herausragende Rolle. Die Grundlagen bezüglich Organisation, Methodik und inhaltlicher Ausrichtung werden am Beispiel des Programms »Open the doors« der WPA vorgestellt. Auf nationaler Ebene gibt es in verschiedenen Ländern ebenfalls Antistigmaprogramme, z.B. in England durch das Royal College of Psychiatrists und in Australien durch das dortige Gesundheitsministerium, deren Zielsetzungen und Ausrichtungen vorgestellt werden. Auf bundesweiter Ebene gibt es derzeit aktuelle Entwicklungen, auf die näher eingegangen werden soll. Zur Umsetzung des Programms der WPA wurde im Jahr 1999 »Open the doors« in Deutschland implementiert. Seitdem werden in sieben Projektzentren in sechs Städten regelmäßig Antistigmamaßnahmen durchgeführt. Im November 2004 wurde nun auf dem Jahreskongress der DGPPN das »Nationale Programm zur Entstigmatisierung seelischer Erkrankungen« der Öffentlichkeit vorgestellt, das vom Verein »Open the doors e.V.« und der DGPPN unter Mitwirkung des Bundesministeriums für Gesundheit und Soziale Sicherung (BMGS) initiiert wurde. Bundesministerin Ulla Schmidt hat sich für das Programm als Schirmherrin zur Verfügung gestellt.

Familientagesklinik und stationäre Behandlung bei anorektischen Patienten – konkurrierende oder alternative Behandlungsmöglichkeiten?

Gantchev, K.; Scholz, M.; Klemm, G.

Klinik und Poliklinik für Kinder- und Jugendpsychiatrie/-psychotherapie des Universitätsklinikums Carl Gustav Carus, Dresden

Durch die Einführung der Familientagesklinik für anorektische Kinder und Jugendliche und der Eröffnung einer Essgestörtenstation sowie einer Essgestörtenambulanz sind inzwischen klare Indikationen an der Klinik für Kinder- und Jugendpsychiatrie in Dresden für die einzelnen Behandlungen erarbeitet worden. Die anfänglich konkurrierenden Positionen, vor allem zwischen Station und tagesklinischer Multifamilientherapie, sind einer sich gegenseitig ergänzenden und unterstützenden Zusammenarbeit gewichen. Die Multifamilientherapie im tagesklinischen Setting erreicht selbst bei schweren Erkrankungen bei den Patienten eine gleiche Gewichtszunahme wie die stationäre Behandlung. Multifamilientherapie kann bei medizinischen, psychiatrischen und familiär-sozialen Kontraindikationen die stationäre Behandlung von Beginn an begleiten, so dass die Behandlungsdauer verkürzt und die Rückfallquote verringert werden kann. In gleicher Weise wird eine ambulante Therapie mit der Multifamilientherapie kombiniert. Die verschiedenen Indikationen zu den einzelnen Therapieformen und die Einsatzmöglichkeiten der Multifamilientherapie flankierend zu stationären und ambulanten Behandlungen werden vorgestellt.

Motorische Befunde bei adoleszenten Patienten mit Schizophrenie unter der Behandlung mit vorwiegend atypischen Neuroleptika

Gebhardt, S. (2); Härtling, F. (4); Hanke, M. (5); Mittendorf, M. (1); von Georgi, R. (6); Wolf-Ostermann, K. (1); Theisen, F. M. (1); Fleischhaker, C. (3); Schulz, E. (3); Martin, M. (1); Remschmidt, H. (1)

(1) Klinik für Kinder- und Jugendpsychiatrie und -psychotherapie, Philipps-Universität, Marburg; (2) Klinik für Psychiatrie und Psychotherapie, Philipps-Universität, Marburg; (3) Universitätsklinik für Psychiatrie und Psychosomatik, Abteilung für Psychiatrie und Psychotherapie im Kindes- und Jugendalter, Albert-Ludwigs-Universität Freiburg; (4) Klinik für Psychiatrie und Psychotherapie des Kindes- und Jugendalters der J. W. Goethe -Universität Frankfurt/Main; (5) Kinder- und Jugendpsychiatrie, Universität Bern, Schweiz; (6) Abteilung für Medizinische Psychologie und Soziologie der Justus-Liebig-Universität Gießen

Einleitung: Motorische Auffälligkeiten wie tardive Dyskinesien (TD), Parkinsonismus (P) und Akathisie (A) sind häufige Nebenwirkungen einer NL-Langzeitbehandlung. Für adoleszente Patienten mit Schizophrenie, die vorwiegend mit atypischen NL behandelt werden, existieren jedoch kaum Studienergebnisse.

Methoden: 93 Patienten (Alter 19,6±2,2 Jahre; NL-Behandlungsdauer 3,6±1,9 Jahre) einer Rehabilitationseinrichtung wurden in diese Querschnitts-Studie eingeschlossen. Zum Untersuchungszeitpunkt erhielten 76 Patienten (81,7 %) atypische, 10 (10,8 %) typische NL und 7 (7,5 %) atypische und typische NL in Kombination. Folgende Untersuchungsinstrumente wurden herangezogen: Tardive Dyskinesia Rating Scale (TDRS), Abnormal Involuntary Movement Scale (AIMS), Extrapyramidale Symptom Skala (EPS), Barnes Akathisia Scale (BAS), Interview for the Retrospective Assessment of the Onset of Schizophrenia (IRAOS).

Ergebnisse: 37 Patienten (39,8 %) zeigten motorische Auffälligkeiten. 5 Patienten (5,4 %) erfüllten die strengen Kriterien für TD, 2 (2,2 %) für P und 1 (1,1 %) für A. Gemäß weitergefasster Kriterien fanden sich diskrete dyskinetische, parkinsonoide und akathiforme Symptome bei 11 (11,8 %), 24 (25,8 %) und 11 (11,8 %) Patienten. Patienten, die zum Untersuchungszeitpunkt mit typischen NL behandelt wurden, wiesen im Vergleich zu Patienten mit atypischen NL im Mittel einen signifikant höheren EPS-Summenscore (p = 0,036) sowie einen Trend zu einem höheren BAS-Summenscore auf (p = 0,061). Die Behandlungsdauer mit atypischen NL bis zum Untersuchungszeitpunkt zeigte einen Trend zur negativen Korrelation mit dem EPS-Summenscore (r = -0,217; p = 0,061). Die Gesamtbehandlungsdauer mit typischen NL ergab einen Trend zur positiven Korrelation mit dem BAS-Summenscore (r = 0,195; p = 0,054). Für TD zeigten sich keine signifikanten Zusammenhänge mit der Medikation.

Schlussfolgerung: Unter atypischen NL sind motorische Auffälligkeiten im Mittel weniger ausgeprägt als unter typischen NL. Das relativ häufige Auftreten von allerdings diskreten motorischen Auffälligkeiten bei Patienten mit atypischen Neuroleptika ist möglicherweise auf die vorangegangene/begleitende Therapie mit typischen NL zurückzuführen.

Studie wurde von Drittmittelgeber finanziert: Novartis GmbH, Nürnberg

Verhaltensmedizinische Behandlungsverfahren bei Kindern und Jugendlichen mit chronischen Kopfschmerzen: State of the Art und neuere Entwicklung am Beispiel MIPAS-Family

Gerber, W.-D.

Universitätsklinikum Schleswig Holstein, Campus Kiel

In der kinderärztlichen Praxis sind chronische Kopfschmerzen, wie Spannungskopfschmerz und Migräne bei Kindern und Jugendlichen ein häufiger Vorstellungsgrund. Da medikamentöse Behandlungsverfahren in der Regel – speziell bei jüngeren Kindern – nicht indiziert sind, kommen den verhaltensmedizinischen Behandlungsverfahren, wie Entspannungstechniken, Stress- und Schmerzbewältigung, Reizverarbeitungstraining und Biofeedback eine besondere Bedeutung zu. Diese Verfahren wurden in den letzten 10 Jahren aufgrund von psychobiologischen Studien zur Ätiopathogenese des Kopfschmerzes entwickelt und empirisch evaluiert. Die Deutsche Migräne- und Kopfschmerzgesellschaft hat nach den Richtlinien der Evidence-Based Medicine die spezifischen kontrollierten Studien für die Behandlung von idiopathischen Kopfschmerzen im Kindesalter analysiert und in Therapieempfehlungen zusammengefasst. Danach sind im Kindes- und Jugendalter insbesondere multimodale Behandlungsprogramme, aber auch spezifische Biofeedbacktechniken sehr effizient. Neuere Studien zeigen, dass gerade bei Kindern und Jugendlichen das soziale Umfeld, insbesondere das Elternhaus von großer Bedeutung bei der Aufrechterhaltung der Kopfschmerzen ist (operante Faktoren). Unter Berücksichtigung psychobiologischer Untersuchungen sowie von Interaktionsstudien wurde das MIPAS-Family entwickelt. MIPAS-Family ist analog zu anderen Schulungsprogrammen (wie z.B. die Diabetesschulung) eine Patientenschulungskonzeption. Durch eine Zusammenführung von Patienten in kleinen Gruppen (bis zu zehn Patienten) werden Schulungs- und Trainingsprogramme angeboten, wobei die Hilfe zur Selbsthilfe im Vordergrund steht. Das MIPAS-Programm bezieht sich auf einen Zeitumfang ca. 8 Sitzungen mit den Kindern und 5 Elterntrainingssitzungen. Die Module, Lernziele und Methoden des Programms werden auf dem Kongress vorgestellt.

Die Entwicklung der Kinderneuropsychiatrie in Jena in den 30er bis 50er Jahren des vorigen Jahrhunderts unter besonderer Berücksichtigung des Wirkens des ehemaligen Direktors der Nervenklinik Rudolf Lemke

Gerhard, U.-J.; Schönberg, A.

Klinik für Kinder- und Jugendpsychiatrie der Friedrich-Schiller-Universität, Jena

Die Kinderpsychiatrie in Jena hat eine lange Tradition und geht auf die Psychiater Theodor Ziehen und Wilhelm Strohmayer zurück. Die Frage ist zu klären, wer in der Folge das Fachgebiet an der Jenaer Universität weiterentwickelt hat. Der ehemalige Direktor der Psychiatrischen Klinik Hans Berger beschäftigte sich eingehend mit kinderpsychiatrischen Problemen. Jedoch scheint die Kinderpsychiatrie durch seinen Nachfolger nach dem Zweiten Weltkrieg Rudolf Lemke (1906-1957) eine besondere Förderung erfahren zu haben. Der Bedeutung von Rudolf Lemke für die Kinder- und Jugendpsychiatrie soll nachgegangen werden. Seine wichtigsten kinderpsychiatrischen und -neurologischen Schriften werden vorgestellt und die Tätigkeit als Konsiliar des Erziehungsheims von Johannes Trüper in Jena wird anhand der von ihm geführten Ambulanzakten von 1946 bis 1954 näher beleuchtet. Lemke war wissenschaftlich sehr vielseitig, so dass sich seine Publikationen auf das gesamte Gebiet der Psychiatrie und Neurologie erstreckten. Der Stellenwert Lemkes für die Entwicklung des Fachgebietes Kinderpsychiatrie dokumentiert sich nicht nur in seinen publizistischen Aktivitäten, sondern vor allem durch die praktische Arbeit, die er in der Klinik und als Konsiliar am Erziehungsheim von Johannes Trüper in Jena leistete. Lemke bediente sich bei der Behandlung von Kindern und Jugendlichen der aktuellsten Therapiestandards, indem er zum Beispiel das Insulinschockverfahren und Psychopharmaka sowie Antikonvulsiva einsetzte, aber auch psychotherapeutische und heilpädagogische Überlegungen waren Teil seiner Behandlungsstrategien. Erstmals wurde von ihm eine eigenständige kinderpsychiatrische Abteilung in Jena begründet, die die Behandlung räumlich getrennt von Erwachsenen ermöglichte.

Somatoforme Störungen bei Kindern und Jugendlichen: individuelle psychosomatische Erkrankung, Dysfunktion der Familie oder Syndrom by proxy?

Goldbeck, L. (1); Probst, A. (1); Reindl, S. (2); Fegert, J. M. (1)

(1) Universitätsklinik für Kinder- und Jugendpsychiatrie/Psychotherapie Ulm; (2) Universitätsklinik für Kinder- und Jugendmedizin Ulm

Fragestellung: Die diagnostischen Kriterien der ICD-10 oder des DSM-IV für somatoforme Störungen (SOMS) sind erwachsenenorientiert und berücksichtigen weder entwicklungsabhängige Besonderheiten im Körpererleben noch die klinisch zu beobachtende Stellvertreter-Problematik der Symptomatik im Kindes- und Jugendalter. Wahrnehmungen und Bewertungen körperlicher Signale, Ursachenzuschreibungen körperlicher Beschwerden und Krankheitsverhalten werden entscheidend von den Eltern beeinflusst. Hierzu werden Ergebnisse einer Untersuchung zu subjektiven Krankheitstheorien vorgestellt. Weiterhin wird mit dem Kinder-SOMS ein Screening-Verfahren zur Diagnostik von SOMS im Kindes- und Jugendalter vorgestellt.

Methode: 25 Kinder und Jugendliche mit der klinischen Diagnose einer somatoformen Störung und jeweils ein Elternteil wurden mit einem strukturierten Interview und mit standardisierten Fragebögen (GBB-KJ, KKG) zur Symptomatik und zu den subjektiven gesundheitsbezogenen Kausal- und Kontrollüberzeugungen befragt. Als Vergleichsgruppe dienten 25 Patienten mit Asthma bronchiale und ihre Bezugspersonen. Das aus der Erwachsenen-Psychosomatik stammende Screening-Verfahren SOMS wurde für das Kindes- und Jugendalter modifiziert, mit einer Parallelversion für die Erhebung der Elternsicht kombiniert und an zwei klinischen Inanspruchnahmepopulationen validiert.

Ergebnisse: Störungsspezifische Ausprägungen der subjektiven Krankheitstheorien weisen eine hohe Parallelität in den Eltern-Kind-Dyaden auf. Multifaktorielle Ursachenvorstellungen und Kontrollüberzeugungen konnten sowohl in der psychosomatischen Untersuchungsgruppe als auch in der Asthma-Vergleichsgruppe exploriert werden. Daten zur Sensitivität und Spezifität des Kinder-SOMS werden berichtet.

Diskussion: Die Komplexität der subjektiven Krankheitstheorien bei SOMS und die Einbeziehung der Elternebene bieten Ansatzpunkte für ein spezifisches therapeutisches Vorgehen mit dem Ziel einer Veränderung dysfunktionaler Körperwahrnehmungen und ungünstiger Ursachenzuschreibungen. Das Kinder-SOMS ist ein hinreichend valides diagnostisches Screening-Verfahren und erlaubt eine erste Differenzierung zwischen Eltern- und Kindersicht.

Modellprogramm zur intensiven ambulanten Versorgung psychisch auffälliger Jugendlicher in Heimen

Goldbeck, L.; Nützel, J.; Schmid, M.; Fegert, J. M.

Universitätsklinikum Ulm, Klinik für Kinder- und Jugendpsychiatrie/Psychotherapie

Kinder und Jugendliche in stationärer Jugendhilfe sind eine Hochrisikogruppe für die Entwicklung psychischer Störungen mit Prävalenzraten um 60 %. Gleichzeitig ist diese Gruppe kinder- und jugendpsychiatrisch/-psychotherapeutisch unterversorgt. Das Konzept eines aufsuchenden, multimodalen ambulanten Versorgungsmodells für diese Zielgruppe wird vorgestellt. Merkmale des Interventionsprogramms sind Niedrigschwelligkeit, case-management, Einbeziehung und Stärkung der haltenden Funktionen der Jugendhilfeeinrichtungen sowie abgestufte Krisenintervention. Angestrebt wird die Früherkennung, Frühbehandlung und kontinuierliche leitlinienkonforme Behandlung psychisch auffälliger Kinder und Jugendlicher in ihrer Einrichtung und dadurch die Vermeidung bzw. Verkürzung stationärer Behandlungen.

Geplant ist die Evaluation des Versorgungsmodells im Rahmen einer kontrollierten multizentrischen Studie. Nach einem Screening mittels Verhaltenseinschätzung durch die Erzieher werden auffällige Kinder und Jugendliche entweder in das multimodale ambulante Interventionsprogramm aufgenommen oder im Rahmen der üblichen Regelversorgung behandelt. Die Gruppenbildung erfolgt getrennt nach Einrichtungen. Nach 6 Monaten und nach 12 Monaten erfolgt eine follow-up Untersuchung. Im Gruppenvergleich werden am Ende der Studie die Zielparameter stationäre Behandlungstage, psychosoziales Funktionsniveau, Symptombelastung und Lebensqualität ausgewertet.

Multimodale Diagnostik von Zwangsstörungen im Kindes- und Jugendalter

Goletz, H.; Döpfner, M.

Klinik und Poliklinik für Psychiatrie und Psychotherapie des Kindes- und Jugendalters am Klinikum der Universität zu Köln

Zielsetzung: Zwangsstörungen stellen sich als äußerst vielgestaltig dar. Im Kindes- und Jugendalter beinhaltet die Mehrzahl der Störungen multiple Zwangshandlungen und Zwangsgedanken kombiniert, während allein auftretende Zwangsgedanken oder -handlungen eher selten beschrieben werden. Bei einer individuellen Zwangsstörung existieren häufig eine Vielzahl potenzieller Auslöser (interne und externe Reizbedingungen), damit verbundener Befürchtungen sowie passiver und aktiver Vermeidungsstrategien (einschließlich familiärer Eingebundenheit der Zwangssymptomatik).

Zielsetzung der multimodalen Diagnostik ist eine detaillierte Erfassung der individuellen Zwangssymptomatik, einschließlich ihrer aufrechterhaltenden Bedingungen, Beeinträchtigungen und Komorbiditäten.

Materialien und Methoden: Die Erfassung der einzelnen Komponenten von Zwangsstörungen bei Kindern und Jugendlichen erfordert eine detaillierte Informationssammlung von verschiedenen Quellen (insbesondere Kind/Jugendliche(r), Eltern, Geschwister, Erzieher/Lehrer) in unterschiedlichen Settings. Die wenigen für das Kindes- und Jugendalter bislang vorliegenden Messinstrumente, die primär eine Modifikation der entsprechenden Erwachsenenversionen darstellen, umfassen: Strukturierte Interviews (z. B. K-SADS-PL, Kinder-DIPS, CY-BOCS); Selbst- und Fremdbeurteilungsbögen (Leyton-Fragebogen, einschließlich Lehrerfragebogen); Selbstbeobachtungsbogen (Beschreibung eines typischen Tagesablaufs); Verhaltensbeobachtung (in Untersuchungs-/Testsituationen oder in natürlichen Situationen). In Ergänzung dazu werden überdies explizit für Erwachsene entwickelte Messinstrumente wie z. B. HZI/HZI-K insbesondere bei Jugendlichen eingesetzt.

Ergebnisse: Neben der Präsentation der bislang vorliegenden Messinstrumente mit ihrer psychometrischen Qualität wird die von Goletz und Döpfner (2003) entwickelte Diagnose-Checkliste Zwangsstörungen (DCL ZWA) und das von Goletz und Döpfner (2001) entwickelte Zwangsinventar für Kinder (ZWIK-S, verfügbar als Kind-/Jugendlichen- und Elternversion, basierend auf dem Padua-Zwangsfragebogen für Erwachsene) vorgestellt. Diesbezügliche Vorstudien haben gute Ergebnisse zu internen Konsistenzen aufgewiesen. Es sollen an größeren Stichproben erhobene aktuelle Ergebnisse dargestellt werden.

Zusammenfassung: Darstellung diagnostischer Verfahren bezüglich einer multimodalen Diagnostik bei juvenilen Zwangsstörungen.

Antizipatorische selektive Aktivierung der für die erwartete Aufgabe benötigten Hirnareale während der Contingenten Negativen Variation (CNV)

Gomez, C. M.

Psychobiologisches Labor, Abteilung für Experimentelle Psychologie, Universität Sevilla, Spanien

Wenn zwei aufeinanderfolgende Stimuli S1-S2 präsentiert werden, generiert die durch den Warnreiz S1 hervorgerufene Vorbereitung auf den imperativen Stimulus S2 die Contingente Negative Variation (CNV). Die Hypothese, dass die späte CNV die Aktivierung derjenigen Hirnareale reflektiert, die durch den imperativen Stimulus benötigt werden, wird durch die folgenden Ergebnisse untermauert:
1) Low-resolution electromagnetic tompography analysis (LORETA) zeigt, dass der supplementär-motorische Cortex und das anteriore Cingulum (Aktivierung bereits früh während der CNV) die handlungs- und wahrnehmungsrelevanten Areale (Aktivierung während der späten CNV) für die nachfolgende Aufgabe rekrutieren.
2) Dipolanalysen des MEG-Signals während der Contingenten Magnetischen Variation (der magnetische Gegenpart zur CNV im EEG) zeigen eine spezifische Aktivierung des auditorischen und motorischen Cortex, die für die Aufgabenstellung nach dem imperativen Stimulus benötigt werden.
3) Auch die cerebralen Grundrhythmen werden während der CNV moduliert. LORETA zeigt eine Abnahme der Aktivität in alpha und beta-Band während der Aufmerksamkeitsperiode im Vergleich zur baseline (prä S1). Diese Ergebnisse legen nahe, dass die Rhythmusgeneratoren in ihrer Aktivität während der CNV beeinflusst werden.

Zusammenfassung: In der Zusammenschau aller Ergebnisse wird klar, dass während der CNV selektiv diejenigen Hirnareale aktiviert werden, die für eine schnelle Ausführung der Antwort auf den imperativen Stimulus notwendig sind.

Diagnostische Validität der deutschen Jugendinventare nach Cloningers Persönlichkeitsmodell – Vom JTCI zum JTCI 12-18 R

Goth, K. (1); Schmeck, K. (2); Poustka, F. (1)

(1) Klinik für Psychiatrie und Psychotherapie des Kindes- und Jugendalters, J. W. Goethe-Universität Frankfurt; (2) Klinik und Poliklinik für Kinder- und Jugendpsychiatrie/Psychotherapie der Universität Ulm

Zielsetzung: Seit 1995 entwickeln wir in Zusammenarbeit mit C. R. Cloninger und basierend auf seinem Temperament- und Charaktermodell der Persönlichkeitsentwicklung kulturspezifische Fragebögen für Kinder und Jugendliche verschiedener Altersbereiche. Ziel war die Verbesserung der psychometrischen Güte der bestehenden Versionen und die Entwicklung vergleichbarer altersübergreifender Versionen, um längsschnittliche Untersuchungen zu ermöglichen. Anhand verschiedener Versionen des Jugendinventars für 12-18 Jährige soll die stabile diagnostische Validität dieser Inventarfamilie bei schrittweise verbesserter Reliabilität aufgezeigt werden.

Methoden: An einer klinischen Stichproben von 366 Patienten mit gemischten psychiatrischen Diagnosen wurde die diagnostische Validität des derzeit aktuellen JTCI 12-18 (Schmeck et al., 2000) anhand des YSR (Achenbach, 1991) korrelativ, sowie getrennt nach Störungstypen durch schrittweise binär-logistische Regressionen überprüft. Längsschnittlich wurde an 80 dieser Patienten nach durchschnittlich 1,8 Jahren die Persönlichkeitsentwicklung in Abhängigkeit zur Psychopathologie, sowie jeweils querschnittlich die Aufklärbarkeit der pathologischen Auffälligkeit über die Persönlichkeit mit schrittweisen linearen Regressionen untersucht. Für die revidierte Version JTCI/12-18 R wurden an einer Eichstichprobe von 433 Frankfurter Schülern die Itemcharakteristika und Skalenreliabilitäten festgestellt, sowie anhand des SDQ (Woerner et al., 2002) die diagnostische Validität korrelativ überprüft.

Ergebnisse: Theoriekonform und stabil über alle Fragebogenversionen und Stichproben hinweg ließ eine unterdurchschnittliche Ausprägung in den Charakterskalen »Selbstlenkungsfähigkeit« und »Kooperativität« auf das Vorliegen einer psychischen Störung schließen, wohingegen der Temperamentstyp spezifisch mit der Störungsrichtung variierte. Im Retest zeigte jedoch auch das Temperamentsmerkmal »Schadensvermeidung-Verhaltenshemmung« für sich einen Zusammenhang mit fortbestehender Psychopathologie. Der neue JTCI 12-18 R weist zusätzlich zur diagnostischen Validität deutlich verbesserte Reliabilitäten auf.

Zusammenfassung: Alle Inventarversionen können zur klinischen Verwendung empfohlen werden.

KIDS: Kindertherapeutisches Intensivprogramm bei disruptiven Störungen

Grasmann, D. (1); König, C. (1); Stadler, C. (2); Schmeck, K. (1)

(1) Universitätsklinikum Ulm, Kinder- und Jugendpsychiatrie/Psychotherapie; (2) Klinik für Psychiatrie und Psychotherapie des Kindes- und Jugendalters, J. W. Goethe-Universität Frankfurt

Zielsetzung: Um positive Verhaltens- und Befindensänderungen bei disruptiven (impulsiven/ oppositionellen/ aggressiven) Kindern zu bewirken und zu generalisieren, bedarf es einer multimodalen Behandlung unter Einbeziehung des sozialen Umfelds. Untersucht wird ein manualisiertes Vorgehen, das verhaltenstherapeutische Methoden, Elterntraining, psychopharmakologische Therapie und Beratung für Lehrer vereint.

Methode: In einem intensivtherapeutischen zweiwöchigen Behandlungsprogramm werden Gruppen von 8- bis 13-jährigen Kindern von 8.00 h bis 16.00 h in einem tagesklinischen Setting behandelt. Der festgelegte Tagesablauf ist hoch strukturiert und beinhaltet Bausteine, die je nach Altersgruppe und Schwerpunktsetzung kombiniert werden können. Neben den Gruppenerfahrungen, die die Kinder im Rahmen des Programms machen können, beinhaltet der Wochenplan Einheiten zur Psychoedukation, zum Training sozialer Kompetenzen, Projekteinheiten (an deren Ende eine Aufführung folgt), Entspannungseinheiten sowie therapeutische Einzelgespräche. Programm begleitend findet vor, während und nach dem Trainingsprogramm der Kinder an 10 Abenden ein Elterntraining sowie das offene Angebot einer Informations- und Beratungsveranstaltung für Lehrer statt.

Ergebnisse: Die Entwicklung des Manuals basiert auf den Erfahrungen von 2 »SommerCamps«, die im Rahmen einer multizentrischen Studie 2002 u.a. an der Universitätsklinik Frankfurt durchgeführt wurde und einem 2003 am Universitätsklinikum durchgeführten »SommerCamp« zur Einführung der Psychoedukation. In insgesamt fünf Gruppenbehandlungen in Frankfurt und Ulm fand 2004 erstmals die Evaluation des Manuals (Grasmann, König, Stadler u. Schmeck) statt. In diesem Beitrag werden das Konzept und die Manualbausteine vorgestellt. In einem weiteren Beitrag des Symposiums werden die Ergebnisse der Evaluation präsentiert.

Studie wurde von Drittmittelgeber finanziert: Otto-Kässbohrer-Stiftung, Ulm

Familien mit disruptiven Kindern. Eine Untersuchung der Hilfen und Inanspruchnahme in einer schwierigen Belastungskonstellation

Grasmann, D.; Ziegenhain, U.; Schmeck, K.; Fegert, J. M.

Universitätsklinikum Ulm, Kinder- und Jugendpsychiatrie/Psychotherapie

Zielsetzung: Untersucht werden Hilfen für Familie mit disruptiven Kindern und die Inanspruchnahme dieser Hilfen unter Berücksichtigung der psychosozialen Belastung und Kosten für die Familien. Dabei werden Kontakte der Familien zu entsprechenden Hilfesystemen, unterschiedliche Behandlungsansätze sowie die Inanspruchnahme der Hilfen sowohl aus Sicht der betroffenen Familien als auch der Fachkräfte einbezogen.

Methoden: Zur Entwicklung des Erhebungsinventars wurden Experteninterviews mit Professionellen unterschiedlicher Disziplinen und betroffenen Eltern durchgeführt. Daraus ableitend erfolgte auf der Grundlage qualitativer Interviews die Entwicklung eines Fragebogens zur Erhebung der spezifischen Fragestellung für Fachkräfte aus verschiedenen Gebieten sowie für betroffene Eltern. Für die Einschätzung der Eltern werden außerdem standardisierte Verfahren eingesetzt (SDQ-D, FLZ).

Untersuchungsgruppe: Angeschrieben wurden 123 niedergelassene Ärzte, Therapeuten, Beratungsstellen, Kindergärten und Schulen aus den Regionen Ulm und Alb-Donau-Kreis. Die Rekrutierung der Familien erfolgt zum einen über die Vermittlung durch kooperierende Fachkollegen sowie die Institutsambulanz der KJPP der Universitätsklinik Ulm.

Die Auswertung erfolgt mittels quantitativer Verfahren und qualitativer Inhaltsanalyse (nach Mayring) des Fragebogenrücklaufs. Es werden erste Ergebnisse und daraus abgeleitete Anregungen für eine verbesserte Vernetzung unterschiedlicher Hilfeangebote vorgestellt.

Studie wurde von Drittmittelgeber finanziert: Landesstiftung Baden-Württemberg

Erstbeurteilung jugendlicher Straftäter: eine Validitätsstudie des Screeninginstruments BARO.ch/de

Gutschner, D.

IFB – Institut für forensische Kinder- und Jugendpsychologie, -psychiatrie und -beratung, Bern, Schweiz

Methode: Das BARO.ch/de ist ein halbstrukturiertes Interview mit dem Ziel, psychische Störungen oder Auffälligkeiten von jugendlichen Straftätern im ersten Kontakt (von der Strafbehörde) zu erfassen. Weiter liefert das Baro.ch/de wichtige Entscheidungshilfen für weitere strafrechtliche Massnahmen und andere Hilfestellungen. Mit dem Baro.ch/de werden systematisch wichtigen Bereiche nach den vorgegebenen Fragen durchgearbeitet und in der Checkliste bewertet. Das Ziel dieser Studie war es, die psychometrischen Eigenschaften und die Nützlichkeit des BARO.ch/de zu untersuchen.

Ergebnisse: Für diese Untersuchung wurden die Ergebnisse von 125 straffälligen Jugendlichen verwendet. Die Reliabilität und Interrater Reliabilität erwiesen sich als gut bis sehr gut ($\alpha = .80$ und $r = .84$) und zwischen der Psychopathologie nach Baro.ch/de und den Diagnosen nach ICD-10 besteht ein positiv signifikanter Zusammenhang ($r = .79$; $p < 0.001$).

Zusammenfassung: Die vorliegende Studie zeigt, dass das BARO.ch/de gute bis sehr gute psychometrische Eigenschaften besitzt und somit in der Lage ist, psychische Störungen zu erfassen. Die Nützlichkeit (Zeitaufwand, Handhabbarkeit und allgemeine Zufriedenheit) für die Justizbehörden ist aufgrund Befragungen klar gegeben.

Welche Maßnahmen machen Sinn? Auszug der Ergebnisse einer prospektiven Langzeitstudie mit dissozialen Jugendlichen

Gutschner, D.

IFB – Institut für forensische Kinder- und Jugendpsychologie, -psychiatrie und -beratung, Bern, Schweiz

Ziel: Diese Präsentation zeigt Ergebnisse der zweiten Erhebung (nach 2 Jahren) unserer auf 25 Jahre ausgelegten prospektiven Langzeitstudie mit dissozialen Jugendlichen.

Methode: Aus den ursprünglichen 108 Probanden konnten 90 Jugendliche (87 % männlich und 13 % weiblich) im Alter von 12-20 Jahren einbezogen werden. Alle Jugendlichen wurden zum ersten Erhebungszeitpunkt im Rahmen eines Jugendstrafverfahrens mit einer standardisierten testpsychologischen Batterie untersucht. Die Testbatterie umfasste standardisierte Intelligenz- und Aufmerksamkeitstests sowie standardisierte Selbst- und Fremdbeurteilungsverfahren zur Persönlichkeitsdiagnostik. Sozioökonomische Daten wurden standardisiert erfasst, die Psychopathologie mittels eines strukturierten Interviews (DIPS). Beim zweiten Erhebungszeitpunkt (2-Jahres-Follow-up) wurden u.a Informationen über deren weiteren Verlauf (Rückfall, berufliche Integration etc.) bei der Jugendstrafbehörde eingeholt.

Ergebnisse: Die Rückfallrate betrug 64,4 %, wobei diese bei Gewaltdelikten (72 %) höher ausfiel als bei Beschaffungskriminalität (56 %) und Drogendelikten (59 %). Bei 87 % wurde eine psychische Störung festgestellt. Es besteht ein signifikanter Zusammenhang zwischen externalen Störungen und der Rückfallrate (Chi^2 $p = .001$). Die Rückfallrate war bei Heimeinweisungen höher als bei ambulanten strafrechtlichen Massnahmen. Bei denjenigen Jugendlichen, bei welchen eine Integration (beruflich oder schulisch) gelungen ist, sank die Rückfallrate um die Hälfte von 75 % auf 50 %.

Schlussfolgerung: Die Rückfallrate ist bei ambulanten und stationären strafrechtlichen Massnahmen unterschiedlich. Hier scheint die schulische oder berufliche Integration als protektiver Faktor zu wirken und psychische Störung als Risikovariable.

Stammzelltransplantation bei 4-12 Jahre alten Kindern: Emotionale Adaptation und Einflüsse elterlicher Faktoren

Günter, M. (1); Koch, I. (1); Stohrer, I. (1); Greil, J. (2)

(1) Abteilung Psychiatrie und Psychotherapie im Kindes- und Jugendalter, Universität Tübingen; (2) Universitätsklinik für Kinderheilkunde und Jugendmedizin, Abteilung Allgemeine Pädiatrie, Hämatologie und Onkologie, Universität Tübingen

Zielsetzung: Erfassung mentaler Repräsentationen von Kindern, die sich aufgrund einer sonst tödlich verlaufenden Erkrankung einer Stammzelltransplantation unterziehen müssen. Darstellung des Zusammenhangs mit der elterlichen Belastung.

Methoden: In einer prospektiven Untersuchung wurden 50 Kinder zwei Wochen vor, zwei Wochen nach, sowie ein Jahr nach Stammzelltransplantation mit Hilfe der MacArthur Story Stem Battery, sowie eines transplantationsbezogenen und anderer Fragebogeninstrumente untersucht. Von Eltern wurden Daten zur eigenen Belastung (u.a. Beck Depression Inventory, F-SOZU) und Daten zum Kind erhoben (Strengths and Difficulties Questionnaire, BASES Scales), von den Schwestern Daten zur transplantationsbezogenen Belastung des Kindes. Die Gruppe wurde mit einer alters- und geschlechtsgematchten Kontrollgruppe verglichen.

Ergebnisse: Die Kinder hatten signifikant im Vergleich zur Kontrollgruppe veränderte mentale Repräsentationen im Sinne einer emotionalen Anpassungsreaktion einerseits und eines stärkeren Gefühls von Bedrohung andererseits. Zusammenhänge zwischen der emotionalen Offenheit des Kindes und dem Ausmaß der depressiven Belastung der Eltern konnten dargestellt werden.

Diskussion: Die Untersuchung von Kindern mit lebensbedrohlichen Erkrankungen unter akuter Belastung mit Hilfe der videogestützten Auswertung von Narrativen erlaubt eine differenzierte Darstellung ihrer inneren Situation und der Adaptationsprozesse, wie sie mit Fragebogenverfahren aufgrund der physiologischen Rückzugsreaktion nicht zu erreichen ist und objektiviert die klinische Erfahrung, die wir mit diesen Kindern machen.

Studie wurde von Drittmittelgeber finanziert: DFG

Die Erfassung lebenspraktischer Fähigkeiten bei psychisch kranken Kindern und Jugendlichen im Rahmen der stationären Jugendhilfe

Göhre, C. (1); Kolyschkow, M. (1); Berthold, F. (2); Häßler, F. (1)

(1) Tagesklinik für Kinder- und Jugendpsychiatrie/-psychotherapie der GGP im ASBmBH, Rostock; (2) Therapeutische Kinder- und Jugendwohngruppe der GGP im ASB mbH, Rostock; (3) Klinik für Kinder- und Jugendneuropsychiatrie/-psychotherapie der Universität Rostock

Zielsetzung: Um Kinder und Jugendliche, die von seelischer Behinderung bedroht oder seelisch behindert sind (§ 35a KJHG), gesellschaftlich wieder einzugliedern, sind neben professionell therapeutisch-pädagogischen Interventionen auch die Festigung lebenspraktischer Fähigkeiten von großer Bedeutung.

Material und Methoden: In den therapeutischen Wohngruppen wurden seit dem Jahr 2001. 30 Klienten in einer Altersspanne von 10-21 Jahren im Rahmen der stationären Jugendhilfe betreut. Wir entwickelten einen Fragebogen der die Bereiche der Alltagsstrukturierung, der Freizeitgestaltung, der Lebens- und Zukunftsperspektiven, der Selbständigkeit, der schulischen- oder beruflichen Integration und die Beziehung zum Bezugssystem beurteilt. Die Bewertung erfolgt als monatliches Fremdrating durch den Bezugsbetreuer.

Ergebnisse: Über 70 % der bis jetzt betreuten Kinder- und Jugendlichen konnten sich sehr gut in das Bezugssystem integrieren. Jugendliche mit einer schweren Borderline Persönlichkeitsstörung und mit einer ausgeprägten Negativsymptomatik einer Schizophrenie, weisen die größten Defizite in den Bereichen der Selbständigkeit sowie der schulischen- oder beruflichen Integration auf.

Zusammenfassung: Die regelmäßige Erfassung lebenspraktischer Fähigkeiten bei psychisch kranken Kindern und Jugendlichen im Rahmen der stationären Jugendhilfe ist eine hilfreiche Ergänzung für die Hilfeplanung zur weiteren Stabilisierung des psychosozialen Adaptationsprozesses.

Kunst – und musiktherapeutische Gruppenarbeit in einem teilstationären kinder- und jugendpsychiatrischen Setting

Göhre, C. (1); Hasselberg, N. (1); Krause, B. (1); Häßler, F. (2)

(1) Tagesklinik für Kinder- und Jugendpsychiatrie/-psychotherapie der GGP im ASBmbH, Rostock; (2) Universitätsklinik für Kinder- und Jugendneuropsychiatrie/-psychotherapie der Universität Rostock

Einleitung: Kunst- und Musiktherapie ermöglichen als supportive psychotherapeutische Verfahren, unabhängig von der angewandten Methode, eine Neugliederung innerer und äußerer Beziehungsnetzwerke sowie die Reintegration abgekoppelter Erfahrungen, wobei das primär nonverbale regressive Moment die Chance eröffnet, präverbal entstandene Konflikte zu erkennen und aufzulösen sowie die Bereitschaft und Fähigkeit zur Verbalisierung zu entwickeln.. Mittels unterschiedlicher Techniken wird die Verbesserung der Erlebnis-, Ausdrucks- und Kommunikationsfähigkeit psychisch kranker Kinder und Jugendlicher mit dem Ziel der jeweiligen Störungsbildreduktion bei gleichzeitiger Stärkung gesunder Persönlichkeitsanteile angestrebt.

Methode: In unserer Tagesklinik werden die o.g. Therapieformen als integrale Bestandteile eines gesamttherapeutischen Konzeptes im Einzel-, Klein- und Großgruppensetting durchgeführt. Bei ca. 140 Patienten pro Jahr nehmen 70 % an kreativtherapeutischen Angeboten teil, wobei mehr als zwei Drittel ausschließlich in Gruppen therapiert werden.

Zusammenfassung: Bei fließenden Übergängen haben die Kunst- und Musiktherapie neben der bewusst machenden therapeutischen auch eine diagnostische Funktion. Als psychotherapeutische Verfahren bieten sie den Vorteil einer frühen Bedingungsanalyse und einer raschen Dialoginitiierung. Krankheitsverlauf, Verhaltensmodifikation, Wandel innerer Einstellungen, Beziehungsveränderungen und die Effizienz von Therapien werden prozeßhaft abgebildet. Bei externalisierenden Störungen eignen sich eher aktive Methoden in einem Gruppensetting.

Psychometrische Qualität und Normierung der Fremd- und Selbstbeurteilungsbögen des Diagnostik-Systems für Psychische Störungen im Kindes- und Jugendalter nach ICD-10 und DSM-IV (DISYPS-KJ)

Görtz, A. (1); Döpfner, M. (1, 2)

(1) Christoph-Dornier-Stiftung für Klinische Psychologie, Köln; (2) Klinik und Poliklinik für Psychiatrie und Psychotherapie des Kindes-und Jugendalters der Universität zu Köln

Zielsetzung: Das Diagnostik-System für Psychische Störungen im Kindes- und Jugendalter (DISYPS-KJ) erfasst die Kriterien für die Störungsbereiche Hyperkinetische Störungen, Störungen des Sozialverhaltens, Depressive Störungen, Angststörungen, Tiefgreifende Entwicklungsstörungen, Tic-Störungen und Störungen sozialer Funktionen nach ICD-10 und DSM-IV. DISYPS-KJ kombiniert drei Beurteilungsebenen miteinander. Die klinische Beurteilung erfolgt anhand der Diagnose-Checklisten. Die Einschätzung der Eltern, der Lehrer oder der Erzieher kann anhand von Fremdbeurteilungsbögen vorgenommen werden. Kinder und Jugendliche im Alter von 11 – 18 Jahren können sich selbst anhand von Selbstbeurteilungsbögen einschätzen. Ziel der Studie ist die Prüfung der psychometrischen Qualität und die Normierung der Fremd- und Selbstbeurteilungsbögen. Die Fragebögen wurden zur Originalform leicht modifiziert.

Methode: Die Datenerhebung erfolgte durch postalische Befragungen, die auf der Basis von 3.204 per Zufall ausgewählter Adressen von Kindern und Jugendlichen deutscher Nationalität im Alter von 4;0 bis 17;11 Jahren durchgeführt wurden. In Teilstichproben wurden auch die Diagnose-Checklisten eingesetzt. Neben Item- und Reliabilitätsanalysen wurden Faktorenanalysen zur Überprüfung der A-priori-Skalen durchgeführt.

Ergebnisse: Für die meisten Fragebögen mit Ausnahme für den Störungsbereich Depressive Störungen konnte die ICD-10 und DSM-IV vorgegebene A-priori-Zuordnung in den Faktorenanalysen und den Reliabilitätsanalysen bestätigt werden. Zusätzlich entwickelte Kompetenzskalen erwiesen sich bei allen Fragebögen als intern konsistent und valide. Zwischen Selbst- und Fremdurteil sowie zwischen Selbst- bzw. Fremdurteil und klinischem Urteil fanden sich meist mittlere Korrelationen. Die Korrelationen zwischen den verschiedenen Störungsbreichen liegen überwiegend im unteren bis mittleren Bereich. Insgesamt hat die Überprüfung von DISYPS-KJ gezeigt, dass die Instrumente eine gute psychometrische Qualität besitzen und in der klinischen Routineanwendung ein wichtiges diagnostisches Hilfsmittel darstellen können.

Studie wurde von Drittmittelgeber finanziert: Christoph-Dornier-Stiftung für Klinische Psychologie

Geschlechtsunterschiede hinsichtlich des selbstverletzenden Verhaltens

Haas, B.; Popp, F.

Paris-Lodron Universität Salzburg, Österreich

Ziel dieser Untersuchung ist die Erhebung von Geschlechtsunterschieden hinsichtlich der unmittelbaren Funktionen des selbstverletzenden Verhaltens. Die Definition des selbstverletzenden Verhaltens schließt unter anderem Suizidversuche und mentale Retardierung aus. Basis dieser Untersuchung ist eine Stichprobe von n = 137 Probanden mit selbstverletzendem Verhalten, die im Rahmen einer Konstruktion eines Fragebogens über die unmittelbaren Funktionen des Selbstverletzenden Verhaltens (F-SVV) durch Internet und in Kliniken rekrutiert wurden. Diese wurde nach Geschlecht aufgeteilt und hinsichtlich Kontrollverlust, Alter, Narbenbildung und psychiatrische stationäre Behandlung aufgrund der Selbstverletzung parallelisiert, da diese Faktoren die unmittelbaren Funktionen des selbstverletzenden Verhaltens signifikant beeinflussen. Die beiden Gruppen bestanden schließlich aus jeweils n = 19 Probanden (Durchschnittsalter 21 Jahre; SD = 7).

In keiner der unmittelbaren Funktionen Selbstbestrafung, Emotionale Anspannung mit und ohne Bewertung, Dissoziation, Derealisation (emotionale Ebene), Körperkontrolle, Sucht, Manipulation (Macht-Ebene) und Ausdruck der Sexualität zeigten sich signifikante Geschlechtsunterschiede. Frauen tendieren jedoch zu höheren Werten auf der Skala »Derealisation«, während Männer tendenziell öfter die Selbstverletzung zur Manipulation einsetzen. Anhand dieser Ergebnisse ist zu vermuten, dass die Gewichtung der unmittelbaren Funktionen des selbstverletzenden Verhaltens geschlechtsunabhängig ist.

Zusammenfassung: Es konnten keine signifikanten Geschlechtsunterschiede hinsichtlich der unmittelbaren Funktionen des selbstverletzenden Verhaltens gefunden werden.

Metabolische Veränderungen unter atypischen Antipsychotika

Haberhausen, M. (1); Gebhardt, S. (2); Remschmidt, H. (1); Hebebrand, J. (3); Theisen, F. M. (1)

(1) Klinik für Kinder- und Jugendpsychiatrie und -psychotherapie, Philipps-Universität, Marburg; (2) Klinik für Psychiatrie und Psychotherapie, Philipps-Universität, Marburg; (3) Klinik für Psychiatrie und Psychotherapie des Kindes- und Jugendalters der Rheinischen Kliniken Essen

Neuere Untersuchungen haben eine hohe Prävalenz von Hyperglykämien und Dyslipidämien bei erwachsenen Patienten unter der Behandlung mit atypischen Antipsychotika gezeigt. Erste Studien lassen vermuten, dass die Atypika als heterogene Stoffgruppe nicht gleichmäßig betroffen sind. Ein gesteigertes Risiko für die Entwicklung eines Diabetes mellitus wird für Clozapin und Olanzapin diskutiert, während für andere Atypika und konventionelle Antipsychotika nur ein gering erhöhtes Risiko zu bestehen scheint. Zurzeit untersuchen wir die Effekte von Clozapin und Olanzapin auf Parameter des Fett- und Glukosestoffwechsels von stationär behandelten, adoleszenten Patienten mit Psychosen aus dem schizophrenen Formenkreis über einen Zeitraum von 6 Wochen. Diese Gruppe junger Patienten ist häufig nicht mit verschiedenen anderen Antipsychotika vorbehandelt.

In dieser prospektiven, longitudinalen Untersuchung von adoleszenten schizophrenen Patienten werden Fett- und Glukosestoffwechselparameter (Gesamt-cholesterin, LDL, HDL, Triglyceride, Glukose, HbA1c, C-Peptid, Fruktosamin) vor sowie 1,2,4 und 6 Wochen nach Beginn der Behandlung mit Clozapin oder Olanza-pin bestimmt. Die statistische Auswertung stellt u. a. die absoluten und relativen Ver-änderungen dieser Parameter im Verhältnis zu den Ausgangswerten sowie einen Vergleich von Clozapin und Olanzapin dar. Bis jetzt erhobene Daten dieser laufenden Studie (bisher 18 adoleszente Patienten eingeschlossen, 14 mit Clozapin, 4 mit Olanzapin) zeigen, dass ein Teil der Patienten Veränderungen der untersuchten Parameter aufweist.

Unsere vorläufigen Ergebnisse legen nahe, dass mit Clozapin oder Olanzapin behandelte adoleszente Patienten möglicherweise ein erhöhtes Risiko aufweisen, eine Hyperglykämie und/oder Dyslipidämie zu entwickeln. Aus klinischer Sicht sollte diesen Nebenwirkungen vermehrt Aufmerksamkeit geschenkt werden, z. B. erscheint neben der Beobachtung des Körpergewichts eine regelmäßige Kontrolle des Nüchternblutzuckers sowie der Lipid-Serumkonzentrationen sinnvoll.

Studie wurde von Drittmittelgeber finanziert: Bundesministerium für Bildung und Forschung, DFG

Kinderpsychiatrie als Sozialpsychiatrie – Wie verschiedene Fachsprachen sowohl zur Bereicherung wie Erschwernis interdisziplinären Schaffens beitragen können

Haemmerle, P.

KJPD Fribourg

Kinderpsychiatrie entstand in der Schweiz wesentlich auf ambulanter Grundlage mit wichtigen Bezügen zu den »Herkunftsfächern« Pädiatrie, Psychiatrie und Heilpädagogik. Heute bestehen die verschiedenen Sicht- und Arbeitsweisen dieser Sparten mit- und nebeneinander, sind oft hilfreich und bereichernd, manchmal aber auch hindernd und blockierend.

Im Beitrag wird die aktuelle kinderpsychiatrische Landschaft der Schweiz vorgestellt und deren oft mit Sprachgewohnheiten zusammenhängenden Naht- und Bruchstellen mit den »Nachbarwissenschaften« aufgezeigt. Daraus geht ein Verständnis von Kinderpsychiatrie als Sozialpsychiatrie hervor.

Defizite des visuellen Arbeitsgedächtnisses bei adoleszenten schizophrenen Patienten. Eine Untersuchung mit der funktionellen Magnetresonanztomographie

Haertling, F. (1); Bittner, R. A. (2); Haenschel, C. (2); Cap, M. (1); Goncharova, T. (1); Maurer, K. (2); Linden, D. E. J. (2, 3); Poustka, F. (1)

(1) Klinik für Kinder- und Jugendpsychiatrie der Universität Frankfurt; (2) Klinik für Psychiatrie der Universität Frankfurt; (3) School of Psychology, University of Wales, Großbritannien

Einleitung: Beeinträchtigungen des Arbeitsgedächtnisses bei schizophrenen Patienten haben im Rahmen der kognitiven Defizite einen großen Stellenwert bei der Verlaufsbeurteilung der Erkrankung. Die funktionelle Magnetresonanztomographie (fMRT) ermöglicht es Dysfunktionen des Arbeitsgedächtnisses durch die Visualisierung einer veränderten Aktivierung der betroffenen Hirnregionen suffizient zu untersuchen. Bisher fehlen kontrollierte Studien über adoleszente Patienten mit einer Schizophrenie (early onset schizophrenia = EOS).

Methode: Wir untersuchten drei weibliche und acht männliche jugendliche Patienten mit der ICD-10-Diagnose einer Schizophrenie (mean +/- SD age, 18.1 +/- 1.3 years; range 16 to 20 years) und elf gesunde Kontrollprobanden (age, sex-, hand- and IQ- matched). Patienten und Kontrollen wurden im MRT visuelle Objekte präsentiert, von denen sie eines nach einer 12 sec. Verzögerung wiedererkennen sollten. Wir variierten den Schwierigkeitsgrad, indem wir ein bis drei visuelle Stimuli zeigten. Der Untersuchungsaufbau erlaubte es uns die cerebralen Aktivitätsänderungen während der Gedächtnisprozesse der Chiffrierung, des Merkvorgangs und der Reproduktion separat darzustellen. Zur Untersuchung verwendeten wir ein Siemens 1,5 Tesla Scanner.

Ergebnisse: Die Patienten zeigten in der einfachsten Aufgabenstellung eine höhere präfrontale Aktivität, als die Kontrollprobanden. Bei der Steigerung des Schwierigkeitsgrades zeigten die Patienten einen Abfall der präfrontalen Aktivität, während die Aktivität bei den Kontrollen mit zunehmender Schwierigkeit anstieg.

Diskussion: Die Ergebnisse weisen auf eine Dysfunktion cerebraler Strukturen in frühen visuellen Arealen und in übergeordneten Arealen des dorsolateralen präfrontalen Kortex hin. Unsere Ergebnisse zeigen die neurophysiologischen Dysfunktion zuerst auch bei EOS. Die präfrontale Hyperaktivität bei leichten Anforderungen an das visuelle Arbeitsgedächtnis steht im Einklang mit Untersuchungen über kognitive Störungen bei erwachsenen schizophrenen Patienten.

Lebenssituation und psychische Auffälligkeiten bei Kindern mit Schlafstörungen: Ergebnisse einer epidemiologischen Studie

Haffner, J. (1); Parzer, P. (1); Steen, R. (2); Klett, M. (2); Resch, F. (1)

(1) Abteilung Kinder- und Jugendpsychiatrie, Universitätsklinik Heidelberg; (2) Gesundheitsamt Rhein-Neckar-Kreis

Zu Beginn und Ende der Grundschulzeit wurden im Rhein-Neckar-Kreis in den Jahren 1996 und 2000 die Eltern von jeweils ca. 4000 Kindern zur Lebenssituation und zu psychischen Auffälligkeiten ihrer Kinder befragt. Neben Angaben zum Kind, zum Wohnumfeld und zur familiären Situation wurden psychische Auffälligkeiten mit Hilfe der Child Behavior Checklist (CBCL) erfasst. Die von den Eltern berichteten Schlafstörungen der Kinder nehmen im Laufe der Grundschulzeit von 8,5 % auf 11 % zu, wobei sich starke Symptomausprägungen von 1,4 % auf 2,9 % verdoppeln. Zehnjährige Kinder mit Schlafstörungen zeigen vermehrt internalisierende Störungen und einen deutlich erhöhten CBCL-Gesamtwert. Sie haben signifikant weniger Kontakte zu Gleichaltrigen, sind häufiger Einzelkinder und weisen vermehrt chronische körperliche Krankheiten oder Behinderungen auf. Zentrale Risikofaktoren kindlicher Schlafstörungen sind ein kinderfeindliches Wohnumfeld, Lärmbelästigungen und in besonderem Maße familiäre Belastungen und familiäre Probleme. Schlafstörungen von Grundschulkindern erscheinen somit als ein unspezifisches Symptom, das mit einer hohen psychischen Gesamtbelastung der Kinder, mit erheblichen familiären Problemen und ungünstigen Lebensbedingungen einhergeht. Vor allem ausgeprägte und chronische Schlafstörungen sollten als Hinweis auf eine stark belastete Lebenssituation des Kindes Beachtung finden.

Lebenssituation, Verhalten und psychisches Befinden bei Kindern und Jugendlichen im Schulalter: Ergebnisse der Heidelberger Längsschnittstudie

Haffner, J. (1); Steen, R. (2); Parzer, P. (1); Roos, J. (3); Klett, M. (2); Resch, F. (1)

(1) Abteilung Kinder- und Jugendpsychiatrie, Universitätsklinik Heidelberg; (2) Gesundheitsamt Rhein-Neckar-Kreis; (3) Pädagogische Hochschule Heidelberg

Zielsetzung: Im zeitlichen Verlauf werden Zusammenhänge zwischen Lebensbedingungen und verschiedenen Formen von Verhaltens- und emotionalen Problemen bei Kindern und Jugendlichen im Alter von 6, 10 und 14 Jahren anhand empirischer Daten einer umfassenden Kohortenstudie untersucht.

Methodik: Eltern im Rhein Neckar Kreis wurden zu drei Zeitpunkten (1996/2000/2004 Einschulung, 4. und 9. Klasse) gebeten einen anonymen Fragebogen auszufüllen. Im Jahr 2004 wurden auch die Schüler/innen selbst befragt. Von 65 % bzw. 58 % der Eltern (Grundgesamtheit ca. 7000) konnten vollständige Datensätze erhoben werden. Die Datenerhebung 2004 ist zum Anmeldezeitpunkt noch im Gange. Im Eltern- und Schülerfragebogen wurden Informationen zur Lebenssituation, sowie zu kindlichen Verhaltensauffälligkeiten anhand der Child Behavior Checklist (CBCL) bzw. Youth Self Report (YSR) erfasst.

Die Ergebnisse der Untersuchungsjahre 1996 und 2000 zeigen einen starken Anstieg des Medienkonsums im Grundschulalter. Ein eigenes Fernsehgerät besitzen 5 % der 6-jährigen und 25 % der 10-jährigen Kinder. Symptome sozialer Ängstlichkeit und emotionaler Unreife nehmen deutlich ab, während körperliche Symptome (Kopfschmerzen, Übergewicht) und Zeichen von Anspannung (Nägelkauen, Nervosität, Konzentrationsprobleme) stark zunehmen. Zu beiden Zeitpunkten erweisen sich familiäre Probleme als wichtigste Einflussfaktoren kindlicher Symptombelastungen. Bei den 10-jährigen Kindern zeigt sich ein überraschend enger Zusammenhang zwischen psychischen Auffälligkeiten und negativem Schulerfolg. Ergebnisse der Untersuchung 2004 sind in Vorbereitung.

Zusammenfassung: Die Untersuchungsbefunde belegen enge Zusammenhänge zwischen psychischen Auffälligkeiten familiären Belastungen, ungünstiger Lebensumwelt und schulischem Misserfolg bei Grundschulkindern. Seitens der Schule besteht ein besonderer Handlungsbedarf, psychische, soziale und emotionale Aspekte schulischen Lernens in Form entsprechender Schul- und Unterrichtskonzepte vermehrt zu berücksichtigen.

Diagnostik mathematischer Basiskompetenzen im Grundschulalter: Ergebnisse zum Heidelberger Rechentest HRT/MB1-4

Haffner, J. (1); Baro, K. (2); Parzer, P. (1); Resch, F. (1)

(1) Abteilung Kinder- und Jugendpsychiatrie, Universitätsklinik Heidelberg; (2) Fröbel-GHWRS Heidelberg

Der HRT wurde als Gruppentest zur Erfassung mathematischer Basiskompetenzen im Grundschulalter konzipiert. Er soll praxisorientiert eine differentielle Diagnostik von Rechenleistungen einzelner Kinder (Beurteilung von Rechenschwäche aber auch besonderer mathematischer Begabung) sowie die Leistungsbeurteilung von Schulklassen ermöglichen.

Das Verfahren ist weitgehend sprachfrei und erfasst in 11 Untertests mathematische Rechenoperationen (Grundrechenarten, Ergänzungsaufgaben und Größer/Kleiner-Vergleiche) sowie Faktoren die aufgrund der Literatur in Zusammenhang zu mathematischen Leistungen gebracht werden (logische Zahlenverarbeitung, Mengenerfassung, räumlich-visuelle Reizverarbeitung und visuomotorisches Arbeitstempo). Die Testdauer beträgt insgesamt ca. 50 Minuten. Aufgaben und Bearbeitungszeiten der Untertests sind für alle Klassenstufen identisch, was klassenübergreifende Vergleiche ermöglicht.

Die Normen basieren auf der Untersuchung von n = 3354 Schüler/innen der Klassenstufe 1-4 in vier Bundesländern. Dabei wurden 3075 Kinder aus Grundschulen 159 Kinder aus Sprachheilschulen und 120 Kinder aus Förderschulen einbezogen. Der Anteil von Sonder- und Förderschülern wurde entsprechend der Verteilung über alle Bundesländer (Statistisches Bundesamt Deutschland 2002/2003) gewichtet. Normen für die Untertests und für drei Skalenwerte stehen für jedes Quartal ab Ende 1. bis Ende 4. Klasse zur Verfügung. Daten zur Validierung (Übereinstimmung mit Schulnoten und anderen Tests) und Test-Retest-Reliabilität (Messzuverlässigkeit) wurden zusätzlich bei jeweils ca. 200 Kindern erhoben. Die empirischen Testkennwerte erfüllen die üblichen Gütekriterien.

Anhand individueller Ergebnisprofile lassen sich Förderbedarf sowie besondere Stärken und Begabungen einzelner Kinder ableiten. Der Test ist für Lehrer ohne aufwändige Vorbereitung durchführbar, entsprechende standardisierte Testleiterinformationen liegen vor. Aufgrund der sprachfreien Inhalte der Aufgaben kann das Verfahren auch in internationalen Vergleichsstudien eingesetzt werden. Weitere Anwendungsmöglichkeiten ergeben sich im Bereich der Therapieforschung, Verlaufsdiagnostik und Evaluation von Fördermaßnahmen.

Materielle Armut als Risikofaktor in der Kinder- und Jugendpsychiatrie – Der Einfluss auf die Therapeuten

Haid, O.; Willma, S.; Bilke, O.

Klinik für Kinder- und Jugendpsychiatrie und Psychotherapie, Vivantes-Humboldt-Klinikum und Klinikum Hellersdorf, Berlin

Problematik: Materielle Armut wird zunehmend als gesellschaftliches Problem gesehen und betrifft in besonderer Weise Kinder und Jugendliche, von denen fast 1/5 an der Armutsgrenze leben. Während bei Erwachsenen klare Zusammenhänge zwischen finanziellem Status und Gesundheitsverhalten stehen, zeigen sich im Kinder- und Jugendbereich erste, teils alarmierende Public-Health-Befunde. Es stellt sich die Frage, in wieweit sowohl für die Krankheitsentstehung als auch für die Krankheitsaufrechterhaltung, unter therapeutischem und prognostischem Aspekt aber auch für die Therapieplanung materielle Armut von Klinikmitarbeitern als relevanter Risikofaktor gesehen wird.

Methodik: Vom 01.06.2004 bis zum 30.11.2004 wurden die Therapeuten sämtlicher konsekutiver teilstationärer und stationärer Fälle zweier Berliner Versorgungskliniken nach ihrem subjektiven Urteil zur Relevanz der Armut auf den Gesamtverlauf, die Krankheitsaufrechterhaltung und die therapeutischen Interventionen standardisiert befragt.

Ergebnisse: Es fanden sich innerhalb des Gesamtpatientenklientels 40 %, die von den Therapeuten als von Armut betroffen definiert wurden (Sozialhilfestatus, Flüchtlingsstatus, sog. »working poor«). In 70 % wurde materielle Armut als Teilfaktor der Krankheitsentstehung und der Krankheitsaufrechterhaltung gesehen, in 50 % der Fälle ebenfalls als Störfaktor bzw. limitierender Faktor bei der Therapiedurchführung. Auch durch andere Resilienzfaktoren konnte nach Einschätzung der Therapeuten die Armut in 40 % nicht ausgeglichen werden.

Zusammenfassung: Materielle Armut scheint für klinische Populationen insbesondere im Bereich der Pflichtversorgung in sozialen Brennpunkten eine bedeutsame Rolle zu spielen. In wieweit dieser Einfluss auch die therapeutischen Interventionen in einem sich verändernden Gesundheitswesen mit beeinflusst, bleibt systematischen Studien vorbehalten.

Langzeiteffekte des indizierten Präventionsprogramms für expansives Problemverhalten (PEP) und Behandlungsbedarf zum Zeitpunkt eines Zwei- Jahre-Follow-Ups

Hanisch, C.; Plück, J.; Freund-Braier, I.; Hautmann, C.; Meyer, N.; Hansen, G.; Döpfner, M.

Klinik für Psychiatrie und Psychotherapie des Kindes- und Jugendalters der Universität zu Köln

Zielsetzung: Expansives Problemverhalten gilt als stabiles Verhaltensmuster vom Vorschul- bis ins Jugendalter. Im folgenden Beitrag sollen erste Langzeiteffekte eines indizierten Präventionsprogramms für expansiv auffällige Vor- und Grundschulkinder vorgestellt werden. Ziel ist, einen Überblick darüber zu geben, welche Kinder von dem Programm profitieren und welche nach einem 2-Jahres-Follow-Up weitere Interventionsmaßnahmen benötigen.

Material und Methoden: Im Rahmen des Projekts Präventionsprogramm für expansives Problemverhalten (PEP) wurden insgesamt 155 expansiv auffällige Vorschulkinder untersucht. Zwei Drittel der Kinder wurde der Experimentalgruppe zugeordnet, bei der sowohl Eltern als auch Erzieherinnen an einem verhaltenstherapeutischen Präventionsprogramm teilnahmen. Die erste Untersuchungswelle umfaßte 66 Kinder, für die nun Daten zum Messzeitpunkt zwei Jahre nach dem Training vorliegen.

Ergebnisse: Zwei Jahre nach dem Training für die Experimentalgruppe werden zum einen Experimental- und Kontrollgruppe hinsichtlich der expansiven Verhaltensauffälligkeiten und des elterlichen Erziehungsverhaltens verglichen. Weiter sollen die Charakteristika derjenigen Kinder herausgestellt werden, die zum aktuellen Zeitpunkt weitere Interventionen benötigen. Ein Interventionsangebot wird sowohl denjenigen Familien gemacht, deren Kinder im Eltern- und Erzieher Fragebogenurteil als auffällig eingeschätzt werden, als auch denen, die einen subjektiven Leidensdruck haben. Abschließend wird ein Ausblick auf die Weiterführung des Projekts und auf die geplanten Interventionsangebote gegeben.

Zusammenfassung: Zum Zeitpunkt eines Zwei-Jahres-Follow-Ups wird die Effektivität eines Präventionsprogramms für expansives Problemverhalten überprüft und es werden diejenigen Kinder charakterisiert, die weitere Interventionen benötigen.

Studie wurde von Drittmittelgeber finanziert: DFG

Vorschläge für neue Kriterien zur Diagnosestellung der Anorexia nervosa

Hebebrand, J. (1); Casper, R. (2); Treasure, J. (3); Schweiger, U. (4)

(1) Klinik für Kinder- und Jugendpsychiatrie und -psychotherapie der Rheinischen Kliniken der Universität Duisburg-Essen; (2) Department of Psychiatry and Behavioural Sciences, Stanford University School of Medicine, USA; (3) Eating Disorders Unit, Department of Psychiatry, London, Großbritannien; (4) Klinik für Psychiatrie der Universität Lübeck

Die diagnostischen Kriterien für eine psychiatrische Störung sollen laut DSM-IV deskriptiv und empirisch basiert sein. Anorexia nervosa (AN) ist eine komplexe Störung ungeklärter Ätiologie. Wir argumentieren, dass die gegenwärtigen DSM-IV-Kriterien die Hauptsymptome dieser Essstörung nicht adäquat beschreiben. Wir sind der Auffassung, dass die empirische Evidenz für die Terminologie einiger Kriterien nicht gegeben ist, obwohl diese unser Kernverständnis der Anorexia nervosa ausmachen. Wir schlagen alternative Kriterien vor, die deskriptiv und zugleich wertfrei sind und eine bessere Integration biologisch-psychiatrisch und psychodynamischer Erklärungsansätze ermöglichen.

Studie wurde von Drittmittelgeber finanziert: Nationales Genomforschungsnetz, Bundesministerium für Bildung und Forschung

Kopplung zu Chromosom 5p in einem Genomscan für Aufmerksamkeitsdefizit-/Hyperaktivitätsstörung bestätigt

Hebebrand, J. (1); Dempfle, A. (2); Saar, K. (3); Nürnberger, P. (3); Warnke, A. (4); Hemminger, U. (4); Linder, M. (5); Kiefl, H. (5); Remschmidt, H. (6); Heiser, P. (6); Herpertz-Dahlmann, B. (7); Konrad, K. (7)

(1) Klinik für Kinder- und Jugendpsychiatrie und -psychotherapie der Universität Duisburg-Essen; (2) Institut für Medizinische Biometrie und Epidemiologie der Philipps-Universität Marburg; (3) Mikrosatellitenzentrum, Max Delbrück Centrum, Berlin; (4) Klinik für Kinder- und Jugendpsychiatrie und -psychotherapie der Universität Würzburg; (5) Kli-

nik für Kinder- und Jugendpsychiatrie und -psychotherapie, Regensburg; (6) Klinik für Kinder- und Jugendpsychiatrie und -psychotherapie der Universität Marburg; (7) Klinik für Kinder- und Jugendpsychiatrie und -psychotherapie der Universität Aachen

Die Aufmerksamkeitsdefizit-/Hyperaktivitätsstörung ist gekennzeichnet durch die Trias Unaufmerksamkeit, Hyperaktivität und Impulsivität. Genetische Faktoren spielen eine wichtige Rolle für das Zustandekommen dieser Störung. Erblichkeitsschätzungen liegen in der Größenordnung von 60-80 % und somit höher als bei den meisten kinder- und jugendpsychiatrischen Störungen. Die Forschung konzentriert sich einerseits auf den Kandidatengenansatz, wobei mehrere Gruppen Assoziationen zu den Genen des Dopamintransporters und des Dopamin D4- bzw. D5-Rezeptors bestätigt haben. Andererseits wurden in den letzten Jahren die ersten Genomscans mit anschließender Feinkartierung publiziert; Kopplungen fanden sich insbesondere zu den Chromosomen 5p, 15q und 16q. In einem eigenen Genomscan wurde die Kopplung zu Chromosom 5p bestätigt; zudem konnte Kopplung zu anderen zuvor bereits ermittelten Regionen detektiert werden. In Zukunft werden große Fallkollektive benötigt, um die relevanten Genloci innerhalb dieser »Peakregionen« zu identifizieren. Wir danken den Patienten und ihren Familien für ihre Teilnahme an unserer Studie.

Studie wurde von Drittmittelgeber finanziert: Nationales Genomforschungsnetz, Bundesministerium für Bildung und Forschung

ADHS, ereignisbezogene Potentiale und transkranielle Magnetstimulation: ein bimodales neurophysiologisches Untersuchungskonzept

Heinrich, H. (1, 2); Freisleder, F. J. (1); Moll, G. H. (2)

(1) Heckscher-Klinik, München; (2) Kinder- und Jugendpsychiatrie, Universitätsklinikum Erlangen

Zielsetzung: Bei Kindern mit einer Aufmerksamkeitsdefizit-/Hyperaktivitätsstörung (ADHS) wurden wiederholt Defizite beim Bearbeiten von »Response Inhibition«-Aufgaben beschrieben, d.h. Aufgaben, die die willentliche Hemmung einer motorischen Antwort erfordern. Mittels transkranieller Magnetstimulation (TMS) wurde zudem bei Kindern mit ADHS in einer passiven Bedingung ein Inhibitionsdefizit im Motorkortex (verminderte intrakortikale Inhibition) aufgezeigt. Ein bimodales neurophysiologisches Untersuchungskonzept soll vorgestellt werden, mit dem die Auswirkungen dieses Inhibitionsdefizites bei Response Inhibition-Aufgaben geprüft werden können.
Material und Methoden: Während der Bearbeitung von Response-Inhibition-Aufgaben (Go/Nogo-Aufgabe, Stop-Aufgabe) können simultan ereignisbezogene Potentiale (EPs) und mittels TMS ausgelöste motorisch evozierte Potentiale (MEPs) abgeleitet werden. Über die EPs (z.B. die N2-Komponente) können frontale Netzwerke parametrisiert werden, die den Inhibitionsprozess mit initiieren. Das Ausmaß der Inhibition im Motorkortex kann mittels TMS quantifiziert werden.
Ergebnisse: In Stop-Aufgaben zeigten Kinder mit ADHS meist eine verminderte N2-Komponente, die als Korrelat eines defizitären rechts-frontalen Inibitionsmechanismus intepretiert wurde, während in Go/Nogo-Aufgaben eher keine N2-Unterschiede beschrieben wurden. In Nogo-Trials wiesen gesunden Erwachsenen ca. 250 ms nach dem Nogo-Signal beidseitig verminderte MEP-Amplituden auf, d.h. mittels TMS konnten Inhibitionsprozes-

se aufgezeigt und gemessen werden. Die intrakortikale Inhibition ist bei dieser Latenz im Vergleich zur Ruhebedingung erhöht.

Zusammenfassung: Der kombinierte EP/TMS-Untersuchungsansatz könnte einen wichtigen Beitrag zur Aufklärung der Bedeutung eines zentralnervösen Inhibitionsdefizites bei Kindern mit ADHS leisten.

Familienbasierte Assoziationsstudie von serotoninergen Kandidatengenen und Aufmerksamkeitsdefizit-/Hyperaktivitätsstörungen in einer deutschen Stichprobe

Heiser, P. (1); Friedel, S. (2); Dempfle, A. (3); Konrad, K. (4); Hinney, A. (2); Smidt, J. (1); Grabarkiewicz, J. (1); Ringler, G. (3); Kiefl, H. (5); Hemminger, U. (6); Bettecken, T. (7); Saar, K. (8); Warnke, A. (6); Herpertz-Dahlmann, B. (4); Remschmidt, H. (1); Hebebrand, J. (2)

(1) Klinik für Kinder- und Jugendpsychiatrie und -psychotherapie, Universität Marburg; (2) Klinik für Kinder- und Jugendpsychiatrie und -psychotherapie, Universität Duisburg-Essen; (3) Institut für Medizinische Biometrie und Epidemiologie, Universität Marburg; (4) Klinik für Kinder- und Jugendpsychiatrie und -psychotherapie, Universität Aachen; (5) Klinik für Kinder- und Jugendpsychiatrie und -psychotherapie, Regensburg; (6) Klinik für Kinder- und Jugendpsychiatrie und -psychotherapie, Universität Würzburg; (7) Genome Analysis Center, GSF-Forschungszentrum für Umwelt und Gesundheit, Neuherberg; (8) Centrum für Molekulare Medizin, Max Delbrück Centrum, Berlin

Zielsetzung: Veränderungen des serotoninergen Systems sind bei Patienten mit Aufmerksamkeitsdefizit-/Hyperaktivitätsstörungen (ADHS) gefunden worden und werden für die Pathogenese dieser Störungen mit in Betracht gezogen. Das Ziel dieser Studie war die Untersuchung von 7 Polymorphismen (Serotonintransporter (5-HTT), Serotoninrezeptor 1B (5-HTR1B) und Serotoninrezeptor 2A (5-HTR2A)), die in anderen Studien teilweise mit ADHS assoziiert waren.

Materialien und Methoden: Es wurden fünf Single-Nucleotide Polymorphismen (SNPs), eine Insertion/Deletion (ins/del, 5-HTTLPR) sowie ein Mikrosatellit (VNTR) in einer Stichprobe von 102 Familien (80 Familien mit 2, 19 Familien mit 3 und 3 Familien mit 4 betroffenen Kindern) genotypisiert. ADHS wurde nach DSM-IV Kriterien diagnostiziert. Die Indexpatienten und ihre betroffenen Geschwister erfüllten die Kriterien in 69 % der Fälle für den kombinierten Typus, in 27 % für den vorwiegend unaufmerksamen Typus und in 4 % für den vorwiegend hyperaktiven-impulsiven Typus. Das Durchschnittsalter betrug 11.6 Jahre, wobei 72 % der Probanden männlich waren. Die untersuchten Parameter im Einzelnen waren:
– 5-HTT: 5-HTTLPR (44bp ins/del); VNTR in intron 2; 3'UTR (rs3813034)
– 5-HTR1B: 861G > C (rs6296)
– 5-HTR2A: 102T > C (rs6313); His452Tyr (rs6314); 1438G > A (rs6311)

Die statistische Auswertung erfolgte mit dem Pedigree Transmission Disequilibrium Test (PDT).

Ergebnisse: Es gab keine Hinweise auf die Assoziation eines der untersuchen Allele/Genotypen zu ADHS in unserer Stichprobe. Alle nominalen p-Werte waren > 0.05.

Zusammenfassung: Gründe dafür könnten unterschiedliche Studiendesigns, genetische Heterogenität oder zu geringe statistische Power sein. Es kann nicht ausgeschlossen werden, dass andere Varianten in den untersuchten Genen zur Ätiologie von ADHS beitragen.

Studie wurde von Drittmittelgeber finanziert: Bundesministerium für Bildung und Forschung (Nationales Genomforschungsnetzwerk; 01GS0118)

Kommunikation zwischen Kinder- und Jugendpsychiatrie und Jugendhilfe

Hemmer, K.; Frank, R.

Ludwig-Maximilians- Universität München, Institut für Kinder- und Jugendpsychiatrie

Fragestellung: Die Qualität der Kommunikation des Instituts für Kinder- und Jugendpsychiatrie mit Institutionen der Jugendhilfe soll anhand einer Umfrage beurteilt werden.

Methodik: Von 135 Patienten der Jahre 1999 und 2000 hatten 45 Kontakt zur Jugendhilfe. Dabei nahmen insgesamt 80 Institutionen der Jugendhilfe teil. Die Adressaten der Umfrage sind 47 Jugendämter/allgemeine Sozialdienste, 12 Heilpädagogische Tagesstätten, 8 Erziehungsberatungsstellen und 13 sonstige Stellen. Ein Fragebogen wurde erstellt und nach dreimaliger schriftlicher Aussendung (1/04, 2/04, 3/04) und einer telefonischen Erinnerung wurde eine Rücklaufrate von 89 % erreicht.

Ergebnis: Die Kooperation zwischen der Kinder- und Jugendpsychiatrie und den einzelnen Einrichtungen der Jugendhilfe wird von diesen als sehr zufriedenstellend betrachtet, die Umsetzung der in der KJP gegebenen Hilfeempfehlungen für die Patienten im Rahmen der Jugendhilfe als nur teilweise zufriedenstellend. Die Beschreibung des Entwicklungsverlaufes der Kinder und Jugendlichen zeigt im Kontrast dazu dann eine große Streuung.

Schlussfolgerung: Die Kinder und jugendlichen Patienten sollten stärker in die Hilfeplanung und vor allem in deren Umsetzung einbezogen werden, um die Qualität der erfolgreichen Zusammenarbeit zwischen dem Institut für Kinder- und Jugendpsychiatrie und der Jugendhilfe zu verbessern.

Gruppentraining sozialer Fertigkeiten bei Patienten mit High-Functioning-Autismus oder Asperger-Syndrom: Erste Erfahrungen und Ergebnisse

Herbrecht, E.; Feineis-Matthews, S.; Rühl, D.; Schmötzer, G.; Uhlig, N.; Poustka, F.

Klinikum der Johann Wolfgang Goethe-Universität, Frankfurt am Main

Zielsetzung: Wir führen an unserer Klinik seit 2003 pilotartig ein strukturiertes Gruppentherapieprogramm bei Patienten einen High-Functioning-Autismus oder Asperger-Syndrom durch. Das Programm dient der Förderung der sozialen Kommunikations- und Interaktionsfähigkeit durch Verbesserung der Selbst- und Fremdwahrnehmung.

Methoden: Die Teilnehmer sind mindestens durchschnittlich intelligent und besitzen funktionale sprachliche Fähigkeiten. Therapeutische Prinzipien der Intervention sind u.a. strukturierter Ablauf, Wechsel zwischen Theorie und Praxis, Festlegung von Gruppenregeln und die Berücksichtigung individueller Wünsche und Probleme. Verschiedene Zu den Therapiebausteinen gehören PC-gestütztes Erkennen von mimischem Ausdruck (FEFA), themenzentrierte Gruppengespräche, Rollenspiele, Gruppenaktivitäten, Hausaufgaben und Feedback-Runden. Derzeit werden drei Gruppen (3 bis 7 Teilnehmer) für unterschiedliche Altersklassen angeboten. Die Gruppen finden außerhalb der Schulferien in der Regel wöchentlich mit einer Dauer von ca. einer Stunde statt. Jeweils zwei Therapeuten (Ärzte, Psychologen) leiten die Sitzungen. Am Ende eines Therapiezyklus findet eine Elterngesprächsrunde zum Erfahrungsaustausch statt.

Ergebnis: Bisher liegen noch keine empirischen Untersuchungen zur Wirksamkeit der Gruppentherapie vor, unsere klinischen Erfahrungen sind jedoch vielversprechend. Die Akzeptanz des gruppentherapeutischen Ansatzes unter den Teilnehmern ist hoch, und es sind bereits soziale Kontakte unter den Teilnehmern außerhalb der Gruppentherapiestunden entstanden. Laut Elternbericht haben sich die Kontakt- und Verbalisationsfähigkeit der Teilnehmer verbessert. Entgegen unseren Erwartungen zeigen die Teilnehmer eine hohe Toleranz des Trainings und Akzeptanz ihrer Probleme.

Schlussfolgerung: Aufgrund der positiven klinischen Erfahrungen sind eine Erweiterung des Trainings, die Erstellung eines Manuals sowie eine systematische Wirksamkeitsprüfung geplant.

Der Langzeitverlauf der Anorexia nervosa: Ergebnisse einer prospektiven Verlaufsuntersuchung über 21 Jahre

Herzog, W.; Löwe, B.; Friederich, H. C.; Nikendei, C.; Zipfel, S.

Medizinische Universitätsklinik und Poliklinik, Abteilung für Allgemeine Klinische und Psychosomatische Medizin, Heidelberg

Die Anorexia nervosa weist gegenüber anderen psychogenen Essstörungen unserer Zeit deutliche Unterschiede auf: Sie ist seit mehr als dreihundert Jahren bekannt, tritt mit konstanter Häufigkeit auf und hat noch immer eine offene Prognose. Wir führten deshalb eine Reihe von prospektiven Verlaufsuntersuchungen bei Magersuchtspatientinnen durch, u.a. eine Katamnese über 21 Jahre. Während dreiviertel der Patientinnen gesunden oder sich langfristig bessern, bestimmen chronische Verläufe mit somatischen Komplikationen und Todesfällen den Verlauf des verbleibenden Viertels. Detaillierte Befunde der bio-psycho-sozialen Mehrebenenuntersuchung werden präsentiert und diskutiert. Angesichts des sich oft über viele Jahre erstreckenden Gesundungsprozesses und der erheblichen Chronifizierungs- und Komplikationsrate sollte zu Beginn jeder Behandlung ein individueller Gesamtbehandlungsplan entwickelt werden, um den Therapieverlauf langfristig zu strukturieren.

Genetik von Essstörungen

Hinney, A.; Friedel, S.; Brönner, G.; Wermter, A.-K.; Hebebrand, J.

Rheinische Kliniken Essen, Klinik für Psychiatrie und Psychotherapie des Kindes- und Jugendalters, Universität Duisburg-Essen

Formalgenetische (Zwillings- und Familien-) Studien haben den großen genetischen Anteil bei Essstörungen gezeigt. Molekulargenetische Analysen zu Essstörungen wurden in den letzten Jahren vermehrt durchgeführt. Psychopathologie und extrem niedriges Körpergewicht sind bei einer Anorexia nervosa (AN) untrennbar, so dass AN als extremer Gewichtsphänotyp aufgefasst werden könnte. Bei Patientinnen mit Bulimia nervosa (BN) ist der BMI (kg/m^2) prämorbid häufig erhöht. Der Manifestationsgipfel liegt für AN und BN in der Pubertät; die Prävalenz ist bei Frauen erheblich höher. Ein Kandidatengenansatz zieht diese klinischen Beobachtungen zur Hypothesenbildung heran. Genomweite Scans sowohl für AN als auch BN wurden kürzlich berichtet. Eine chromosomale Region, die für BN relevant zu sein scheint, wurde vorher bei einem Genomscan für Adipositas identifiziert. Derzeit wird das Gen für den Melanocortin-4 Rezeptor (*MC4R*) als relevantestes »Adipositasgen« angesehen. Einige Mutationen im *MC4R* wurden kürzlich mit »Binge Eating Disorder« (BED) in Verbindung gebracht.

Material und Methoden: Mutationsscreens wurden mittels SSCP, dHPLC und Mutationsdetektionsassays an bis zu 3.435 Individuen (Patienten mit AN, BN oder BED; unter- oder normalgewichtige Studenten und extrem adipöse Kinder und Jugendliche) für Assoziationsstudien durchgeführt.

Ergebnisse und Diskussion: Für AN konnte keiner der wenigen positiven Assoziationsbefunde eindeutig in unabhängigen Studiengruppen bestätigt werden. Mutationen im *MC4R* üben bei 2-4 % der extrem adipösen Individuen einen Hauptgeneffekt auf die Entwicklung einer Adipositas aus. Eine Haploinsuffizienzmutation im *MC4R* wurde bei einer Patientin mit BN identifiziert. Somit scheinen »Adipositasgene« auch für BN relevant zu sein. Wir konnten hingegen keine *MC4R* Mutationen bei Patienten mit BED detektieren.

Studie wurde von Drittmittelgeber finanziert: DFG, Bundesministerium für Bildung und Forschung (01KW0006, 01GS0118, 01GS482), Europäische Union (Framework V »Factors in Healthy Eating« QLK-CT-1999-00916 und »Diet and Obesity« QLK-CT-2000-00515)

Zur Identitätsentwicklung hörgeschädigter Jugendlicher

Hintermair, M.

Pädagogische Hochschule, Heidelberg

Die allgemeine identitätstheoretische Diskussion wurde über viele Jahrzehnte von der psychosozialen Entwicklungstheorie Eriksons (1980) bestimmt. Aktuelle vor allem aus dem Bereich einer reflexiven Sozialpsychologie gespeiste identitätstheoretische Diskurse (Giddens, 1995; Keupp u. Höfer, 1997; Keupp et al., 1999: Kraus, 1996) haben aufgezeigt, dass den Koordinaten der klassischen Identitätsdiskussion sensu Erikson angesichts der aktuellen gesellschaftlichen Veränderungsprozesse, die insbesondere von einer radikalen Enttraditionalisierung von Lebensformen, einer zunehmenden Fragmentierung von Erfahrungen sowie dem Verlust von unstrittig akzeptierten Lebenskonzepten bestimmt sind, zunehmend die Passform abhanden gekommen ist.

Die identitätstheoretische Antwort auf diese gesellschaftlichen Veränderungen ist das Konzept der Identitätsarbeit geworden, das die Aufgabe des Individuums umreißt, in einer unübersichtlich gewordenen Welt einen inneren Kompass für sich und sein Leben zu finden und ihn flexibel zu handhaben. Damit diese individuelle Verknüpfungsarbeit gelingen kann, sind einerseits soziale Bedingungen notwendig, d.h. vor allem die Möglichkeit, sich im Zusammenschluss mit anderen Menschen als Individuum zu finden und weiterzuentwickeln, aber vor allem auch die soziale Anerkennung innerhalb der sozialen Beziehungssysteme und Gemeinschaften, in denen man sich bewegt. Die innere Dimension von Identitätsarbeit meint die eigentliche Synthesearbeit des einzelnen Individuums, die ein Ausdruck dessen ist, wie gut dem Individuum die Verknüpfung pluraler und häufig widersprüchlicher Erfahrungen gelingt. Es geht zentral um die Konstruktion und Aufrechterhaltung von Kohärenz und Selbstanerkennung sowie um das Gefühl von Authentizität und Sinnhaftigkeit.

Für die Identitätsentwicklung hörgeschädigter Jugendlicher besitzen diese theoretischen Positionen auf Grund der kommunikativen Situation und der damit verbundenen Frage der kulturellen Verortung besondere Relevanz. Sie werden im Kontext vorhandener empirischer Befunde in ihrer gesundheitspsychologischen Relevanz diskutiert.

Differentialdiagnostik bei Schlafstörungen im Kleinkindesalter

Hoch, B.

Kinderkrankenhaus Josefinum, Augsburg

Einleitung: Annähernd 25 % aller Kinder leiden unter Schlafproblemen während ihrer Kindheit. Die Schlafstörungen gliedern sich in drei große Gruppen: 1) Dyssomnie (intrinsische und extrinsische), 2) Parasomnie (Aufwachstörungen, Störungen des Schlaf-Wach-Übergangs, REM- Schlaf-assoziierte Parasomnien und andere nicht an eine bestimmte Schlafphase gebundene Parasomnie) und 3) Schlafstörungen bei körperlichen (internistischen und neurologischen) und psychischen Erkrankungen.
Methodik: Für eine angemessene Beschreibung und Differentialdiagnostik von Schlafstörungen werden sowohl Methoden der psychosozialen als auch der biologischen Datenebene benutzt. Der psychosoziale Aspekt des Störungsgeschehens wird durch eine differenzierte Schlafanamnese, z.T. mit strukturierten Schlaffragebögen (z.B. Schlafgewohnheiten, abendliche Aktivitäten, Vorbereitung auf das Zubettgehen, Bettgehzeit, Rituale) und der Führung eines Schlaftagebuches erhoben. Während für viele Schlafstörungen eine Diagnose überwiegend anamnestisch ohne kardiorespiratorische Polysomnographie gestellt werden kann, ist die Diagnostik bei der führenden Beschwerde des »Nicht erholsamen«-Schlafes als Folge einer intrinsischen Dyssomnie auf die Methode der kardiorespiratorischen Polysomnographie mit Videobeobachtung im Schlaflabor angewiesen. Zudem ist eine apparativ-technische Untersuchungen mit erweiterter EEG-Ableitung (u.a. Langzeit-EEG, Schlafentzugs-EEG) bei allen Schlafstörungen indiziert denen differentialdiagnostisch ein epileptisches Geschehens zugrunde liegen könnte.

Stoffwechseluntersuchungen zur Abklärung mentaler Retardierung

Hoffmann, G. F.

Universitäts-Kinderklinik Heidelberg

Viele Stoffwechselkrankheiten verursachen eine Hirnschädigung, die oft chronisch-progressiv (kontinuierlich oder krisenhaft) verläuft, nicht selten zum Verlust von erlernten Fähigkeiten führt und meist alle Entwicklungsbereiche betrifft. Manchmal berichten die Eltern von Verhaltensstörungen wie Hyperaktivität, Irritabilität, Aggressivität oder Schlafstörungen. Dennoch werden Stoffwechselkrankheiten nur bei ein bis zwei Prozent Betroffener als Ursache einer mentaler Retardierung festgestellt, zumeist finden sich zudem zusätzliche neurologische oder sonstige Symptome oder Befunde. Bei einer isolierten Sprachentwicklungsverzögerung oder einer mäßigen globalen Entwicklungsstörung ist keine spezielle Stoffwechseldiagnostik erforderlich. Nur bei schwerer mentaler Retardierung rechtfertigt die Symptomatik eine umgrenzte vertiefende Diagnostik: Bestimmung von Schilddrüsenwerte, Kupfer und Coeruloplasmin (M. Wilson; Acoeruloplasminämie), des Serum- und Liquorlaktats (Mitochondriopathien), des Plasma-Cholestanols (zerebrotendinöse Xanthomatose), des Ammoniaks im Plasma (Harnstoffzyklusdefekte), der überlangkettigen Fettsäuren (peroxisomale Erkrankungen) im Serum, der Sterole im Serum (Smith-Lemli-Opitz Syndrom), im Urin von Guanidinoacetat (Kreatinsynthesedefekte), den organischen Säuren, eine Differenzierung der Mucopoly- und Oligosaccharide (lysosomale Speichererkrankungen) und ggf. auch die Bestimmung von lysosomalen Enzymen sowie eine isoelektrische Fokussierung des Transferrins im Serum (CDG-Syndrome). Eine darüber hinausgehende analytische oder molekulare Spezialdiagnostik, z.B. eine Bestimmung der Neurotransmitter, kann bei der Vielzahl der verfügbaren diagnostischen Verfahren nur vergleichbar der Teilnahme an einer Lotterie erfolgreich sein.

Angstabbau in der Gruppentherapie mit stotternden Jugendlichen

Hoffmann, L.; Rainel-Straka, S.; Völkl-Kernstock, S.; Friedrich, M. H.

Universitätsklinik für Neuropsychiatrie des Kindes- und Jugendalters, Wien, Österreich

Beim Sprechen handelt es sich vermutlich um die komplizierteste motorische Fertigkeit, die ein Mensch erlernt und ausführt. Über 100 Muskeln und 3 Funktionsbereiche (Atmung, Phonation und Artikulation) müssen koordiniert werden, damit etwa 10-15 Laute/Sec. produziert werden, sodass verständliche Sprache entsteht. Dieser komplexe Vorgang ist äußerst störungsanfällig und eine dieser möglichen Störungen ist das Stottern.

Stottern wird von den Betroffenen als ein Kontrollverlust über das eigene Sprechen erlebt und ist mit den entsprechenden Gefühlen der Ohnmacht und der Scham belegt. Die Angst vor dem Sprechen/Stottern beeinträchtigt häufig befriedigende Kommunikationssituationen und den Beziehungsaufbau. Basierend auf dem Konzept nach Van Riper (1973, 1984) fand an der Wiener Universitätsklinik für Neuropsychiatrie des Kindes- und Jugendalters im Jahr 2003 eine logopädische Gruppentherapie mit 7 Jugendlichen statt, die sich in die vier Phasen »Identifikation, Desensibilisierung, Modifikation, Stabilisierung« gliederte.

In unserer Darstellung wollen wir besonders auf die Phase der Desensibilisierung eingehen. Der Umgang mit der Angst vor dem Stottern und den begleitenden Gefühlen sowie die hierarchische Bearbeitung angstbesetzter Situationen soll in Videobeispielen verdeutlicht werden. Es hat sich herausgestellt, dass eine gründliche Desensibilisierung die wesentliche Voraussetzung darstellt, um effektiv am Stottern arbeiten zu können, unabhängig von den jeweilig gewählten Therapieansätzen. Im Rahmen der begleitenden psychologischen Diagnostik zeigte sich eine signifikante Zunahme an Selbstvertrauen in ihre sprecherischen Fähigkeiten, insbesondere in ihrem öffentlichen Umfeld.

Jugendliche, die rauchen und trinken – eine besondere Risikogruppe?

Hohm, E.; Blomeyer, D.; Laucht, M.; Schmidt, M. H.

Zentralinstitut für Seelische Gesundheit, Klinik für Psychiatrie und Psychotherapie des Kindes- und Jugendalters, Mannheim

Zielsetzung: Früher Suchtmittelkonsum gilt als Risikofaktor für die Entwicklung einer späteren Abhängigkeit. Aktuelle Übersichten zeigen hohe Konsumraten von Tabak und Alkohol unter Jugendlichen. Es wird vermutet, dass gleichzeitiger Gebrauch von Tabak und Alkohol mit mehr individuellen und sozialen Problemen einhergeht, und jugendliche Konsumenten beider Substanzen eine Risikogruppe für spätere Alkoholprobleme darstellen. Ziel der vorliegenden Untersuchung ist Beschreibung typischer Alkohol- und Tabakkonsummuster im frühen Jugendalter sowie Identifikation von Faktoren, die den gleichzeitigen Konsum von Tabak und Alkohol bedingen.

Methoden: Im Rahmen einer prospektiven Längsschnittstudie von Geburt bis zum Alter von 15 Jahren wurde an einer Kohorte von ursprünglich 384 Kindern der Konsum von Tabak und Alkohol mithilfe verschiedener Instrumente erfasst. Umweltbezogene, intrapersonale und biologische Einflussfaktoren wurden mittels standardisiertem Interview sowie Fragebogen erhoben.

Ergebnisse: Die Hälfte der Jugendlichen trank während des letzten Monats Alkohol und ein Drittel rauchte Zigaretten. Während lediglich 4 % ausschließlich rauchten und ein Viertel ausschließlich Alkohol konsumierte, berichteten 25 %, beides zu tun. Konsumenten beider Substanzen rauchten annähernd gleich viel und gleich häufig wie die Rauchergruppe. Hinsichtlich des Alkoholkonsums zeichneten sie sich durch höhere Konsumfrequenzen und -mengen sowie impulsiveren Konsum aus. Der Gebrauch von Cannabis war erhöht. Als wichtigste Einflussfaktoren wurden neben höheren Erwartungen an Substanzwirkungen das Temperamentsmerkmal Neugierverhalten sowie ein sozial auffälliger Freundeskreis identifiziert. Dagegen blieben das elterliche Modellverhalten und biologische Faktoren (Geschlecht, Tanner-Status) ohne Einfluss.

Zusammenfassung: Jugendliche, die frühzeitig Tabak und Alkohol konsumieren, gebrauchen beide Suchtmittel exzessiver als Konsumenten nur einer Substanz und besitzen ein ausgeprägteres Risikoprofil. Sie sind als Hochrisikogruppe für späteren Substanzmissbrauch oder -abhängigkeit zu betrachten.

Studie wurde von Drittmittelgeber finanziert: Bundesministerium für Bildung und Forschung im Rahmen des Suchtforschungsverbundes Baden-Württemberg

Starvationsbedingte körperliche Unruhe und körperliche Aktivität bei Anorexia nervosa

Holtkamp, K. (1); Herpertz-Dahlmann, B. (1); Kratzsch, J. (2); Mika, C. (1); Hebebrand, K. (3); Hebebrand, J. (3)

(1) Klinik für Kinder- und Jugendpsychiatrie, Universitätsklinikum Aachen; (2) Institut für Labormedizin, Klinische Chemie und Molekulare Diagnostik, Pathobiochemie/Universität Leipzig; (3) Klinik für Kinder- und Jugendpsychiatrie und Psychotherapie, Rheinische Kliniken der Universität Duisburg-Essen

Eine scheinbar paradoxe Erhöhung von körperlicher und/oder mentaler Aktivität von Patienten mit Anorexia nervosa (AN) wurde von Lasègue bereits im Jahre 1873 beschrieben und seitdem immer wieder dokumentiert.

In einer vorausgegangenen Studie zeigten wir, dass eine negative Korrelation zwischen den Leptin-Spiegeln von AN Patienten bei Aufnahme und dem Ausmaß exzessiver körperlicher Aktivität in den 3 Monaten vor stationärer Behandlung besteht. Dieses Ergebnis steht in Einklang mit Untersuchungen an Ratten, bei denen sich die Semi-Starvationsinduzierte Hyperaktivität durch die Verabreichung von Leptin unterbrechen lässt.

In einer aktuellen Studie wurden die körperliche Aktivität sowie das Ausmaß an motorischer Unruhe von 20 jugendlichen AN Patientinnen bei Aufnahme in stationäre Behandlung mithilfe von Selbstratings und Aktigraphen erfasst und Serumleptinspiegel bestimmt.

Es zeigte sich eine negative Korrelation zwischen dem Leptinspiegel und körperlicher Unruhe (Selbstrating, $p < .001$). In der Regressionsanalyse klärten die Parameter Leptin ($t = -2.2$, $p = .04$) und BMI ($t = 2.8$, $p = .011$) 30 % der Varianz der körperlichen Aktivität (Aktigraphie) auf, wohingegen der Effekt der Essstörungspsychopathologie (EDI-II) keinen Einfluss besaß. Die positive Korrelation zwischen BMI und körperlichen Aktivität kam dadurch zustande, dass extrem kachektische Patienten (BMI < 14 kg/m2) sich trotz niedrigster Leptinspiegel aufgrund der schlechten körperlichen Verfassung bei Aufnahme nur wenig bewegten. Im Hinblick auf die exzessive körperliche Aktivität in den 3 Monaten vor Aufnahme zeigte sich ein Effekt der Leptinwerte ($p = .026$). Der BMI besaß hingegen keinen Einfluss.

Körperliche Unruhe und gesteigerte körperliche Aktivität im Akutzustand der AN scheinen auch biologisch bedingt zu sein und nicht nur bewusst eingesetzt zu werden. Dieses sollte im Umgang mit Patienten beachtet werden.

Studie wurde von Drittmittelgeber finanziert: START-Programm, Universität Aachen; DFG (RE 471/11-2); Bundesministerium für Bildung und Forschung (NeuroNet, Marburg, German National Genome Research Network; 01 GS 0168 und 01 GS 0118)

Aufmerksamkeitsstörungen bei Störungen des autistischen Spektrums und ihr Effekt auf die soziale Interaktion, Kommunikation und stereotypes Verhalten

Holtmann, M.; Bölte, S.; Poustka, F.

Klinik für Psychiatrie und Psychotherapie des Kindes- und Jugendalters, Klinikum der Johann Wolfgang Goethe-Universität, Frankfurt

Zielsetzung: Annähernd die Hälfte der Patienten mit Störungen des autistischen Spektrums weist komorbide Konzentrations- und Aufmerksamkeitsdefizite auf. Ziel der vorliegenden Untersuchung war der Vergleich der klinischen Phänomenologie von Patienten mit Störungen des autistischen Spektrums und unterschiedlicher schweren Aufmerksamkeitsstörungen.

Methoden: 212 mit dem Elterninterview ADI-R und der Beobachtungsskala ADOS diagnostizierte Probanden mit Autismus-Spektrum-Störungen wurden anhand der CBCL4-18 bzw. der YABCL (Skala »Aufmerksamkeitsprobleme«) in eine hoch und eine niedrig aufmerksamkeitsgestörte Subgruppe klassifiziert (Mediansplit bei T = 75). Anhand einer MANCOVA erfolgte ein Vergleich der Gruppen in Bezug auf die Skalen soziale Interaktion, Kommunikation und repetitives Verhalten (ADI-R und ADOS).

Ergebnis: Deskriptiv fand sich in der aufmerksamkeitsgestörten Gruppe (n = 104) im Unterschied zur Vergleichsgruppe (n = 108) ein höherer Anteil weiblicher Probanden (26 % vs. 19 %). Das Intelligenzniveau dieser Gruppe war deutlich niedriger (IQ: MW = 67.6 vs 82.8), die Probanden waren häufiger neurologisch auffällig (9 % vs. 5 %). Nur ein geringer Anteil beider Gruppen wurde mit Stimulanzien behandelt (5 % vs. 4 %).

Die MANCOVA ergab in Bezug auf die Schwere der Autismussymptomatik nach Korrektur für Intelligenz-, Alters- und Schichteffekte nur geringfügige Gruppendifferenzen. Es zeigte sich kein multivariater Unterschied zwischen den Gruppen, auf univariater Ebene jedoch ein Trend für die Skala »soziale Interaktion« sowie ein Interaktionseffekt für Gruppe und Geschlecht für die Skala »soziale Interaktion« [insbesondere hyperkinetische Mädchen zeigten einen Trend zu stärkerer Beeinträchtigung in der sozialen Interaktion (F > 3.1, p = .08)].

Schlussfolgerung: Komorbide hyperkinetische Symptome beeinflussen das klinische Bild von autistischen Störungen. Hyperkinetische Mädchen zeigen eine stärkere Beeinträchtigung der sozialen Interaktion. Diagnostik und Therapie sollten die Überlappung hyperkinetischer und autistischer Symptome berücksichtigen.

Studie wurde von Drittmittelgeber finanziert: DFG (Po 255-17/1-3)

Verbesserung der Behandlungsmöglichkeiten durch teilstationäre kinder- und jugendpsychiatrische, psychotherapeutische und klinisch heilpädagogische Versorgung bei Kindern im Vorschulalter im Großraum Rostock

Horn, D. (1); Kolyschkow, M. (1); Häßler, F. (2); Göhre, C. (1)

(1) Tagesklinik für Kinder- und Jugendpsychiatrie/-psychotherapie der GGP im ASBmbH, Rostock; (2) Klinik für Kinder- und Jugendpsychiatrie/-psychotherapie der Universität Rostock

Zielsetzung: Verbesserung der Behandlungsmöglichkeiten der kinderpsychiatrischen, psychotherapeutischen, klinisch heilpädagogischen Versorgung von Kindern im Vorschulalter im Großraum Rostock.

Materialen und Methoden: Es erfolgte eine retrospektive Datenerfassung von 41 Patienten über einen Zeitraum von zwei Jahren anhand der Basisdokumentation für Kinder und Jugendliche.

Ergebnisse: Innerhalb der letzten zwei Jahre wurden in unserem Hause auf der Vorschulstation 41 Patienten behandelt. Davon waren 30 (73 %) Jungen und 11 (37 %) Mädchen. Das Durchschnittsalter betrug 5;7 Jahre. Die durchschnittliche Behandlungsdauer eines Vorschülers betrug 73 Tage. Interessante Darstellungen ergeben sich im Vergleich der Aufnahmediagnosen mit den Entlassungsdiagnosen. Es wurden 19 Patienten mit einer Hyperkinetischen Störung des Sozialverhaltens ICD-10 F90.1) aufgenommen und weitere zwei Patienten mit einer einfachen Aufmerksamkeitsstörung (ICD-10 F90.0). Bei den Entlassungsdiagnosen konnten wir jedoch nur 9-mal die Diagnose einer Hyperkinetischen Störung des Sozialverhaltens vergeben. Eine einfache Aufmerksamkeitsstörung wurde nicht diagnostiziert. Desweiteren wurde 11-mal die Eingangsdiagnose einer Störung des Sozialverhaltens (ICD-10 F91.-)erteilt. es ergaben sich nach abgeschlossenen Diagnostiken dann 18-mal die Diagnosen einer Störung des Sozialverhaltens (ICD-10 F91.-). Insgesamt wurden bei 17 Patienten während ihres Aufenthaltes in unserer Einrichtung Psychopharmaka eingesetzt. Wobei es bei 12 Patienten zum Einsatz von Neuroleptika kam. 2 Patienten wurden pharmakologisch mit Antidiuretika behandelt.

Zusammenfassung: Aufgrund eines multimodalen Behandlungskonzeptes im teilstationären Setting zeigten sich bei zahlreichen unserer »kleinen Patienten« deutliche Symptomverbesserungen ihrer psychischen Grunderkrankungen.

Strukturentwicklung und Manifestation von strukturellen Störungen

Horn, H.

VAKJP Analytische Kinder- und Jugendlichen-Psychotherpie, Eppelheim

In Zusammenhang mit Beobachtung und Erforschung von Wirkungsweisen psychotherapeutischen Vorgehens -vor allem bei schwereren und diffuseren Störungsbildern in Kindheit und Jugendalter- bedienen wir uns entwicklungspsychologischer Kenntnisse, der Ergebnisse von Säuglingsforschung sowie operationalisierter psychodynamischer Diagnostik. Dadurch bekommen wir eine Vorstellung von funktionalen und dysfunktionalen Möglichkeiten der jeweiligen kindlichen oder jugendlichen Persönlichkeit. Wir können damit beschreiben, wie der Umgang mit sich selbst, mit wichtigen anderen, mit Leistungsanforderungen und sozialen Forderungen gestaltet wird, was fehlt was konflikthaft ist, was Symptomcharakter hat, was krankheitswertig ist im Vergleich mit Altersgenossen. Wir machen uns – geleitet durch diverse Theorien – eine Vorstellung von Entstehungsbedingungen, die in Konstitution und

Beziehungserleben gründen und durch daraus resultierende Defizite und deren Bewältigung es als Disposition Kindern und Jugendlichen erschweren oder verunmöglichen, anstehende Entwicklungsaufgaben intrapychischer und interpersoneller Natur gesund zu bewältigen. Therapeutische Bemühungen zielen darauf ab, in der Beziehung und durch die Beziehung Ichfähigkeiten zu entwickeln oder zu stärken im Wissen um begünstigende frühe Beziehungsbedingungen für die Entwicklung dieser Fähigkeiten.

Ist Familientherapie auf einer Akutstation möglich?

Horn, K.

Klinik und Poliklinik für Kinder- und Jugendpsychiatrie/-psychotherapie des Universitätsklinikums Carl Gustav Carus, Dresden

Kommunikation zwischen Patienten, deren Familien und dem Team einer kinder- und jugendpsychiatrischen Station ist besonders in Krisensituationen nicht immer einfach.
Die festgelegten Rollen und Regeln im Miteinander von Patienten, Eltern und Professionellen bedingen Barrieren der Kommunikation. In diesem Prozess sind alle Teammitglieder gefordert, eine gemeinsame Sprache mit den Patienten und ihren Familien zu finden, damit die Therapie erfolgreich sein kann.
Es wird der Fall einer 11-jährigen Patientin vorgestellt, die wegen einer komplexen dissoziativen Störung mit Gehunfähigkeit und Schluckstörung auf der Akutstation behandelt wurde. Anhand des klinischen Fallbeispieles werden Möglichkeiten der unmittelbaren Einbeziehung von Eltern in die Akutbehandlung erläutert, Chancen und Risiken diskutiert.

Ressourcen- und lösungsorientierte Sprache im tagesklinischen Setting am Beispiel von reflektierender Gruppentherapie

Hubert-Schnelle, C.; Caby, A.

Marienkrankenhaus Papenburg/Aschendorf GmbH, Abteilung für Kinder- und Jugendpsychiatrie, Aschendorf

»Die Grenzen unserer Sprache bestimmen die Grenzen unserer Welt« (Wittgenstein). Langjährige tagesklinische Erfahrungen zeigten uns, dass reflektierende Gruppentherapie mit Eltern und Kindern maßgeblich zur Verständigung beitrugen. Ein wichtiger Schritt vom Problemgespräch zum Lösungsgespräch. In dem Referat wird anhand von praktischen Beispielen die Vorteile der reflektierenden Gruppenarbeit demonstriert. Die Darstellung erfolgt aus Sicht der Kinder, Eltern und aus Sicht der Therapeuten.

Die sexuelle Entwicklung jugendlicher Straftäter als ein psychopathologisches Modell zur Untergruppenbildung bei Sexual- und Körperverletzungsdelikten

Hummel, P.

Klinik für Kinder- und Jugendpsychiatrie, Sächsisches Krankenhaus, Arnsdorf

Zielsetzung: Die sexuelle Entwicklung jugendlicher Straftäter wird in Gutachten und in der Literatur nur spärlich beschrieben. Dies ist um so erstaunlicher als es, insbesondere bei jugendlichen Sexualstraftätern, auch um deren beeinträchtige sexuelle Entwicklung geht. Dabei sind die körperlich-sexuelle, die sozio-sexuelle und die psycho-sexuelle Entwicklung voneinander zu unterscheiden.

Material und Methoden: Die Stichprobe bestand aus insgesamt 74 jugendlichen Sexualstraftätern und, als Kontrollgruppe, aus 33 Jugendlichen, die wegen Körperverletzungsdelikten angeklagt worden waren. Alle Probanden waren hinsichtlich Nationalität, Begabung, Status als Einzeltäter mit Körperkontakt zu den Opfern parallelisiert. Angaben zur körperlich-sexuellen Entwicklung wurden anamnestisch von den Eltern, solche zur psychosexuellen Entwicklung direkt von den Probanden erhoben. Für die Feststellung von Merkmalen zur soziosexuellen Entwicklung wurde ein von Glück (1988) entwickelter Fragebogen verwandt.

Ergebnisse: Die Probanden unterschieden sich nicht hinsichtlich ihrer körperlich-sexuellen Entwicklung. Die soziosexuelle Entwicklung trennte jugendliche Sexualstraftäter von den Kontrollprobanden. Die psychosexuelle Entwicklung trennte auch die Gruppe der Sexualstraftäter eindeutig: solche, deren Opfer Kinder waren (n = 38) von solchen, deren Opfer gleichaltrige oder ältere Frauen waren (n = 34).

Zusammenfassung: Die Erfassung der sexuellen Entwicklung jugendlicher Straftäter, insbesondere der von Sexualstraftätern, bedarf eines differenzierten Instrumentariums. Nur so lassen sich spezifische Entwicklungsbeeinträchtigungen erfassen. Diese können zudem eine Grundlage dafür bilden, die jeweiligen Besonderheiten der sexuellen Entwicklung bei einer Behandlung zu berücksichtigen.

Studie wurde von Drittmittelgeber finanziert: DFG

Kommunikation im Rahmen der Stimulanzienbehandlung: Effekte der Rücksprache mit Eltern und Lehrern

Huss, M. (1); Högl, B. (2); Grimmlinger, R. (3); Lehmkuhl, U. (1)

(1) Klinik für Psychiatrie, Psychosomatik und Psychotherapie des Kindes- und Jugendalters, Charité, Universitätsmedizin Berlin; (2) Arbeitskreis Überaktives Kind, Berlin; (3) EL-POS, Wien, Österreich

Zielsetzung: Die Multisite Multimodal Treatment Study (sog. MTA-Studie) gilt als Meilenstein in der Therapieforschung der Aufmerksamkeits-Defizit-Hyperaktivitäts-Störung (ADHS). Sie hat maßgebliche Hinweise auf die Bedeutung der Kommunikation im Rahmen der Pharmakotherapie erbracht. Unter optimierter medizinischer Betreuung (sog. medication management) erwies sich die Pharmakotherapie als überlegene Behandlungsoption. Welchen Stellenwert der nicht-pharmakologische Anteil und insbesondere der kommunikative Prozess für den Therapieerfolg hat, lässt sich derzeit nur unzureichend abschätzen.

Material und Methoden: Im Rahmen der ADHD-Profil-Studie wurden in Deutschland und Österreich 2.046 Eltern über die Effekte diverser Therapien befragt, die mit ihren von ADHS betroffenen Kindern durchgeführt wurden. Die hier vorgelegten Analysen beziehen sich auf 1.147 Probanden, die mit Stimulanzien behandelt wurden (185 Mädchen, 962 Jungen; Durchschnittsalter = 11;11 Jahre; SD = 3;2 Jahre).

Ergebnisse: Der Erfolg der Pharmakotherapie im Elternurteil hängt maßgeblich davon ab, ob der behandelnde Arzt sich mit den Lehrern über die erwünschten Effekte und Nebenwirkungen ausgetauscht hat ($Chi^2 = 13,6$; df = 1; $p < 0,000**$). Im Vergleich zu anderen Fachgruppen kommunizieren die Kinderpsychiater signifikant häufiger mit den Lehrern ($Chi^2 = 4,47$; df = 1; $p < 0,034*$). Der Behandlungserfolg im Elternurteil hängt außerdem davon ab, ob die Eltern den Eindruck haben, hinreichend über potentielle Wirkungen und Nebenwirkungen aufgeklärt worden zu sein ($Chi^2 = 12,96$; df = 1; $p < 0,000**$).

Zusammenfassung: Die Kommunikation mit Eltern und Lehrern erweist sich sowohl in kontrollierten Studiendesigns (MTA-Studie) als auch in naturalistischen Untersuchungen (ADHD-Profil-Studie) als wesentlicher Prädiktor für den Erfolg der Pharmakotherapie.

Studie wurde von Drittmittelgeber finanziert: Lilly Deutschland (partiell)

Child Behavior Checklist (CBCL) und Strengths and Difficulties Questionnaire (SDQ) im Vergleich: Klinik versus Epidemiologie

Huss, M.; Lehmkuhl, U.

Klinik für Psychiatrie, Psychosomatik und Psychotherapie des Kindes- und Jugendalters, Charité, Universitätsmedizin Berlin

Zielsetzung: Die CBCL galt bislang als ‚gold standard' unter den dimensionalen Fragebogenverfahren zur Einschätzung psychopathologischer Auffälligkeiten. Mit der Einführung des mittlerweile gut evaluierten SDQ steht dem Kliniker und Forscher nun ein alternatives Verfahren zur Verfügung. Auf der Grundlage einer großen klinischen Stichprobe sollen die Vor- und Nachteile der beiden Verfahren verglichen und mit epidemiologischen Ergebnissen in Beziehung gesetzt werden.

Materialien und Methoden: In einer konsekutiv erhobenen Klinikstichprobe wurden Eltern von 1.335 Kindern und Jugendlichen (882 Jungen, 453 Mädchen; mittleres Alter

= 10,3 Jahre; Standardabweichung = 3,5 Jahre) parallel mit dem SDQ und der CBCL befragt.

Ergebnisse: In Übereinstimmung mit der Forschungsliteratur weist der SDQ gute und mit der CBCL vergleichbare Kennwerte diverser Reliabilitätsmaße auf. Deutliche Unterschiede ergeben sich hinsichtlich des Anteils der als auffällig einzuschätzenden Probanden. Bei dem SDQ wird bei 78 % der Probanden mindestens eine der drei Problemskalen als auffällig bewertet. In der CBCL beträgt dieser Wert – obwohl den Analysen alle 8 Skalen zugrunde gelegt wurden – nur 59 %. Diese Abweichungen resultieren im Wesentlichen aus dem externalen Symptomspektrum (HKS und Betragensprobleme).

Zusammenfassung: Der SDQ hat bei ähnlichen Gütekriterien aufgrund seiner positiven Itemformulierung und dem kürzeren Zeitaufwand gegenüber der CBCL insbesondere in epidemiologischen Studien erhebliche Vorteile. Bei klinischen Fragestellungen sollten zusätzlich das engere Symptomspektrum des SDQ und die weniger hart definierten Schwellenwerte in Betracht gezogen werden. Es bleibt zu prüfen, wie sich die unterschiedlichen Schwellenwerte auf die Sensitivität bezüglich ICD-10- und DSM-IV-Diagnosen auswirkt.

Die medikamentöse Behandlung der Aufmerksamkeits-Defizit-Hyperaktivitäts-Störung (ADHS)

Huss, M.

Klinik für Psychiatrie, Psychosomatik und Psychotherapie des Kindes- und Jugendalters, Charité, Universitätsmedizin Berlin

Zielsetzung: Die medikamentöse Behandlung von Kindern mit ADHS stellt einen wesentlichen Faktor in der multimodalen Therapie dar. In den vergangenen Jahren konnte das Wissen über die Neurobiologie von ADHS wie auch über einzelne Wirkkomponenten der Pharmakotherapie – insbesondere über das sog. Medication Management – erheblich erweitert werden. Zusätzlich ergeben sich mit Atomoxetin als neuem Wirkstoff neue Therapieoptionen.

Material und Methode: Im Rahmen des Symposiums soll der aktuelle Wissensstand über die Pharmakotherapie bei ADHS anhand der verfügbaren Evidenz dargestellt werden. Schwerpunkte sind: Aktueller Wissensstand über a) schnell wirksame Stimulanzien, b) retardierte Formulierungen im Vergleich, c) Atomoxetin bzw. Atomoxetin und Methylphenidat im Vergleich, d) Langzeiteffekte der Stimulanzientherapie.

Ergebnisse: Die erweiterten Optionen der Pharmakotherapie des ADHS bieten betroffenen Kindern und Jugendlichen neue Chancen, die von den behandelnden Ärzten in verantwortungsvoller Weise genutzt werden sollte. Mittel- und langfristige Behandlungserfolge lassen sich nur zum Teil auf das Medikament zurückführen. Wesentlich scheinen dafür die differentialdiagnostische Kompetenz des Arztes, die Aufklärung der Eltern und des Kindes über Medikamenteneffekte und die Rücksprache mit den Lehrern zu sein. Langfristig negative Medikamenteneffekte wie z.B. ein gemindertes Längenwachstum oder Suchterkrankungen lassen sich nicht nachweisen.

Diskussion: Aufgrund der verfügbaren Evidenz sollte bei erwiesener ADHS-Diagnose und erheblichem Leidensdruck immer auch eine Pharmakotherapie in Betracht gezogen werden. Die sich daraus ergebenden Chancen müssen im Rahmen der multimodalen Therapie genutzt werden.

Die diagnostische Funktion der Kunsttherapie in der Kinder- und Jugendpsychiatrie

Häßler, F.

Klinik für Kinder- und Jugendneuropsychiatrie und Psychotherapie der Universität Rostock

Einleitung: In der Kunsttherapie geht es um einen innerpsychischen und sich sinneshaft wie psychomotorisch auswirkenden Formbildungs- und Gestaltungsvorgang, der sich in der bildnerischen Formdynamik eines ästhetischen Mediums spiegelt und der innere wie äußere Lebensverhältnisse abbildet, so dass diese, sofern sie Leiden verursachen, bearbeitbar und neu zentrierbar sind (Menzen 1995). Da Kunst zu den normalen Aktivitäten in der Entwicklung eines Kindes zählt, lassen sich individuelle Probleme abbilden, Konflikte schneller erkennen und Entwicklungs-/Heilungsprozesse effektiv evaluieren.

Methode: Anhand ausgewählter Kasuistiken, darunter zwei Psychosen aus dem schizophrenen Formenkreis, einer Zwangsstörung und einer dissoziativen Störung wird explizit auf den diagnostischen Stellenwert der Kunsttherapie und die theoretischen Konstrukte eingegangen.

Zusammenfassung: Trotz fließender Übergänge und Überschneidungen sollte neben der bewusstmachenden und therapeutischen Funktion der Kreativtherapie der diagnostische Stellenwert nicht unterschätzt werden. Kunsttherapie als psychotherapeutisches Verfahren bietet häufig den Vorteil einer frühen Bedingungsanalyse und einer rascheren Dialoginitiierung. Die diagnostische Funktion ist nicht nur statisch sondern auch dynamisch zu sehen. Krankheitsverlauf, Verhaltensmodifikation, Wandel innerer Einstellungen, Beziehungsveränderungen und vieles mehr werden prozeßhaft abgebildet. Die Kunsttherapie wird dadurch auch zum Indikator einer effektiven therapeutischen Gesamtstrategie.

Begutachtungsqualität bei Tötungs- und Brandstiftungsdelikten in Mecklenburg-Vorpommern

Häßler, F. (1); Schläfke, D. (2); Fegert, J. M. (3)

(1) Klinik für Kinder- und Jugendneuropsychiatrie und Psychotherapie der Universität Rostock; (2) Klinik für Forensische Psychiatrie an der Universität Rostock; (3) Klinik für Kinder- und Jugendpsychiatrie/Psychotherapie Universitätsklinikum Ulm

Einleitung: Die Qualität der forensisch-psychiatrischen Begutachtung steht vor dem Hintergrund der Strafrechtsreform, der Möglichkeit der Anordnung nachträglicher Sicherungsverwahrung (JGG) und der stark gestiegenen Maßregelvollzugseinweisungen nach wie vor in der öffentlichen und politischen Diskussion. Da im erkennenden Verfahren Juristen auf das Fachwissen psychologischer und/oder psychiatrischer Sachverständiger angewiesen sind, sollten Gutachten fachlichen Mindeststandards genügen und vertsändlich praxisorientierte Erkenntnisse vermitteln.

Methode: Es wurden 208 staatsanwaltliche Akten der Jahre 1994 bis 1998, darunter 72 forensische Gutachten aufgrund eines Tötungsdeliktes und 33 wegen eines Brandstiftungsdeliktes analysiert, Interviews und Fragebogenerhebungen durchgeführt und Aspekte der Struktur-, Prozess- und Ergebnisqualität untersucht.

Ergebnisse: Obwohl die psychiatrischen Gutachten zur Schuldfähigkeit häufig Mängel aufweisen, wurden sie in über 90 % in die gerichtliche Entscheidung übernommen. Auf der

Basis von fachlichen Mindeststandards und der damit sich ergebenden Nachvollziehbarkeit für Juristen muss der interdisziplinäre Austausch verstärkt werden, damit Gutachter die in sie gesetzten Erwartungen besser verstehen und die Juristen ihre Anforderungen besser danach ausrichten können, was Psychiatrie und Psychologie im Rahmen der forensischen Begutachtung zu leisten vermögen.

Studie wurde von Drittmittelgeber finanziert: Sozialministerium Mecklenburg-Vorpommern

Unterschiede und Gemeinsamkeiten zwischen Münchhausen Syndrom by proxy (MSBP), Plötzlichem Säuglingstod (SIDS) und Infantizid

Häßler, F.

Klinik für Kinder- und Jugendneuropsychiatrie und Psychotherapie der Universität Rostock

Einleitung: Plötzlicher Säuglingstod – sudden infant death syndrome (SIDS) – ist die häufigste Todesursache im 1. (2.) Lebensjahr. Er ist definiert als der plötzliche und unerwartete Tod eines Säuglings bzw. Kleinkindes, welcher weder durch die Vorgeschichte noch durch Postmortem-Untersuchungen erklärt werden kann. Die Inzidenz in der Bundesrepublik Deutschland hat von 1,7 auf 1000 Lebendgeburten im Jahre 1990 auf 0,62 im Jahre 2000 abgenommen. Übereinstimmend mit der Literatur verbergen sich hinter 5 % bis 11 % der SIDS-Fälle Infantizide. Diese Kindstötungen können durch ein MSBP verursacht sein. MSBP ist eine Form der Kindesmisshandlung, bei der die Eltern bzw. Sorgeberechtigten über einen längeren Zeitraum Symptome oder Krankheiten ihres Kindes erfinden oder gar induzieren (provozieren), was dem Kind zweifelsfrei Schaden zufügt.

Kasuistiken: In einer Familie mit drei Kindern starb die jüngste Tochter im Alter von 17 Monaten an einer Apnoe-Attacke. Zuvor war sie 11-mal stationär in den verschiedensten Kinderkliniken der Region behandelt worden, ohne dass die Eingangssymptome wie Krampfanfälle, Atemnotsyndrom und Durchfälle objektiviert werden konnten. In einem zweiten Fall wurde die zwei Jahre alte Tochter erwürgt, ohne dass es polizeiliche Untersuchungen gab. Auch hier hatte die Mutter ihre Tochter häufig wegen nicht objektivierbarer Befunde ärztlich vorgestellt bzw. Krankenhauseinweisungen veranlasst.

Schlussolgerungen: Für die Unterscheidung zwischen SIDS, MSBP und Infantiziden sollte auf sich wiederholende Krankheitssymptome, häufige Krankenhausaufenthalte bzw. ambulante Vorstellungen, keine verifizierbare Diagnose, eine gewisse Therapieresistenz, unklare Krankheiten oder Todesfälle bei Geschwistern, wiederholte Vergiftungs- bzw. Erstickungserscheinungen geachtet werden. Die Differenzierung sollte sehr sorgfältig und tiefgründig erfolgen, da die zu ziehenden Konsequenzen von Fall zu Fall variieren und weitreichend sein können.

Risiko- und Schutzfaktoren für frühen Erstkonsum und problematischen Gebrauch von Nikotin, Alkohol und illegalen Substanzen im Jugendalter

Ihle, W.; Lehmann, K.

Universität Potsdam, Akademie für Psychotherapie und Interventionsforschung

Theoretischer Hintergrund: Ein früher Erstkonsum legaler und illegaler Substanzen führt zu einer drastischen Erhöhung der Wahrscheinlichkeit für langfristigen Substanzgebrauch und für spätere Störungen durch Substanzgebrauch. Fragestellung: Welche Risiko- und Schutzfaktoren lassen sich für frühen Erstkonsum und problematischen Gebrauch von Nikotin, Alkohol und illegalen Substanzen identifizieren? Methode: Untersuchung einer repräsentativen Stichprobe von 246 14-16-jährigen Schülern im Landkreis Anhalt-Zerbst (Sachsen-Anhalt). Ergebnisse: 21,9 % (n = 54) der 14-16-Jährigen haben bereits Probierkonsum von Cannabisprodukten hinter sich (Einstiegsalter durchschnittlich 13,7 Jahre), wobei 61 % der Cannabiskosumenten mindestens eine weitere illegale Substanz ausprobiert haben. 47,6 % (n = 117) der 14-16-Jährigen raucht aktuell mindestens 6 Zigaretten täglich (Einstiegsalter durchschnittlich 11,8 Jahre). Ein Drittel der Stichprobe zeigt erste Anzeichen eines problematischen Alkoholkonsums (Einstiegsalter durchschnittlich 11,5 Jahre). Legale Drogen werden durchschnittlich zwei Jahre vor dem erstmaligen Gebrauch illegaler Substanzen konsumiert. Geschlechtsspezifische Auswertungen hinsichtlich von Risiko- und Schutzfaktoren problematischen Gebrauchs bzw. eines frühen Erstkonsumalters werden dargestellt. Schlussfolgerung: Die Ergebnisse werden in ihrer Bedeutung für mögliche Ansätze selektiver bzw. indizierter Prävention diskutiert.

Die Effektivität psychologischer Behandlungsprogramme für Angststörungen im Kindesalter: Eine Meta-Analyse

In-Albon, T.; Schneider, S.

Universität Basel, Institut für Psychologie, Klinische Kinder- und Jugendpsychologie, Schweiz

Die Entwicklung von Behandlungsprogrammen für Angststörungen im Kindesalter hat sich in den letzten Jahren wesentlich weiterentwickelt. Die vorliegende Studie verglich die Effektivität psychologischer Behandlungen für Angststörungen im Kindesalter. Dabei wurden Effektstärken, Prozentuale Genesung, intent-to-treat und Katamnesedaten untersucht. Für die Meta-Analyse wurden 21 Studien berücksichtigt, die bis 2002 publiziert wurden. Die Studien mussten folgende Kriterien erfüllen: randomisierte Kontrollstudie (RCT), Angabe von Mittelwerten, Standardabweichungen und Stichprobengrößen, sowie eine Stichprobengröße größer als 10. Die Effekte zeigten grosse prä-post Therapieeffekte von d = 1.02 in der Behandlungsbedingung im Vergleich zu einem Effekt von d = 0.13 in der Warteliste Kontrollbedingung. Keine Unterschiede zeigten sich zwischen individuellen- und Gruppentherapien und zwischen kind- und familienzentrierten Therapien. Nach der Therapie erfüllten 70.5 % der Patienten die diagnostischen Kriterien für ihre primäre Angststörung nicht mehr. Die Katamnesedaten weisen daraufhin, dass die Behandlungserfolge bis zu mehreren Jahren aufrechterhalten bleiben konnten. Diese Ergebnisse zeigen, dass Angststörungen im Kindesalter mit kognitiver Verhaltenstherapie erfolgreich therapiert werden können.

Studie wurde von Drittmittelgeber finanziert: Schweizerischer Nationalfonds (SNF), Stipendium für angehende Forschende

Zweijährige Erfahrungen mit dem Hammer Ambulanz-Angebot für hörgeschädigte Kinder und Jugendliche und dem Aufbau eines Netzwerkes

Jahn, K.

Westfälisches Institut, Hamm

Ziel: Im November 2002 wurde mit dem Aufbau eines ambulanten Angebotes für hörgeschädigte Kinder, Jugendliche und Eltern begonnen. Die Inanspruchnahme stieg nach bekannt werden in den einschlägigen Netzwerken von wenigen Einzelfällen zuvor schnell auf durchschnittlich 10 Neuvorstellungen pro Quartal.
Vorgehen: Die betroffenen Patienten werden mit dem Spektrum an Hör- und Kommunikationskompetenz, den Fragestellungen, Diagnosen und therapeutischen Vorschlägen beschrieben.
Ergebnisse: Dem Ambulanzbedarf konnte bereits 1 1/2 Jahre nach Einstellung der gebärdensprachkompetenten Diplom-Psychologin nur noch knapp nachgekommen werden. Die Nachfragen aus dem Netzwerk der Kooperationspartner (Gehörlosenschulen, -internate, Therapeuten) erforderten zusätzliche interdisziplinäre Fachgespräche und Case-Management mit teilweise sehr guten Ergebnissen. Im therapeutischen Setting können Deutsche Gebärdensprache, Lautsprachbegleitende Gebärdensprache und/oder Anpassung von Kommunikationsstrategien genutzt werden. Die Zusammenarbeit mit Dolmetschern war in einigen Fällen (Familiensitzungen mit gehörlos-hörenden Familien, Kooperationsgespräche/Runder Tisch u.a.) erforderlich. Beides macht eine Spezialambulanz unter ökonomischen Gesichtspunkten wenig lukrativ. Das Nichtvorhandensein spezialisierter stationärer Behandlungsmöglichkeiten vor Ort wirkte stark verkomplizierend. Einzelne Krisenaufnahmen führten jedoch zu einem Qualifikationsbedürfnis auch des stationären Personals und der Einrichtung eines Kursangebotes.
Schlussfolgerung: Die Behandlung hörgeschädigter Kinder und Jugendlicher ist integriert gut möglich und aktive Kooperationsstrukturen entstehen fallbezogen schnell. Jedoch ist ein erhöhter institutioneller Ressourceneinsatz unabdingbar.

www.drugcom.de – ein Informations- und Beratungsportal zur Suchtprävention

Jordan, S. (1); Tossmann, P. (2)

(1) Bundeszentrale für gesundheitliche Aufklärung, Köln; (2) delphi-Gesellschaft, Berlin

Zielsetzung: Die Bundeszentrale für gesundheitliche Aufklärung (BZgA) startete in 2001 das Informations- und Beratungsportal zur Suchtprävention »www.drugcom.de«. Das Internetangebot verfolgt einen sekundärpräventiven Ansatz und hat zum Ziel, Substanzmissbrauch und -abhängigkeit bei Jugendlichen zu verhindern und negative Folgen des Konsums illegaler Drogen zu reduzieren. Seine Wirksamkeit setzt an unterschiedlichen Zielebenen an: der Wissensebene (Aufklärung über Wirkungen und Risiken), der Einstellungsebene (Problembewusstseinsförderung) und der Verhaltensebene (Förderung eines risikoarmen Umgangs, sowie der Vermittlung von Kompetenzen zur Reduzierung oder Absetzung von Substanzen).

Materialien und Methoden: Die projektbegleitende Evaluation erhebt mittels Online-Befragung nach dem Besuch der Web-Site und Logfile-Analysen quantitative Daten zu den Nutzerinnen und Nutzern sowie zur Nutzung und Akzeptanz. Je nach besuchtem Bereich von »www.drugcom.de« werden unterschiedliche Indikatoren erhoben, z.B. Verständlichkeit der Texte, Zufriedenheit mit dem Beratungsangebot, Vollständigkeit der Informationen etc.

Ergebnisse: Mit über 200.000 Visits im Jahr 2003 sind die Zugriffe im Vergleich zum Vorjahr um 25 % gestiegen. Das Internetangebot wird vor allem von aktuellen Konsumenten legaler und illegaler Suchtmittel genutzt. Rund zwei Drittel aller Nutzer sind unter 22 Jahren alt und drei von vier Nutzern haben schon mal Cannabis konsumiert, etwa jeder Zweite betreibt einen aktuellen Konsum von Haschisch oder Marihuana. Besonders häufig genutzt werden der Cannabis- und der Ecstasywissenstest sowie der Selbsttest zum Alkoholkonsum.

Zusammenfassung: Die Ergebnisse zeigen, dass die Zielgruppe der Suchtmittel konsumierenden Jugendlichen mit einem Internetangebot erreicht werden kann. Das Internetprojekt »www.drugcom.de« hat sich als Online-Angebot in der Suchtprävention erfolgreich etablieren können.

Erfassung von Repräsentanz und psychischer Struktur mit der MacArthur Story Stem Battery (MSSB)

Juen, F.; Benecke, C.

Institut für Psychologie, Universität Innsbruck, Österreich

Die MacArthur Story Stem Battery (MSSB) hat sich in den letzten Jahren zunehmend als Methode bewährt, mit der es gelingt Zugang zur Innenwelt von Kindern ab 3 Jahren zu bekommen. Dabei werden den Kindern konflikthafte Geschichtsanfänge erzählt, auf denen aufbauend das Kind weitererzählen und mit Hilfe von Spielfiguren weiterspielen soll. Dadurch sollte es möglich sein das Verständnis über die Zusammenhänge von psychischen Problemen, kindlichem Problemverhalten sowie Repräsentanz und psychischer Struktur zu vertiefen. In der vorgestellten Untersuchung soll der Frage nachgegangen werden, wie man die Auswertung der erzählten Geschichten modifizieren kann, um Informationen über die zugrunde liegende psychische Struktur von Kindern im Vorschulalter zu bekommen Dazu wurden folgende Bereiche herausgearbeitet: Belastungsgrad durch Repräsentanzen, die Verfügbarkeit von Personenrepräsentanzen, die Fähigkeit zur Affektregulation, die Beziehungsgestaltung, die Kommunikationsfähigkeit und der Zugang zum mentalen System. Um letzteres sinnvoll erfassen zu können haben wir bei einzelnen Geschichten so genannte »Demand Fragen« gestellt, die einerseits auf das Erkennen emotionaler Zustände von Figuren im Spiel fokussierten andererseits auf das Erkennen von Handlungsintentionen. Der Zugang zum mentalen System zeigt sich in ersten Ergebnissen besonders protektiv für kindliches Problemverhalten, was darauf hindeutet, dass ein Verständnis mentaler Zustände (Gefühle, Intentionen etc.) eine zentrale Fähigkeit darstellt, mit der es dem Kind gelingt Handlungen zu steuern, mit Belastungen umzugehen und gemachte Erfahrungen in seine psychische Welt zu integrieren.

Studie wurde von Drittmittelgeber finanziert: Land Baden Württemberg

Was sagen uns unsere jugendlichen Kunden?

Junglas, J.

Rheinische Kliniken Bonn

Zielsetzung: Entwicklung von Instrumentarien zur Erfassung der Patientenbedürfnisse während der laufenden Behandlung.

Materialien und Methoden: Anonyme Befragung von 100 Klinikpatienten mittels der Fragebögen »Was ist wichtig im Leben und im zukünftigen Beruf?« und den 47-Item »Jungen- und Mädchen-Fragebögen«.

Ergebnisse: Als wichtig in ihrem Leben wurde von den Jugendlichen in absteigender Reihenfolge bewertet: Eltern, Freunde, Schule, Partner, Beruf, Anerkennung. Bezüglich der zukünftigen Berufserwartungen unterschieden sich Jungen und Mädchen deutlich.

In der laufenden Klinikbehandlung wurden als wichtigste Bereiche genannt: Rücksichtnahme unter den Patienten, Einbindung in Therapieentscheidungen, Verlegungen nur mit Einverständnis und eigenes Wertfach. Bei den Therapiebedingungen und den Sozialen Beziehungen zeigten sich deutliche Geschlechtsunterschiede.

Zusammenfassung und Folgerungen: Die Qualität einer laufenden Klinikbehandlung misst sich auch an der Beteiligung der Nutzer an dem klinischen Angebot Die Weiterentwicklung entsprechender Instrumentarien sollte intensiviert werden

Entwicklung der Kinder- und Jugendpsychiatrie im Rheinland bis 1945

Junglas, J.

Rheinische Kliniken Bonn

Zielsetzung: Darstellung des aktuellen Wissensstands über die regionale Entwicklung und die Verflechtungen der Kinder- und Jugendpsychiatrie im Rheinland bis zum Ende der Herrschaft der Nationalsozialisten.

Materialien und Methoden: Auswertung der Primär- und Sekundärliteratur über die handelnden Personen seit Mitte der 19. Jahrhunderts bis 1945. Einsicht in Archive der 1926 eröffneten Klinik für Kinder- und Jugendpsychiatrie in Bonn sowie in Archive des Trägers, des Landschaftsverbandes Rheinland. Einsicht in Patientenakten seit 1926.

Ergebnisse: Sowohl die Planung und Gründung der ersten Versorgungsklinik in Deutschland, in Bonn, als auch die weitere Entwicklung zeigen deutlichen (gesellschafts-) politischen Einfluss unter dem Dach eines öffentlichen Trägers, der auch in die regionale Jugendhilfeversorgung sichtbar ist. Mit der Pädiatrie verband sich die Bemühungen um Psychotherapie bzw. Pädagogik, mit der Psychiatrie die erbbiologischen Betrachtungsweisen. Die Beteiligung an Sterilisation und Euthanasie scheint ohne erkennbaren Bruch erfolgt zu sein.

Zusammenfassung: Kinder- und Jugendpsychiatrie war in der Vergangenheit stärker noch als heute im Schnittpunkt verschiedener Interessen angesiedelt, denen gegenüber es ihr nicht immer gut gelungen ist, eine eigene von ärztlichem Ethos getragene Sichtweise aufrecht zu erhalten.

Sprachförderung bei fremdsprachigen Vorschulkindern

Kaltenbacher, E. (1); Klages, H. (1); Roos, J. (2); Schöler, H. (3); Döring, C. (4)

(1) Institut für Deutsch als Fremdsprachenphilologie, Universität Heidelberg; (2) Fakultät I, Pädagogische Hochschule Heidelberg; (3) Institut für Sonderpädagogik, Pädagogische Hochschule Heidelberg; (4) Kinder- und Jugendamt, Stadt Heidelberg

Seit Anfang 2004 führt das Institut für Deutsch als Fremdsprachenphilologie in Zusammenarbeit mit dem Kinder- und Jugendamt der Stadt Heidelberg und der PH Heidelberg ein Projekt zur Sprachförderung fremdsprachiger Vorschulkinder durch. Das Projekt umfasst die Entwicklung eines Förderprogramms sowie seine praktische Erprobung und Evaluation im Rahmen einer wissenschaftlichen Begleitung. Das Programm wird derzeit in acht städtischen Kindertagesstätten eingesetzt und soll für das Jahr 2005/06 durch die Kooperationspartner an der PH Heidelberg extern evaluiert werden.

Differenzierte Sprachstandserhebungen haben ein charakteristisches Sprachprofil für unsere Zielgruppe (insbesondere Kinder mit Migrationshintergrund) ergeben. Ausgehend von diesem Profil haben wir Einheiten entwickelt, mit denen die Kinder in den problematischen Bereichen gezielt gefördert und auf die Anforderungen der Schule vorbereitet werden können. Dabei erfolgt eine Konzentration auf den Wortschatz, Aspekte der Deklination und Konjugation, die Erzählfähigkeit und die phonologische Bewusstheit. Unser Ansatz ist linguistisch orientiert, stützt sich auf die Ergebnisse der Spracherwerbsforschung und Sprachdidaktik und schließt einen kognitiven Zugang zu den zu vermittelnden Sprachstrukturen ein. In dem Symposium werden wir
– das von uns ermittelte Muster der Sprachentwicklung bei mehrsprachigen Vorschulkindern in der Zielsprache Deutsch präsentieren;
– unser Förderkonzept im Überblick und anhand einer exemplarischen Fördereinheit erläutern;
– Ergebnisse einer ersten internen Evaluation unseres Programms und das dafür entwickelte Verfahren der Sprachstandserhebung vorstellen.

Studie wurde von Drittmittelgeber finanziert: Dürr-Stiftung, Hamburg; Günter-Reimann-Dubbers-Stiftung, Heidelberg

Pseudologie oder Schizophrenie?

Karle, M.; Günter, M.; Klosinski, G.

Abteilung Psychiatrie und Psychotherapie im Kindes- und Jugendalter mit Hochschulambulanz der Universität Tübingen

Zielsetzung: Erfordernis der Berücksichtigung entwicklungspsychopathologischer Aspekte bei der klinischen Urteilsbildung.
Kasuistische Darstellung: Ein 17-jähriger, grenzbegabter Jugendlicher wird wegen gefährlicher Körperverletzung und sexueller Nötigung angeklagt. Er fällt in der Untersuchungshaft auf, weil er grausame Horrorszenarien entwirft und Fantasiegeschichten erzählt, von denen er behauptet, sie entsprächen der Wirklichkeit. Er wird in ein Justizvollzugskrankenhaus verlegt und berichtet dort, dass er seit 5 Jahren Stimmen höre.
Ergebnisse: Der Verdacht auf ein prozesshaftes Geschehen bestätigt sich nicht. Die von ihm geschilderten und phänomenologisch als psychotisch erscheinenden psychopathologi-

schen Auffälligkeiten (akustische und optische Halluzinationen, Paranoia etc.) erweisen sich als Ausdruck einer schweren Entwicklungskrise mit regressiven Anteilen.

Zusammenfassung: Anhand einer Kasuistik wird aufgezeigt, dass bei der klinischen Urteilsbildung im Kindes- und Jugendalter entwicklungspsychopathologische Aspekte zu berücksichtigen sind.

Familieninteraktionen, Lebensqualität und Migräne

Karwautz, A.; Konrad, A.; Wöber, C.; Wagner, G.; Wöber-Bingöl, Ç.

Spezialambulanz für Kopfschmerzen im Kindes- und Jugendalter an der Universitätsklinik für Neuropsychiatrie des Kindes- und Jugendalters, Medizinische Universität Wien, Österreich

Im Rahmen eines umfassenden Forschungsprojektes zu familiären Bedingungen und Interaktionen, Belastungen in den Familien und zur Lebensqualität von Kindern mit primären Kopfschmerzen und deren familiärer Umwelt wurden zwischen Oktober 2003 und Juni 2004 60 jugendliche Patient/inn/en mit Migräne ohne Aura untersucht.

Die Diagnosen wurden gemäß den Kriterien der International Headache Society (ICHD) mittels strukturiertem Interview gestellt. Als Vergleichsgruppe 1 (VG1) wurde eine alterähnliche Stichprobe aus regionalen Schulen gezogen (n = 81), die im Screeningverfahren auf eine Kopfschmerz-diagnose (lifetime) negativ waren. Als Vergleichsgruppe 2 (VG2) wurden Schüler herangezogen, die im Screeningverfahren positiv für die Diagnose Migräne ohne Aura zeichneten (n = 95). Insgesamt wurden somit 236 Probanden mit einem mittleren Alter von 11½ Jahren untersucht, wobei sich die drei Gruppen nicht im Alter unterschieden. Beim Vergleich der Untersuchungsgruppen bzgl. Familienbeziehungen (Subjektives Familienbild-SFB, Familienbögen-FB) fand sich ein durchgängiges Muster: die Patientinnen der Spezialambulanz zeigten durchwegs (tlw. sig, tlw. nicht sig.) ungünstigere Werte als die VG1; die VG2 lag in ihren Einschätzungen durchgehend zwischen denen der AmbulanzpatientInnen und den kopfschmerzfreien Kontrollen.

Bei der Untersuchung der Lebensqualität (mittels ILK) fand sich nach deren eigener Einschätzung besonders eine hohe Belastung durch den Problembereich »Schule« (35 %) im Vergleich zur VG1 (19 %), sig. höhere Werte in den Skalen »Nerven und Laune« (32 % bei Migräne vs. 12 % bei VG1) und eine deutlich höhere Gesamtbelastung bei den PatientInnen mit Migräne ohne Aura (10 %) als bei der VG1 (2.5 %). Im Vergleich der Selbsteinschätzung der Kinder zur Einschätzung der Eltern fand sich ebenfalls ein Unterschied: die Kinder schätzen sowohl die Schwere der Erkrankung als auch die Belastung durch die Behandlung geringer ein als deren Eltern. Diese Ergebnisse können auch in Bezug auf therapeutische Implikationen hin genutzt werden.

Klassifizierung aggressiven Verhaltens mit latent class-Modellen

Keller, F.; Schmeck, K.

Klinik für Kinder- und Jugendpsychiatrie/Psychotherapie des Universitätsklinikums Ulm

Einleitung: Aggressives Verhalten kann in Subgruppen eingeteilt werden gemäß klinischer Erfahrung oder faktorenanalytischen Ergebnissen. Eine Klassifizierung mit Hilfe von probabilistischen Modellen wurde hingegen nur selten benutzt. In einer früheren Auswertung haben wir acht Kern-Items aus der CBCL einer latent class-Analyse unterzogen und dabei in der Klinikstichprobe (n = 3503) sieben Aggressionsklassen erhalten. In diesem Beitrag wird eine vergleichende Analyse an der repräsentativen Bevölkerungsstichprobe (n = 2785) durchgeführt.

Methode: Aus den CBCL-Skalen »sozialer Rückzug«, »Angst/Depression«, »delinquentes Verhalten« und »aggressives Verhalten« wurden jeweils zwei Kern-Items verwendet. Die latent class-Analysen erfolgten mit dem Programm LatentGOLD.

Ergebnisse: In der Bevölkerungsstichprobe wird (auf Basis des BIC) eine Lösung mit vier latenten Klassen favorisiert. Eine große Klasse (70,6 %) ist symptomatisch unauffällig; eine zweite Klasse (20,8 %) weist deutlich erhöhte Werte im emotionalen Bereich auf (insbesondere »schüchtern« und »ängstlich«), aber kein aggressiv/delinquentes Verhalten. Ein gerade umgedrehtes Profil hat die dritte Klasse (7,2 %) mit erhöhten Aggressionswerten (insbesondere »bedroht andere«) und weitgehend unauffälligem Emotionsbereich. Eine kleine Klasse (1,4 %) hat hohe Werte in beiden Bereichen.

Diskussion: Die Berechnungen für die Bevölkerungsstichprobe erbrachten vier inhaltlich sinnvolle Klassen, die zahlenmäßig auch wie erwartet unterhalb des Differenzierungsgrades von sieben Klassen in der Klinikstichprobe liegen. Geschlecht- und Altersabhängigkeiten sowie die Relevanz der Subgruppeneinteilung werden diskutiert.

Befindlichkeit und Behandlungsbewertung von depressiven Jugendlichen im Verlauf einer stationären Behandlung

Keller, F.; Zander, A.; Fegert, J. M.; Libal, G.

Klinik für Kinder- und Jugendpsychiatrie/Psychotherapie des Universitätsklinikums Ulm

Einleitung: In bisher vorliegenden Untersuchungen zur Einschätzung von Therapieverläufen depressiver Jugendlicher während stationärer Behandlung finden sich kaum Angaben zum Verlauf von emotionaler Befindlichkeit, Stimmungslage und Behandlungszufriedenheit. Im Rahmen einer größeren Studie, die Prozessaspekte von Spannungsregulation und Stimmungsschwankungen bei Jugendlichen in stationärer psychiatrischer Behandlung zum Gegenstand hat, soll speziell der Verlauf bei depressiven Jugendlichen betrachtet werden.

Methode: In die Studie eingeschlossen wurden alle 42 Patienten zwischen 14 und 18 Jahren, die in einem Zeitraum von 6 Monaten stationär aufgenommen wurden. Die Jugendlichen beantworteten mittags 10 und abends 28 Fragen zu Befindlichkeit, Spannungserleben und Behandlungszufriedenheit. Als Fremdbeurteilung werden analoge Fragen durch einen Betreuer beantwortet.

Ergebnisse: In die Studie aufgenommen wurden 42 Jugendliche (12 männlich, 30 weiblich), von denen bisher insgesamt ca. 1300 Zeitpunkte vorliegen (Studienende ist Oktober, so dass sich die Anzahl der Zeitpunkte noch leicht erhöht). Von den Betreuern liegen ebenfalls ca. 1300 Bögen vor. Die Verläufe der 14 Jugendlichen mit der Diagnose einer depressiven Störung (Achse I) werden verglichen mit nicht-depressiven Jugendlichen und Jugendlichen, die erhöhte Depressionswerte im YSR oder CBCL aufweisen (ohne Diagnose Depression). Diese gruppenspezifischen Auswertungen zum Verlauf erfolgen dann unmittelbar nach Beendigung der Datenerhebung.

Diskussion: Eine parallele Erhebung von emotionaler Befindlichkeit, Stimmungslage und Behandlungszufriedenheit durch Selbst- und Fremdeinschätzung im Therapieverlauf hat sich als aufwendig, aber auch Erfolg versprechend erwiesen. Inwieweit sich mögliche Einflussfaktoren sowie Unterschiede zwischen der depressiven Gruppe und den Vergleichsgruppen herausfinden lassen, wird diskutiert, ebenso die Gewinnung praktisch relevanter Ergebnisse für die Verhaltensdiagnostik im Stationsalltag und die Beurteilung von Therapieverläufen.

Verlauf der Behandlungszufriedenheit von Jugendlichen während einer stationären Behandlung

Keller, F.; Spring, O.; Libal, G.; Schmeck, K.; Fegert, J. M.
Klinik für Kinder- und Jugendpsychiatrie/Psychotherapie des Universitätsklinikums Ulm

Einleitung: Einschätzungen zur Prozessqualität psychiatrisch/psychotherapeutischer Behandlung erfolgen meist rückblickend am Ende der Behandlung, weshalb bisher wenig bekannt ist über Veränderungen in der Zufriedenheit mit den Therapien und dem Behandlungsumfeld. In einer früheren Studie zum Verlauf der Behandlungszufriedenheit ergab sich, dass das Niveau der allgemeinen Zufriedenheit sehr unterschiedlich ausgeprägt war und die Personen im Wesentlichen auf ihrem Niveau verblieben. Der vorliegende Beitrag, der Teil einer größeren Studie zu Prozessaspekten von Spannungsregulation und Stimmungsschwankungen bei Jugendlichen ist, beschäftigt sich mit der Replikation dieses Ergebnisses.

Methode: In die Studie eingeschlossen wurden alle 42 Patienten zwischen 14 und 18 Jahren, die in einem Zeitraum von 6 Monaten stationär aufgenommen wurden. Die Jugendlichen beantworteten mittags und abends Fragen zu Befindlichkeit, Spannungserleben und Behandlungszufriedenheit. Als Fremdbeurteilung steht die Beantwortung analoger Fragen durch Betreuer zur Verfügung.

Ergebnisse: Von den 42 Jugendlichen (12 männlich, 30 weiblich) liegen bisher insgesamt ca. 1300 Zeitpunkte vor (Studienende ist Oktober, so dass sich die Anzahl der Zeitpunkte noch leicht erhöht). Von den Betreuern liegen ebenfalls ca. 1300 Bögen vor. Verlaufsanalysen und gruppenspezifische Auswertungen (Geschlecht, Diagnose) erfolgen dann nach Beendigung der Datenerhebung.

Diskussion: Eine zeitlich dichte Erhebung von Behandlungszufriedenheit im Therapieverlauf hat sich als aufwendig, aber auch Erfolg versprechend erwiesen. Inwieweit sich Variationen in den Verläufen sowie Gruppenunterschiede herausfinden lassen, wird diskutiert, ebenso die Gewinnung praktisch relevanter Ergebnisse zur Beurteilung von Therapieverläufen im Stationsalltag.

Bibliotherapie bei Kindern mit expansivem Problemverhalten

Kierfeld, F.; Döpfner, M.
Klinik und Poliklinik für Psychiatrie und Psychotherapie des Kindes- und Jugendalters, Universität zu Köln

Zielsetzung: Expansives Problemverhalten zählt zu den häufigsten und stabilsten Verhaltensauffälligkeiten im Kindes- und Jugendalter. Praktikable Alternativen zu teuren und nicht in ausreichendem Maße verfügbaren Behandlungen werden zunehmend notwendig. In vorliegender Studie wurde Bibliotherapie bei Kindern mit expansiven Problemverhalten erprobt. Unter Bibliotherapie wurde ein manualgestütztes Selbsthilfeprogramm unter minimalen Kontaktbedingungen verstanden, welches sich an die Eltern der »Problemkinder« richtete. Es wurde eine Vor- und eine Hauptstudie durchgeführt.

Materialien und Methoden: Die Vorstudie umfasste 21 Kindern im Alter von 6 bis 15 Jahren, die in der kinder- und jugendpsychiatrischen Poliklinik vorgestellt wurden und die Diagnose einer hyperkinetischen Störung und/oder einer Störung des Sozialverhaltens erhielten. Die Hauptstudie wurde als präventive Maßnahme geplant, innerhalb derer Eltern von expansiv auffälligen Vorschulkinder die Möglichkeit hatten, an einem »Selbsthilfeprogramm« teilzunehmen. 46 Kinder bildeten eine Interventions- und eine (wartende) Kontrollgruppe. Die Bibliotherapie erstreckte sich über 11 Wochen und beinhaltete neben einem Erstgespräch, einer Eingangs-, Verlaufs- und Enddiagnostik, die schrittweise Durcharbeitung des Elternbuches »Wackelpeter und Trotzkopf« (Döpfner et al. 1999). Begleitend fanden in wöchentlichen Abständen kurze Telefonkontakte (ca. 20 Min.) statt, in denen mittels eines semistrukturierten Interviews das Verständnis, die Umsetzung und die Wirksamkeit der durchgeführten Maßnahmen erfragt wurden.

Ergebnisse: Es wurden Praktikabilität und Effektivität der Bibliotherapie untersucht. Die überwiegend sehr positiven Ergebnisse zeigen, welche Verhaltensveränderungen beim Kind und welche Veränderungen im Verhalten und Erleben der Eltern mittels Bibliotherapie erzielt werden konnten. Die Ergebnisse sprechen dafür, Bibliotherapie generell bei Kindern mit hyperkinetischen und/oder oppositionellen Auffälligkeiten als Hilfsmöglichkeit zu bedenken.

Molekulargenetische Analysen zur Identifizierung von Anfälligkeitsgenen für Autismus mit verschiedenen Ansätzen

Klauck, S. M. (1); Felder, B. (1); Schuster, C. (1); Benner, A. (2); Gohlke, H. (3); Illig, T. (3); Poustka, F. (4); Poustka, A. (1); IMGSAC (5)

(1) Molekulare Genomanalyse, Deutsches Krebsforschungszentrum, Heidelberg; (2) Biostatistik, Deutsches Krebsforschungszentrum, Heidelberg; (3) Institut für Epidemiologie, GSF – Forschungszentrum für Umwelt und Gesundheit, Neuherberg; (4) Klinik für Psychiatrie und Psychotherapie des Kindes- und Jugendalters, J. W. Goethe Universität, Frankfurt; (5) http://www.well.ox.ac.uk/~maestrin/iat.html

Autismus ist eine schwere, frühkindliche Entwicklungsstörung, die durch stark eingeschränkte Sozialkontakte, eine verzögerte Sprachentwicklung und stereotype, repetitive Verhaltensweisen gekennzeichnet ist, in den ersten drei Lebensjahren beginnt und lebenslang persistiert. Der Anteil genetischer Faktoren, gezeigt durch Zwillings- und Familienstudien, liegt bei über 90 %. Ergebnisse von bisher zehn genomweiten Kopplungsstudien deuten auf verschiedene chromosomale Anfälligkeitsregionen hin. Zur Identifizierung von Anfälligkeitsgenen für Autismus in diesen Regionen stehen im deutschen Kollektiv bisher 343 Patienten aus 283 Familien zur Verfügung, davon 177 als komplette Trios. Zusätzlich hat IMGSAC für Kopplungsstudien bisher mehr als 290 Geschwisterpaar-Familien rekrutiert. Aufbauend auf den replizierten Kopplungsergebnissen von IMGSAC und anderen Studien weltweit konzentrieren wir uns auf die Analyse von Kandidatenregionen mit Funktionen im Gehirn oder während der Gehirnentwicklung im Bereich von 7q21-q33. Ausgewählte Gene wurden mit Hilfe der DHPLC und Sequenzierung auf Mutationen oder Variationen hin untersucht. Dabei wurden im deutschen und IMGSAC Kollektiv einige Varianten identifiziert, deren Verifizierung als Ursache für Autismus in anderen Patientenkollektiven noch aussteht. Mit Hilfe der MALDI-TOF MS-Technologie wurden in hoher

Dichte 278 SNPs (single nucleotide polymorphisms) innerhalb von 14 Genen aus 7q21-q33 im deutschen Kollektiv für Assoziationsstudien genotypisiert. Davon waren 169 SNPs (61 %) im eingesetzten Kollektiv von 120 Trios polymorph und abschließend 155 (56 %) für nachfolgende Assoziations- und Haplotypstudien geeignet. Parallel dazu werden Antikörperprofile von über 80 Plasmaproben der Patienten und deren Mütter erstellt, um einen möglichen Einfluss von Immunreaktionen auf die Entwicklung des autistischen Krankheitsbildes zu untersuchen.

Studie wurde von Drittmittelgeber finanziert: DFG

Jeder ist wichtig: Reden mit statt reden über ... – Systemische Konversation und zirkuläres Fragen in Diagnose- und Therapieprozessen einer Eltern-Kind-Station

Kleemann, J.
Klinik für Kinder- und Jugendpsychiatrie und Psychotherapie Viersen

Vorgestellt werden Diagnose und Behandlungsprozesse einer Eltern-Kind-Station.
Diagnostische Erkenntnisse bei Kindern können nur in Abhängigkeit von deren jeweiligem Entwicklungsstand gewonnen werden. Ebenso müssen die jeweiligen Entwicklungsaufgaben vom Kind verstanden werden.
Eine systemische Unterhaltung mit Eltern und Kindern ermöglicht diesen das Erkennen gemeinsamer befriedigender Entwicklungswege. Hilfreich dabei sind die Fähigkeiten des Übersetzens kindlicher Weltbilder in »Erwachsenensprache« und der Übersetzung der elterlichen Erwartungen in spielerisch handlungsorientiertes Denken.

Perspektiven wissenschaftlich fundierter Entwicklung Problem-basierter Lernprogramme – Nutzung von Ergebnissen einer Longitudinalstudie über Verhalten Heranwachsender

Klett, M. (1); Haffner, J. (2); Roos, J. (3); Resch, F. (2); Nummenmaa, A. R. (4)

(1) Gesundheitsamt Rhein-Neckar-Kreis, (2) Abteilung Kinder- und Jugendpsychiatrie, Universität Heidelberg, (3) Pädagogische Hochschule Heidelberg, (4) Department of Teacher Education/Early Childhood Education, University of Tampere, Finnland

Die Entwicklung professioneller Erziehungs- und Praxiskonzepte ist an gesellschaftliche Prozesse und Erziehungssysteme gebunden. Das Verhalten Heranwachsender in der modernen Industriegesellschaft verändert sich unter dem Einfluss zunehmenden Gebrauchs elektronischer Medien. Die Folgen dieser enormen und raschen gesellschaftlichen Veränderungen verlangen nach einer Anpassung der Erziehungskonzepte. In diesem Kontext wird zunehmend über die Notwendigkeit des Einsatzes problem-basierter Lernprogramme diskutiert.
Um die Entwicklung geeigneter Curricula und Lerninstrumente gezielt interdisziplinär vorantreiben zu können, bedarf es aktueller wissenschaftlich fundierter Grundlagen, die Ausmaß und Folgen der tiefgreifenden sozialen Veränderungen abbilden.

Dieser neue Ansatz einer zeitnahen, an Verlaufsdaten orientierten Konzeptentwicklung geht in seinem Ursprung auf die beeindruckenden Ergebnisse einer Längsschnittstudie an knapp 7000 Schülern zurück, deren Lebenssituation im Alter von 6, 10, und 14 Jahren unter Einsatz der Child Behaviour Cecklist (CBCL/4-18, Achenbach 1991), ergänzt um familiäre, soziale und Umwelteinflüsse, bei Eltern, Heranwachsenden und Lehrern erhoben wurde. Die Ergebnisse der Studie weisen auf signifikant unterschiedliche Verhaltensmuster bei Heranwachsenden mit intensivem und gelegentlichem Gebrauch elektronischer Medien hin. Sowohl hoher Medienkonsum als auch Verhaltensprobleme und psychische Auffälligkeiten gehen eng mit schulischem Leistungsversagen einher. Auch Geschlecht und ethnische Zugehörigkeit erweisen sich als wichtige Einflussvariablen auf den Entwicklungsverlauf.

Vor dem Hintergrund dieser Ergebnisse müssen neue Wege beschritten werden, um den aktuellen Erfordernissen an zeitgerechte Erziehungs- und Unterrichtsformen gerecht zu werden. Die Interdisziplinarität der Problematik stellt hohe Anforderungen, die eine multiprofessionelle Entwicklung passgenauer Erziehungs- und Lernprogramme erfordert, um den Schulerfolg und die beruflichen Bildungschancen zu verbessern.

Psychiatrische Komorbidität bei kindlichen Kopfschmerzen

Knauss, E. (1); Schmidt, K. (1); Bosnak, I. (1); Just, U. (1); Resch, F. (1); Weisbrod, M. (2); Oelkers-Ax, R. (1)

(1) Abteilung Kinder-und Jugendpsychiatrie, Universität Heidelberg; (2) Psychiatrische Klinik, Universität Heidelberg

Hintergrund: Psychiatrische Komorbidität ist eine häufige Begleiterscheinung bei primären Kopfschmerzen im Kindes- und Jugendalter. Migräne bei Jugendlichen ist besonders mit höheren Raten an Depressionen und Angststörungen assoziiert (Breslau et al. 1992). Bei Mädchen mit Depressionen und Angststörungen wurde umgekehrt eine signifikant höhere Prävalenzrate von Kopfschmerzen nachgewiesen (Egger et al. 1998). Guidetti et al. (1998) zeigten, dass bei 100 Jugendlichen mit Kopfschmerzen diese bei Vorhandensein einer Angststörung eher über 8 Jahre persistierten.

Methodik: Bei 128 Kopfschmerzkindern (Migräne mit/ohne Aura und Spannungskopfschmerzen) und 83 Kontrollen zwischen 6-18 Jahren, bei denen vor 4 Jahren eine Querschnittsuntersuchung (T1) erfolgte (Just et al. 2003), werden erneut Kopfschmerzen und psychiatrische Komorbidität erfasst (T2). Die Querschnittsuntersuchung zeigte, dass Kinder und Jugendliche mit Kopfschmerzen mehr unter Internalisierungsstörungen wie Angst, Depression und Somatisierung litten als die Kontrollgruppe. Diese emotionalen und verhaltensorientierten Probleme waren bei einem Drittel klinisch relevant und behandlungsbedürftig. Zu T2 wurden jetzt 144 und Jugendliche im Alter von 9-21 Jahren erneut mit den Selbstratingsinstrumenten DIKJ (Depressionsinventar für Kinder und Jugendliche) und AFS (Angstfragebogen für Schüler) sowie mit der CBCL als Elternrating (Child Behaviour Checklist) untersucht. Zudem erhoben wir durch ein Schmerzanamneseinterview die Kopfschmerzdiagnose nach IHS-Kriterien. Verläufe der Kopfschmerzen, eventuelle Diagnoseshifts, Entwicklung der psychiatrischen Komorbidität sowie Zusammenhänge der einzelnen Faktoren untereinander und eventuelle Geschlechtseffekte werden untersucht.

Ergebnisse werden präsentiert und diskutiert.

Studie wurde von Drittmittelgeber finanziert: DFG (OE 265/1)

Attentionale Subtypen bei Kindern mit einer Aufmerksamkeitsdefizit-/ Hyperaktivitätsstörung (ADHS)

Konrad, K.; Herpertz-Dahlmann, B.
Klinik für Kinder- und Jugendpsychiatrie der RWTH Aachen

Die ADHS-Forschung der letzten Jahre hat sich bemüht, auf der Basis neurowissenschaftlicher Modelle Endophänotypen der ADHS zu identifizieren. Ziel der vorliegenden Studie war es deshalb zu überprüfen, ob, basierend auf einem Modell der Aufmerksamkeit von Posner und Peterson (1990), attentionale Dysfunktionen geeignete Endophänotypen der ADHS darstellen. Hierzu wurden 219 Kinder mit ADHS im Alter von 6 bis 18 Jahren mit Hilfe des Attention Network Tasks (Fan et al., 2002) untersucht. Mit Hilfe clusteranalytischer Verfahren konnten 4 attentionale Subgruppen der ADHS identifiziert werden. Diese unterschieden sich nicht nur hinsichtlich ihres Aufmerksamkeitsprofils, sondern zeigten auch ein spezifisches klinisch-behaviorales Symptommuster. Diese Ergebnisse sprechen für ökologisch valide und klinische relevante attentionale Subgruppen der ADHS. Die formal-genetische Basis solcher Aufmerksamkeitssubtypen soll abschließend im Vortrag diskutiert werden.

Studie wurde von Drittmittelgeber finanziert: DFG

Methylphenidatassoziierte Veränderungen in der Hirnanatomie und -funktion bei Kindern mit einer Aufmerksamkeitsdefizit-/ Hyperaktivitätsstörung (ADHS)

Konrad, K. (1); Neufang, S. (2); Amunts, K. (2); Fink, G. (2); Herpertz-Dahlmann, B. (1)

(1) Klinik für Kinder- und Jugendpsychiatrie der RWTH Aachen; (2) Institut für Medizin, Forschungszentrum Jülich

Bildgebungsstudien haben darauf hingewiesen, dass Kinder mit einer Aufmerksamkeitsdefizit/Hyperaktivitätsstörung (ADHS) Abweichungen in der Anatomie und Funktion des Gehirns im Vergleich zu gesunden Kontrollkindern aufweisen. Allerdings ist bislang keine Aussage darüber möglich, ob die beschriebenen neuroanatomischen und -funktionellen Unterschiede auf die ADHS-Störung an sich oder auf deren medikamentöse Behandlung zurückzuführen sind. In der vorliegenden Studie wird deshalb die Hirnanatomie und -funktion von Kindern mit ADHS längsschnittlich untersucht und mit gesunden Kontrollkindern, die hinsichtlich Alter, Geschlecht und IQ parallelisiert wurden, verglichen. Während die ADHS-Kinder zum ersten Messzeitpunkt unbehandelt waren, wurden sie zum zweiten Messzeitpunkt über ein Jahr mit Psychostimulanzien behandelt. Durch die Kombination aus Querschnitts- und Längsschnittsuntersuchung soll erstmalig die Möglichkeit genutzt werden, zwischen erkrankungsspezifischen und medikationsspezifischen Veränderungen in Hirnanatomie und -funktion zu differenzieren.

Im Vortrag sollen, basierend auf einem Modell der Aufmerksamkeitsfunktionen (Posner u. Peterson, 1990) erste Ergebnisse zu den morphometrischen und funktionellen Veränderungen unter Methylphenidat bei Kindern mit ADHS im Alter von 8 bis 12 Jahren vorgestellt werden. Implikationen für das Störungsverständnis und die Behandlung der ADHS werden abschließend diskutiert.

Familienorientierte Gruppentherapie und Psychoedukation für Patientinnen mit Anorexia und Bulimia nervosa sowie deren Eltern

Korte, A.; Salbach, H.; Bohnekamp, I.; Pfeiffer, E.; Lehmkuhl, U.

Klinik für Psychiatrie, Psychosomatik und Psychotherapie des Kindes- und Jugendalters, Charité, Universitätsmedizin Berlin

Zielsetzung: Bei Kindern und Jugendlichen mit Anorexia und Bulimia nervosa ist die Einbeziehung der Eltern in die psychotherapeutische Behandlung unumgänglich. Familiäre Einflussfaktoren können zu positiven Veränderungen, aber auch zu negativen Verläufen und Therapieabbrüchen beitragen. In der kognitiv-behavioralen Therapie stellt die Psychoedukation für Patienten und deren Angehörige einen wichtigen Bestandteil der Behandlung dar. Es soll untersucht werden, inwieweit die Teilnehmer von familienorientierter Gruppentherapie und Psychoedukation profitieren.

Methodik: Die Gruppe wird stationär oder ambulant behandelten essgestörten (F50.00/ F50.01/F50.2) Kindern und Jugendlichen (11-17 Jahre) und deren Eltern zusätzlich zu den anderen Therapien angeboten. Alle Patientinnen werden körperlich-neurologisch sowie testpsychologisch (klin. Interview, EDI, Familienbögen, DIKJ) untersucht. Die Eltern werden ebenfalls sowohl vorher als auch im Anschluss an die familienorientierte Gruppentherapie mittels Fragebögen bzgl. familienrelevanter Variablen (Familienbögen, ABOS) befragt. Weiterhin bearbeiten alle Teilnehmer den Fragebögen zur Behandlungs-einschätzung nach Froese, der die Effektivität der Behandlung aus Sicht der Eltern sowie der Patientinnen bewertet.

Die geschlossene Gruppe wird von einem Arzt (TP) und einer Psychologischen Psychotherapeutin (VT) geleitet und besteht aus jeweils 5 Patienten mit Eltern. In 6 wöchentlichen Sitzungen à 90 min werden grundlegende Kenntnisse zum Thema Essstörungen vermittelt und Grundregeln im Umgang mit restriktivem Essverhalten und Gewichtsphobie erörtert. Des Weiteren zielt die Gruppentherapie darauf ab, die Autonomiebestrebungen und Identitätsentwicklung der Patientinnen zu fördern. Zusätzlich erhalten die Familien die Möglichkeit, sich mit anderen Betroffenen auszutauschen.

Ergebnis: Laut Einschätzungsfragebogen (Froese) sahen alle Teilnehmer die Behandlung als wertvoll an.

Zusammenfassung: Familienorientierte Gruppentherapie und Psychoedukation erweist sich bei essgestörten Patienten als effektive Behandlung.

Ausgewählte Ergebnisse aus Untersuchungen an Hörgeschädigten mit dem »Aachener Testverfahren zur Berufseignung von Gehörlosen (ATBG)«

Kramer, F.

Institut für Sprach- und Kommunikationswissenschaft der RWTH-Aachen

Das interdisziplinäre Projekt »Aachener Testverfahren zur Berufseignung von Gehörlosen (ATBG)« wurde am Institut für Sprach- und Kommunikationswissenschaft unter Leitung von Herrn Prof. Dr. Ludwig Jäger in Zusammenarbeit mit den Lehr- und Forschungsgebieten Neurologie, Prof. Dr. Walter Huber und Neuropsychologie, Prof. Dr. Klaus Willmes-von Hinckeldey der Neurologischen Klinik der RWTH-Aachen erarbeitet.

Das ATBG ist eine Testbatterie bestehend aus 26 computergestützten berufsdiagnostischen Testverfahren, die an die sprachlichen und kulturellen Besonderheiten Gehörloser angepasst bzw. unter diesem Gesichtspunkt neu entwickelt wurden. So sind alle schriftsprachlichen Elemente der Testverfahren, wie Anleitung, Items, usw. in Deutscher Gebärdensprache als Videos abrufbar. Erfasst werden allgemeine berufsrelevante Fähigkeiten, Fertigkeiten, sprachliche Fertig- und Fähigkeiten sowie Persönlichkeitsmerkmale. Das ATBG wird bisher von über 30 Institutionen, die in der beruflichen Diagnostik und Qualifizierung Hörgeschädigter tätig sind, eingesetzt. Die Daten, die bei diagnostischen Untersuchungen an Hörgeschädigten mit dem ATBG erhoben wurden, werden an das ATBG-Team zur Errechnung von Normen für Hörgeschädigte weitergegeben. Insgesamt liegen inzwischen Datensätze von über 900 hörgeschädigten Probanden vor. Diese Daten machen Leistungsvergleiche für ausgewählte Fähigkeiten und Fertigkeiten zwischen Hörenden und Hörgeschädigten möglich. Auch lassen sich Leistungsnachteile auf Seiten der Hörgeschädigten infolge der Analyse verschiedener Variablen (Hörstatus: Gehörlose/Schwerhörig, Hörstatus der Eltern: Gehörlose mit gehörlosen Eltern/Gehörlos mit hörenden Eltern) genauer untersuchen.

Ergebnisse: ein annähernd vergleichbares Leistungsniveau im Fähigkeitsbereich (kognitive Verarbeitungskapazität, Lernleistung) steht deutlichen Leistungsnachteilen im Fertigkeitsbereich (Arithmetik, Schriftsprachkompetenz) bei Gehörlosen im Vergleich zu Hörenden gegenüber. Darüber hinaus fallen die Leistungsnachteile von Gehörlosen mit gehörlosen Eltern im Vergleich zu Gehörlosen mit hörenden Eltern signifikant geringer aus.

Studie wurde von Drittmittelgeber finanziert: Bundesministerium für Gesundheit und Soziale Sicherung

Der Einfluss von Persönlichkeitsdimensionen und frühkindlicher Traumatisierung auf Delinquenz bei Jugendlichen

Krischer, M.; Sevecke, K.; Lehmkuhl, G.; Döpfner, M.

Klinik für Psychiatrie und Psychotherapie des Kindes- und Jugendalters der Universität zu Köln

Thematik: Die vorliegende Studie vergleicht eine Gruppe gewalttätiger Jugendlicher, die einen hohen Score auf der PCL-Checkliste PCL-YV (Forth, Kosson & Hare, 2003) aufweisen, mit einer unauffälligen Stichprobe einerseits bezüglich Persönlichkeits-dimensionen (gemessen mittels des DAPPs, Livesley u. Jackson, 2003) und andererseits hinsichtlich des Einflusses frühkindlicher traumatischer Erfahrungen. Die zentrale Frage bezieht sich darauf, ob frühe traumatische Erfahrungen mit späterer Gewalt und Hartherzigkeit assoziiert sind.

Methode: Eine Gruppe von 40 männlichen und eine Gruppe 30 weiblicher inhaftierter Jugendlicher (im Altersbereich zwischen 14 und 19 Jahren), die auf der PCL-YV mindestens den Punktwert von 20 erreichen, wurde mit einer Kontrollgruppe von unauffälligen Schülern verglichen. Das Childhood Trauma Questionnaire (CTQ, Bernstein u. Fink 1998) wurde zur Messung der Schwere frühkindlicher traumatischer Erfahrungen eingesetzt. Mittels T-Tests und Varianzanalysen wurden die Unterschiede für Jungen und Mädchen analysiert.

Ergebnisse: Zwischen der Zielstichprobe Delinquenter und der Kontrollstichprobe fanden sich deutliche Unterschiede hinsichtlich berichteter frühkindlicher traumatischer Ereignisse. Darüber hinaus fand sich ein unterschiedliches Werteprofil der Persönlichkeitsdimensionen bei den delinquenten Jungen im Vergleich zu den Mädchen, die jeweils mit unterschiedlichen traumatischen Vorerfahrungen korrelierten. Endgültige korrelative Ergebnisse werden auf dem Kongress vorgestellt.

Studie wurde von Drittmittelgeber finanziert: Köln Fortune

Standardisierung der dänischen Version der Child Behavior Checklist for Ages 1½-5 (CBCL/1½-5) – eine erste Analyse einer Feldstichprobe

Kristensen, S.; Bilenberg, N.

Abteilung für Kinder- und Jugendpsychiatrie des Universitätskrankenhauses Odense, Dänemark

Ziel der Studie: Dies ist die erste Studie innerhalb einer Reihe von Multicenterstudien zur Überprüfung der Validität und Reliabilität der dänischen Version der Child Behavior Checklist for Ages 1½-5, und zur frühen Identifikation von Kindern mit Neuropsychiatrischen Erkrankungen. Das primäre Ziel der vorliegenden Studie war, basierend auf Eltern und Pädagogen CBCL-Informationen, das Verhalten von Vorschulkindern in einer Feldstichprobe zu beschreiben.

Methode: Die zwei Fragebögen, Child Behavior Checklist und Caregiver Teacher Report-Form, wurden Eltern von 1250 Kindern im Alter von anderthalb bis fünf Jahren zugesandt. Die Feldstichprobe entstand durch die Geburtskohorte am Universitätskrankenhaus in Aarhus, Dänemark, welche prospektive Schwangerschaftsinformation der Mütter zugänglich machte. Die Fragebögen bestehen aus 100 Items, in denen Verhaltensauffälligkeiten, emotionale Auffälligkeiten und soziale Fähigkeiten beschrieben werden. Die Beurteilung erfolgt anhand einer dreistufigen Skala von 0 = «nicht zutreffend» bis 2 = «genau oder häufig zutreffend«. Alle Items werden zur einer Gesamtskala der Auffälligkeit (GSA) und auch zu fünf DSM-IV-Syndromskalen zusammengefasst.

Ergebnisse: Die Rücklaufquote war 50 %. Ausländische Kinder waren unterrepräsentiert ($p < 0.05$). Für den Elternfragebogen war der mittelwertige Score der GSA 17.4(16.3-18.6). Für beide Geschlechter fiel der GSA-Score mit steigendem Alter, und war höher für Jungs als für Mädchen. Der GSA-Score der dänisch ethnischen Kinder war signifikant niedriger als der, der nicht dänisch ethnischen Kinder ($p < 0.01$). Kinder, deren Mütter während der Schwangerschaft geraucht hatten, wiesen mehr Verhaltensauffälligkeiten auf, als Kinder nichtrauchender Mütter ($p < 0.04$). Die mittelwertigen Scores der DSM-IV-Syndromskalen waren für dänische Kinder niedriger, als für amerikanische.

Schlussfolgerung: Zur Standardisierung der dänischen Version der CBCL/1½-5 müssen die bisherige Analyse und die Erfahrungen durch weitere Studien ergänzt werden. Bislang können die Fragebögen zum systematischen Beschreiben der Symptome von Verhaltensauffälligkeiten, emotionalen Auffälligkeiten und sozialen Fähigkeiten verwendet werden.

Frühinterventionszentrum für psychische Traumatisierung bei Kindern und Jugendlichen am Universitätsklinikum Hamburg-Eppendorf

Krüger, A.

Universitätsklinik für Kinder- und Jugendpsychiatrie und Psychotherapie Hamburg-Eppendorf

2002 wurde in der Klinik für Kinder- und Jugendpsychiatrie und Psychotherapie am Universitätsklinikum Hamburg-Eppendorf eine spezielle Trauma-Ambulanz für Kinder, Jugendliche und deren Familien in das diagnostische und therapeutische Angebot integriert. Auf der Basis des bestehenden psychotraumatologischen Wissens wurde ein psychodynamisch fundiertes Beratungs- und Frühinterventionskonzept entwickelt, das bei Verdacht auf psychische Traumatisierung angewendet werden kann.

Neben einer akuten Krisenintervention innerhalb weniger Stunden oder Tage nach einem potentiell traumatischen Ereignis bietet die Ambulanz Beratung und Behandlung für Kinder und deren Familien an. Auch eine traumazentrierte Psychotherapie für das Kind und/oder die Familie ist bei gegebener Indikation möglich. Durch Kooperation mit Opferhilfe-Einrichtungen ist ein erstes Netzwerk zur Versorgung von Kindern und Jugendlichen entstanden, das zum Ziel hat, ein zeitnahes Hilfsangebot für junge Patienten/Klienten nach potentiell traumatogenen Lebenserfahrungen vorzuhalten.

Die Effektivität universeller Prävention bei kindlichen Verhaltensstörungen – Wirksamkeit eines Gruppentrainings für Eltern von Kindergartenkindern

Kuschel, A.; Heinrichs, N.; Bertram, H.; Naumann, S.; Harstick, S.; Hahlweg, K.

Institut für Psychologie, Abteilung Klinische Psychologie, Psychotherapie und Diagnostik, Technische Universität Braunschweig

Zielsetzung: Dieser Beitrag stellt seine Ergebnisse einer prospektiven, randomisierten Studie zur universellen Prävention kindlicher Verhaltensstörungen vor.

Materialien und Methoden: Alle städtischen Kindertagesstätten in Braunschweig wurden zum Zweck der Rekrutierung angesprochen. n = 280 Familien wurden gemäß ihrer Kindertagesstättenzugehörigkeit zufällig zur Durchführung eines Präventionsprogramms (Elterntraining basierend auf dem Triple P-Progamm) oder einer Kontrollgruppe zugeordnet. Die Prä-Erhebung umfasste ein Elterninterview, Fragebögen, einen Intelligenztest und eine standardisierte Verhaltensbeobachtung der Eltern-Kind-Interaktion bei den Familien zuhause. Nach Beendigung der Prä-Erhebung wurde das Elterntraining in den Experimentalgruppen durchgeführt und im Anschluss wurde zur Erfassung kurzfristiger Interventionseffekte ein Teil der Prä-Erhebung wiederholt (kurzfristige direkte Postmessung nur mit Selbstberichtsinstrumenten). Die vollständige Nachmessung fand dann ein bzw. zwei Jahre nach der Ersthebung statt (Teilnahmequote 99 % bzw. 95 %).

Ergebnisse: In dem vorliegenden Beitrag wird über die kurz- und längerfristigen Effekte des Elterntrainings berichtet und über Hürden bei der Rekrutierung von Familien.

Zusammenfassung: Die Ergebnisse werden im Hinblick auf die Nützlichkeit (und Schwierigkeit) von Elterntrainings in der universellen Prävention kindlicher Verhaltensprobleme diskutiert.

Studie wurde von Drittmittelgeber finanziert: DFG (HA 1400-14/1 bzw. HA 1400-14/3)

Wie sagen wir's den Eltern? Erstdiagnosestellung einer tiefgreifenden Entwicklungsstörung bei einem 6-jährigen Kind – Verlauf einer Tagesklinikbehandlung

Küffer, M.; Egli-Alge, M.; Schmelzle, M.; Zulauf, U.

Tagesklinik Haus Lutz, Kinder- und Jugendpsychiatrischer Dienst der Spital Thurgau AG, Münsterlingen, Schweiz

Zielsetzung: Anhand eines einjährigen Behandlungsverlaufs eines 6-jährigen Knaben in einer kinder- und jugendpsychiatrischen Tagesklinik werden beispielhaft kommunikative Prozesse in Bereich Diagnostik, Therapie und Nachbehandlungsplanung aufgezeigt und diskutiert. Die Prozesse fanden sowohl zwischen Behandler und Eltern, als auch auf den verschiedenen Ebenen des Behandlungsteams statt. Im Rahmen der tagesklinischen Behandlung fungiert das Team als Behandlungsinstrument.

Material und Methoden: Die zur Zeit gängigen diagnostischen Methoden zur Erstdiagnosenstellung im Bereich der tiefgreifenden Entwicklungsstörungen werden beschrieben und diskutiert. Speziell wird auf die interaktiven Prozesse der elterlichen Reaktionen auf die Darlegung der Befunde eingegangen, an welchen zentrale therapeutische Vorgehensweisen aufgezeigt werden. Anhand des einjährigen Aufenthalts in der Tagesklinik und der umfangreichen Einrichtung einer individuell abgestimmten Nachbetreuung können sowohl die Indikationsstellung zur tagesklinischen Behandlung als auch Aspekte des therapeutischen Verlaufs kritisch gewürdigt werden.

Ergebnisse: Die unterschiedlichen Behandlungsphasen in der Tagesklinik – diagnostische Phase, Phase der Verarbeitung der Diagnose (Coping und Compliance), erste therapeutische Interventionen, Nachbehandlungsplanung – unterscheiden sich durch ihre Inhalte und Ziele deutlich, dies schlägt sich auch in den unterschiedlichen kommunikativen Prozessen nieder, die sich ebenfalls deutlich unterscheiden lassen.

Zusammenfassung: Diagnose- und Behandlungsprozesse unterscheiden sich in ihren kommunikativen Zielinhalten; entsprechend muss das Behandlungsteam einer kinder- und jugendpsychiatrischen Tagesklinik die Behandlung gestalten und die jeweiligen psychotherapeutischen Wirkmechanismen gewinnbringend nutzen. Dies ist im Fall der einjährigen Behandlung von Björn möglich gewesen.

Familiäre Kohäsion und Lebensqualität bei brasilianischen Kindern

Käppler, C. (1); Lambertucci, M. R. (3); Oswald, S. H. (2); Teodoro, M. L. M. (3)

(1) Universität Zürich, Schweiz; (2) Universität Freiburg; (3) Universidade Federal de Minas Gerais, Brasilien

Die familiäre Kohäsion oder emotionale Verbundenheit kann als bedeutsamer Faktor für die Beziehungsstruktur einer Familie sowie für die psychische Gesundheit ihrer Mitglieder angesehen werden. Hinsichtlich der Untersuchung des Zusammenhangs von familiärer Kohäsion und Lebensqualität ist jedoch ein Forschungsdefizit auszumachen. In der vorliegenden Studie wurden daher beide Konzepte in einer Stichprobe brasilianischer Kinder aus Mittelschichtfamilien (n = 47, Altersrange 6-10 Jahre, MW = 8.13, sd = 2.21) untersucht. Für jede der beiden Dimensionen wurden zwei unterschiedliche Instrumente herangezogen: zur Erfassung der Kohäsion wurde der Familien-System-Test (FAST, Gehring, 1998) sowie ein neues Instrument namens Familiogramm (FG, Teodoro u. Käppler, 2003), das auf Morenos Soziogramm und modernen Netzwerkmodellen basiert, eingesetzt. Das Prozedere beim FG beruht auf einem kurzen spielerischen Interview, bei dem alle familiären Beziehungsdyaden aus der Sicht einer einzelnen Person (`egocentric network method`) beschrieben werden. Für die Erhebung der Lebensqualität der teilnehmenden Kinder und Jugendlichen wurde das Inventar zur Lebensqualität bei Kindern (ILK, Mattejat u. Remschmidt et al., 1998) sowie die Quality of Life Evaluations Scale (AUQUEI, Assumpção et al., 2000) verwendet. Die Untersuchungsstichprobe wurde nach Perzentilen in drei Gruppen mit niedriger, mittlerer und hoher Lebensqualität unterteilt. Die Ergebnisse wiesen weder systematische Alters- noch Geschlechtseffekte auf. Multivariate Analysen zeigten, dass Kinder mit höherer Lebensqualität auch höhere Kohäsionsscores aufwiesen. Dieser Befund konnte auf der Basis verschiedener Erhebungsinstrumente bestätigt werden. Weiterführende Analysen mit familiäre Subsystemen zeigten, dass insbesondere die Kohäsion im Geschwistersubsystem einen signifikanten Prädiktor für die Lebensqualität bei Kindern darstellt. Somit weisen die empirischen Befunde der vorliegenden Studie auf einen bedeutsamen Zusammenhang zwischen familiären Faktoren und Lebensqualität hin.

Zur Anwendung des Psychopathy-Persönlichkeitskonzeptes in der forensischen Kinder- und Jugendpsychiatrie

Köhler, D.; Hinrichs, G.

Klinik für Kinder- und Jugendpsychiatrie und Psychotherapie, Universitätsklinikum Schleswig-Holstein, Campus Kiel

Zielsetzung: Bei der Psychopathy-Persönlichkeit nach Hare (1991) handelt es sich um eine extreme Form der Antisozialen Persönlichkeit, die zusätzlich andere Eigenschaften wie z.B. betrügerisch-manipulatives Verhalten, oberflächlichen Charme aufweist. Zur Erfassung der Psychopathy liegen bislang in Deutschland die Psychopathy-Checklist-R (PCL-R, Hare 1991) sowie die Kurzform: PCL-Screening-Version (Freese 1999) vor. Sevecke und Krischer arbeiten an der Übersetzung einer Version für Jugendliche. Während es v. a. im angloamerikanischen Raum zahlreiche Untersuchungen zur Validität des Persönlichkeitskonzeptes und der genannten Instrumente gibt, fehlen weitgehend Studien im deutschsprachigen Bereich.

Materialien und Methoden: Es wurden 149 inhaftierte jugendliche und heranwachsende Inhaftierte des Jugendvollzuges mit der PCL-SV und dem Strukturierten Klinischen Interview für das DSM-IV (SKID) untersucht. Hinzu kamen psychometrischen Testverfahren sowie die Erhebung soziobiographischer und deliktspezifischer Daten.

Ergebnisse: Diese zeigen bei ca. 20% der Probanden eine juvenile psychopathische Persönlichkeitsentwicklung. Die PCL-SV korreliert signifikant mit den Cluster B Persönlichkeitsstörungen des DSM-IV sowie mit anderen Persönlichkeitseigenschaften wie z. B. Verträglichkeit oder Gewissenhaftigkeit. Die im Manual (Freese, 1999) postulierte zweifaktorielle Struktur konnte jedoch nicht bestätigt werden. Es wurden mit Hilfe von Faktoranalysen drei bis vier Faktoren ermittelt.

Zusammenfassung: Auf der Basis der Ergebnisse wird diskutiert, ob es sich bei der »Psychopathischen Persönlichkeit« um ein eigenständisches Störungsbild handelt oder ob diese nicht analog durch mehrere Persönlichkeitsstörungen beschrieben werden könnte. Außerdem wird die Anwendung des Psychopathy-Persönlichkeitkonzeptes in der Jugendforensik kritisch diskutiert.

Johanniskraut als Behandlungsalternative bei depressiven Störungen im Kindes- und Jugendalter

Kölch, M.

Universitätsklinikum Ulm, Klinik für Kinder- und Jugendpsychiatrie/Psychotherapie

Auch aufgrund der Diskussion um die schwerwiegenden Nebenwirkungen und der in Frage stehenden positiven Wirkung der SSRI sind medikamentöse Behandlungsalternativen für depressive Störungen im Kindes- und Jugendalter wünschenswert.

In Deutschland besteht aufgrund der ökologischen Bewegung eine Tendenz auf Homöopathika zurückzugreifen, da sie als nebenwirkungsarm (manche meinen gar nebenwirkungslos) gelten. Für die depressiven Erkrankungen steht mit Präparationen aus Johanniskraut eine homöopathische Behandlungsoption zur Verfügung. In Deutschland ist Johanniskraut teilweise für das Kindes- und Jugendalter zugelassen.

Wir untersuchten einmal die Datenlage zur Arzneimittelsicherheit und zum anderen die Verschreibungspraxis. Wir analysierten die Studienlage was Wirkung, Nebenwirkungen und Daten zu Minderjährigen betrifft. Es zeigt sich, dass die Datenlage bezüglich Minderjähriger unbefriedigend ist, es findet sich einzig eine publizierte Studie zum Einsatz von Johanniskraut bei Minderjährigen mit Störungen aus dem depressiven Formenkreis. Dagegen gibt es Hinweise auf schwerwiegende mögliche Nebenwirkungen.

Epidemiologisch zeigt sich bei einer AOK-Stichprobe ein durchaus relevanter off-label-use von Johanniskraut (Bezugsjahr 1999).

Informationsverständnis und -bedürfnis bei Minderjährigen in klinischen Studien und deren Eltern

Kölch, M.; Burkert, J.; Fegert, J. M.

Universitätsklinikum Ulm, Klinik für Kinder- und Jugendpsychiatrie/Psychotherapie

Die Einbeziehung von Minderjährigen in den Aufklärungsprozess bei klinischen Studien wird international wie national gesetzlich gefordert. Auch die 12. AMG-Novelle fordert die Aufklärung Minderjähriger und die Einholung ihrer Zustimmung bei Teilnahme an klinischen Studien, insbesondere auch, da nun auch Studien mit dem sog. Gruppennutzen mit Minderjährigen durchgeführt werden können. Die wenigen Forschungsergebnisse zur Partizipation Minderjähriger im Gesundheitssystem lassen aber vermuten, dass bisher die Praxis Informationsvermittlung und der Partizipation gering ist.

Im Rahmen einer Studie wurde mit minderjährigen Teilnehmern an klinischen Studien ein semistrukturiertes Interview durchgeführt, das Information über die Studie vermittelt, die »capacity« der Minderjährigen aber auch ihre Bedürfnisse nach Information untersucht. Die Untersuchung dauert an, bisher sind in zwei Kollektiven 16 Pat. eingeschlossen worden (Alter 1 MW:13,29 (SD 2,40); Alter 2: MW 10,39 (SD 1,61)).

Ergebnis ist, dass sich bei abstrakteren Inhalten wie dem primären Studienziel, oder der Placeboverblindung und Randomisierung Probleme im Verständnis gezeigt haben. Kaum Probleme machte den Minderjährigen zu verstehen, dass sie freiwillig mitmachen, ihre Teilnahme beenden können, oder auch zu verstehen, welche Auswirkungen eine Studienteilnahme auf ihren Alltag hat.

Insgesamt zeigt sich, dass bei entsprechender Information auch jüngere Minderjährige Verständnis über komplexere medizinische Prozeduren entwickeln können, und auch Konzepte entwickeln, wie sie mit Körper, Krankheit und medizinischer Behandlung umgehen, oder umgehen wollen.

Qualitätsanalyse der Glaubhaftigkeitsbegutachtung unter besonderer Berücksichtigung entwicklungspsychologischer und psychopathologischer Aspekte: Ein evaluativer Vergleich vor und nach dem BGH-Urteil

König, C.; Fegert, J. M.

Universitätsklinikum Ulm, Klinik für Kinder- und Jugendpsychiatrie/Psychotherapie

Die kriterienorientierte Aussageanalyse wurde 1999 durch das BGH-Urteil (1 StR 618/98) als Standard für die Glaubhaftigkeitsbegutachtung festgelegt. Im Rahmen einer deskriptiven Qualitätsanalyse schriftlicher Glaubhaftigkeitsgutachten und darin enthaltener Gesprächstranskriptionen vor und nach diesem Urteil wird der Frage nachgegangen, ob sich dieser Standard in der Praxis positiv auf die Qualität der Glaubhaftigkeitsbegutachtung ausgewirkt hat. Ein besonderes Augenmerk wird dabei auf die Anwendung der Glaubhaftigkeitskriterien in Abhängigkeit von Alter, kognitivem Entwicklungsstand und psychopathologischen Auffälligkeiten der Opferzeugen gelegt. Die Anwendung der im BGH-Urteil geforderten Glaubhaftigkeitskriterien erscheint bei traumatisierten und jüngeren Kindern fraglich, da gerade bei traumatisierten und jüngeren Opferzeugen der für die Anwendung dieser Kriterien nötige Freitext aufgrund von Dissoziationen und Verdrängungsmechanismen bzw. mangelndem Entwicklungsniveau nicht zu erwarten ist. Es wird daher auch untersucht, ob es nach dem BGH-Urteil zu einer systematischen Benachteiligung traumatisierter bzw. sprachlich weniger begabter Opferzeugen in Form von gehäuften Freisprüchen bei Nichterfüllen der hier geforderten Glaubhaftigkeitskriterien gekommen ist.

Die Untersuchung basiert auf einer Stichprobe von 300 schriftlichen Glaubhaftigkeitsgutachten vor dem BGH-Urteil aus den Jahren 1994-1998 des Bundeslandes Mecklenburg-Vorpommern, die uns aus einem Modellprojekt vorliegen. Die Erhebung eines weiteren Jahrganges nach dem BGH-Urteil läuft.

Die Auswertung erfolgt mittels quantitativer Auswertungsverfahren und einer qualitativen Inhaltsanalyse (nach Mayring) der Glaubhaftigkeitsgutachten und der darin enthaltenen Gesprächstransskriptionen. Es werden erste Ergebnisse vorgestellt.

Genetische Einflüsse auf den Alkohol- und Tabakkonsum im Jugendalter: Novelty Seeking als Mediator?

Laucht, M.; Schmidt, M. H.

Zentralinstitut für Seelische Gesundheit, Klinik für Psychiatrie und Psychotherapie des Kindes- und Jugendalters, Mannheim

Zielsetzung: Verschiedene Studien haben gezeigt, dass Temperamentsmerkmale, wie ausgeprägtes Novelty Seeking, das Risiko für eine Substanzabhängigkeit erhöhen können. Eine mögliche Erklärung bezieht sich auf gemeinsame genetische Faktoren. In der vorliegenden Untersuchung soll geprüft werden, 1) welche Rolle einer genetischen Variation des Dopamin-D4-Rezeptors Gens (DRD4) für den Alkohol- und Tabakkonsum Jugendlicher zukommt; und 2) ob das Temperamentsmerkmal Novelty Seeking einen möglichen Zusammenhang zwischen DRD4 und Substanzkonsum erklären kann.

Methode: Die Teilnehmer an der vorliegenden Untersuchung entstammen der Mannheimer Risikokinderstudie, einer prospektive Längsschnittstudie an einer Kohorte von eingangs 384 Kindern, die in ihrer Entwicklung von der Geburt bis zum Jugendalter begleitet wurden. Im Alter von 15 Jahren wurden der Tabak- und Alkoholkonsum sowie Temperamentsmerkmale mit Hilfe standardisierter Verfahren erfasst (SUQ, LDH, JTCI). Bei 303 Kindern (144 m, 159 w) wurde DNA aus peripherem Blut extrahiert und bezüglich des DRD4 Exon III Polymorphismus genotypisiert.

Ergebnisse: Ungefähr ein Fünftel der Jugendlichen konsumierte regelmäßig Alkohol oder Zigaretten. Substanzkonsum und Novelty Seeking waren signifikant mit dem DRD4 Genotyp assoziiert. Männliche Jugendliche mit dem DRD4-7r Allel rauchten häufiger, tranken exzessiver und waren ausgeprägtere Novelty Seeker als Träger anderer Allele. Ein erhöhter Alkohol- und Tabakkonsum ging bei beiden Geschlechtern mit höheren Novelty Seeking Werten einher. In multiplen Regressionsanalysen (nach den Kriterien von Baron u. Kenny) erwies sich Novelty Seeking als Mediator der Beziehung zwischen DRD4 und Substanzkonsum bei männlichen Jugendlichen.

Schlussfolgerungen: Dieser Befund unterstreicht die Notwendigkeit, die Mechanismen, die dem Zusammenhang von Genen und Suchtverhalten zugrunde liegen, geschlechtsspezifisch (und möglicherweise entwicklungsspezifisch) zu analysieren.

Studie wurde von Drittmittelgeber finanziert: BMBF

Früh beginnende schizophrene Psychosen: Psychosozialer outcome nach 12 Jahren

Lay, B. (1), Blanz, B. (2), Schmidt, M. H. (3)

(1) Psychiatrische Universitätsklinik Zürich, Forschungsgruppe Public Mental Health, Schweiz; (2) Klinik für Kinder- und Jugendpsychiatrie Hans-Berger-Kliniken, Klinikum der Friedrich-Schiller-Universität, Jena; (3) Klinik für Psychiatrie und Psychotherapie des Kindes und Jugendalters Zentralinstitut für Seelische Gesundheit, Mannheim

Vorgestellt wird eine Studie, die der schulischen und beruflichen Entwicklung sowie der sozialen Anpassung von Patienten mit einer früh beginnenden schizophrenen Störung (Alter bei stationärer Behandlung: 11,5-17,9 Jahre; Mittelwert: 16,0 Jahre) im Erwachsenenalter nachgeht. Von den 96 Patienten, die mit dieser Diagnose zwischen 1976 und 1987 stationär behandelt worden waren, konnten 65 (68%) mehr als 10 Jahre nach Erkrankungsbeginn nachuntersucht werden. Zum Zeitpunkt der Nachuntersuchung waren 54 (83%) mindestens ein weiteres Mal stationär behandelt worden, 48 (74%) waren aktuell in psychiatrischer Behandlung. 37 (57%) der Nachuntersuchten hatten ihre primär intendierten Ausbildungsziele nicht erreicht und waren in ihrer schulischen, Ausbildungs-, und beruflichen Entwicklung erheblich eingeschränkt. 42 (66%) der ehemaligen Patienten zeigten eine erhebliche Beeinträchtigung in ihrer sozialen Anpassung. Ein beträchtlicher Anteil der Nachuntersuchten (75%) war finanziell von Dritten (Eltern, Partner, staatliche Unterstützung) abhängig. Diese Funktionsbeeinträchtigungen traten geschlechtsunabhängig auf und waren insbesondere mit Merkmalen des Krankheitsverlaufs assoziiert. Eine Voruntersuchung an einem erweiterten Sample hatte gezeigt, dass Patienten mit schizoaffektiven Krankheitsverläufen bezüglich ihrer schulisch-beruflichen und psychosozialen Entwicklung den Patienten mit schizophrenen Verläufen deutlich näher stehen als denen mit (unipolar) affektiven Verläufen. Insgesamt sind die Verläufe von jugendlichen Ersterkankten ungünstiger als bei Patienten, die im Erwachsenenalter erstmals an einer Schizophrenie erkranken.

Die Befunde weisen auf die Notwendigkeit psychosozialer Therapie- und Rehabilitationsprogramme hin, die insbesondere die schulische Reintegration umfassen sollten; darüber hinaus sind Anstrengungen zu unternehmen, die Rückfallprophylaxe zu verbessern, um die bei einer früh beginnenden schizophrenen Störung für viele Patienten ungünstige Verlaufsprognose zu verbessern.

Überprüfung verschiedener Ursachenmodelle bei der Lese-Rechtschreibstörung mittels fMRT und EEG – ein Werkstattbericht

Ligges, C. (1); Ligges, M. (1); Pichlmeier, S. (1); Jungmann, T. (1); Hounker, R. (2); Blanz, B. (1)

(1) Klinik für Kinder- und Jugendpsychiatrie, Universitätsklinikum Jena; (2) Biomagnetisches Zentrum, Friedrich-Schiller-Universität, Jena

Zielsetzung: Bei der Lese-Rechtschreibstörung (LRS) handelt es sich um ein Störungsbild, in dessen Rahmen unterschiedliche Ursachenmodelle diskutiert werden, die jeweils verschiedene Defizite als Ursache für die LRS postulieren. Diese Defizite sollen auf visueller und auditiver Ebene (Magnozelluläre Defizithypothese, Zeitliche Verarbeitungsdefizithypothese), linguistischer Ebene (Phonologische Defizithypothese) sowie auf cerebellarer Ebene (Cerebellare Defizithypothese) angesiedelt sein. Neuropsychologische Studien zum Vergleich dieser unterschiedlichen Konzepte und eigene Vorarbeiten liefern jedoch deutliche Hinweise darauf, dass die Phonologische Defizithypothese am zutreffendsten den Hauptstörungsmechanismus der LRS beschreibt. Ziel der Untersuchung ist die gleichzeitige Überprüfung verschiedener Ursachenmodelle der LRS an derselben Stichprobe sowohl auf behavioraler Leistungs- wie auch auf neurobiologischer Datenebene. Die neurobiologische Überprüfung der unterschiedlichen Konzepte anhand derselben Stichprobe steht nach aktuellem Kenntnisstand derzeit weltweit noch aus.

Material und Methode: Untersucht werden sollen insgesamt 100 Probanden (50 Probanden mit LRS, 50 normallesende Probanden, 5.-6. Klasse), die hinsichtlich Alter und IQ gematcht werden. Zur Überprüfung der Ursachenmodelle wurde eine Aufgabenbatterie zusammengestellt, die jeweils mehrere Untertests pro Ursachenmodell enthält. Auf behavioraler Ebene werden den Probanden die gesamte, während den neurobiologischen Untersuchungen (mittels funktioneller Magnetresonanztomographie sowie EEG) ausgewählte Untertests der Batterie vorgegeben.

Ergebnisse: Im Werkstattbericht sollen erste Ergebnisse dargestellt werden.

Studie wurde von Drittmittelgeber finanziert: Interdisziplinäres Zentrum für Klinische Forschung, Jena; Hochschul- und Wissenschaftsprogramm des Kultusministeriums Thüringen

Psychosoziale Versorgung in der pädiatrischen Onkologie – eine multizentrische Untersuchung

Lilienthal, S. (1); Grießmeier, B. (2); Labouvie, H. (3); Schreiber-Gollwitzer, B. (4); Schröder, H. (5)

(1) Klinik und Poliklinik für Kinder- und Jugendpsychosomatik, Universitäts-Klinikum Hamburg-Eppendorf; (2) Zentrum für Kinder- und Jugendmedizin, Universitätsklinikum Frankfurt; (3) Universitäts-Kinderklinik Bonn; (4) Universitäts-Kinderklinik Tübingen; (5) Klinik für Kinder- und Jugendmedizin, Universität Lübeck

Zielsetzung: Voraussetzung für die hohen Heilungsraten bei Kindern und Jugendlichen mit Krebserkrankungen ist eine äußerst invasive und in der Regel mit schweren körperlichen Nebenwirkungen assoziierte Behandlung. Die Diagnose Krebs bedeutet für die gesamte Familie eine lang andauernde psychische Extremsituation. Psychosoziale Versorgung ist daher integraler Bestandteil der Behandlung und seit 1990 in die Regelfinanzierung übernommen. Ziel der Untersuchung war es, den direkten patientenbezogenen psychosozialen Betreuungsaufwand bei malignen Erkrankungen im Kindes- und Jugendalter zu erfassen.

Material und Methode: Im Auftrag der PSAPOH (Psychosoziale Arbeitsgemeinschaft in der Pädiatrischen Onkologie und Hämatologie) wurde eine multizentrische Untersuchung an 26 deutschen Kliniken durchgeführt. Die psychosozialen Mitarbeiter erfassten über die Dauer eines Quartals Art, Dauer und Häufigkeit der psychosozialen Interventionen sowie ergänzende qualitative Parameter (Belastungs- und Ressourcenprofil).

Ergebnisse: Die Daten wurden in Abhängigkeit von medizinischer Diagnose, Krankheitsphase zum Zeitpunkt der Erhebung, psychosozialer Diagnose und psychosozialer Belastungsgruppe ausgewertet. Dabei zeigten sich hinsichtlich der Diagnosen keine signifikanten Unterschiede im mittleren Betreuungsaufwand je Patient. Eine deutliche statistisch belegte Zunahme von Behandlungshäufigkeit und -dauer fand sich hingegen erwartungsgemäß bei Anstieg des Schweregrades der Erkrankung, der in der Belastungsrisikogruppe erfasst wird. Die Gruppe der Hochbelasteten erforderte 70% mehr psychosoziale Betreuung als die Standardgruppe.

Zusammenfassung: Durch Zusammenfassen des Betreuungsaufwandes in den unterschiedlichen Krankheitsphasen lassen sich aus dem Datensatz die pro Neuaufnahme zu erwartenden Kosten für psychosoziale Betreuung für die unterschiedlichen Erkrankungen schätzen.

Studie wurde von Drittmittelgeber finanziert: Deutsche Kinderkrebsstiftung

ADHD in Adoleszenz und jungem Erwachsenenalter: Pathophysiologische Veränderungen im dopaminergen System und der Einfluß von Psychostimulanzien

Ludolph, A. G. (1); Mottaghy, F. (2); Krämer, S. (3); Claus, D. (4); Neumann, F. (1); Glaser, C. (1); Lange, M. (1); Krause, B. (2); Reske, S. (2); Fegert, J. M. (1); Schmeck, K. (1)

(1) Klinik und Poliklinik für Kinder- und Jugendpsychiatrie/Psychotherapie, Universitätsklinikum Ulm; (2) Abteilung für Nuklearmedizin, Universitätsklinikum Ulm; (3) Praxis für Psychiatrie, Frankfurt; (4) Neurologische und Kinderneurologische Privatpraxis, Wiesbaden

Zielsetzung: In jüngster Zeit ergaben SPECT und PET Studien Hinweise auf eine Beteiligung des dopaminergen Systems in der Pathogenese für ADHS. Insbesondere wurde eine erhöhte Dichte des Dopamintransporters (DAT) postuliert. Mit hoher Affinität bindet Methylphenidat (MPH) an den DAT und erhöht so die Dopaminkonzentration im synaptischen Spalt. Wir untersuchten unbehandelte, mit MPH behandelte ADHS-Patienten und gesunde Kontrollprobanden männlichen Geschlechts im jungen Erwachsenenalter mittels [18F]-L-DOPA-PET um pathophysiologische Veränderungen im präsynaptischen dopaminergen System verifizieren zu können.

Methodik: Bislang wurden 16 gesunde Kontrollprobanden (Durchschnittsalter 22,3 Jahre; SD 1,8) und 16 ADHS-Patienten (Durchschnittsalter 20,5 Jahre; SD 2,4) in die Studie aufgenommen. Von diesen hatten sieben Patienten bislang noch nie Psychostimulanzien bekommen, drei waren zum Zeitpunkt der Untersuchung seit mehr als einem Jahr ohne Medikation und sechs bekamen aktuell MPH. Das Syndrom wurde nach ICD-10- und DMS-IV-Kriterien mit Hilfe des Hype-Scheme-Interviews diagnostiziert. Bei allen Patienten und Probanden wurde ein [18F]-L-DOPA-PET durchgeführt. Ein dynamisches Akquisitionsprotokoll wurde angewendet und die Daten mittels des Gjedde-Patlak-Plot analysiert. Verglichen wurden die Influx-Konstanten (Ki) des [18F]-L-DOPA ins Striatum (unterteilt in Putamen und Nucleus caudatus).

Ergebnisse: Bei den unmedizierten ADHD Patienten zeigte sich eine erhöhte [18F]-L-DOPA Aufnahme im Vergleich zu den Kontrollen. Die aktuell medizierten Patienten unterschieden sich nicht von den Kontrollen.

Schlussfolgerung: Offensichtlich findet sich beim ADHS eine Hochregulation des dopaminergen Systems auf präsynaptischer Seite. Ob die Behandlung mit Psychostimulanzien zu einer dauerhaften Gegenregulation führt, bleibt noch offen.

Studie wurde von Drittmittelgeber finanziert: Firma Celltech Pharma, Essen

Gilles de la Tourette-Syndrom: Veränderungen der zerebralen Morphologie bei Jungen. Eine 3D-MRT Studie mittels optimierter voxel-basierter Morphometrie

Ludolph, A. G. (1); Juengling, F. D. (2); Libal, G. (1); Ludolph, A. C. (3); Fegert, J. M. (1); Kassubek, J. (3)

(1) Klinik und Poliklinik für Kinder- und Jugendpsychiatrie/Psychotherapie, Universitätsklinikum Ulm; (2) Abteilung für Nuklearmedizin, Universitätsklinikum Bern, Schweiz; (3) Klinik und Poliklinik für Neurologie, Universitätsklinikum Ulm

Zielsetzung: Die Ätiologie des Gilles de la Tourette-Syndroms (GTS) ist immer noch nicht bekannt, eine wesentliche Rolle der kortiko-striatalen-thalamo-kortikalen Schleifensysteme wird jedoch angenommen. Das Ziel dieser Studie war die Untersuchung morphometrischer Veränderungen zerebraler Strukturen mittels einer Ganzhirn-basierten Bildgebungstechnik.

Methodik: Wir untersuchten 14 Jungen (Durchschnittalter 12,5 Jahre), bei denen ein GTS nach ICD-10 und DSM-IV Kriterien diagnostiziert worden war, im Vergleich zu 15 Kontrollen (Durchschnittsalter 13,4 Jahre), bei denen keine neurologische oder psychiatrische Diagnose gesichert werden konnte. Zusätzlich zu klinischen MRT-Sequenzen wurde ein 3-dimensionaler (3D) T1-gewichteter MRT-Datensatz (MP-RAGE-Sequenz) zur morphometrischen Auswertung aufgenommen. Die Analyse wurde nach den Prinzipien und Algorithmen der optimierten Voxel-basierten Morphometrie (VBM) durchgeführt (SPM2-Software).

Ergebnisse: Erhöhte Dichtewerte der Grauen Substanz wurden im Bereich der ventralen Putamina beidseits mit einer Prädominanz linksseitig gefunden ($p < 0,001$, small-volume-korrigiert). Regional erniedrigte Werte sahen wir auf demselben Signifikanzniveau im Bereich des linken Hippocampus. Es bestand eine signifikante Kovarianz der regionalen Dichteveränderungen mit den Ergebnissen der Yale Global Tic Severity Scale.

Schlussfolgerung: VBM, mit der ohne a priori-Reduktion des Zielvolumens das gesamte Zerebrum untersucht wird, zeigte deutliche Zusammenhänge zwischen morphometrischen Veränderungen im Bereich des Striatums und GTS. Die hippocampalen Alterationen weisen auf eine Beteiligung von temporolimbischen Strukturen bei Jungen mit GTS hin.

Entwicklung und Implementierung eines Instruments zur Erhebung pädagogischer Effekte und zur Unterstützung im Zielerreichungsprozess

Lutz, K.; Keller, F.; Ziegenhain, U.; Fegert, J. M.

Klinik und Poliklinik für Kinder- und Jugendpsychiatrie/Psychotherapie, Universitätsklinikum Ulm

Ziele: Ziel ist die Evaluation pädagogischer Effekte sowie der Zielerreichung in einem Jugendhilfeträger (Christlichen Jugenddorfwerk Deutschland e.V., CJD). Damit wird zum einen ein Beitrag zur internen Qualitätssicherung geleistet, zum anderen bietet das eingesetzte Instrumentarium konkrete Unterstützung im pädagogischen Prozess. Ende des Jahres wird die erste Erhebung abgeschlossen sein, im Sommer 2005 die Folgeerhebung.

Methode: Grundlage der Studie ist die Verlaufsdokumentation in 12 Einrichtungen des CJD. Hierbei werden Jugendliche aus Jugendhilfeeinrichtungen, Internaten und Berufsförderausbildungen untersucht. Zur Erhebung psychischer Auffälligkeiten werden standardisierte klinische Fragebögen eingesetzt (CBCL, YSR, ILK). Außerdem werden individuell festgelegte Entwicklungsziele auf einer Zielerreichungsskala eingeschätzt. Zum aktuellen Zeitpunkt konnten Daten für 304 Jugendliche (181 Jungen, 123 Mädchen) erhoben werden. Der Altersdurchschnitt beträgt 17,6 Jahre.

Ergebnisse: Die Erhebung aller Daten erfolgt computerunterstützt, wofür die Mitarbeiter intensiv geschult wurden. Zum Zeitpunkt der vorliegenden Auswertung liegen über ein Viertel der beurteilten Jugendlichen (Jungen 25 %, n = 181; Mädchen 30 %, n = 123) über dem klinisch kritischen Wert (T = 63) in der Gesamtskala des CBCL. Auch in der Befragung zur Lebensqualität sehen die Betreuer 38,8 % der Jugendlichen im Bereich der Psyche als belastet. Dem stimmen 34 % der Jugendlichen zu. Die Entwicklungsziele werden mehrheitlich als wenig bzw. teilweise erreicht eingeschätzt.

Diskussion: Die Implementierung des Instrumentariums war erfolgreich und wird von den Mitarbeitern gut akzeptiert. Es ist geplant, das Instrumentarium nach Beendigung des Projekts in die Standarderhebung des CJD zur kontinuierlichen Qualitätssicherung zu übernehmen. Aufgrund der Vielzahl der psychisch auffälligen Jugendlichen werden Überlegungen nötig sein, wie die Strukturen entsprechend der Bedürfnisse dieser Jugendlichen in den Einrichtungen angepasst werden können.

Studie wurde von Drittmittelgeber finanziert: Christliches Jugenddorf Deutschland e.V.

Übereinstimmung von Elternbeurteilungen und kindlicher Selbsteinschätzung bei der Bereichsspezifischen Angstskala für Kinder (BAK) sowie deren Beziehung zu Verhaltensratings

Mack, B. W.

Klinik und Poliklinik für Kinder- und Jugendpsychosomatik, Universitätsklinikum Hamburg-Eppendorf

Problemstellung: Zur Angstdiagnostik bei Kindern werden neben den Selbsteinschätzungen oft auch andere Informationsquellen genutzt. Dabei ergibt sich häufig das Problem mangelnder Übereinstimmung. Vorgelegte Studie untersuchte folgende Fragestellungen:1) Inwieweit stimmen Eltern bei der Beurteilung ihrer Kinder hinsichtlich spezifischer Ängste überein? 2) Wie ist der Zusammenhang zwischen mütterlicher bzw. väterlicher Beurteilung und den Selbsteinschätzungen der Kinder? 3) Lässt sich das kindliche Angstverhalten in einer ärztlichen Situation durch Selbsteinschätzungen bzw. durch Elternbeurteilungen mit einem Fragebogen, der spezifische Ängste im medizinischen Bereich erfasst, vorhersagen?

Methode: Es wurden Daten bei 44 Kinder (8-14 Jahre) mit therapiebedürftigen Ängsten vor einer Blutentnahme erhoben. Die Selbsteinschätzung der Kinder erfolgte mit der Kinder-Version eines Angstfragebogens für Kinder, mit dem sich spezifische Ängste in sieben Bereichen erfassen lassen. Die Eltern beurteilten ihre Kinder mit der entsprechenden Eltern-Version. Zusätzlich wurde das kindliche Angstverhalten während einer Blutentnahme mit einer Angst-Checkliste erfasst.

Ergebnisse: 1) Elternbeurteilungen korrelierten nur in einigen Bereichen bedeutsam. 2) Mütterliche Beurteilungen stimmten insgesamt mit den kindlichen Selbsteinschätzungen besser überein als väterliche Beurteilungen. 3) Bei Ängsten im medizinischen Bereich stimmten Eltern bei der Beurteilung ihrer Söhne mit deren Selbsteinschätzungen hoch überein, jedoch bestanden sowohl bei Eltern als auch Jungen nur geringe Korrelationen zum Angstverhalten während der Blutentnahme. 4) Nur bei Mädchen stand das Angstverhalten während der Blutentnahme mit den Fragebogendaten (Selbsteinschätzungen und Mütterbeurteilungen) in engem Zusammenhang.

Diskussion: Die Ergebnisse unterstreichen, dass einerseits die Elternversion des BAK ein nützliches Instrument ist, um von Müttern Informationen über spezifische Ängste ihrer Kinder zu erhalten und andererseits die Kinderversion bei Mädchen gut geeignet ist, um Ängste vor medizinischen Maßnahmen zu erfassen.

Audio-Visual integration of speech processing in Autism

Magnée, M. J. C. M. (1); de Gelder, B. (2); van Engeland, H. (1); Kemner, C. (1)

(1) Rudolf Magnus Institute of Neuroscience, Department of Psychiatry, University Medical Center, Utrecht, The Netherlands; (2) Laboratory of Cognitive and Affective Neuroscience, Tilburg University, The Netherlands

A large majority of the studies concerning human sensory perception in autism have concentrated on the processing of information in a modality specific way. However, it is clear that integration of sensory information across different modalities is an essential aspect of perception. Inputs from different sensory channels are often combined; one type of intersensory integration is that between audition and vision. Examples of an adaptive audiovisual integration can for instance be found in the perception of speech. Thusfar, evidence for impairments in audiovisual integration in autism comes from behavioral and structural imaging studies. It is not clear however, at what level of perceptual processing these impairments take place. Interactions between auditory and visual perception can take place early or late in modality specific areas or at polysensory associative cortical areas. Event related potential recordings (ERP) provide an effective methodology to answer this question due to its high temporal resolution.

Recently there has been found evidence that visual speech speeds up the processing of auditory signals within 100 ms of signal onset; in addition, the presence of visual speech seems to significantly reduce the amplitude of the N1 and P2 auditory ERP's compared to auditory speech alone.

ERP's to visual, auditory and combined audiovisual stimuli were obtained in a group of high functioning autistic young-adults (16-27 years) and a healthy control group (both groups all males). Subjects were presented with a video of a face mouthing the bi-syllabic words 'aba' or 'ada'. Stimulus presentation subsequently consisted of visual-only, auditory-only, audiovisual-congruent and audiovisual-incongruent stimuli. Integration between auditory and visual speech perception is known as the McGurk effect (i.e. vision affecting perception of speech sounds).

We hypothesize that autistic patients show different ERP recordings quantified by abberant amplitudes and latencies, due to impairments in audiovisual integration.

ADHS und ereignisbezogene Potentiale: Wirkmechanismen therapeutischer Interventionen

Malcherek, S. (1); Heinrich, H. (1, 2); Moll, G. H. (1)

(1) Kinder- und Jugendpsychiatrie, Universitätsklinikum Erlangen; (2) Heckscher-Klinik, München

Zielsetzung: Sowohl aus klinischer als auch aus wissenschaftlicher Sicht ist von Interesse, welchen Einfluss therapeutische Interventionen auf kognitive Prozesse bei Kindern mit einer Aufmerksamkeitsdefizit-/Hyperaktivitätsstörung (ADHS) haben bzw. welche neuronalen Netzwerke daran beteiligt sind

Material und Methoden: Für diese Fragestellung können ereignisbezogene Potentiale (EPs) eingesetzt werden, die während der Durchführung kognitiver Aufgaben (z.B. Continuous Performance Test mit Warnreiz, CPT-AX bzw. CPT-OX; Attention Network Test, ANT) abgeleitet werden. Von besonderem Interesse sind die P300-Komponenten P3a und P3b, die in Zusammenhang mit Orientierungs- bzw. Stimulusevaluationsprozessen stehen und von unterschiedlichen Neuromodulatoren beeinflusst werden (P3a: Noradrenalin, P3b: u.a. Dopamin), sowie die kontingente negative Variation (CNV), die die mobilisierten Ressourcen für die Bearbeitung des nachfolgenden relevanten Stimulus widerspiegelt.

Ergebnisse: Bei Kindern mit ADHS wurde unter Methylphenidat eine unspezifische P300-Erhöhung (z.B. sowohl für Target- als auch für Non-Target-Stimuli) beschrieben. Gesunde Erwachsene zeigen unter Methylphenidat eine Erhöhung der CNV-Komponente. Erste Ergebnisse einer Studie bei Kindern mit ADHS, bei denen EPs während des ANT sowohl unter Methylphenidat als auch unter Atomoxetin abgeleitet wurden, werden auf der Tagung vorgestellt. Für ein Neurofeedback-Training konnten mittels EPs auch Therapieeffekte aufgezeigt werden. So wurde bei Kindern mit ADHS im CPT-OX Test nach einem Training langsamer kortikaler Potentiale ein Anstieg der CNV-Komponente gemessen.

Zusammenfassung: Mittels ereignisbezogener Potentiale können zentralnervöse Wirkmechanismen therapeutischer Interventionen bei Kindern mit ADHS dargestellt werden.

Die Bedeutung des HPA-Systems für die Verhaltensentwicklung Jugendlicher: Ergebnisse der Mannheimer Risikokinderstudie

Maras, A. (1); Laucht, M. (2); Company, M. (2); Lewicka, S. (3); Blomeyer, D. (2); Schmidt, M. H. (2)

(1) Akademisches Zentrum für Kinder- und Jugendpsychiatrie, Universität Leiden, Niederlande; (2) Klinik für Kinder- und Jugendpsychiatrie und -psychotherapie, Zentralinstitut für Seelische Gesundheit, Mannheim; (3) Pharmakologisches Institut, Universität Heidelberg

Zielsetzung: Hormone des Hypothalamus-Hypophysen-Nebennierenrinden Systems (HPA-System) spielen eine zentrale Rolle in der Verarbeitung stress-assoziierter emotionaler und kognitiver Prozesse. Daher werden auch Dysfunktionen des HPA-Systems bei einer Reihe psychiatrischer Erkrankungen beschrieben. Für Kinder mit externalisierenden Störungen ist die Datenlage bislang inkonsistent. Auch der Einfluss früher psychosozialer Belastungen auf die HPA-Funktion und deren Auswirkungen auf die Verhaltensentwicklung sind weitgehend unbekannt.

Methode: Im Rahmen der Mannheimer Risikokinderstudie wurden sowohl psychische Auffälligkeiten (CBCL), als auch Hormone des HPA-Systems (Cortisol, Dehydroepiandrosteron/-sulfat [DHEA/S]) an einer ersten Teilstichprobe von 140 Probanden (60 männlich, 80 weiblich, mittleres Alter: 14;6 Jahre) untersucht.

Ergebnisse: Hochsignifikante negative Korrelationen fanden sich zwischen dem DHEA Spiegel und der Anzahl externalisierender Probleme bei männlichen Probanden ($r = -.381$, $p = .003$). Bei den weiblichen Probanden waren die Zusammenhänge ebenfalls negativ (aber nicht signifikant). Dagegen blieben Cortisol und DHEAS mit dem CBCL unkorreliert. Die Analyse eines möglichen Einflusses früher organischer und psychosozialer Risiken auf die Verhaltens-Hormon-Interaktionen ergab, dass alleine psychosoziale Risiken von Bedeutung sind. Es fanden sich signifikant negative Korrelationen zwischen DHEA und den frühen psychosozialen Risikofaktoren bei den männlichen ($r = -.356$, $p = .006$) und weiblichen Probanden ($r = -.232$, $p = .039$). Mittels regressionsanalytischer Techniken konnte gezeigt werden, dass bei Jungen die Entwicklung externalisierender Verhaltensprobleme als Folge früher psychosozialer Belastungen über das Hormon DHEA als Mediator vermittelt wird.

Kinderaussagen zu sexuellem Missbrauch und deren gutachterliche Bewertung

Martinius, J.

Ludwig-Maximilians-Universität München

Es gibt eingehende Empfehlungen dazu, wie Kinderaussagen zu sexuellem Missbrauch einzuholen sind und wie sie zu bewerten sind. Die Einhaltung dieser Empfehlungen ist nicht zuletzt deshalb wichtig, weil ein fehlerhaftes Vorgehen für Kinder und Beschuldigte gravierende Folgen haben kann, die als Schadensersatz einklagbar sind. Zur Befragung von Kindern sind Standardtechniken einzusetzen, die jedoch an Grenzen stoßen, wenn kindliche Zeugen an Entwicklungsstörungen leiden, speziell an Störungen der Sprachentwicklung. Für diese Situation fehlen standardisierte Untersuchungsmethoden. Suggestivfragen werden nicht immer vermeidbar sein. Anhand von fehlerhaften Beispielen wird aufgezeigt, wie die Befragung zuverlässiger und weniger angreifbar gehandhabt werden kann.

Für die inhaltliche Bewertung von Kinderaussagen steht die kriterienorientierte Aussageanalyse zur Verfügung. Sie hat eine empirisch-wissenschaftliche Grundlage, deren Wert jedoch kritisch hinterfragt werden muss. Motivationale Aspekte z. B. wurden bisher in die kriterienorientierte Aussageanalyse noch nicht aufgenommen. Auch hierzu soll anhand von Beispielen gezeigt werden, wie die Analyse anzuwenden ist und wo ihre Anwendung an Grenzen stößt.

Probleme der psychischen Adaptation der Kinder von Remigranten in die Ukraine

Martsenkovsky, I.; Butenko, L.; Bikshaeva, J.; Tkacheva, O.; Martsenkovskaja, I.

Abteilung für Medizinisch-Soziale Rehablitation des Kindes- und Jugendalters, Ukrainisches Forschungsinstitut für Soziale und Forensische Psychiatrie und Drogenmissbrauch, Kiew, Ukraine

Zielsetzung: Typische familiäre Konstellationen von Remigration werden herausgearbeitet und in Beziehung gesetzt zu Adaptations- und Kommunikationsproblemen von Kindern und Jugendlichen.
Materialien und Methoden: In der Ambulanz der medizinisch-sozialen Rehabilitationsabteilung für Kinder und Jugendliche in Kiew werden Patienten mit Anpassungs- und Sprachproblemen in Zusammenhang mit familiären Remigrationserfahrungen vorgestellt. In Remigrationsfamilien Typ 1 waren Eltern über längere Zeit – oft illegal – im Ausland. Die Kinder wurden von Großeltern oder anderen Verwandten betreut. Die Remigrantenfamilien vom Typ 2 kehrten zwangsweise in die Ukraine zurück nach Auflösung der Sowjetunion. Remigrationsfamilien des Typ 3 kamen nach mehrjährigem Aufenthalt in ost- und westeuropäischen Ländern gemeinsam wieder in ihre Heimat.
Ergebnisse: Die Belastungen von Eltern und Kindern durch Migration und Remigration führen zu einer erhöhten Rate von Bindungsstörungen, Emotionalstörungen und Störungen des Sozialverhaltens. Remigration nach Vertreibung geht oft mit traumatischen Belastungen und Folgesymptomen einher. Bei allen Formen der Remigration sind Sprachprobleme, Schulschwierigkeiten und soziale Ängste vermehrt festzustellen.
Zusammenfassung: Die erhebliche Belastung vieler ukrainischer Familien und ihrer Kinder durch Migrations- und Remigrationserfahrungen lässt die Einrichtung von Versorgungs- und Forschungsprojekten dringend geboten erscheinen.

Katamnese einer unausgelesenen stationären Inanspruchnahmepopulation einer kinder- und jugendpsychiatrischen Klinik

Mattejat, F.; Remschmidt, H.

Klinik für Psychiatrie und Psychotherapie des Kindes- und Jugendalters, Klinikum der Philipps-Universität, Marburg

Fragestellung: In der vorliegenden Studie wird die Frage untersucht, wie sich der weitere Verlauf der psychiatrischen Erkrankung nach der Entlassung aus der stationären Behandlung bei den häufigsten psychiatrischen Störungsbildern darstellt.
Methode: Gestützt auf die Methode der telefonischen Interviews, ergänzt durch Fragebogenverfahren wurde 1½ Jahre nach der Entlassung eine katamnestische Untersuchung einer vollständigen stationären Inanspruchnahmepopulation durchgeführt. Die Ergebnisse werden diagosenspezfisch im Hinblick auf die längerfristige Prognose ausgewertet.
Ergebnisse: Bei den untersuchten diagnostischen Hauptgruppen zeigen sich unterschiedliche diagnosenspezifische Verläufe.
Diskussion: Durch die Ergebnisse wird einerseits die Effektivität kinder- und jugendpsychiatrischer Behandlungen aufgezeigt; andererseits wird der sehr starke Einfluß der Patientenvariablen (insbes. Diagnose) auf den längerfristigen Verlauf deutlich. Die Befunde eig-

nen sich gut für eine differenzierte und genaue Eltern- und Patientenberatung vor Behandlungsbeginn.

Therapiezufriedenheit bei Behandlungsende und im katamnestischen Rückblick. Ergebnisse aus einer unausgelesenen stationären Inanspruchnahmepopulation

Mattejat, F.; Remschmidt, H.

Klinik für Psychiatrie und Psychotherapie des Kindes- und Jugendalters, Klinikum der Philipps-Universität, Marburg

Fragestellung: Die Therapiezufriedenheit der Patienten und Eltern mit der Behandlung stellt neben dem Behandlungserfolg ein zentrales Kriterium für die Qualität der Behandlung dar. Es wird die Beziehung zwischen Behandlungserfolg und Zufriedenheit untersucht.

Methodik: Es werden Ergebnisse vorgestellt, die mit dem Fragebogen zur Beurteilung der Behandlung (FBB) an einer großen unausgelesenen stationären Stichprobe einer kinder- und jugendpsychiatrischen Universitätsklinik gewonnen wurden. Hierzu wurden Daten zu drei Messzeitpunkten erhoben: (1) Stationäre Aufnahme (2) Entlassung bzw. 4 Wochen nach Entlassung und (3) Katamnesenmessung nach 1½ Jahren.

Ergebnisse und Diskussion: Im Referat werden Ergebnisse zu folgenden Fragen dargestellt und diskutiert: In welchem Zusammenhang stehen der symptombezogene Behandlungserfolg zur Therapiezufriedenheit? Ist die Therapiezufriedenheit abhängig von einer Verbesserung der Lebensqualität? Unterscheiden sich die Therapiezufriedenheit bei Behandlungsende und im katamnestischen Rückblick?

Der Stellenwert atypischer Neuroleptika in der Kinder- und Jugendpsychiatrie

Mehler-Wex, C.; Warnke, A.

Klinik und Poliklinik für Kinder- und Jugendpsychiatrie und Psychotherapie, Universität Würzburg

Zielsetzung: Atypische Neuroleptika sind dadurch charakterisiert, dass sie im Vergleich mit den typischen Neuroleptika entweder keine (Clozapin) oder zumindest wesentlich weniger unerwünschte extrapyramidal-motorische Wirkungen hervorrufen und neben den Produktivsymptomen auch die Minussymptomatik der Schizophrenie (Antriebslosigkeit, Interessenverlust, kognitive Beeinträchtigungen) günstig beeinflussen. Gleichzeitig jedoch treten bei dieser Substanzklasse andere Nebenwirkungen in den Vordergrund wie Gewichtszunahme, Blutbildveränderungen, QTc-Zeit-Verlängerung und Prolactinspiegelerhöhung. Im Weiteren soll der aktuelle Stand klinischer Erfahrungen sowie die derzeitige Studienlage zu atypischen Neuroleptika und ihren Einsatz bei verschiedenen Indikationen in der Kinder- und jugendpsychiatrie referiert werden.

Methoden: Die aktuelle Studienlage wurde mittels PubMed und CurrentContents ermittelt.

Ergebnisse: Bei Indikation einer Therapie mit Antipsychotika sind atypische Neuroleptika wegen des reduzierten EPS-Risikos und der günstigen Wirkung auf Negativsymptome klassischen Neuroleptika eindeutig vorzuziehen. Indikationen sind primär Erkrankungen aus dem schizophrenen Formenkreis, aber auch Ticstörungen, bipolar affektive/manische Störungen, Impulskontrollstörungen, (Auto-)Aggressivität sowie therapieresistente Anorexia nervosa. Problematisch ist die lückenhafte Studienlage und der Off-label Use. In der Akutbehandlung schizophrener Psychosen ist bei Widerstand des Patienten bislang nur Olanzapin als i.m.-Injektion verfügbar. Als Depotform wird nur Risperidon angeboten. In diesem Bereich besteht noch Bedarf an einem breiteren Angebot.

Zusammenfassung: Atypische Neuroleptika sind aufgrund ihrer besseren Verträglichkeit Teil des Therapiestandards in der Kinder- und Jugendpsychiatrie geworden. Sie erweisen sich als wirksam bei verschiedensten Indikationen.

Atypische Neuroleptika in der Behandlung von Patienten mit therapieresistenter Anorexia nervosa

Mehler-Wex, C.; Warnke, A.

Klinik und Poliklinik für Kinder- und Jugendpsychiatrie und Psychotherapie, Universität Würzburg

Zielsetzung: Bei sehr schweren und/oder chronifizierten Verläufen der Anorexia nervosa gelingt es mit konventionellen Behandlungsmaßnahmen manchmal nicht, neben einer äußerlichen Gewichtskorrektur auch die Psychopathologie zu verbessern, was jedoch grundlegende Voraussetzung der Genesung ist. Bei fehlender Krankheitseinsicht neigen die betreffenden Patienten zu Gewichtsmanipulationen, Therapieverweigerung und zu lebensbedrohlichem Behandlungsabbruch. Diese besonders schwer Erkrankten sind ihrer Gewichtsphobie, Körperschemastörung und Angst vor Kontrollverlust so stark verhaftet, dass jene Anorexie-typischen Denkinhalte paranoide Züge annehmen und als Psychose-ähnlich beschrieben werden können. Auf dieser Überlegung beruhen Behandlungsversuche schwerer Anorexia nervosa mit atypischen Neuroleptika. Die aktuelle Studienlage sowie die bisherigen klinischen Erkenntnisse zum Einsatz atypischer Neuroleptika bei Anorexia nervosa sollen im Weiteren zusammengefasst werden.

Methoden: Die Literaturrecherche zur bisherigen Studienlage erfolgte über PubMed und CurrentContents. Des Weiteren wird eine eigene Pilot-Fallstudie zur Therapie schwer kranker Anorexiepatienten mit Olanzapin berichtet.

Ergebnisse: Die bislang publizierten Berichte äussern sich positiv hinsichtlich der Wirkung atypischer Neuroleptika auf die Psychopathologie von Anorexie-Patienten. Die vorliegende Pilotstudie beschreibt unter niedrigen Dosen mit Olanzapin (2,5-12,5mg Tagesdosis) eine deutliche Reduktion der paranoiden Inhalte bzw. des zwanghaften Bewegungsdrangs bzw. der Gewichtsphobie der Patienten. Die potentielle Nebenwirkung einer medikamentös induzierten Gewichtszunahme zeigte sich bei den geringen Dosen Olanzapin nicht. Eine neuere Pilot-Fallstudie von Powers (2003) berichtete von guten Erfolgen auch mit Quetiapin.

Zusammenfassung: Atypische Neuroleptika bieten sich als zusätzliche therapeutische Behandlungsstrategie bei besonders schwer ausgeprägter Anorexia nervosa an. Hauptzielsymptom ist hierbei die paranoid geprägte Psychopathologie bezüglich anorexietypischer Themen wie Gewicht, Kalorien und Körperschema.

Spezifische Genexpressions-Veränderungen im Kortex der Maus nach chronischer Gabe von Psychopharmaka, die die Gewichtsregulation beeinflussen

Mehler-Wex, C. (1); Grünblatt, E. (2); Zeiske, S. (1); Gille, G. (3); Rausch, W.-D. (3); Warnke, A. (1); Gerlach, M. (1)

(1) Universitätsklinik für Kinder- und Jugendpsychiatrie und Psychotherapie, Würzburg; (2) Universitätsklinik für Psychiatrie und Psychotherapie, Würzburg; (3) Veterinärmedizinische Fakultät der Universität Wien, Österreich

Zielsetzung: Unter der Therapie mit atypischen Neuroleptika kommt es häufig zu einer Gewichtszunahme, während die häufigste unerwünschte Wirkung unter Psychostimulanzien eine Appetitreduktion ist. In dieser Studie wurden im Kortex der Maus die Expression von 12000 Genen nach chronischer Applikation dieser Wirkstoffe im Vergleich zu einer unbehandelten Kontrollgruppe bestimmt.

Materialien und Methodik: Je 20 männliche C57BL/6-Mäuse (Alter: 10-12 Wochen) erhielten über 4 Wochen täglich jeweils 1 mg/kg Haloperidol, 10 mg /kg Clozapin oder 3 mg/ kg Phenypropanolamin per oral über die Nahrung. Danach wurden die Tiere getötet und die mRNA aus dem Kortex isoliert. Die Genexpressions-Analysen erfolgten mittels der Gen-Chip-Microarray-Technik (Affymetrix, Santa Clara, Ca, USA) und wurden stichprobenartig durch Real-time-RT-PCR überprüft.

Ergebnisse: Es wurden spezifische Veränderungen der Gen-Expressionsmuster von Neuroleptika- und Psychostimulanz-behandelten Mäusen gefunden, auffallend war, dass die Mehrzahl der Gene gegensätzlich zwischen den beiden Gruppen reguliert war. Interessanterweise war eine Vielzahl von Genen, die für Proteine der ATP-Biosynthese und des Lipid-Metabolismus kodieren, in der Psychostimulanz-behandelten Gruppe herunterreguliert.

Zusammenfassung: Mittels des gewählten Versuchsansatzes ist es möglich, Proteine zu identifizieren, die an der Gewichtskontrolle beteiligt sind.

Studie wurde von Drittmittelgeber finanziert: teilweise vom Herausgeberkollegium der MMW e.V.

Das Kaufman-Testsystem jenseits der K-ABC (1): Reliabilität und Validität des Kaufman-Test zur Intelligenzmessung (K-TIM) für Jugendliche und Erwachsene

Melchers, P. (1, 2); Schürmann, S. (2); Scholten, S. (1)

(1) Abteilung Kinder- und Jugendpsychiatrie, Kreiskrankenhaus Gummersbach; (2) Klinik und Poliklinik für Psychiatrie und Psychotherapie des Kindes- und Jugendalters der Universität zu Köln

Die in der Kinder- und Jugendpsychiatrie weit verbreitete K-ABC gewährleistet eine stark verarbeitungsbezogene Intelligenzdiagnostik bei Kindern bis zum Alter von 12;5 Jahren. Die auf der Forschung zur zerebralen Spezialisation (Sperry u.a.) und Lurias zentraler Denktheorie gründende Differenzierung in sequenzielle und simultane Verarbeitungsanteile ist bei Kindern klinisch-diagnostisch effizient, aber für Jugendliche und Erwachsene nicht valide darstellbar. Deren leistungsdiagnostische Beurteilung erfordert die stärkere Berücksichtigung von Exekutivfunktionen und von Fähigkeiten zu formal-operationalem Denken sensu Piaget.

Der Kaufman-Test zur Intelligenzmessung (K-TIM) ist die Adaption des Kaufman Adolescent and Adult Intelligence Test (KAIT), der 1993 in den USA veröffentlicht wurde. Der K-TIM schließt konzeptionell an die K-ABC an und ermöglicht wie diese eine differenzierte Verhaltensbeobachtung. Das Verfahren dient zur Beurteilung intellektueller Leistungsfähigkeit auf Grundlage der erweiterten Intelligenztheorie von Horn und Cattell, deren Schwerpunkt die Dichotomie fluider gegenüber kristallinen Intelligenzfunktionen ist. Das Verfahren umfasst 10 Untertests und ist anwendbar im Altersbereich von 11 bis über 80 Jahren. Zwei Untertests gestatten die differenzierende Beurteilung verzögerter gegenüber unmittelbaren Gedächtnisleistungen. Das Interpretationsvorgehen folgt Kaufmans »Intelligent testing«-Ansatz, der die Identifizierung individueller Stärken und Schwächen in den Vordergrund stellt. Nachdem verschiedene Evaluationsstudien durchgeführt wurden, erfolgte die Normierung in Deutschland, Österreich, der Schweiz und Südtirol (n = 2009). Die vorliegenden Ergebnisse von klinischen und Feldstichproben zeigen, dass der K-TIM eine reliable, valide und stark differenzierende Intelligenzdiagnostik auf solider theoretischer Grundlage gestattet. Der K-TIM wird in seiner theoretischen Grundlage und inhaltlichen Ausgestaltung vorgestellt, vorliegende Evaluationsergebnisse werden hinsichtlich Reliabilität und Validität diskutiert.

Keine Störung des Kurzzeitgedächtnisses bei Kindern während subklinischer epilepsietypischer Potenziale

Memmert, L. (1); Holtmann, M. (2); Schmidt, M. H. (1); Brandl, U. (3)

(1) Klinik für Psychiatrie und Psychotherapie des Kindes- und Jugendalters am Zentralinstitut für Seelische Gesundheit, Mannheim; (2) Klinik für Psychiatrie und Psychotherapie des Kindes- und Jugendalters der J. W. Goethe-Universität, Frankfurt/Main; (3) Klinik für Kinder- und Jugendmedizin der Friedrich-Schiller-Universität, Jena

Zielsetzung: Trotz Anfallsfreiheit ist das schulische Vorankommen epilepsiekranker Kinder und Jugendlicher oft durch Konzentrationsschwierigkeiten, Teilleistungsstörungen und Verhaltensauffälligkeiten beeinträchtigt. Welche Rolle dabei die auch bei guter medikamentöser Einstellung häufig weiterbestehenden subklinischen epilepsietypischen Potenziale spielen, ist noch nicht hinreichend geklärt. Es wurden Hinweise dafür gefunden, dass es während subklinischer Potenziale zu zeitgleich auftretenden, vorübergehenden kognitiven Störungen (transitory cognitive impairment) im Kurzzeitgedächtnis kommt. Der mögliche Einfluss dieser Potenziale wird in der vorliegenden Studie untersucht.

Methoden: 40 Kinder (10,3+/-3,5 Jahre) mit bekannten subklinischen epilepsietypischen Potenzialen im EEG wurden mit zwei computerisierten, EEG-gekoppelten Testsystemen zum visuell-räumlichen und verbalen Kurzzeitgedächtnis untersucht, die die Betrachtung der Leistung in zeitlich exaktem Zusammenhang mit den subklinischen epilepsietypischen Entladungen ermöglichen.

Ergebnisse: Es fanden sich keine signifikanten Unterschiede der kognitiven Leistung in Phasen mit und ohne epilepsietypische Entladungen, weder bei subklinischen Entladungen über 1.5 sec., noch bei entsprechenden multiplen Entladungen innerhalb eines Testzyklus. Auch Lokalisation und Zeitpunkt des Auftretens der subklinischen epilepsietypischen Entladungen im Testverlauf wirkten sich nicht signifikant auf die Leistung aus, weder in der

Patientenuntergruppe mit umschriebenen neuropsychologischen Defiziten noch in der mit Rolandischer Epilepsie.

Zusammenfassung: Das Konzept der transienten Störung des Kurzzeitgedächtnisses während subklinischer epilepsietypischer Potenziale konnte nicht bestätigt werden. Für die bekannten kognitiven Leistungsdefizite bei Epilepsie-Patienten sind andere Erklärungsmöglichkeiten zu suchen.

Prädiktoren für den 1-Jahres Outcome bei Erstmanifestationen von juvenilen Psychosen – Ergebnisse aus der VESPA-Studie

Meng, H. (1); Schimmelmann, B. (2); Mohler, B. (3); Branik, E. (4); Koch, E. (5); Karle, M. (6); Strauss, M. (7); Preuss, U. (8); Amsler, F. (1); Riedesser, P. (2); Resch, F. (5); Bürgin, D. (1)

(1) KJUP, Kinder- und Jugendpsychiatrische Universitätsklinik Basel, Schweiz; (2) Universitätsklinikum Eppendorf, Abteilung für Psychiatrie und Psychotherapie des Kindes- und Jugendalters, Hamburg; (3) Zentrum für Kinder- und Jugendpsychiatrie der Universität Zurich, Schweiz; (4) Kinder- und Jugendpsychiatrisches Zentrum Ganterschwil, Schweiz; (5) Abt. Für Kinder- und Jugendpsychiatrie der Universität Heidelberg; (6) Abt. Psychiatrie und Psychotherapie im Kindes- und Jugendalter der Universität Tübingen; (7) Kinder- und Jugendpsychiatrischer Dienst des Kantons St. Gallen, Schweiz; (8) Kinder- und Jugendpsychiatrische Poliklinik der Universität Bern, Schweiz

Zusammenfassung: Absicht: In den vorgestellten Daten der VESPA (VerbundStudie Psychosen in der Adoleszenz) soll die prädiktive Validität des sozialen Funktionsniveaus im Zeitraum der 12 Monate vor der Erstbehandlung untersucht werden im Vergleich zu anderen relevanten Prädiktoren.

Methode: Prospective longitudinale Pilotstudie. Untersucht wurden 56 Jugendliche, die sich wegen einer psychotischen Erkrankung erstmals in Behandlung begeben hatten. Es wurden Daten zur Psychopathologie (PANSS), zum sozialen Funktionsniveau (Strauss u. Carpenter Scale), zur Schwere der Erkrankung (CGI) und zur Dauer der unbeghandelten Psychose (DUP) bei Studieneinschluss und nach 12 Monaten erhoben.

Ergebnisse: Patienten mit einem tieferen sozialen Funktionsniveau in den 12 Monaten vor der Indexhospitalisation zeigten mehr Negativsymptome und ein tiefres soziales Funktionsniveau nach 12 Monaten. In unserer Untersuchung waren die globale psychosoziale Anpassung weniger prädiktiv, während der DUP und dem Ausmass der Negativsymptome bei Studienaufnahme keine prädiktive Bedeutung zukam.

Folgerungen: Dem sozialen Funktionsniveau und dem Ausmaß der Negativsymptome kommen in einem Behandlungsplan eine große Bedeutung zu. Negativsymptome können mit einer angemessenen neuroleptischen Behandlung angegangen werden, wobei eine minimale effektive Dosis zur Reduktion von Nebenwirkungen mit negativem Einfluss auf die psychosoziale Reintegration empfohlen wird. Dem Anheben des sozialen Funktionsniveaus unter Einschluss von familien- und soziotherapeutischen Massnahmen einschließlich Maßnahmen in der Schule/am Arbeitsplatz kommt eine große Bedeutung zu.

Welche Faktoren beeinflussen den Langzeitverlauf nach multimodaler Therapie bei Kindern mit Aufmerksamkeitsdefizit-/Hyperaktivitätsstörungen (ADHS)? Ergebnisse der 8-Jahre-Katamnese der Kölner Adaptiven Multimodalen Therapiestudie (CAMT)

Metternich, T. W.; Breuer, D.; Schürmann, S.; Rademacher, C.; Azbay, F.; Lehmkuhl, G.; Döpfner, M.

Klinik und Poliklinik für Psychiatrie und Psychotherapie des Kindes- und Jugendalters der Universität zu Köln

Zielsetzung: Insgesamt zeigen Kinder mit Aufmerksamkeitsdefizit-/Hyperaktivitätsstörungen, die im Rahmen der Kölner Adaptiven Multimodalen Therapiestudie (CAMT) behandelt wurden recht günstige Verläufe über einen Zeitraum von 8 Jahren, wobei mindestens ein Drittel der Jugendlichen und jungen Erwachsenen weiterhin deutliche bis sehr starke psychische Probleme und geringe psychosoziale Anpassungen aufweist.

Methoden: In der Kölner Adaptiven Multimodalen Therapiestudie (CAMT) wurden insgesamt n = 75 Kinder mit der Diagnose einer ADHS im Alter von sechs bis zehn Jahren behandelt. 8;6 Jahre nach Beendigung der ersten Intensivtherapie wurde bei rund 90 % der Kinder eine Nachuntersuchung durchgeführt.

Ergebnisse: Der Einfluss folgender Variablen auf die externale Problematik, die Gesamtauffälligkeit und die psychosoziale Anpassung wird dargestellt: (1) Auffälligkeit des Kindes bei Ende der ersten Intensivtherapie; (2) Veränderung der Symptomatik im Verlauf der ersten Intensivtherapie; (3) Durchgeführte Therapien im Follow-up-Zeitraum; (4) Psychosoziale Faktoren und soziodemographische Bedingungen.

Schlussfolgerung: Die Ergebnisse der Analysen zu den differenziellen Effekten werden diskutiert.

Studie wurde von Drittmittelgeber finanziert: DFG

Dealer in weiß? Behandlung von drogenkonsumierenden Jugendlichen und jungen Erwachsenen mit ADHD – Erkenntnisse und Wege aus dem Dilemma

Metzger, W.

Abteilung für Kinder- und Jugendpsychiatrie und -psychotherapie am Zentrum für Psychiatrie »Die Weissenau«

Ohne Medikation scheitern viele »ADHD-Drogenkids« an ihrer mangelnden Handlungssteuerung, Desorganisation und ungebremsten Impulskontrolle – mit Stimulanzien besteht ein kalkuliertes Missbrauchsrisiko.

Die Diagnostik und qualifizierte KJPP-Behandlung komorbid erkrankter Jugendlicher mit Drogenproblemen und ADHD erfordert besondere Maßgaben. Sie stellt hohe Anforderungen an eine differenzielle Psychopharmakotherapie und Einnahmesicherheit. Epidemiologische Daten zu Konsummustern, die Häufigkeit von hyperkinetischen Störungen in dieser Risikogruppe sowie ihr hoher Prädiktionscharakter für eine Suchtentwicklung erfordern wirksame Behandlungsstrategien insbesondere dann, wenn bereits ein Stimulanzienabusus zu erkennen ist bzw. der Substanzkonsum der Symptombewältigung dient. Die Funktion der Drogen im Jugendalter, Entwicklungsaufgaben und Merkmale der Zielgruppen sind zu berücksichtigen. Evidenzbasierte Publikationsinhalte werden im Referat mit Ergebnissen der Begleitevaluation der Jugenddrogen-entzugsstation cleankick in Bezug gesetzt (Diagnosehäufigkeit nach ICD-10: F90.00 n = 10; F90.1 n = 30; F98.8 n = 5 entsprechend 13.6 % von 332 Behandlungsepisoden). Es werden Behandlungsgrundsätze postuliert. Bewährte und neue Therapieansätze werden vorgestellt, ihr Effekt wird durch Fallvignetten unterstrichen.

Studie wurde von Drittmittelgeber finanziert: anteilig durch Landesverbände der Krankenkasssen Baden-Würtemberg

Knochenstoffwechsel und Knochendichte bei adoleszenter Anorexia nervosa im Langzeitverlauf

Mika, M. (1, 2); Heer, M. (3); Holtkamp, K. (1); Herpertz-Dahlmann, B. (1)

(1) Klinik für Kinder- und Jugendpsychiatrie und -psychotherapie des Universitätsklinikums der RWTH Aachen; (2) Institut für Flugmedizin des Universitätsklinikums der RWTH Aachen; (3) Deutsches Zentrum für Luft- und Raumfahrt (DLR), Köln

Eine der schwerwiegendsten somatischen Komplikationen der Anorexia nervosa (AN) des Jugendalters stellt die Entwicklung einer Osteoporose dar. Der frühe Erkrankungsbeginn und ein längerer Zeitraum des Bestehens von Untergewicht in diesem Lebensabschnitt kann persistierende Knochenmasseminderungen zufolge haben.

Ziel dieser Studie war es, den Einfluss einer stationären, hyperkalorischen Ernährungstherapie, die zu einer Gewichtszunahme führt, auf die Knochenstoffwechselaktivität von magersüchtigen Patientinnen im Vergleich zu einer gesunden Kontrollgruppe sowie im poststationären Verlauf ohne Ernährungstherapie zu untersuchen. Dazu wurden 19 Patientinnen mit AN (Alter 14,4 ± 1,6 Jahre, BMI 14,2 ± 1,4 kg/m2) sowie 19 gesunde Jugendliche (Alter 15,1 ± 2,3 Jahre, BMI 20,8 ± 1,9 kg/m2) in die Studie aufgenommen und in regelmäßigen Abständen untersucht. Die Knochenformation wurde durch die Parameter knochenspezifische alkalische Phosphatase (bAP), C-terminales Prokollagen Propeptid (PICP) und Insulin-like Growth Factor I (IGF-I) bestimmt. Die Knochenresorption wurde durch das C-terminale Telopeptid (CTX) nachgewiesen. Darüber hinaus fanden zu Beginn, nach vier, acht und 24 Monaten Knochendichtemessungen (DEXA) statt.

Bei den Patientinnen zeigte sich während der stationären Ernährungstherapie eine signifikante Zunahme aller anabolen Parameter, die das Niveau der Kontrollgruppe erreichten, wohingegen der Knochenabbauparameter CTX unverändert blieb. Im weiteren poststationären Verlauf (1 Jahr) ohne kontrollierte Nährstoffzufuhr zeigte sich erneut eine Verringerung der Knochenaufbauparameter. Im 2. Jahr nach stationärer Behandlung näherten sich die Biomarker des Knochenstoffwechsel denen der Kontrollgruppe an, die BMI-Werte der AN Patientinnen erreichten das Niveau derer bei Entlassung. Es zeigte sich jedoch kein Anstieg der Knochendichte.

Die Gewichtsrehabilitation jugendlicher AN Patientinnen führt zu einer Normalisierung der Biomarker des Knochenstoffwechsels, die sich innerhalb von 2 Jahren jedoch nicht auf die Knochendichte auszuwirken scheint.

Studie wurde von Drittmittelgeber finanziert: START Programm der RWTH Aachen, Christina Barz Stiftung, Space flight program des DLR

Dissoziation bei Jugendlichen mit einer Psychose; Ergebnisse aus der VESPA-Studie

Mohler, B. (1); Brunner, R. (2); Meng, H. (3); Resch, F. (2); Bürgin, D. (3); Arbeitsgemeinschaft VESPA

(1) Zentrum für Kinder- und Jugendpsychiatrie der Universität Zurich, Schweiz; (2) Abteilung für Kinder- und Jugendpsychiatrie der Universität Heidelberg; (3) KJUP, Kinder- und Jugendpsychiatrische Universitätsklinik Basel, Schweiz

Absicht: Die Häufigkeit dissoziativen Erlebens bei Jugendlichen mit psychotischer Erkrankung wird verglichen mit entsprechenden Daten bei nicht-psychotischen psychisch kranken und gesunden Jugendlichen. Die Zusammenhänge zwischen Dissoziation und anderen Symptomen bei juvenilen Psychosen sowie möglichen Risikofaktoren werden untersucht.

Methode: Daten von 69 an juveniler Psychose erkrankten Jugendlichen der multizentrischen VESPA Studie wurden mit 61 nichtpsychotischen jugendpsychiatrischen Patienten (Basel) und 99 Jugendlichen aus der Allgemeinbevölkerung verglichen. Dissoziatives Erleben wurde mit dem Selbstbeurteilungsbogen SDEJ (ADES: Armstrong u. Putnam 1997) erfasst.

Ergebnisse: Psychotische Jugendliche berichten über deutlich häufigeres dissoziatives Erleben als Jugendliche aus der Allgemeinbevölkerung. In einzelnen Subskalen sind die Durchschnittswerte bei den juvenilen Psychosen leicht tiefer im Vergleich zu Jugendlichen mit nicht-psychotischen psychischen Krankheiten. Nicht-psychotische und psychotische Jugendlichen zeigen bei zusätzlich bekanntem Trauma in gleichem Mass verstärkte Dissoziation. Psychotische Jugendliche unter Neuroleptikatherapie berichten von weniger dissoziativem Erleben.

Schlussfolgerungen: Die Resultate bestätigen die Wichtigkeit der Erfassung dissoziativer Symptome bei juveniler Psychose. Mögliches Zusammenwirken von Einflüssen prä-psychotischer Traumata und Einflüssen aufgrund einer Traumatisierung durch die Psychose werden diskutiert.

»Prismatische Defokussierung« – Eine Supervisionsmethode für mit traumatisierten Jugendlichen arbeitende Teams

Murafi, K.

Westfälische Klinik für Kinder- und Jugendpsychiatrie und Psychotherapie Marl-Sinsen, Marl

Die von Alfred Drees seit ca. 20 Jahren entwickelte Methode der »Prismatischen Defokussierung« ist eine Möglichkeit, Teams in der schwierigen Arbeit mit traumatisierten und früh strukturell gestörten Jugendlichen zu unterstützen. Hier wird in der Supervisionssituation basierend auf körperlicher und sinnlicher Resonanz die in der mit den traumatisierten Klienten schon erfolgreich eingesetzte imaginationsgestütze Stabilisierungsstrategie nun auch den professionellen Helfern als stützender Hintergrund zur Verfügung gestellt.

Der Vortrag stellt zunächst die fixierenden und den Entwicklungsprozess hemmenden Mechanismen in der Arbeit mit traumatisierten Jugendlichen vor, z.B. die Mechanismen des »Traumatransfer« in Richtung der professionellen Helfer mit Auslösung von Gefühlen der Bedrohung, Hilflosigkeit und Ohnmacht bis hin zu körperbezogenen Symptomen.

Auch die Entwicklung von sowohl den Helfer als auch den Klienten »fixierenden Übertragungen« werden dargestellt und die Möglichkeit zur Überwindung dieser Blockaden durch eine fantasieorientierte, defokussierende und nicht symbolisierende Kommunikationsform in der Supervision präsentiert.

In einem zweiten Schritt wird die »Prismatische Defokussierung« theoretisch eingeordnet und mittels einiger Beispiele praxisnah dargestellt. Im Vordergrund der Kommunikation innerhalb der Supervision steht eine deutungsfreier Raum, der noch nicht erfasste Perspektiven und Anteile der Klienten entdecken und innerhalb der Teams übliche Spaltungsprozesse überwinden hilft.

Dies schafft im Sinne Winnicotts einen »potentiellen (gemeinsamen) Raum« der sich frei von traumaassoziierten Blockaden entfalten kann und damit in seiner defokussierenden Eigenschaft dann einen Möglichkeit zur übertragungsfreieren Begegnung zwischen Helfern und Klienten schafft.

Grundlagen frühkindlicher Verhaltensdisposition

Möhler, E.; Parzer, P.; Wiebel, A.; Resch, F.

Abteilung Kinder- und Jugendpsychiatrie, Universität Heidelberg

Während die Neurobiologie der kognitiven Entwicklung bereits intensiv untersucht ist, liegen wenig empirische Befunde zu physiologischen Grundlagen der frühen emotionalen Entwicklung vor. Der vorliegende Beitrag soll zunächst einen kurzen Einblick in den aktuellen Forschungsstand zur frühkindlichen Verhaltensdisposition geben. Eigene Untersuchungen zu Prädiktoren eines frühen »Angstmerkmales«, der »behavioralen Inhibition« und deren erste Ergebnisse sollen daran anschließend vorgestellt werden.

Die behaviorale Inhibition bezeichnet dabei das Unbehagen gegenüber neuen Reizen und ist ein Temperamentszug in dem sich bereits Säuglinge und junge Kleinkinder stark voneinander unterscheiden. Gleichzeitig weist dieses Merkmal eine Stabilität bis ins Erwachsenenalter auf. Mütterliche und kindliche Prädiktoren für die Ausprägung eines behavioral inhibierten Verhaltensstiles wurden in unserer Studie an 101 Kindern ab dem Neugeborenenalter untersucht. Folgeuntersuchungen fanden mit 8 Wochen, 4 Monaten und 14 Monaten statt. Insbesondere die Reagibilität im Säuglingsalter erwies sich als relevant für die Ausprägung eines behavioral inhibierten Verhaltensstiles im Kleinkindalter. Die Modulation von Umgebungsfaktoren, welche protektiv oder gefährdend wirken können, soll im vorliegenden Beitrag dargestellt werden.

Studie wurde von Drittmittelgeber finanziert: DFG

Gewalt in Videospielen: Das Internet als Ort der Distribution und Diskussion

Nagenborg, M.

Karlsruhe

Zielsetzung: Der Vortrag will zur Reflektion über die Vermittlung und Akzeptanz informationsethischer Inhalte anregen, indem Erkenntnisse der Informationsethik mit den moralischen Beurteilungen von violenten Computerspielen durch jugendliche Spieler in Beziehung gesetzt werden.

Material und Methoden: (1) Zusammenfassung der relevanten Forschungsergebnisse aus der Informationsethik. (2) Analyse von Diskussionen in Internetforen und Homepages mit jugendspezifischen Inhalten hinsichtlich der moralischen Beurteilung a) von violenten Computerspielen und b) der spezifischen Restriktionen des nationalen Jugendschutzes. (3) Vergleich der Ergebnisse und Formulierung möglicher Schlussfolgerungen für die Vermittlung informationsethischer Inhalte:

Ergebnisse: »Jugendschutz« wird in der akademischen Diskussion um eine Informationsethik unterschiedliche Bedeutung beigemessen. In letzter Zeit wurde das Thema z.B. in Hinblick auf Suchmaschinen und die Neuerung des Jugendschutzgesetzes betrachtet. 2005 wird das Thema auf der Jahrestagung des Netzwerks Medienethik erneut diskutiert. Momentan zeichnet sich die deutsche, informationsethische Debatte dadurch aus, dass zum einen die Notwendigkeit des Jugendschutzes als Minimalkonsens angesehen wird, auf der anderen Seite dieser aufgrund seines repressiven Charakters in der Diskussion steht. Das Referat soll einen neuen Impuls setzen, indem es zum einen das Internet als Ort der Selbstreflexion betrachtet und die akademische Debatte mit der moralischen Beurteilung der von den Restriktionen Betroffenen in Beziehung setzt.

Zusammenfassung: Anhand der Diskussion in Internetforen soll gezeigt werden, dass auch die jugendlichen Befürworter von violenten Computerspielen dem Umgang mit Medien durchaus eine moralische Dimension beimessen. Restriktionen im Sinne des Jugendschutzes müssen deshalb auch gegenüber den Betroffenen legitimiert werden, um effektiv etabliert zu werden.

Kinder- und jugendpsychiatrische Institutsambulanzen als zentraler Baustein in der Versorgung psychisch kranker Kinder und Jugendlicher

Naumann, A. (1); Paul, G. (2); Roy-Feiler, B. (3)

(1) Klinik für Kinder- und Jugendpsychiatrie und Psychotherapie am NLKH Lüneburg; (2) Klinik für Kinder- und Jugendpsychiatrie und Psychotherapie Kassel; (3) Klinik für Kinder- und Jugendpsychiatrie und Psychotherapie am NLKH Hildesheim

Die an psychiatrischen Krankenhäusern und an kinder- und jugendpsychiatrischen Abteilungen in den letzten Jahren mit spezifischem Auftrag zunehmend etablierten kinder- und jugendpsychiatrischen Institutsambulanzen (KJPIA) haben eine wichtige Funktion an der Schnittstelle zwischen stationärer/teilstationärer Versorgung und der Versorgung durch niedergelassene Kinder- und Jugendpsychiater/Psychotherapeuten sowie anderen Professionen und Institutionen.

Es wird ein Überblick über die KJPIA-Entwicklung in der Bundesrepublik in den letzten Jahren und über das Leistungsangebot/vertragliche Rahmenbedingungen gegeben, einzelne spezielle Projekte werden vorgestellt.

www.hungrig-online.de – Erfahrungen mit der größten deutschsprachigen Online-Selbsthilfegruppe für Menschen mit Essstörungen

Nedoschill, J. (1); Leiberich, P. (2); Loew, T. (2)

(1) Abteilung für Kinder- und Jugendpsychiatrie, Universitätsklinikum Erlangen; (2) Schwerpunkt Psychosomatik, Universitätsklinikum Regensburg

Zielsetzung: Mit über 14.000 größtenteils von einer Essstörung betroffenen Teilnehmern ist das 1999 gegründete Internetprojekt www.hungrig-online.de das größte deutschsprachige Angebot dieser Art. Es besteht aus einem Informationsteil (www.magersucht-online.de, www.bulimie-online.de) und einem Kommunikationsteil, der eine Mailing-Liste, ein Diskussionsforum und einen Chat anbietet. Die Kommunikationsbereiche werden durch erfahrene ehemalige Betroffene moderiert. In diesem Vortrag werden Möglichkeiten und Nutzen des Projekts erläutert, Probleme diskutiert und Ergebnisse einer Online-Umfrage mit 1006 Teilnehmern präsentiert, die im Jahr 2003 auf hungrig-online.de durchgeführt wurde.

Materialien und Methoden: Den Teilnehmern von hungrig-online.de wurden ein eigener Fragebogen sowie vier standardisierte Fragebögen vorgelegt.

Ergebnisse: Von den 1006 Teilnehmern der Befragung waren 15 % jünger als 18 Jahre, 25 % waren Schüler, 35 % lebten noch im Elternhaus. 39 % litten an Anorexia nervosa, 35 % an Bulimia nervosa, 20 % an Bulimarexie. Seit ihrer Registrierung bei hungrig-online begannen 47 % der Langzeit-User eine Psychotherapie, 41 % erwarben durch ihre Teilnahme am Projekt bessere Coping-Strategien. 86 % der User würden hungrig-online weiterempfehlen.

Zusammenfassung: Die internet-basierte Quasi-Selbsthilfegruppe www.hungrig-online.de ersetzt keine Psychotherapie oder Beratung bei Fachkräften, spielt aber eine bedeutende Rolle für Betroffene bei der Informationsgewinnung, der Schaffung eines Krankheitsbewusstseins, dem Erwerb von Coping-Strategien und der Anbahnung einer realen Beratung und Therapie. Vor allem für jugendliche Patienten bietet sie die Möglichkeit, erstmals unabhängig von Eltern oder Lehrern niederschwellig, kostenlos und anonym Informationen über Essstörungen zu erhalten und Hilfe zu finden.

Wie effektiv ist das Hören von Hörspielkassetten bei Kindern mit einer Sprachentwicklungsstörung?

Niebuhr, S. (1); Ritterfeld, U. (2)

(1) Universität Magdeburg; (2) University of Southern California, USA

Zielsetzung: Kinder mit spezifischen Sprachentwicklungsstörungen (SSES) zeichnen sich vor allem durch einen unauffälligen nonverbalen IQ bei gleichzeitigen Defiziten in der Sprachentwicklung aus. Symptomatisch können dabei alle sprachlichen Ebenen betroffen sein. Als Ursache konnte bisher vor allem die funktionale Bedeutsamkeit des phonologischen Arbeitsgedächtnisses für den Spracherwerbsprozess nachgewiesen werden. Mit einer Intensivierung des sprachlichen Angebots lassen sich die eine SSES verursachenden Defizite kompensieren. Durch eine hohe Redundanz des sprachlichen Angebots werden die betroffenen Kinder entlastet und die Wahrscheinlichkeit erhöht, dass die präsentierte sprachliche Information weiter verarbeitet und damit gelernt werden kann. Kann diese

Kompensierung durch das wiederholte Hören von unterhaltsamen Kinderhörspielkassetten erreicht werden?

Methode: In unseren fünf experimentellen Studien, durchgeführt im Rahmen des DFG-Projektes »Sprachförderung durch unterhaltsamen Mediengebrauch« konnte nachgewiesen werden, dass unterhaltsame Hörkassetten einen Einfluss auf das Sprachlernen von drei- bis vierjährigen spezifisch sprachauffälligen Kindern haben.

Ergebnisse: Die Ergebnisse zeigen, dass das Unterhaltungspotenzial das Unterhaltungserleben, die Aufmerksamkeit und das Selektionsverhalten der Kinder beeinflusst und zwar in der Form, dass ein hohes Unterhaltungspotenzial ein höheres Unterhaltungserleben bedingt und dieses wiederum die Aufmerksamkeit auf das Hörspiel lenkt. Studien zum Selektionsverhalten zeigen, dass Kinder das unterhaltsamere Medium häufiger nutzen als das weniger unterhaltsame. Auch konnte nachgewiesen werden, dass die Aufmerksamkeit eine wesentliche Voraussetzung für den Spracherwerb darstellt und mit der Häufigkeit der Rezeption die Häufigkeit der Sprachlerneffekte zunimmt. Vor allem Kinder mit schlechteren Arbeitsgedächtnisleistungen profitieren im Verlauf mehrwöchiger wiederholter Rezeptionsvorgänge deutlich von einem Hörspielangebot.

Zusammenfassung: Damit können Hörspielkassetten unseres Erachtens Grundbedingungen einer therapeutischen Intervention bei spezifisch sprachauffälligen Kindern erfüllen.

Studie wurde von Drittmittelgeber finanziert: DFG

Stationäre Heimunterbringung und psychiatrische Familienpflege für Jugendliche im Vergleich: Bericht über ein laufendes Forschungsprojekt

Nordmann, E. (1); Metzger, W. (1); Fegert, J. M. (2)

(1) Abteilung für Psychiatrie und Psychotherapie des Kindes- und Jugendalters am Zentrum für Psychiatrie »Die Weissenau«; (2) Universitätsklinik für Kinder- und Jugendpsychiatarie/Psychotherapie Ulm

Seit ca. 5 Jahren kooperiert die Weissenauer Kinder- u. Jugendpsychiatrie mit der Psychiatrischen Familienpflege ARKADE e.V. Ravensburg bei der Vermittlung stationär-jugendpsychiatrisch behandelter Patienten in sozialpsychiatrisch eng betreute Pflegefamilien. Anfängliche Skepsis gegenüber dieser Hilfeform gründete sich auf entwicklungspsychologische Überlegungen, dass ein an Stelle der Ursprungsfamilie tretendes familiäres Beziehungsangebot im Jugendalter aufgrund der adoleszenten Autonomie- und Ablösungsbestrebungen nicht mehr sinnvoll ist. Erstaunliche klinische Erfolge widerlegten diese Vorannahme. Die psychiatrische Familienpflege für Jugendliche erwies sich als tragfähiges Hilfeinstrument auch bei psychisch schwer und chronisch beeinträchtigten Jugendlichen. Sie stellt inzwischen in unserer Region eine wichtige Alternative zur klassischen stationären Heimunterbringung im Jugendhilfebereich dar. Bisher liegen jedoch noch keine empirischen Untersuchungsdaten hierüber vor.

Berichtet wird über den Stand eines Forschungsprojekts, das diese Lücke füllen soll, indem beide Fremdplatzierungs-Alternativen verglichen werden mittels katamnestischer Untersuchung der Jugendlichen, die nach der Klinikbehandlung in beide Hilfeformen vermittelt wurden.

Kinder- und jugendpsychiatrische und psychopharmakologische Versorgung von psychisch belasteten Heimkindern

Nützel, J.; Schmid, M.; Goldbeck, L.; Fegert, J. M.

Universitätsklinik für Kinder- und Jugendpsychiatarie/Psychotherapie Ulm

Einleitung: Jugendliche in stationärer Jugendhilfe stellen eine Hochrisikopopulation für die Entwicklung psychischer Beeinträchtigungen und psychiatrischer Erkrankungen dar. Eine entsprechende intensive kinder- und jugendpsychiatrische Versorgung scheitert meist an mangelnden Kooperationsstrukturen zwischen den Institutionen bzw. Kapazitätsproblemen. Im ungünstigsten Fall entstehen bei Jugendlichen mit hoher psychischer Beeinträchtigung und häufigen Erfahrungen von Beziehungsabbrüchen so genannte »Drehtür«-Effekte.

Fragestellung: Im Rahmen einer epidemiologischen Studie wurde untersucht, welcher Anteil psychisch auffälliger Jugendlicher eine fachärztliche, psychotherapeutische oder psychopharmakologische Behandlung erhält und welcher Bedarf an Kooperation mit der KJPP von seiten der Jugendhilfe artikuliert wird.

Methode: In einem zweistufigen Untersuchungsgang wurden 689 Kinder und Jugendliche aus 20 südwestdeutschen Jugendhilfeeinrichtungen (Durchschnittliches Alter 14,4 Jahre, 69,6 % Jungen) diagnostiziert. Zur Anwendung kam ein Verhaltensscreening durch die betreuenden Pädagogen mit der CBCL 4-18, bei Hinweisen auf psychische Auffälligkeiten (CBCL Globalwert T > 60) wurde eine standardisierte klinische Diagnostik nach ICD-10-Kriterien durchgeführt. Gleichzeitig wurde der psychopharmokologische Behandlungsstatus erhoben und mit dem Vorliegen psychischer Störungen korreliert. Kooperationswünsche der Jugendhilfe an die KJPP wurden mit einem selbstkonstruierten Fragebogen erhoben.

Ergebnisse: Die Datenlage verweist auf eine therapeutische Unterversorgung dieser Hochrisikogruppe. Von Seiten der Jugendhilfe werden Kooperationswünsche im Sinne einer stärkeren Vernetzung mit der KJPP formuliert.

Studie wurde von Drittmittelgeber finanziert: Janssen-Cilag GmbH

Entwicklung von kognitiven ereigniskorrelierten Potentialen (EKPs) und Anatomie bei Patienten mit Schizophrenie, ADHS und gesunden Kontrollen

Oades, R. D. (1); Wild-Wall, N. (2); Juran, S. A. (2); Torres, R. (1); Sachsse, J. (1); Röpcke, B. (1)

(1) Klinik für Psychiatrie und Psychotherapie des Kindes und Jugendalters, Essen; (2) Institut für Arbeitsphysiologie, Dortmund

Sowohl Psychosekranke als auch ADHS-Patienten zeigen häufig bereits in der Kindheit erste Auffälligkeiten. Bei beiden Syndromen manifestieren sich früher oder später Störungen der selektiven Informationsverarbeitung, allerdings in unterschiedlicher Form. Untersuchungen zu den biologischen Grundlagen dieser Störungen, wie sie sich von der Adoleszenz bis ins Erwachsenenalter entwickeln (ADHS), bzw. wie sie in der Adoleszenz beginnen (Psychosen), sind dadurch erschwert, dass es nur mangelhafte Erkenntnisse über die normale Entwicklung des Gehirns gibt. In dieser Untersuchung werden die ereigniskorrelierten Potentiale (EKP) der frühen, automatischen Aufmerksamkeitsprozesse bei der Erkennung von Abweichungen akustischer Stimuli (Mismatch Negativity, MMN) als Marker herangezogen, um einige Aspekte dieser Entwicklung aufzuzeigen. Bei ADHS-Patienten entwickelt sich die MMN asymmetrisch über den rechten Frontallappen, genau gegenteilig zur Entwicklung bei Gesunden. Obwohl die bilaterale Verteilung und die Latenz der MMN in der späten Adoleszenz ausgereift zu sein scheinen, treten bei gesunden Probanden auch in der dritten Dekade des Lebens immer noch Verschiebungen der Generator-Quellen dieser Aktivität im Gehirn auf. Patienten mit einer Schizophrenie zeigen bereits zu Beginn der Erkrankung in der Adoleszenz Veränderungen in der Lokalisation dieser Aktivitätsquellen. Bei Patienten, die im Mittel vor vierzehn Jahren erkrankt sind, gibt es zwar Anzeichen für eine funktionelle Normalisierung der MMN, aber auch Hinweise auf eine Zunahme der Quellenverschiebungen im Gehirn. Eine differenziertere Darstellung der Entwicklung dieser Störungen ist Voraussetzung für eine präzisere Behandlung.

Studie wurde von Drittmittelgeber finanziert: N.W-W. mit Unterstützung der Alfried Krupp von Bohlen und Halbach-Stiftung

Der »Familien-Hängematten-Tag« und andere lustige Sachen – Familienkurzzeitberatung bei kindlichen Kopfschmerzen

Ochs, M.; Schweitzer, J.

Universitätsklinikum Heidelberg, Abteilung für Medizinische Psychologie

Es wird ein systemisches Konzept zur lösungs- und ressourcenorientierte Familienkurzzeitberatung in Form von Interventionsbausteinen vorgestellt. Schwerpunkte dieses Konzeptes sind u.a.: die Exploration der »guten Gründe« für die Kopfschmerzen; »Werbung« in der Familie für die Idee machen, dass Kopfschmerzkinder besondere Kinder mit außergewöhnlichen Fähigkeiten und Talenten und damit verbunden besonderer Sensibilität bzw. Vulnerabilität sind; die Anregung der familiären Spaß-, Wohlfühl- und Entspannungskultur; die Erkundung kopfschmerzspezifischer familiärer Beziehungsmuster, wie Überbehütung, Leistungsorientierung, Reizüberflutung. Erste Erfahrungen und Ergebnisse einer Pilotstudie mit 10 Familien werden berichtet: Auf einer 11-stufigen Ratingskala konnte eine Symptomverbesserung von über 50 % im Behandlungsverlauf über drei Sitzungen erzielt werden.

Studie wurde von Drittmittelgeber finanziert: Land Baden-Württemberg

Entwicklungsaspekte der frühen Verarbeitung visueller Reize: VEP-Veränderungen im Längsschnitt

Oelkers-Ax, R. (1); Rupp, A. (2); Schmidt, K. (1); Knauss, E. (1); Bosnak, I. (1); Resch, F. (1); Weisbrod, M. (3)

(1) Abteilung Kinder- und Jugendpsychiatrie der Universität Heidelberg; (2) Sektion Biomagnetismus, Neurologische Universitätsklinik, Heidelberg; (3) Psychiatrische Universitätsklinik, Heidelberg

Reifung von Informationsverarbeitungsprozessen kann indirekt durch altersabhängige Änderungen von Latenzzeit, Amplitude und Form evozierter Potentiale abgebildet werden. Im visuellen System werden ein eher lichtverarbeitendes (magnozelluläres) und ein eher konturverarbeitendes (parvozelluläres) System unterschieden, die unterschiedliche Reifungskinetiken aufweisen und sich mit Hilfe visuell evozierter Potentiale (VEPs) annähernd getrennt abbilden lassen. Bisher ist die Reifung v.a. bis zum Ende des Kleinkindalters gut beschrieben. Während des Schulalters sind die Untersuchungen spärlich, obwohl insbesondere das parvozelluläre System bis in die Pubertät hinein noch ausreift. Wissen über die normale Reifung während Kindheit und Jugend ist Voraussetzung, um Abweichungen einordnen zu können und die Ätiopathogenese verschiedener Reizverarbeitungsstörungen weiter aufzuklären. Bei bestimmten Erkrankungen (z.B. Migräne, Dyslexie etc.) gibt es Hinweise auf differentielle Beeinträchtigung der beiden visuellen Systeme, die sich in VEP-Veränderungen abbilden. Intraindividuelle Längsschnittuntersuchungen bilden Reifung besser ab als Querschnitte.

Die Stichprobe unsrer Erstuntersuchung bestand aus 82 gesunden Kindern zwischen 6 und 18 Jahren, die als Kontrollgruppe für Kinder mit primären Kopfschmerzen dienten. Um die normale physiologische Reifung zu beurteilen, werden hier nur die Ergebnisse der Kontrollgruppe vorgestellt. Für die Nachuntersuchung ca. 4 Jahre später konnten 66 Probanden (80,5 %) erneut rekrutiert werden. Pattern reversal VEPs wurden bei verschiedenen Bedingungen abgeleitet, die jeweils das magnozelluläre oder parvozelluläre System stärker stimulierten, außerdem wurde Habituation untersucht. Im Querschnitt zeigte sich bei den gesunden Kontrollen mit steigendem Alter während der Pubertät folgende »Reifungsschritte« (Oz): Latenzverkürzung (P100, N135), Amplitudenverminderung N80-P100, P100-N135, Abnahme der Habituation. Inwieweit die Längsschnittsergebnisse die Querschnittsergebnisse bestätigen, wird vorgestellt und die ableitbaren Reifungsprozesse werden dargestellt und diskutiert.

Studie wurde von Drittmittelgeber finanziert: DFG (OE 265/1)

Die Zusammenhänge zwischen dem Temperament, der Charakterentwicklung und dem Erziehungsverhalten der Eltern bei 3- bis 6-jährigen koreanischen Kindern in psychopathologischer Hinsicht

Oh, H. (1); Kim, H. (2)

(1) Hanshin Universitaet, Gyonggi-do, Korea; (2) Sejong Universitaet, Seoul, Korea

Ziel dieser Studie war die Suche nach pathologisch relevanten Entwicklungsbedingungen für den Charakter von Kindern im Kindergartenalter.

Methode: Die Eltern von 265 Kindern im Alter von 3-6 Jahren aus 3 verschiedenen Kindergärten und aus unterschiedlichen Städten Koreas bearbeiteten den JTCI/ 3-6 (Goth, 2003; koreanische Übersetzung) und parallel dazu Fragen nach der eigenen Zufriedenheit mit und der üblichen Reaktion auf die Persönlichkeit des Kindes. Die Kinder wurden nach dem Reifungsgrad des Charakters in 6 Gruppen eingeteilt und deren Temperament und das Erziehungsverhalten der Eltern wurden verglichen.

Ergebnisse: Die 6 »Charaktergruppen« unterschieden sich signifikant in allen 4 Temperamentsskalen und ebenso in jeder dazugehörigen Skala von Zufriedenheit und Reaktion der Eltern darauf. Die Gruppe mit ungünstigster Charakterbildung zeigte die höchste Ausprägung des Neugierverhaltens und der Schadenvermeidung. Interessant war, dass in dieser Gruppe die Eltern am zufriedensten mit den Temperamentsmerkmalen der eigener Kinder waren und am stärksten das eigene Verhalten nach dem Kind ausrichteten. Im Gegensatz dazu zeigte die Gruppe mit günstigster Charakterbildung die niedrigste Ausprägung des Neugierverhaltens und der Schadenvermeidung. Die Eltern dieser Kinder waren am wenigsten mit den Temperamentzügen der eigenen Kinder zufrieden und nahmen in ihrem Verhalten vergleichsweise wenig Rücksicht auf die Wünsche ihrer Kinder.

Diskussion: Entsprechend Cloningers Entwicklungstheorie wiesen Kinder mit »explosivem« Temperament die geringste und Kinder mit »zuverlässigem« Temperament die höchste Charakterreife auf. Es wird diskutiert, wie dies mit den beobachteten Unterschieden in der Beziehung zwischen Eltern und Kindern erklärt werden kann, sofern man eine zufriedene und rücksichtsvolle Umgebung als potenten und protektiven Einflussfaktor versteht.

4Brain^y: ein computerunterstütztes Trainingsprogramm für Jugendliche mit beeinträchtigten Exekutivfunktionen

Ohmann, S. (1); Popow, C. (1); Miksch, S. (2); Schuch, B. (1)

(1) Universitätsklinik für Neuropsychiatrie des Kindes- und Jugendalters, MUW Wien, Österreich; (2) Institut für Softwaretechnik und Interaktive Systeme, TU Wien, Österreich

Jugendliche mit Beeinträchtigungen der Exekutivfunktionen haben Probleme mit Motivation und Alltagsbewältigung. Da es derzeit kein entsprechendes Therapieprogramm für Jugendliche gibt, haben wir – basierend auf Therapieempfehlungen für Erwachsene – ein computerunterstütztes Programm, 4Brain^y, entwickelt, das spielerisch gestaltete Trainingseinheiten am Computer bzw. Mobiltelefon anbietet, deren Ausführung protokolliert und an das Therapiezentrum rückmeldet.

4Brain^y ist modular und mit steigendem Schwierigkeitsgrad gestaltet. In maximal 80 Trainingseinheiten können Arbeitsgedächtnis, Problemlösefähigkeiten, Antizipieren, Organisations- und Planungsfähigkeit, kognitive Flexibilität und Selbstkontrolle selbständig trainiert werden. Das Programm enthält auch motivationsfördernde Wettbewerbs- und Belohnungselemente. Die Therapiedauer beträgt – in Abhängigkeit von Ausmaß und Schweregrad der Beeinträchtigung – 1-3 Monate.

4Brain^y soll zunächst an einer Gruppe 13-18-jähriger ambulanter Patienten mit Störungen der exekutiven Funktionen klinisch evaluiert werden. Für Diagnose und Therapieevaluation wird eine neuropsychologische Testbatterie verwendet.

Structural brain abnormalities in autism: evidence from sMRI and neuropathology

Palmen, S. J. M. C. (1, 2, 3); Schmitz, C. (4); Hulshoff Pol, H. E. (5); Kemner, C. (1); van Engeland, H. (1)

(1) Rudolf Magnus Institute of Neuroscience, Department of Child and Adolescent Psychiatry, University Medical Center Utrecht, The Netherlands; (2) Department of Anatomy and Cell Biology, RWTH Aachen University; (3) European Graduate School of Neuroscience (EURON), Maastricht, The Netherlands; (4) Department of Psychiatry and Neuropsychology, Division of Cellular Neuroscience, University of Maastricht, The Netherlands; (5) Rudolf Magnus Institute of Neuroscience, Department of Psychiatry, University Medical Center Utrecht, The Netherlands

Autism is a neurodevelopmental disorder associated with increased brain volume. However, results are equivocal as to whether this brain enlargement is a phenomenon restricted to early childhood or whether it remains present in older children, adolescents, and even adults. Two related, and still unanswered, questions are whether this enlargement would be confined to the gray and/or the white matter and whether the enlargement would be global or more prominent in specific brain regions. More basically, the underlying biological mechanisms of brain enlargement remain to be determined and could involve increased neurogenesis, increased gliogenesis, increased synaptogenesis, disturbed migration of neurons, decreased apoptosis, decreased pruning, or complex combinations of these events. While combining neuropathological and neuroimaging research, we investigated what structural brain abnormalities can be found in autism and tried to answer the above posed questions.

Frühkindliche Temperamentsmerkmale – Stabilität und Zusammenhänge mit Merkmalen der Mutter-Kind-Beziehung

Pauli-Pott, U.; Mertesacker, B.; Beckmann, D.

Abteilung Medizinische Psychologie, Universitätsklinikum Gießen

Das Konstrukt ‚frühkindliches Temperament' wird in der entwicklungspsychopathologischen und kinder- und jugendpsychiatrischen Theorienbildung und Forschung oftmals verwendet. Bei Einsatz von Verhaltensbeobachtungen zur Messung der Temperamentsmerkmale konnten ab einem Alter von 2 Jahren Zusammenhänge mit späteren Verhaltensstörungen belegt werden. Im Rahmen einer Längsschnittstudie wurde den Fragen nachgegangen, in welchem Ausmaß die Temperamentsmerkmale im Säuglingsalter Stabilität zeigen und ob sich die Entwicklung der Temperamentsmerkmale bis zum Alter von 12 Monaten durch Charakteristiken der Bezugsperson-Kind-Beziehung vorhersagen läßt. Untersucht wurden 101 gesunde Erstgeborene und deren Familien im Alter der Kinder von 4, 8 und 12 Monaten. Erhoben wurden die affektiven Temperamentsmerkmale negative Emotionalität, positive Emotionalität und Ängstlichkeit (experimentelle Routinen), die Adäquatheit des mütterlichen Interaktionsverhaltens (Mannheimer Beobachtungsverfahren der Mutter-Kind-Interaktion), mütterliche Depressivität und soziale Unterstützung (Fragebogen).

Die Temperamentsmerkmale zeigten im ersten Lebensjahr nur geringe Stabilität. Negative Emotionalität und Ängstlichkeit ließen sich aus den mütterlichen Charakteristiken vorhersagen, nicht aber die positive Emotionalität. Die Zusammenhänge zwischen den mütterlichen Charakteristiken mit der späteren Ängstlichkeit waren in der Gruppe der mit 4 Monaten hoch irritierbaren Säuglinge deutlich enger. Damit ergaben sich Hinweise auf die Erfahrungsabhängigkeit der Entwicklung der frühkindlichen Emotionalität und auf eine erhöhte Empfindlichkeit der im frühen Säuglingsalter hoch irritierbaren Säuglinge für Erfahrungseinflüsse.

Studie wurde von Drittmittelgeber finanziert: DFG (Pa 543/2-1,2,3,4)

Essstörungen bei Schülerinnen

Pawlowska, B.; Malaj, G.; Szpakowska, A.

Klinik fur Psychiatrie der Medizinischen Universität Lublin, Polen

Ziel der Arbeit: Das Ziel der Arbeit war der Vergleich des Anwachsens der Indikatoren der Essstörungen beschrieben mit Hilfe des Inventars von Essstörungen (EDI) nach D. M. Garner, M. P. Olmstedt und J. Poliv bei Mädchen in unterschiedlichen Altersgruppen (Schülerinnen des Gymnasiums, Liceums und Studentinnen) und der beschriebene Zusammenhang zwischen dem Alter der Untersuchten und den Indikatoren der Essstörungen.
Material und Methode: Untersucht wurden 379 Mädchen aus Gymnasien in Lublin (123 Personen), eines Liceums (50 Personen) und Studentinnen (206 Personen) (ihr Durchschnittsalter betrug 19,7 Jahre), und 90 Mädchen, die sich auf Grund von Essstörungen behandeln ließen (30 Schülerinnen eines Gymnasiums, 30 die an einem Liceum lernen und 30 Studentinnen). Das Durchschnittsalter der erkrankten Mädchen betrug 19,4 Jahre. Alle Personen wurden mit dem Inventar von Essstörungen EDI nach D. M. Garner, M. P. Olmstedt und J. Poliv untersucht.
Resultate: Zwischen gesunden Mädchen und Mädchen (im Alter 15-16 Jahren), die wegen Essstörungen behandelt wurden, kann kein auffäliger Unterschied im Bereich des Inventars EDI festgestellt werden. Unter den Untersuchten im Alter 18-19 Jahren traten Unterschiede bei 5 Skalen auf. Bei Mädchen im Alter von 20-24 Jahren wurde ein Unterschied bei allen 8 Skalen des Inventars für Essstörungen festgestellt.
Schlussfolgerungen: Das Alter ist ein wichtiger Faktor in Verbindung mit Essstörungen. Höheres Alter bei gesunden Mädchen ist mit niedrigen Indikatoren von Essstörungen verbunden. Höheres Alter bei erkrankten Mädchen tritt neben dem Anwachsen und der Festigung der Symptome von Essstörungen auf.

Klinische Abklärung mentaler Retardierung

Pietz, J.

Universitätskinderklinik Heidelberg

Eine Störung der mentalen Entwicklung bei Kindern ist ein häufiges Phänomen. Die Prävalenz der bleibenden geistigen Behinderung (engl. »mental retardation«; ICD-10 »Intelligenzminderung«) liegt bei ~3 %. Eine sorgfältige und möglichst frühzeitige klinische Abklärung ist notwendig a) angesichts der langfristigen Bedeutung für das Individuum, für die betroffenen Familien und für die Gesellschaft b) im Hinblick auf selten bestehende kausale Behandlungsoptionen und c) im Hinblick auf eine meist notwendige humangenetische Beratung der Eltern. Die klinisch-neurologische Untersuchung des Kindes ist der neben einer sorgfältigen (Familien-)Anamnese der erste und wichtigste Schritt um angesichts der Vielzahl angeborener (meist genetischer) Erkrankungen und der im Verlauf der Schwangerschaft oder postnatal einwirkenden Ursachen zu einer aetiologisch fundierten Diagnosestellung zu kommen. Von entscheidender Bedeutung ist es zudem, den Schweregrad der Intelligenzminderung möglichst frühzeitig valide zu bestimmen, da hierdurch der diagnostische Prozess bereits zu Beginn der Abklärung bestimmt werden kann und die Abgrenzung von dementiell verlaufenden Erkrankungen erleichtert wird. Bei leichter geistiger Behinderung (IQ 50-69) ohne sonstige begleitende neurologische Symptomatik kann das diagnostische Programm eingegrenzt werden, während Kinder mit schwerer geistiger Behinderung

(Prävalenz ~0,4%) und Kinder mit zusätzlichen neurologischen Symptomen (Ataxie, Spastik, Epilepsie, Mikro-/Makrozephalie, muskuläre Symptomen u.a.) eine teils wesentlich breiter angelegte oder spezifische Diagnostik benötigen. Dabei spielen sowohl genetische Screeningverfahren (Chromosomenanalyse, FISH) wie gezielte molekulardiagnostische Untersuchungen eine zunehmend größere Rolle. Anhand von Beispielen aus der klinischen Praxis und in Ablaufschemata wird das Vorgehen erläutert.

Die Bedeutung der kognitiven Informationsverarbeitung bei Kindern mit umschriebener Rechtschreibstörung

Plume, E. (1); Schulte-Körne, G. (2); Remschmidt, H. (2); Warnke, A. (1)

(1) Klinik für Kinder- und Jugendpsychiatrie und Psychotherapie der Universität Würzburg; (2) Klinik für Psychiatrie und Psychotherapie des Kindes- und Jugendalters der Universität Marburg

Zielsetzung: In Rahmen einer Multizenter-Studie wurden Familien mit mindestens einem betroffenen Kind mit dem Ziel untersucht, den Genotypen und den Phänotypen einer Rechtschreibstörung zu bestimmen. Zur Phänotypisierung der Rechtschreibstörung wurden Variablen der kognitiven Informationsverarbeitung erhoben: phonologische Bewusstheit, phonologische Rekodierung, Zugriff auf das semantische Lexikon, Gedächtniskapazität, orthographisches Wissen, einfache Reaktionszeit, Rechenleistung sowie nonverbaler IQ und Lese- und Rechtschreibfähigkeit.

Materialien und Methoden: Die von einer Rechtschreibstörung betroffenen Kinder im Alter von 9 bis 14 Jahren wurden mit deren nicht betroffenen Geschwistern, die als »Kontrollgruppe« dienen, hinsichtlich der verschiedenen kognitiven Variablen verglichen. Die phonologische Bewusstheit wurde mit Aufgaben zur Phonemanalyse, Phonemsynthese, Phonemvertauschung, Phonementfernung und Wortumkehr erfasst. Die phonologische Rekodierung verlangte das Lesen von Pseudowörtern. Die Zugriffsgeschwindigkeit auf das semantische Lexikon erfolgte über schnelle Benennaufgaben. Die Gedächtniskapazität wurde über die Zahlenspanne erfasst. Um das orthographische Wissen zu prüfen, wurde ein Pseudohomophon-Test dargeboten, der Wörter enthielt, die orthographisch falsch, aber phonologisch korrekt waren (z.B. Tag vs. Tahk). Weiterhin fanden ein Intelligenztest, Reaktionstest, Rechen- und Lese-Rechtschreibtests statt.

Ergebnisse: Es werden Unterschiede zwischen den Kindern mit einer Rechtschreibstörung und deren nicht betroffenen Geschwistern im Hinblick auf bestimmte kognitive Variablen, die mit der Rechtschreibstörung in Zusammenhang stehen, erwartet. Die Ergebnisse werden referiert und diskutiert.

Studie wurde von Drittmittelgeber finanziert: DFG

Präventionsprogramm für Expansives Problemverhalten (PEP) – Effekte des indizierten Erziehertrainings

Plück, J.; Brix, G.; Freund-Braier, I.; Hautmann, C.; Döpfner, M.

Klinik und Poliklinik für Psychiatrie und Psychotherapie des Kindes- und Jugendalters der Universität zu Köln

Zielsetzung: Die hohe Stabilität expansiver Verhaltensprobleme vom Kindergartenalter bis ins Jugendalter legt frühe und gezielte Schritte zur Verhütung ihrer Chronifizierung nahe. Das indizierte Präventionsprogramm für Expansives Problemverhalten (PEP) wurde für Eltern und Erzieherinnen von 3- bis 6-jährigen Kindern entwickelt. Anhand konkreter Problemsituationen werden in 10 Sitzungen Grundstrategien zum Umgang mit betroffenen Kindern erarbeitet. Die Wirksamkeit des kombinierten Eltern- und Erziehertrainings wurde mit einem randomisierten Experimental-Kontroll-Gruppenplan überprüft. Die vorliegende Arbeit untersucht die kurz- und mittelfristigen Effekte des Erziehertrainings.

Material und Methoden: Insgesamt konnten Eltern und Erzieherinnen von insgesamt 155 als expansiv auffällig indizierten Kindern für die Präventionsstudie gewonnen werden. Kindergartenweise wurden die Fälle randomisiert der Kontrollgruppe (n = 65) und der Experimentalgruppe (n = 90) zugewiesen. Während in letzterer fast alle Erzieherinnen am Trainingskurs teilnahmen, fiel die Teilnahmebereitschaft der Eltern erwartungsgemäß etwas geringer aus. In n = 30 Fällen nahmen nur die ErzieherInnen am Training teil, so dass die Wirksamkeit auch dieser Maßnahme allein auf das kindliche Problemverhalten sowie das Erzieherverhalten betrachtet werden kann.

Ergebnisse: Erste Analysen zeigen kurzfristig positive Effekte für die Experimentalgruppe, deren mittelfristige Kontinuität überprüft wird. Die ebenfalls weitgehend positiven Veränderungen in der Kontrollgruppe werden in diesem Zusammenhang diskutiert.

Zusammenfassung: Es werden die Effekte des Erziehertrainings aus dem »Präventionsprogramm für Expansives Problemverhalten« (PEP) hinsichtlich verschiedener Dimensionen dargestellt, die Hinweise auf die Wirksamkeit der Methode geben.

Studie wurde von Drittmittelgeber finanziert: DFG

Der Elternfragebogen und der Fragebogen für Erzieherinnen von Klein- und Vorschulkindern (CBCL 1½-5/C-TRF 1½-5) – Erste Ergebnisse zur Evaluation an Stichproben in Deutschland

Plück, J. (1); Döpfner, M. (1); Kuschel, A. (2); Hahlweg, K. (2)

(1) Klinik und Poliklinik für Psychiatrie und Psychotherapie des Kindes- und Jugendalters der Universität zu Köln; (2) Institut für Klinische Psychologie, Technische Universität Braunschweig

Zielsetzung: Der Elternfragebogen für Klein- und Vorschulkinder, die deutsche Fassung der CBCL 1½-5 und der Fragebogen für Erzieherinnen von Klein- und Vorschulkindern, die deutsche Fassung der C-TRF 1½-5 decken in dem weit verbreiteten Fragebogensystem ein breites Verhaltensspektrum im frühen Kindesalter ab. Ziel der Studie ist es, auf der Basis von Daten aus verschiedenen systematisch gewonnen Stichproben erste orientierende Aussagen zur Testgüte zu machen.

Material und Methoden: Aus zwei Projekten zur Evaluation verschiedener Präventionsprogramme, die in der Altersgruppe der 3 bis 6-Jährigen auf kindliche Verhaltensprobleme zielen, stehen aus der Eingangsmessung Fragebogendaten aus der Perspektive von Mutter, Vater und ErzieherInnen zur Verfügung. Die Rekrutierung basierte in beiden Fällen auf den Kindergärten unterschied sich jedoch im Zugang in eine eher universelle Befragung und eine von solchen Kindern; die über ein Screening-Verfahren im Vorfeld als eher mit expansivem Problemverhalten belastet beschrieben wurden. Es sollen die faktorielle Struktur der Fragebögen und die internen Konsistenzen der vorgesehenen Skalen betrachtet und den Kennwerten der US-Normstichprobe gegenübergestellt.

Ergebnisse: Sowohl im Eltern- als auch im Erzieherinnenurteil zeigen die übergeordneten Skalen Internalisierendes und Externalisierendes Verhalten sowie der Gesamtauffälligkeitswert über alle verschiedenen Stichproben hinweg gute interne Konsistenzen, die denen der US-Normierung vergleichbar sind. Die nicht ganz so einheitlichen Befunde auf der Ebene der untergeordneten Einzelskalen werden im Vortrag differenziert dargestellt.

Zusammenfassung: Es werden erste orientierende Ergebnisse zur Evaluation eines gut eingeführten Breitbandfragebogens für das Verhalten von Klein- und Vorschulkindern an Stichproben in Deutschland vorgestellt.

Studie wurde von Drittmittelgeber finanziert: DFG

Psychotherapieevaluation und Prädiktorenanalyse – Vergleich konventioneller und visualisierungsunterstützter Methoden

Popow, C. (1); Ohmann, S. (1); Miksch, S. (2); Lanzenberger, M. (2); Herzog, H. (2); Hinum, K. (2); Schuch, B. (1)

(1) Universitätsklinik für Neuropsychiatrie des Kindes- und Jugendalters, Medizinische Universität Wien, Österreich; (2) Institut für Softwaretechnik und Interaktive Systeme, Technische Universität Wien, Österreich

Hintergrund und Ziele: Die Evaluation komplexer, mehrdimensionaler psychotherapeutischer Prozesse mit konventionellen Methoden ist schwierig und zeitaufwendig, da einerseits geeignete Instrumente fehlen, andererseits häufig eine Vielzahl von Parametern bei einer meist nur kleinen Patientenpopulation zur Verfügung stehen. Wir haben verschiedene computerunterstützte Methoden entwickelt, die für eine mehrdimensionale Therapieverlaufsdarstellung geeignet sind. Anhand der Evaluationsdaten einer klinischen Studie (kognitiv behaviorale Gruppentherapie für anorektischen Mädchen) haben wir untersucht, ob mit Hilfe dieser Methoden Therapieverlaufsprädiktoren gefunden werden können.

Patienten und Methoden: 16 Mädchen mit restriktiver Anorexia nervosa (F 50.0) nahmen im Verlauf von 2 Jahren an einer einjährigen manualisierten kognitiv behavioralen Gruppentherapie teil. Der Therapieverlauf wurde mit einer umfangreichen psychologischen Testbatterie verfolgt, die Ergebnisse in einer Datenbank gespeichert und mit zwei verschiedenen Visualisierungsmethoden interaktiv dargestellt und analysiert.

Ergebnisse: Als positive Therapieverlaufsprädiktoren konnten vor bzw. während der Therapie verschiedene Persönlichkeits- und familiäre Faktoren, Integration in die Peer-Gruppe, Therapiemotivation und Besserungstendenz unter der Therapie, als negative Prädiktoren komorbide Persönlichkeitsentwicklungsstörungen, ideologische Fixierungen, chronische intrafamiliäre Konflikte und psychische Erkrankungen der Eltern identifiziert werden. Beide Visualisierungsmethoden waren einfach zu »bedienen« und ermöglichten bei entsprechender Hypothesenformulierung eine rasche Auswahl möglicher Prädiktoren – »Kandidaten«.

Schlussfolgerungen: Visualisierungsunterstützte Methoden sind für die zeiteffiziente Auswahl von Therapieprädiktoren geeignet, die Relevanz muss allerdings mittels konventioneller statistischer Verfahren überprüft werden.

Studie wurde von Drittmittelgeber finanziert: WWTF (Wiener Wissenschafts- und Technolgie Fonds)

Bildgebende Evaluation des Frankfurter Tests und Training des Erkennens von fazialem Affekt (FEFA)

Poustka, F. (1); Bölte, S. (1); Hubl, D. (3); Feineis-Matthews, S. (1); Pruvlovic, D. (2); Dierks, T. (3)

(1) Klinik für Psychiatrie und Psychotherapie des Kindes- und Jugendalters, Klinikum der Johann Wolfgang Goethe-Universität Frankfurt/Main; (2) Abteilung für Neurophysiologie, Universität Bern, Schweiz; (3) Klinik für Psychiatrie und Psychotherapie, Klinikum der Johann Wolfgang Goethe-Universität Frankfurt/Main

Zielsetzung: Ein Mangel am Erkennen des emotionalen Gesichtsausdrucks kennzichnen u.a. den Phänotyp des Autismus. Wir berichten über die Entwicklung und die Evaluation eines Computer-gestützten Programmes «Frankfurter Test und Training des Erkennens von fazialem Affekt» (FEFA), mit dessen Hilfe die Fähigkeit den basalen emotionalen Gesichtsausdruck anderer gestestet wie auch erlernt werden kann.

Methoden: Wir untersuchten in dieser Studie mit Hilfe der wiederholten Bildgebung (prä/post im MRT) die Effekte des FEFA bei 10 Jugendlichen und jungen Erwachsenen mit einem Asperger Syndrom bzw. High Functioning Autism. Fünf von ihnen wurden mit Hilfe des FEFA intensiv im Erkennen von basalen Emotionen über einen Zeitraum von 5 Wochen trainiert, 5 weitere Probanden erhielten keine derartige Behandlung. Es wurden zwei Tests auf der Verhaltensebene zum Erkennen emotionalen Gesichtsausdruckes durchgeführt wie auch die Veränderungen des »blood oxygen level-dependent (BOLD) Signals im Gyrus fusiforme und anderen kortikalen Regionen, von denen bekannt ist, dass sie am visuellen Erkennen von Gesichtern involviert sind.

Ergebnis: Die trainierte Gruppe zeigte im Vergleich zur nichttrainierten Kontrollgruppe deutliche Verbesserungen in beiden Testergebnissen wie auch in einer höheren Aktivität der BOLD Signale im rechten Gyrus medialis occipitalis und im oberen parietalen Lobus. Diese Ergebnisse weisen darauf hin, dass die verbesserten Fähigkeiten im Erkennen von Gesichtern bei Probanden mit Autismus mit einer höheren Aktivierung in einigen zerebralen Regionen assoziiert sind und Teil eines kompensatorisch wirkenden Netzwerks beim Gesichtererkennen darstellen. Dies stellt aber nicht eine Verbesserung der Aktivität in der Region des Gyrus fusiforme dar.

Schlussfolgerung: Die Ergebnisse weisen eher auf verbesserte kompensatorische Mechanismen hin als auf als auf eine deutliche Aktivierung der gesichtspezifischen kortikalen Regionen auf einer neurobiologien Ebene.

Temperament- und Charaktermerkmale jugendlicher Patientinnen mit Anorexia nervosa und Bulimia nervosa

Poustka, L.; Brunner, R.; Hueg, A.; Parzer, P.; Resch, F.

Abteilung Kinder-und Jugendpsychiatrie der Universitätsklinik Heidelberg

Fragestellung: Bei erwachsenen Patientinnen wurden auf der Grundlage des Persönlichkeitsmodells von Robert C. Cloninger konsistente Unterschiede zwischen Anorexia und Bulimia Nervosa gefunden sowie zu gesunden Kontrollen gefunden. In der vorliegenden Studie sollte untersucht werden, ob sich ähnliche Unterschiede bereits bei jugendlichen essgestörten Patientinnen mit kurzer Krankheitsdauer finden lassen.

Methodik: 73 konsekutiv erfasste Patientinnen mit Essstörungen im Alter zwischen 12 und 18 wurden untersucht. Die deutsche Version des Junior Temperament and Character Inventory (JTCI 12-18) wurde Patientinnen mit den Diagnosen Anorexia Nervosa vom restriktiven Typus (AN-R, n = 29), Anorexia Nervosa vom bulimischen Typus (AN-B, n = 16) und Bulimia Nervosa (BN, n = 28) vorgelegt.

Ergebnisse: Unterschiede in den Temperamentsfaktoren waren am ausgeprägtesten zwischen AN-R-Patientinnen und BN-Patientinnen, während Patientinnen mit einer AN-B ein zwischen den beiden anderen Störungen liegendes Persönlichkeitsprofil aufwiesen. BN-Patientinnen zeigten ein höheres Ausmaß an Neugierverhalten und geringere Werte im Beharrungsvermögen im Vergleich zu Patientinnen mit einer AN-R. Im Kontrast zum restriktiven Typus konnte ein geringeres Ausmaß an Selbstlenkungsfähigkeit bei BN-Patientinnen wie auch bei AN-B-Patientinnen gefunden werden.

Schlussfolgerungen: Die in der Untersuchung gefundenen differentiellen Temperamentsfaktoren der verschiedenen Subtypen der Essstörungen bei jugendlichen Patienten zeigen ein ähnliches Muster wie bei essgestörten Patienten im Erwachsenalter. Dieser Befund stärkt die Vermutung dass spezifische Persönlichkeitsfaktoren den unterschiedlichen Subtypen der Essstörungen zu Grunde liegen.

Kinder kranker Eltern: Prävalenz psychischer Auffälligkeiten und Therapieindikation

Prause, C.; Kienbacher, C.; Stöckl, M.; Bogyi, G.; Friedrich, M. H.

Universitätsklinik für Neuropsychiatrie des Kindes- und Jugendalters, Wien

Zielsetzung: Kinder kranker Eltern gelten als Hochrisikogruppe für die Entwicklung von psychischen Auffälligkeiten. Diese Studie untersucht die psychische Verfassung von Kindern und Jugendlichen der Inanspruchnahmepopulation der Beratungsstelle für Familien mit einem erkrankten Elternteil an der Universitätsklinik für Neuropsychiatrie des Kindes- und Jugendalters in Wien.

Materialien und Methode: Fragebogenuntersuchung: CBCL, YSR, KINDL, Interviews. Korrelationen, Regressionen, T-Tests, Varianzanalysen.

Ergebnisse: Kinder kranker Eltern zeigen vermehrt psychische Auffälligkeiten, wobei die erkrankten Mütter signifikant mehr oder stärkere Symptome an ihren Kindern beschreiben, als diese selbst. Mädchen und Jugendliche insgesamt zeigen die stärkste Belastung. Für mehr als die Hälfte der Kinder ist weitere theapeutische Unterstützung indiziert.

Zusammenfassung: Kinder kranker Eltern sind eine nicht zu vernachlässigende Risikogruppe für die Ausbildung psychischer Störungen. Gezielte präventive Aufklärung, Unterstützung und Beratung könnten zu einem gelungenen Umgang und Bewältigung der schwierigen Situation in Familien mit einem erkrankten Elternteil beitragen und der Entwicklung von psychischen Auffälligkeiten im Kind entgegenwirken.

Studie wurde von Drittmittelgeber finanziert: Eu-Project, »COSIP-Children of somatically ill parents«, 5th Framework, »Quality of Life and management of Living Ressources«

Erste Ergebnisse für ADORE Schweiz: Ist ADHS eine signifikante Belastung für den Patienten und seine Familie?

Preuss, U. (1); Kobus, N. (1); Zollinger, M. (1); Ralston, S. (2); Lorenzo, M. (2); Felder, W. (1)

(1) Universitätsklinik für Kinder- und Jugendpsychiatrie Psychotherapie, Bern, Schweiz; (2) Eli Lilly and Company Limited, Lilly Research Centre, Windlesham, Großbritannien

Ziele: Erste Ergebnisse für Schweizer Kinder mit ADHS aus der europäischen Beobachtungsstudie (ADORE).

Methode: ADORE ist eine zweijährige prospektive Beobachtungsstudie bei ADHS. 62 Patienten wurden an Baseline eingeschlossen. Es wurden der Zustand (ADHD-Scales) und Belastungen erhoben.

Ergebnisse: 90 % der Stichprobe waren Jungen. 79 % lebten bei beiden leiblichen Eltern. Eine familiäre ADHS-Belastung wurde bei 49 % angegeben. Zu ersten Mal wurden ADHS-Symptome im Durchschnitt im Alter von 5,8 Jahren (SD 3,0) bemerkt. Die Behandlung wurde im Mittel im Alter von 7,8 Jahren (SD 2,9) begonnen. In 13 % der Fälle wurde mütterliches Rauchen während der Schwangerschaft berichtet, 6 % der Kinder hatten niedriges Geburtsgewicht, 8 % waren zu früh geboren, 24 % der Fälle zeigten Geburtskomplikationen. Emotionale Probleme wurden von 29 % der Mütter und 16 % der Väter wegen der Symptome ihrer Kinder angegeben. 37 % der Fälle berichteten kontrollierbare Probleme in der Schule, 17 % der Kinder wurden zeitweise vom Unterricht ausgeschlossen und 7 % wurden besonders beschult. Plagen bzw. Hänseln betraf 26 % der Patienten als Opfer, 2 % der Patienten als Täter und in 7 % der Fälle als Opfer und Täter. 15 % der Kinder wurden niemals zu sozialen Aktivitäten eingeladen, während 66 % dreimal und häufiger zu sozialen Aktivitäten im letzten Monat eingeladen wurden. Nur in 2 % der Fälle wurde Alkohol, Cannabis oder Zigarettenmissbrauch berichtet.

Schlussfolgerung: Es wird deutlich, dass Patienten und Familien von signifikanten Belastungen betroffen waren, besonders bemerkenswert war, dass mehr als ein Drittel von Plagen betroffen war.

Studie wurde von Drittmittelgeber finanziert: Eli Lilly and Company Limited, Windlesham, Surrey

Depression bei Kindern und Jugendlichen – Kommunikative Strategien zur Sensibilisierung der Öffentlichkeit im Rahmen des Lübecker Bündnisses gegen Depression

Puls, J. H.; Schmid, G.; Knölker, U.

Hochschulambulanz für Kinder- und Jugendpsychiatrie und Psychotherapie, Universitätsklinikum Schleswig-Holstein, Campus Lübeck

Zielsetzung: Im Rahmen des bundesweit agierenden Bündnisses gegen Depression hat sich in Lübeck erstmals ein Arbeitskreis mit der Depression bei Kindern und Jugendlichen auseinandergesetzt. Übergeordnetes Ziel der Sensibilisierungskampagne ist die bessere Versorgung Betroffener. Es werden die verschiedenen Kommunikationsstrategien beschrieben, mit denen die diffizile und in der Öffentlichkeit kaum bekannte Problematik an verschiedene Zielgruppen herangetragen wird.

Material und Methoden: Es werden unterschiedliche Elemente zur Aufklärung und Fortbildung verschiedener Berufsgruppen (Lehrkräfte, Jugendamt, Erzieher/innen, ärztliches und psychologisches Personal u.a.) und der Öffentlichkeit präsentiert. Darüber hinaus werden mit Hilfe der kontinuierlichen Evaluation der Veranstaltungen Stärken und Schwachpunkte dieser Strategien aufgezeigt.

Ergebnisse: Gelungene Kommunikation mit Zielgruppen ist ein Erfolgkriterium auch für die Kinder- und Jugendpsychiatrie, und zwar sowohl im individuellen Rahmen wie in der Öffentlichkeitsarbeit. Es wird deutlich, dass das therapeutische Anliegen auch durch die Sensibilisierung relevanter Gruppen unterstützt wird. Eine zielgerichtete Ansprache erhöht die Zufriedenheit und damit die Akzeptanz der angebotenen Information.

Zusammenfassung: Wir berichten über die Arbeit des Arbeitskreises Depression bei Kindern und Jugendlichen im Bündnis gegen Depression. Mit Hilfe unterschiedlicher Elemente wird jede Zielgruppe in geeigneter Weise angesprochen. Die Evaluation der Fortbildungsmaßnahmen zeigt, dass durch eine gelungene Kommunikation mit den Zielgruppen das strategische Interesse der Sensibilisierungskampagne erreicht wird.

LARS & LISA: Ein schulbasiertes kognitiv-verhaltenstherapeutisches universales Präventionsprogramm für Jugendliche – Ergebnisse eines 12-Monats-Follow-ups

Pössel, P.; Seemann, S.; Hautzinger, M.

Universität Tübingen

Zielsetzung: Mit einer Lebenszeitprävalenz von 15-20 % bis ins frühe Erwachsenenleben ist Depression eine der häufigsten psychischen Erkrankungen. Um den negativen Konsequenzen dieser Erkrankung vorzubeugen wurde ein schulbasiertes kognitiv-verhaltenstherapeutisches Primärpräventionsprogramm von Depression bei Jugendlichen (LARS & LISA) entwickelt und evaluiert. In bisherigen Studien zeigte das Programm sowohl auf Depressionen, als auch auf aggressives Verhalten Wirkung. Hiermit stellt sich die Frage, ob sich die bisher gefundenen Effekte im Selbst- und Lehrerurteil replizieren lassen?

Methoden: Das Präventionsprogramm wurde in der vorliegenden Studie an 302 Jugendlichen evaluiert. Hierbei wurde die Entwicklung der depressiven Symptomatik und des aggressiven Verhaltens in der Trainingsgruppe mit einer unbehandelten Kontrollgruppe über einen Follow-up Zeitraum von 12 Monaten verglichen.

Ergebnisse: Sowohl im Selbst- als auch im Lehrerurteil zeigen sich positive Effekte des Präventionsprogramms auf die depressive Symptomatik. Auf das aggressive Verhalten hingegen zeigt das Präventionsprogramm keinen Effekt. Die positiven Effekte auf die depressive Symptomatik einer früheren Evaluationsstudie ließen sich erwartungsgemäß replizieren.

Diskussion: Das in der vorliegenden Studie ein früheren Befund bezüglich positiver Effekte auf das aggressive Verhalten nicht replizierbar war könnte an Altersunterschieden in der Stichprobe beider Studien liegen.

Studie wurde von Drittmittelgeber finanziert: DFG

Veränderung der Lebensqualität bei kinder- und jugendpsychiatrischen Patienten während und nach der stationären Behandlung

Quaschner, K.

Universitätsklinik für Kinder- und Jugendpsychiatrie und -psychotherapie, Marburg

Zielsetzung: Die Lebensqualität von kinder- und jugendpsychiatrischen Patienten ist erst in letzter Zeit Gegenstand ausführlicherer empirischer Untersuchungen geworden. Wesentliche Fortschritte brachte die Entwicklung von Instrumenten zur Erfassung der Lebensqualität wie z.B. das »Inventar zur Erfassung der Lebensqualität« (ILK) von Mattejat und Remschmidt (1998), mit dem bislang verschiedene Aspekte der Lebensqualität untersucht wurden. In der vorliegenden Studie ging es um die Erfassung der Lebensqualität bei unterschiedlichen diagnostischen Gruppen einer Population von stationär behandelten kinder- und jugendpsychiatrischen Patienten.

Material und Methoden: Das »Inventar zur Erfassung der Lebensqualität« wurde in einer Stichprobe von insgesamt 520 stationär behandelten kinder- und jugendpsychiatrischen Patienten eingesetzt. Die Elternversion wurde von 449 Eltern bearbeitet. Die Stichprobe setzte sich aus den häufigsten kinder- und jugendpsychiatrischen Diagnosen zusammen einschließlich Schizophrenie, Anpassungsstörung, HKS, Anorexia nervosa, Störung des Sozialverhaltens, Emotionalstörungen und neurotische Störungen.

Ergebnisse: Die Ergebnisse zeigten sowohl signifikante Unterschiede zwischen einzelnen Diagnosegruppen, zwischen Patienten und Eltern wie auch zwischen den verschiedenen Erhebungszeitpunkten.

Schlussfolgerungen/Zusammenfassung: Die Ergebnisse legen es nahe, die Lebensqualität kinder- und jugendpsychiatrischer Patienten im Zusammenhang mit der jeweiligen Diagnose und Symptomatologie zu sehen.

Das Therapieprogramm SELBST – ein Behandlungsprogramm für Jugendliche mit Selbstwert-, Leistungs- und Beziehungsstörungen

Rademacher, C.; Walter, D.; Döpfner, M.

Klinik und Poliklinik für Psychiatrie und Psychotherapie des Kindes- und Jugendalters der Universität zu Köln

Die verhaltenstherapeutische Behandlung von Jugendlichen unterscheidet sich in vielerlei Hinsicht vom therapeutischen Vorgehen im Kindesalter. Der Jugendliche und sein Bezugssystem müssen in relativ kurzer Zeit eine Vielzahl von Entwicklungsaufgaben bewältigen. Eltern-Kind- und Gleichaltrigenbeziehungen unterliegen einem Wandel, der ein neues Gleichgewicht erforderlich macht. Häufig stehen beim Jugendlichen und seinem Bezugssystem langjährige Misserfolgserfahrungen im Hintergrund, die Abwehr, Entmutigung und Aggression erzeugen. Aufgrund häufig vorhandener Motivationsprobleme ist die Gefahr initialer Behandlungsabbrüche erhöht.

Im Jugendalter findet sich neben voll ausgeprägten psychischen Störungen zudem eine Vielzahl unspezifischer Probleme teilweise in klinischer, teilweise in subklinischer Ausprägung, die einen erheblichen Leidensdruck erzeugen und die weitere jugendliche Entwicklung nachhaltig gefährden. Diese können folgende Symptomgruppen umfassen: Störungen des Selbstwertes, der Regulation von Aktivität und Affekt, Beziehungsstörungen zu Erwachsenen oder Gleichaltrigen sowie Leistungsstörungen. In Anlehnung an das Selbstmanagement-Programm von Kanfer et al. versucht das störungsübergreifende, lösungsorientierte Therapieprogramm SELBST, diesen Besonderheiten Rechnung zu tragen. Vorgestellt werden die sieben Phasen des Programms, die den Therapieprozess auf einer Meta-Ebene abbilden, sowie die wichtigsten Interventionsbereiche im Überblick. Exemplarisch wird ein Therapieverlauf aus dem Interventionsbereich »Beziehungsstörungen« geschildert und zur Diskussion gestellt.

Emotionale Kommunikation und Expressed-Emotion (EE) in Interaktion schizophren erkrankter Jugendlicher mit einem Angehörigen

Ramsauer, B. (1); Janke, N. (1); Riedesser, P. (1); Parzer, P. (2); Resch, F. (2)

(1) Universitätskrankenhaus Hamburg-Eppendorf, Klinik für Kinder- und Jugendpsychiatrie und Psychotherapie; (2) Klinikum der Universität Heidelberg, Abteilung Kinder- und Jugendpsychiatrie

Die Zielsetzung ist, zu einem theoriegeleiteten Verständnis über die Wirksamkeit des Expressed-Emotion (EE)-Status des Angehörigen schizophren erkrankter Jugendlicher im Verlauf der Erkrankung zu gelangen. (Der EE-Status ist ein Maß der emotionalen Einstellung des Angehörigen gegenüber dem Patienten.) Dies setzt die Erforschung von emotionaler Kommunikation und ihr nonverbaler Ausdruck in Interaktion voraus. Erste Analysen belegen einen Zusammenhang zwischen dem EE-Status des Angehörigen und dem Kopfpositionierungsverhalten als emotionale Verhaltenstendenz schizophren erkrankter Jugendlicher und Angehöriger in Interaktion. Es erscheint insbesondere die Regulation des Kopfabwendungsverhaltens als zentral für eine gelungene Beziehung.

Die Methode zur Ermittlung des EE-Status (hoch-EE vs. niedrig-EE) des Angehörigen stellte die Fünf-Minuten-Sprechstichprobe (FMSS) dar. Die Kopfpositionen wurden mit Hilfe des Berner Systems zur Untersuchung nonverbaler Interaktion transkribiert. Die Datengrundlage bildete ein 10-minütiges Diskussionsgespräch zwischen Jugendlichem und Angehörigem.

Die Ergebnisse zeigen Unterschiede in der zeitlichen Abfolge (Zeitintervall Delta t > 1s) und im Auftreten von Synchronisationsreaktionen (Delta t > 1s) von Kopfpositionen des Angehörigen und des Jugendlichem in Abhängigkeit vom EE-Status des Angehörigen. In NEE-Dyaden (n = 7) zeigte sich gehäuft die Tendenz der indirekten Kopfzuwendung in wechselseitiger und in synchroner Abfolge zwischen schizophren erkrankten Jugendlichen und Angehörigen im Vergleich zu HEE-Dyaden (n = 3).

Zusammenfassend verweist die Mikroanalyse des Kopfpositionierungsverhaltens auf deutliche Unterschiede in der Regulation emotionaler Nähe oder Distanz zwischen schizophren erkrankten Jugendlichen und Angehörigen in Abhängigkeit vom EE-Status des Angehörigen. Weiterführende Studien sind notwendig, um Zusammenhänge der wechselseitigen Abfolge von Kopfpositionen zum Gesprächsinhalt und zum Verlauf schizophrener Psychosen mit Beginn in der Adoleszenz vorhersagen zu können.

Lebensqualität der Kinder und Familienbelastung bei ADHS aus der Perspektive der Eltern

Ravens-Sieberer, U.; Schmidt, S.; Bullinger, M.; Gruppe, A.-F.

Universitätsklinikum Hamburg-Eppendorf, Institut und Poliklinik für Medizinische Psychologie

Problemstellung: In der Diskussion um die Folgen der ADHS Störung rückt zunehmend die Perspektive der betroffenen Familien in den Vordergrund. Von Interesse dabei ist, wie die Eltern die Konsequenzen der ADHS im Hinblick auf die Lebensqualität ihrer Kinder und auf die Familienbelastung beurteilen. In einer internationalen Studie zu ADHS in Europa (ADORE) wurde in Deutschland eine Zusatzstudie (FACE) durchgeführt, in der die Lebensqualität von ADHS betroffenen Familien erhoben wurde. Die vorliegende Analyse bezieht sich auf die Ergebnisse des 1. Messzeitpunktes (t1) der längsschnittlichen Untersuchung über zwei Jahre und beleuchtet die Lebensqualität aus Elternsicht sowie die Familienbelastung, deren Zusammenhänge und Determinanten.

Methodik: Insgesamt 450 Familien mit ADHS betroffenen Kindern einbezogen. Die Eltern gaben eine Fremdbeurteilung der Lebensqualität des Kindes mithilfe des KINDL Fragebogens sowie der Familienbelastung mit Hilfe des FaBel Fragebogens ab. Die Daten des ersten Messzeitpunktes (t1) wurden deskriptiv statistisch analysiert, konformatorisch psychometrisch geprüft, und auf Subskalen sowie Gesamtskalenebenen analysiert, mithilfe des statistischen Programmpaketes SAS.

Ergebnisse: In den Subskalen des KINDLs zeigte sich aus Elternsicht eine Ausnutzung der Skalenbreite, dies gilt auch für die Familienbelastung. Ein Vergleich der ADHS betroffenen Kinder zur Lebensqualität von somatisch erkrankten Kindern, zeigt dass die ADHS betroffenen Eltern die Lebensqualität ihrer Kinder eher niedriger einschätzen. Auch der Vergleich der Familienbelastungsskala mit entsprechenden Referenzwerten aus anderen Studien wies in die gleiche Richtung. Bei Eltern die die Lebensqualität hoch einschätzten scheint die Familienbelastung geringer als bei Eltern die die Lebensqualität ihrer Kinder gering einschätzten.

Diskussion: In der vorliegenden Studie wurde die Lebensqualität lediglich im Fremdbericht erfasst. Die Ergebnisse legen nahe, dass die Eltern von ADHS betroffenen Kindern deren Lebensqualität nicht als hoch einschätzen und dass sie selbst unter der Erkrankung der

Kinder leiden. Weniger stark ADHS betroffene Kinder haben auch eine höhere Lebensqualität aus Sicht der Eltern, was wiederum mit einer reduzierten Familienbelastung zusammenhängt. Bei Interventionen zur Behandlung des ADHS, sollte auch die Perspektive der Eltern miteinbezogen werden, weil sie ebenfalls die Konsequenzen von Erkrankung und Behandlung mittragen.

Alcohol and tobacco use in adolescence and its impact on mental well being and quality of life – results from three European studies

Ravens-Sieberer, U. (1); Erhart, M. (2); Thomas, C. (2); Gosch, A. (2); Bettge, S. (2); European KIDSCREEN and HBSC Groups

(1) Klinik und Poliklinik für Kinder- und Jugendpsychosomatik; (2) Robert-Koch-Institut, Berlin

Problem: The Health Behaviour in school-aged children (HBSC) survey is carried out regularly in a large number of countries in WHO's European Region. Health Behaviour in School-aged Children (HBSC) is a cross-national research study conducted in collaboration with the World Health Organisation (WHO) Regional Office for Europe. The study aims to gain new insight into, and increase our understanding of young people's health and well-being, health behaviours and their social context.

Method: This presentation presents a review of the data on alcohol consumption and smoking obtained by this research project and other European projects such as the European School Survey Project on Alcohol and Other Drugs (ESPAD) and the EC funded KIDSCREEN survey on children's quality of life.

Results: Alcohol and tobacco consumption are not an isolated issue in people's lives. The data on alcohol and tobacco consumption are therefore related to such other factors as the family, the school and peers. The survey data refer to various forms of alcohol consumption and smoking by young people (experimentation, regular use and excessive use) as well as to the consequences related to alcohol and tobacco use in connection with mental well being and health related quality of life. Associations between smoking and various psychosomatic health complaints such as headache, stomach-ache, feelings of depression and difficulties in getting to sleep will also be described.

Discussion: This presentation concludes by addressing the question of what social settings can do to limit the consequences caused by alcohol and smoking. This information is needed to inform health education and health promotion activities, in particular drinking and smoking prevention and cessation programmes for adolescents.

Studie wurde von Drittmittelgeber finanziert: Europäische Union, Projektnummer: QLG-CT-2000-00751

Mutter-Kind-Interaktion und postpartale Depression: Forschungsergebnisse und Behandlungsansatz

Reck, C. (1); Fuchs, T. (1); Struben, K. (1); Stefenelli, U. (1); Möhler, E. (2); Resch, F. (2); Mundt, C. (1)

(1) Abteilung Allgemeine Psychiatrie, Klinikum der Universität Heidelberg; (2) Abteilung Kinder- und Jugendpsychiatrie, Klinikum der Universität Heidelberg

Säuglinge reagieren in den ersten Lebensmonaten äußerst sensibel auf den emotionalen Zustand ihrer Mutter und anderer Bezugspersonen. Diese Sensitivität in den ersten Lebensmonaten ist grundlegend für das Verständnis des Einflusses mütterlicher psychiatrischer Erkrankungen auf die kindliche Entwicklung. Der postpartalen Depression kommt als der häufigsten psychischen Störung junger Mütter dabei eine zentrale Bedeutung zu. Die Interaktionen zwischen postpartal depressiven Müttern und ihren Kindern sind durch Negativität, mangelnde Responsivität, Passivität oder Intrusivität, Rückzugs- und Vermeidungsverhaltensweisen sowie ein geringes Ausmaß an positivem Affektausdruck geprägt. Das Studiendesign der Heidelberger Projektgruppe sowie erste Forschungsergebnisse zum Interaktionsverhalten depressiver Mütter und ihrer Säuglinge werden vorgestellt und hinsichtlich spezifischer Ansätze zur Behandlung von Interaktionsstörungen diskutiert.

Kindheitliche Risikofaktoren für psychogene nichtepileptische Anälle im Erwachenenalter

Reuber, M.

Academic Neurology Unit, University of Sheffield, Royal Hallamshire Hospital, Großbritannien

Psychogene nichtepileptische Anfälle werden zwar gelegentlich bei Kindern beobachtet, treten jedoch zumeist erst zwischen dem 15. und 25. Lebensjahr auf. Trotzdem ist das Thema für Kinder- und Jugendpsychiater, -psychosomatiker und -psychotherapeuten relevant, weil die Anfälle im Erwachsenenalter oft mit Traumen oder Entbehrungen in der Kindheit im Zusammenhang zu stehen scheinen. Hinsichtlich des pathogenetischen Zusammenhangs von Kindheitserlebnissen und psychischen Störungen im Erwachsenenalter gibt es nicht nur psychoanalytische, sondern auch lerntheoretische und psychobiologische Modelle.

Die Prävalenz psychogener nichtepileptischer Anfaelle (PNEA) bei Erwachsenen entspricht etwa 5 % der Prävalenz epileptischer Anfälle. Pragmatisch kann bei einzelnen Patienten zwischen prädisponierenden, präzipitierenden und perpetuierenden ätiologisch relevanten Faktoren unterschieden werden. Dabei gibt es Hinweise darauf, dass die prädisponierenden Faktoren, die häufig in die Kindheit zurückreichen, pathogenetisch besonders wichtig sind.

Bei 32–88 % aller Patienten mit PNEA (und 4-37 % der Patienten mit Epilepsie) fanden diverse Studien Hinweise auf sexuellen Missbrauch oder körperliche Misshandlung. Im Vergleich zu Patienten mit Epilepsie berichten solche mit PNEA auch vermehrt über Ablehnung oder Vernachlässigung durch die Eltern. Sowohl in Familien von Patienten mit PNEA als auch in Familien mit Epilepsie besteht erhöhter emotionaler Stress, aber PNEA-Familien kommunizieren weniger erfolgreich und bieten geringere emotionale Unterstützung. Diese Beobachtungen entsprechen denen in Familien mit Somatisierungsstörungen, die viele Patienten mit PNEA charakterisieren.

Bei erwachsenen Patienten mit PNEA ergeben sich auch oft Hinweise auf Störungen der Persönlichkeitsentwicklung, die mit traumatischen Kindheitserlebnissen im Zusammenhang stehen könnten. Zusätzlich weist diese Beobachtung auf den Einfluss genetischer Faktoren hin.

Aspekte der Lebensqualität ehemaliger Frühgeborener im jungen Erwachsenenalter

Reuner, G.; Bolzmann, A.; Pietz, J.

Univeritätskinderklinik, Heidelberg

Durch Fortschritte der neonatalen Intensivmedizin überleben heute viele extrem kleine frühgeborene Kinder (FG) mit einem Gestationsalter auch unter 26 Wochen. Die große Mehrzahl frühgeborener Kinder mit niedrigem Risiko wird in der Forschung zunehmend weniger beachtet, obwohl auch bei diesen Kindern nach zunächst unauffälliger psychomotorischer Entwicklung später im Schulalter neuropsychologische und behaviorale Auffälligkeiten berichtet werden (Fredrizzi et al. 1986, Pietz et al. 2004). Auch zur Frage der Lebensqualität (LQ) ehemaliger Frühgeborener gibt es vor allem Untersuchungen zu Hochrisikokindern (Bjerarger 1995, Wolke 1998, Dinesen u. Greisen 2001). Unterschiede in der Lebensqualität beruhen dabei insbesondere auf einer geringeren gesundheitsbezogenen LQ der ehemaligen FG, bedingt durch körperliche Beeinträchtigungen.

Im Rahmen einer Follow-Up-Untersuchung wurden Kinder mit einem Geburtsgewicht zwischen 1000g und 2500g und Geburt vor der 37. SSW ausgewählt, die keine prä-, perioder postnatalen Risiken aufwiesen, und einer nach Alter, Geschlecht, Bildungsstand der Eltern und Sozialprestige der Familie (MPS Wegener 1985) parallelisierten Kontrollgruppe Termingeborener gegenübergestellt.

Die Befragung der Familien (mittleres Alter der Kinder 16,9 ± 0,5 Jahre) erfolgte mithilfe eines Telefoninterviews zur Entwicklung und Lebenssituation und Fragebögen zum Verhalten und zur Lebensqualität der Jugendlichen (CBCL 4-18, YSR, Achenbach 1987, FLZ, Henrich u. Herschbach, 2001).

Es fanden sich hinsichtlich des Schulerfolgs, der psychiatrischen Verhaltensauffälligkeiten und der Lebensqualität (objektive/ gesundheitsbezogene und subjektive LQ) keine statistisch bedeutsamen Gruppenunterschiede. Allerdings sprechen die Verteilungen der Schulabschlüsse und die Häufigkeiten von Fördermaßnahmen für interindividuell sehr variabel ausgeprägte Auffälligkeiten auch von Frühgeborenen mit niedrigem Risiko. Diese wirken sich jedoch offensichtlich nicht auf gesundheitsbezogene oder subjektive Lebensqualität im frühen Erwachsenenalter aus.

Welches deutsche Vokabular benötigen bilinguale und deutsche Therapeut/inn/en in der Kinder- und Jugendpsychiatrie?

Ries, M. (1); Becker, J. (2); Bingöl, H. (1); Pimenov, A. (1); Siefen, R. (1)

(1) Westfälische Klinik Marl; (2) Gesellschaft für Kommunikations- und Technologieforschung, Solingen

Zielsetzung: Die sprachliche Integration ist ein zentraler Aspekt des Einsatzes bilingualer Therapeut/inn/en mit Migrationshintergrund in kinder- und jugendpsychiatrischen Kliniken in Deutschland. Das hierfür erforderliche Mindestvokabular in der fachbezogenen Schriftsprache soll systematisch erfasst werden.

Materialien und Methoden: Die Anzahl unterschiedlicher Worte und die relative Worthäufigkeit in schriftlichen Mitteilungen von zwei russischsprachigen, zwei türkischsprachigen und zwei deutschen Ärztinnen im elektronischen Klinikinformationssystem (KIS) werden verglichen. Grundlage der Analyse sind alle ärztlichen Eintragungen in jeweils 20 elektronischen Krankenakten pro Ärztin. Außerdem werden die Anzahl verschiedener Worte und deren relative Häufigkeit in allen derzeit gültigen AWMF-Leitlinien für Kinder- und Jugendpsychiatrie ermittelt.

Ergebnisse: Aus der Rangfolge der Worthäufigkeit resultieren Empfehlungen für den allgemeinen Erwerb der deutschen Sprache durch ausländische Ärzte. Außerdem ergeben sich sprachdidaktisch wichtige Hinweise auf die Häufigkeit der Verwendung bestimmter Fachtermini in der kinder- und jugendpsychiatrischen Fachliteratur. Grenzen der quantitativen Sprachanalyse und der Überprüfung semantischer Relevanz werden beschrieben. Auf ergänzende Möglichkeiten der Inhaltsanalyse und qualitative Verfahren wird hingewiesen.

Zusammenfassung: Eine Analyse des allgemeinen und fachspezifischen Wortschatzes ist Grundlage für eine effektive Sprachschulung ausländischer Ärztinnen und Ärzte mit nicht deutscher Muttersprache als Vorbereitung einer kinder- und jugendpsychiatrischen Tätigkeit. Eine effektive fachbezogene Sprachschulung ist außerdem Voraussetzung für erfolgreiche grenzüberschreitende Kooperations- und Ausbildungsprojekte.

Leptin und Leptin-Rezeptor bei Patienten mit Anorexia nervosa im Behandlungsverlauf und mögliche Einflussvariablen

Ristow, G. (1); Maras, A. (2); Göpel, C. (3); Schmidt, M. H. (1)

(1) Klinik für Psychiatrie und Psychotherapie des Kindes- und Jugendalters, Zentralinstitut für Seelische Gesundheit, Mannheim; (2) Academisch Centrum voor kinder- en Jeugdpsychiatrie, Oegstgeest, Niederlande; (3) Hôpital Kirchberg, Luxembourg

Zielsetzung: Leptin und löslicher Leptinrezeptor (sLep-Rez) und sind von Adipocyten sezernierte Metaboliten des Fett- und Energiestoffwechsels. Eine Rolle dieser Metaboliten in der Entstehung und dem Verlauf von Essstörungen wird diskutiert. Bei Patientinnen mit Anorexia nervosa (AN) wurden bislang nur für Leptin positive Korrelationen mit dem Body-Mass-Index beschrieben. Für den sLep-Rez existieren kaum Verlaufsdaten bei jugendlichen AN-Patientinnen. Die Bedeutung möglicher Hormonveränderungen als Merkmal des Behandlungsverlaufs sollten in der aktuellen Untersuchung überprüft werden.

Methodik: Leptin und sLep-Rez wurden bei Aufnahme und im Verlauf von 15 Patientinnen (Alter 14,7 J., BMI Aufnahme: 14,8) mit AN im Plasma bestimmt. Zum Vergleich wurde eine Kontrollgruppe von 12 gesunden Probandinnen auf o.g. Parameter untersucht. Es wurden die Zusammenhänge der Variablen und BMI, Behandlungsdauer sowie Psychopathologie (EDI-2) berechnet.

Ergebnisse: Während des Behandlungsverlaufs fand sich ein signifikanter Anstieg von Leptin (T0: 3,67±0,95 ng, T2: 21,12±3,3 ng) und ein signifikanter Abfall des sLep-Rez (T0: 44,88±6,72 ng, T2: 25,94±2,26 ng). Für Leptin und sLep-Rez fanden sich enge Korrelationen mit dem BMI. Insgesamt ergaben sich jedoch nur vereinzelt Zusammenhänge zwischen den untersuchten und psychopathologischen Faktoren. Im Vergleich zu den gesunden Probandinnen zeigt sich eine diskrete, aber nicht signifikante Erhöhung des Leptins beim Zielgewicht.

Schlussfolgerung: Unter Behandlung, parallel zur Gewichtszunahme, verändern sich Leptin und dessen löslicher Rezeptor. Für Leptin bei Aufnahme finden sich negative Zusammenhänge mit Subskalen des EDI-2, was als Hinweis auf eine Beziehung zum Schweregrad der AN interpretiert werden kann. Die Höhe des Leptinspiegels am Zielgewicht lies keine Aussage über die Rückfallwahrscheinlichkeit zu.

Psychopathologisches Profil assoziierter Auffälligkeiten bei Kindern und Jugendlichen mit Tic-Störung plus ADHS

Roessner, V.; Becker, A.

Universität Göttingen, Klinik für Kinder und Jugendpsychiatrie und Psychotherapie

Zielsetzung: Bei Patienten mit Tic-Störungen findet sich überdurchschnittlich häufig eine zusätzliche ADHS und umgekehrt. Es soll geprüft werden, ob sich das psychopathologische Profil bei TIC + ADHS additiv aus den beteiligten Störungen erklären lässt, oder ob und welche interaktiven Faktoren von Bedeutung sind.

Material: Anhand bisher publizierter, aber auch eigener neuer empirischer Befunde wird versucht diese Frage zu klären. Hierbei sollen auch eventuelle zeitliche und kausale Verknüpfungen beachtet werden.

Ergebnisse: Durch zunehmendes Wissen über psychopathologische Gemeinsamkeiten bei Kindern und Jugendlichen mit Tic-Störung und/oder ADHS ist es möglich zu klären, ob es spezifische psychopathologische Profile bei Komorbidität gibt. Daraus lassen sich gezieltere Empfehlungen für Diagnostik und Therapie ableiten; insbesondere wenn man auch die psychosoziale Beeinträchtigung berücksichtigt.

Neuropsychologische Besonderheiten bei Kindern und Jugendlichen mit Tic-Störung plus ADHS

Roessner, V.; Becker, A.

Universität Göttingen, Klinik für Kinder und Jugendpsychiatrie und Psychotherapie

Zielsetzung: Bei Patienten mit Tic-Störungen gibt es widersprüchliche Angaben zu deren neuropsychologischer Leistungsfähigkeit. Dabei stellt sich vor allem die Frage, welchen Einfluss eine Komorbidität mit ADHS hat und ob dies bei den bisher vorliegenden Untersuchungen ausreichend berücksichtigt wurde.

Material: Anhand bisheriger neuropsychologischer Befunde zu Tic-Störungen wird der Frage nach einem additiven/interaktiven Effekt bei gleichzeitigem Vorliegen beider Störungen nachgegangen.

Ergebnisse: Durch die Beachtung assoziierter Probleme kristallisiert sich zunehmend heraus, dass die den Tic-Störungen zugeschriebenen Auffälligkeiten eher einer komorbiden – auch subklinischen – ADHS zuzuordnen sind, während nur bei sehr komplexen Aufgaben Defizite auch bei Patienten mit schweren »reinen« Tic-Störungen zu beobachten sind. Allerdings zeigen mehrere Studien die größte Beeinträchtigung in der komorbiden Gruppe, was möglicherweise für einen additiven Effekt spricht.

Der Einsatz sprachlich-kultureller Mediatoren in einer migrationsmedizinischen Ambulanz in Rom

Romano, A.; Toma, L.

Instituto San Gallicano, Reparto di Medicina Preventiva delle Migrazioni, Rom, Italien

Zielsetzung: Anwendungsorientierte Darstellung eines Modells für den Einsatz linguistisch-kultureller Mediatoren in der Arbeit mit Migrantenfamilien.

Materialien und Methode: Rekrutierung, Training und Einsatz sprachlich-kultureller Mediator/inn/en in einer migrationsmedizinischen Ambulanz in Rom werden beschrieben. Zum multiprofessionellen Behandlungsteam gehört auch eine Kinder- und Jugendpsychiaterin. Die Funktion der Mediator/inn/en bezogen auf interdisziplinäre und interkulturelle Kommunikation wird an konkreten Fallbeispielen über Kinder und Jugendliche aus unterschiedlichen Kulturen verdeutlicht.

Ergebnisse: Die Mediator/inn/en haben eine zentrale Funktion für die sprachliche Verständigung mit Migrantenfamilien, für deren Compliance und für die Abstimmung kinder- und jugendpsychiatrischer, dermatologischer und allgemeinmedizinischer Diagnostik sowie Therapie. Der fallbezogene Einsatz ermöglicht einen Abbau von Inanspruchnahmebarrieren für eine Vielzahl unterschiedlicher kultureller Gruppen.

Zusammenfassung: Der Einsatz von sprachlich-kulturellen Mediatoren erleichtert die kulturelle Öffnung einer migrationsmedizinischen Ambulanz ebenso wie die Abstimmung zwischen unterschiedlichen medizinischen Fachgebieten.

Kinder körperlich kranker Eltern: Prädiktoren von Lebensqualität und psychischen Auffälligkeiten bei einer kinder- und jugendpsychiatrischen Risikogruppe

Romer, G.; Saha, R.; Baldus, C.; Haagen, M.; Pott, M.; Riedesser, P.

Universitätsklinikum Hamburg-Eppendorf

Zielsetzung: Kinder körperlich kranker Eltern haben ein erhöhtes Risiko für psychische Störungen, wobei bislang eine Tendenz zu internalisierenden Problemen berichtet wurde. Bislang gibt es kaum Erkenntnisse zum Einfluss von diversen Charakteristika der elterlichen Erkrankung oder von Familienvariablen. In einer vergleichenden Studie sollten Familien mit verschiedenen elterlichen Krankheiten, insbesondere Krebs und MS untersucht werden.

Methode: Im Kontext einer multizentrischen transnationalen Studie wurden 86 Familien mit einem körperlich ernsthaft erkrankten Elternteil untersucht. Erfasst wurden u.a. die körperliche Beeinträchtigung des erkrankten Elternteils (Karnovsky-Index), die subjektive Lebensqualität (SF-8) sowie bei beiden Eltern depressive Symptome (BDI, HADS). Die

Funktionalität der Familienbeziehungen wurde mit dem Family Assessment Device (FAD) gemessen. Bei den Kindern wurden psychische Auffälligkeiten (CBCL, YSR ab 11J) sowie die kindliche Lebensqualität (KINDL, ab 11J) erhoben.

Ergebnisse: Bei Kindern aller Altersgruppen konnte eine im Vergleich zur Norm erhöhte Prävalenz psychischer Auffälligkeiten, insbesondere im internalisierenden Bereich bestätigt werden. Dauer der elterlichen Erkrankung, Schwere der Beeinträchtigung und Depression der Eltern hatten keinen Einfluss auf die Ausprägung kindlicher Belastungssymptome. Kinder krebskranker Eltern waren in ihrer Lebensqualität beeinträchtigter als Kinder MS-kranker Eltern. Bei jüngeren Kindern traten internalisierende Symptome häufiger in den Familien mit kranken Müttern als in den mit kranken Vätern auf. Bei Kindern ab 11 Jahren waren Symptome bei Töchtern mit kranken Vätern am häufigsten. In den Familien mit symptomfreien Kindern wurden Gefühle offener ausgedrückt und es wurde weniger affektive Verstrickung miteinander angegeben, als in Familien mit symptomatischen Kindern.

Diskussion: Implikationen für präventiven Handlungsbedarf, Früherkennung von Risiken sowie für die Konzipierung präventiver Beratungskonzepte werden diskutiert.

EVES – Evaluation eines Vorschultrainings zur Prävention von Schriftspracherwerbsproblemen sowie Verlauf und Entwicklung des Schriftspracherwerbes in der Grundschule

Roos, J.; Schöler, H.

Pädagogische Hochschule Heidelberg

Im Projekt EVES werden die Lese- und Rechtschreibfertigkeiten der Kinder zweier Einschulungsjahrgänge (2001/2002) aus 16 der 17 Heidelberger Grundschulen bis zum Ende ihrer Grundschulzeit untersucht. EVES verfolgt damit primär zwei Ziele: (1) Die Evaluation der in den Heidelberger städtischen Kindertagesstätten 2002 durchge-führten Vorschulprogramme (»Würzburger Trainingsprogramme«), mit denen Vorläuferfertigkeiten für den Schriftspracherwerb trainiert werden und die Einsatz finden, um Probleme und Schwierigkeiten, die potenziell im Kontext des Schriftspracherwerbes auftreten können, zu mindern. (2) Die Beschreibung der Entwicklung des Schriftspracherwerbs in Abhängigkeit von individuellen, sozioökonomischen und soziographischen Faktoren. Die längsschnittliche Analyse der beiden Alterskohorten, bei der sowohl intra- als auch interindividuelle Vergleiche erfolgen, liefert somit auch eine breite empirische Basis für die momentan nach PISA und IGLU stattfindenden Diskussionen über unser Bildungssystem sowie das Abschneiden unserer Kinder.

Planung und Durchführung eines solchen Projekts setzen gute Kooperation und enge Zusammenarbeit zwischen beteiligten Institutionen voraus (Kinder- und Jugendamt der Stadt Heidelberg, Staatlichem Schulamt der Stadt Heidelberg, den teilnehmenden Grundschulen, Gesundheitsamt des Rhein-Neckarkreises sowie der Abteilung für Kinder- und Jugendpsychiatrie der Universität Heidelberg). Evaluative Forschung dient in erster Linie der Prüfung und Optimierung der pädagogischen Praxis. Die Umsetzung von Befunden (»Wissen«), die ein Forschungsprojekt hervorbringt in Können (»Kompetenz«) und Tun (tatsächliche »Veränderungen«) ist ein weiter und mitunter schwieriger Weg, der eng mit bildungspolitischen Entscheidungen verwoben ist. Neben einem kurzen Projektüberblick wird sich der Beitrag anhand ausgewählter Ergebnisse insbesondere mit der Umsetzung von Forschungsbefunden beschäftigen.

Studie wurde von Drittmittelgeber finanziert: Stadt Heidelberg, Forschungsmittel der Pädagogischen Hochschule Heidelberg

Die Sozial-Psychiatrische Vereinbarung (SPV) – Wie sozialpsychiatrisches Denken in der ambulanten Kinder- und Jugendpsychiatrie in Deutschland umgesetzt wird

Roosen-Runge, G.

Praxis für Kinder- und Jugendpsychiatrie, Kinderheilkunde, Mölln

Seit 10 Jahren können Kinder- und Jugendpsychiater in Deutschland in ihren Praxen mit der sog. Sozial-Psychiatrischen Versorgung (SPV) regulär und von den Kassen finanziert, interprofessionell mit nicht-ärztlichen Berufgruppen innerhalb ihrer Praxen und mit den nichtärztlichen Institutionen und Berufsgruppen des lokalen Umfeldes zusammenarbeiten.
   Im Vortrag wird zunächst die Struktur der SPV erläutert. Aus der Multiprofessionalität der Praxen entwickelten sich organisatorisch und theoretisch neue Verfahrensweisen, die sich in einem ganzheitlichen Menschen- und Krankheitsbild wiederspiegeln. Die charakteristischen Diagnose- und Therapiestrategien werden erläutert. Im Mittelpunkt der SPV-Therapien steht die »Patienten-Eltern-Helfer-Gruppe«. Sie weist eine gut definierbare Binnendynamik auf, von der Rollenverteilungen, Behandlungsstrategien, und -regeln abgeleitet werden können. Die Ergebnisse einer Evaluationsstudie von SPV-Praxen stützen diese Ausführungen.
   Die leitlinienorientierten Behandlungskonzepte der KJP erweisen sich dabei als zwar notwendig, aber für eine sozialpsychiatrische Versorgung, welche die Ressourcen das Umfeldes optimal nutzt, nicht hinreichend. Die zahlreichen individuellen und lokalen Variablen, welche die Krankheitsverläufe und die Bewältigungsstrategien beeinflussen, entziehen sich reduktionistischen Beschreibungsversuchen mit herkömmlichen statistischen Verfahren. Sie erfordern multimodale Diagnose- und Therapiekonzepte die naturwissenschaftliche und sozialwissenschaftliche Forschungsansätze integrieren. Der Patient entwickelt sich im Spannungsfeld zwischen seinen invariablen genetischen Voraussetzungen und dem, permanentem Wandel unterworfenen, sozialen Umfeld. Sozialpsychiatrie trägt beiden Polen Rechnung. Sie wird sich an jedem Ort und in jedem Land dessen Kultur, Gesundheitssystem und psychosozialen Netz anpassen und sich mit dem sozialen Wandel immer wieder neu ausprägen müssen.

Assoziierte Störungen bei ADHS im Elternurteil und in der klinischen Einschätzung

Rothenberger, A.; Becker, A.; Deutsche ADORE/FACE Studiengruppe

Universität Göttingen, Klinik für Kinder- und Jugendpsychiatrie und Psychotherapie

Zielsetzung: Ausgehend von klinischen Diagnosen (ADHS sowie komorbide Störungen) soll die Elterneinschätzung im Fragebogen zu Stärken und Schwächen (Strenghts and Difficulties Questionnaire, SDQ) daraufhin geprüft werden, ob der Fragebogen im Rahmen der oben genannten Diagnostik zur Unterscheidung von komorbiden Aspekten bei ADHS etwas beitragen bzw. eine differenzierte Beschreibung des psychopathologischen Profils liefern kann.

Methode: Im Rahmen einer längsschnittlich, auf 2 Jahre angelegten, europäischen Beobachtungsstudie »Attention-Deficit Hyperactivity Disorder Observational Research in Europe« (ADORE) wurden in Deutschland für mehr als 450 Kinder und Jugendliche im Alter von 6 bis 16 Jahren mit einer ADHS-Symtomatik die von den Eltern ausgefüllte Version des SDQ ausgewertet. Nach Überprüfung der faktoriellen Struktur des Fragebogens soll das psychopathologische Profil in den verschiedenen ADHS-Gruppen (ADHS; ADHS + Angst; ADHS + Depression und ADHS + soziale Verhaltensauffälligkeiten) dargestellt werden. Anschließend werden die individuellen Skalenwerte zu einer von drei Kategorien (unauffällig / Grenzbefund / auffällig) zugeordnet. Diese Einschätzung wird für die verschiedenen ADHS-Gruppen in Beziehung zu der jeweiligen klinisch-psychiatrischen Diagnose gesetzt.

Ergebnisse: Im Mittelpunkt der Analyse steht die Überprüfung des psychopathologischen Profils der Kinder und Jugendlichen mit einer ADHS-Symtomatik anhand der Skalen des SDQs, im Vergleich zu denjenigen Kinder und Jugendlichen, die zusätzlich eine assoziierte Störung aufweisen. Weiterhin soll die Reliabilität und Validität des klinischen Urteils für die entsprechende Gruppe (ADHS vs. ADHS + komorbide Störungen) anhand der erhaltenen Skalenwerte des SDQs überprüft und diskutiert werden.

Medikamentöses Vorgehen und Schlussfolgerung

Rothenberger, A.; Uebel, H.

Universität Göttingen, Klinik für Kinder- und Jugendpsychiatrie und Psychotherapie

Zielsetzung: Die medikamentösen Behandlungsmöglichkeiten sowohl von Tic-Störungen (TS) als auch von ADHS haben sich in den letzten Jahren deutlich verbessert. Dies führt zur praktisch relevanten Frage, ob sich daraus auch für die Komorbidität von TS + ADHS eine günstigere Situation ergibt.

Material: Die bisherigen Leitlinienempfehlungen werden mit neueren Studien zu Thema abgeglichen und kritisch bewertet.

Ergebnisse: Bei Patienten mit TS + ADHS muss die stärker psychosozial beeinträchtigende Störung zuerst und mit den für diese Störung empfohlenen Medikamenten behandelt werden. Bei Bedarf kann eine parallele medikamentöse Behandlung der komorbiden Störung erfolgen; d.h. es ist insgesamt ein eher additives Vorgehen empfehlenswert. Je nach Störungsprofil und Schweregrad kann auch ein einzelnes Medikament für beide Störungsbereiche ausreichend sein (z.B. Tiaprid, Clonidin, Risperidon, Atomoxetin).

Therapeutisches Drug Monitoring von Quetiapin bei Kindern und Jugendlichen

Rothenhöfer, S.; Mehler-Wex, C.; Schupp, U.; Wewetzer, C.; Gerlach, M.

Klinik für Kinder- und Jugendpsychiatrie und Psychotherapie der Universität Würzburg

Zielsetzung: Unter dem so genannten »Therapeutischen Drug Monitoring« (TDM) versteht man das Messen der individuellen Medikamenten-Blut-Konzentrationen, um mit deren Hilfe eine optimale Medikamenten-Dosierung für den Patienten zu erreichen und somit die Effizenz einer Pharmakotherapie zu steigern und toxische und unerwünschte

Wirkungen zu vermeiden. Bei der Psychopharmako-Therapie von Kindern und Jugendlichen wird TDM als unabdingbar angesehen, da Kinder- und Jugendliche eine unterschiedliche Pharmakokinetik und -dynamik aufweisen und somit Dosisempfehlungen aus dem Erwachsenenbereich nicht ohne Weiteres auf diese Patienten übertragen werden dürfen. Im Rahmen der noch laufenden Studie sollte ein TDM von Quetiapin bei schizophrenen Kindern und Jugendlichen unter klinischen Alltagsbedingungen durchgeführt werden

Materialien und Methoden: Das TDM wurde im Steady state entsprechend den Konsensus-Richtlinien der TDM-Expertengruppe (Baumann et al. 2004) der Arbeitsgemeinschaft für Neuropsychopharmakologie und Pharmakopsychiatrie (AGNP) durchgeführt. Die klinische Wirksamkeit und mögliche unerwünschte Wirkungen wurden mithilfe standardisierter Verfahren (Clinical Global Impression Scale, CGI; Brief Psychiatric Rating Scale, BPRS; Dose Record and Treatment Emergent Symptom Scale, DOTES) erfasst. Die Analyse der Quetiapin-Talkonzentrationen erfolgte durch direktes Einspritzen von Serum in eine automatische HPLC-Anlage mit einer On-line-Säulen-Umschaltung und UV-Detektion.

Ergebnisse: Erste Ergebnisse zeigen, dass unter Anwendung der üblichen Dosierungen (350-700 mg/Tag) mehr als 50 % der gemessenen Quetiapin-Serumtalspiegel oberhalb des empfohlenen Referenzbereiches für Erwachsene (70-170 ng/ml) liegen.

Rechtliche Aspekte im Verfahren der geschlossenen Unterbringung Minderjähriger in der Jugendhilfe gemäß § 1631 b BGB – Untersuchung anhand 101 jugendpsychiatrischer Gutachten

Rüth, U. (1); Wentzel, A. (2); Freisleder, F. J. (1)

(1) Heckscher-Klinik des Bezirks Oberbayern, München; (2) Bezirkskrankenhaus Haar bei München des Bezirks Oberbayern

Zielsetzung: Die Realität verfahrensrechtlicher Aspekte der gerichtlichen Genehmigung einer Unterbringung von Minderjährigen in der Jugendhilfe gem. § 1631b BGB sollte anhand quantitativer Daten näher beleuchtet werden.

Methode: Es wurden 101 Gutachten und Gutachtenssituationen im Unterbringungsverfahren für Minderjährige in der Jugendhilfe gem. § 1631b BGB aus der Gutachtensstelle der Heckscher-Klinik aus den Jahren 1995 bis 2001 retrospektiv analysiert.

Ergebnisse: Es zeigten sich deutliche Mängel im Verfahren. Überwiegend wurde kein Verfahrenspfleger (79,2 %) bestellt, insbesondere nicht bei den nicht verfahrensfähigen unter 14-Jährigen (94 %) und nicht bei ausländischen Jugendlichen (89 %). Ein schriftlicher Bericht des Jugendamts lag in 61,4 % vor. Die Haltung des Jugendamts gegenüber der geschlossenen Unterbringung entsprach nur eingeschränkt den gutachterlichen Einschätzungen, bei 33,7 % sprach sich das Jugendamt eindeutig für eine GU aus, der Gutachter folgte dieser Einschätzung aber nur in 60 %. Eine Prozessdiagnostik unter Berücksichtigung der konkreten Mitarbeit des Jugendlichen führte signifikant häufiger zu einer Entscheidung gegen eine unmittelbare geschlossene Unterbringung. Nicht selten wurde die Dauer der geschlossenen Unterbringung von den Gutachtern nicht präzisiert (15,9 %).

Schlussfolgerung: Die Realität des gerichtlichen Unterbringungsverfahrens gem. § 1631 b BGB zur Unterbringung in der Jugendhilfe weist Mängel auf, die besonders den Schutz der Verfahrensrechte und die rechtliche Vertretung der Jugendlichen betreffen.

Studie wurde von Drittmittelgeber finanziert: Bundesministerium für Familie, Senioren, Frauen und Jugend

Enuresis nocturna: Diagnostik und Therapie

Röhling, D. (1); von Gontard, A. (2)

(1) Klinik und Poliklinik für Psychiatrie und Psychotherapie des Kindes- und Jugendalters der Universität zu Köln; (2) Klinik und Poliklinik für Psychiatrie und Psychotherapie des Kindes- und Jugendalters der Universität Saarland, Homburg

Die Enuresis nocturna ist eine häufige Störung des Kindesalters. Bei der Enuresis nocturna sind Polyurie und erschwerte Erweckbarkeit die beiden wichtigsten pathophysiologischen Faktoren. Diagnostisch unterscheidet man die primäre Enuresis nocturna von der sekundären Form. Diese Unterscheidung ist sinnvoll, da bei der sekundären Form häufiger komorbide Störungen auftreten. Die Diagnostik der Enuresis nocturna beinhaltet auch eine genaue Diagnostik der Miktionsauffälligkeiten tagsüber und von komorbiden Störungen, da diese vor einer Therapie der Enuresis nocturna behandelt werden müssen. Die Therapie der Enuresis nocturna umfaßt neben Psychoeduktation eine Planführung und die apparative Verhaltenstherapie mittels Klingelhose oder -matte. Auch eine medikamentöse Behandlung kann begleitend durchgeführt werden.

Langzeitverlauf jugendlicher Schizophrenien. Katamnestische Untersuchung – 15 Jahre nach der Ersterkrankung

Röpcke, B.; Eggers, C.

Klinik für Psychiatrie und Psychotherapie des Kindes- und Jugendalters Essen

Thema: Beschreibung der psychopathologischen und sozialen Entwicklung schizophrener Patienten in dem Zeitraum 10 bis 21 Jahre (MW = 15,4) nach der Ersterkrankung.
Methodik: Katamnestische Untersuchung an 39 ehemals stationären Patienten, die im Alter zwischen 12 und 20 Jahren (MW = 16,0/SD 1,52)an einer Schizophrenie erkrankt sind. Systematische Auswertung der Krankenakten und persönliche Nachuntersuchung.
Ergebnisse: 1. 33/39 Patienten (85 %)wurden im Untersuchungszeitraum mindestens einmal rehospitalisiert 2. Vollständige Remission in 3/39 (8 %),partielle Remission in 22/39 (51 %), ohne Remission oder chronischer Verlauf in 14/39 (36 %). Schlechte oder sehr schlechte soziale Anpassung in 20/39 (51 %). 3. Bester Prädiktor für den Verlauf ist die Art des Krankheitsbeginns. Akuter Beginn geht einher mit günstigem Verlauf. Die Untergruppe der Patienten mit prämorbid auffälliger Entwicklung und schleichendem Krankheitsbeginn hatten die schlechteste Prognose. 4. Die Diagnose nach dem ersten stationären Aufenthalt ist ein guter Prädiktor für die Diagnose des Gesamtverlaufes. In 26/37 Fällen stimmte die Erstdiagnose mit der Gesamtdiagnose überein. 5. Geschlecht, Dauer der unbehandelten Psychose und Dauer der ersten stationären Behandlung hatten keinen prädiktiven Wert für den Outcome. Diskussion: Die Verläufe sind sehr heterogen aber insgesamt vergleichbar mit den Verläufen adulter Psychosen. Die Dauer der unbehandelten Psychose zu Beginn der Erkrankung als Prädiktor für den Verlauf scheint ein Artefakt zu sein durch die Interaktion mit der Art des Krankheitsbeginns.

Studie wurde von Drittmittelgeber finanziert: Stiftung für Bildung und Behindertenförderung, Familie Walter Theisen Stiftung

Wie verlässlich sind Elternfragebögen zur Beurteilung des Sprachentwicklungsstandes zweijähriger Kinder?

Sachse, S.; Anke, B.; von Suchodoletz, W.

Institut für Kinder- und Jugendpsychiatrie und Psychotherapie der Ludwig-Maximilians-Universität zu München

Einleitung: Sprachentwicklungsverzögerungen zweijähriger Kinder werden bei Vorsorgeuntersuchungen häufig übersehen. Um eine Verbesserung der Früherfassung zu erreichen, wurde von Grimm und Doil (2000) der »Elternfragebogen für zweijährige Kinder: Sprache und Kommunikation (ELFRA-2)« in Anlehnung an die McArthur Scales of Communicative Developmental Inventories (Fenson et al. 1993) entwickelt. In der Studie sollte überprüft werden, wie zuverlässig der Sprachentwicklungsstand durch den Elternfragebogen erfasst wird.

Methoden: Der Sprachentwicklungsstand von 131 Kindern (Alter zwischen 24 und 28 Monaten) wurde mit dem ELFRA-2 sowie dem Sprachentwicklungstest für zweijährige Kinder (SETK-2) beurteilt. Bei 34 Kindern wurden zusätzlich die Reynell Developmental Language Scales (RDLS III) eingesetzt.

Ergebnisse: Zwischen den Ergebnissen im ELFRA-2 und den Untersuchungen der Sprachproduktion mit dem SETK-2 (Korrelationen zwischen .80 und .85) bzw. den RDLS III (Korrelationen zwischen .73 und .93) fand sich eine hohe Übereinstimmung. Mit dem ELFRA-2 wurden allerdings mehr Kinder als sprachentwicklungsverzögert eingestuft als mit dem SETK-2 bzw. RDLS III.

Schlussfolgerung: Zur Beurteilung des Sprachentwicklungsstandes zweijähriger Kinder erwies sich der ELFRA-2 als aussagefähiges Verfahren, das zeitökonomisch anwendbar ist und somit in der Praxis für den routinemäßigen Einsatz empfohlen werden kann. Da mit dem ELFRA-2 aber nur die Sprachproduktion bewertet wird, sollte bei einem auffälligen Befund zur weiterführenden Beurteilung der Sprachleistungen des Kindes der SETK-2 bzw. RDLS III herangezogen werden, die eine differenziertere Aussage zulassen und auch das Sprachverständnis erfassen.

Evaluation einer präventiven Intervention für Kinder körperlich kranker Eltern – methodische Überlegungen

Saha, R.; Baldus, C.; Paschen, B.; Haagen, M.; Pott, M.; Romer, G.

Klink für Kinder- und Jugendpsychiatrie und Psychotherapie, Universitätsklinikum Hamburg-Eppendorf

Zielsetzung: Eine schwerwiegende körperliche Erkrankung eines Elternteils wird als Risikofaktor für die psychische Anpassung von Kindern beschrieben. Seit 2000 wurde in Hamburg eine Beratungsstelle aufgebaut, seit 2002 im Rahmen eines 3jährigen EU-Projekts (COSIP: »Children of Somatically Ill Parents«).

Methodik: Verschiedene Möglichkeiten der Evaluation einer solchen Beratungsstelle werden aus methodischem Blickwinkel diskutiert und Ansätze dargestellt.

Ergebnisse: Das Design umfasst verschiedene Komponenten der Evaluation. Klassische Prä-post-Messungen anhand von etablierten Instrumenten und visuellen Analogskalen wurden ebenso verwendet wie selbst konstruierte Skalen aus dem Bereich des Goal Attainment Scaling (GAS) sowie ein etabliertes Instrument zur Messung von Zufriedenheit.

Zusammenfassung: Die Messinstrumente erwiesen sich als anwendbar im Rahmen einer präventiven, ambulanten Intervention. Die Mehrzahl der Kinder und Eltern beurteilten die Intervention als hilfreich und unterstützend. Verschiedene Möglichkeiten, die einzelnen Komponenten der Evaluation miteinander in Beziehung zu setzen werden diskutiert.

Entwicklung eines Messinstruments zur Erfassung der Körperbildstörung bei Anorexia und Bulimia nervosa

Salbach, H.; Raisig, S.; Zemke, B.; Brdiczka, S.; Korte, A.; Pfeiffer, E.; Lehmkuhl, U.

Klinik für Psychiatrie, Psychosomatik und Psychotherapie des Kindes- und Jugendalters, Charité, Universitätsmedizin Berlin

Zielsetzung: Körperbildstörungen sind sowohl nach ICD-10 als auch nach DSM-IV ein wesentliches Diagnosekriterium bei Anorexia und Bulimia nervosa. Das Körperbild setzt sich aus wahrnehmungsbezogenen, affektiv-kognitiven und verhaltensbezogenen Komponenten zusammen. Der affektiv-kognitive Anteil ist bislang im Kindes- und Jugendalter wenig untersucht. Der »Seiltest«, der im Rahmen von Körpertherapie bereits seit längerem in der Klinik eingesetzt wird, ist ein Instrument zur Erfassung dieser Komponente. Er wird in dieser Studie auf seine Validität hin überprüft.

Materialien und Methoden: Bisher nahmen 116 Probandinnen im Alter von 11-17 Jahre an der Studie teil (21 Patientinnen mit Anorexia bzw. Bulimia nervosa und 95 Kontrollpersonen). Beim Seiltest werden die Probandinnen aufgefordert, mit Hilfe eines Seiles darzustellen, wie sich der Umfang ihres Oberarmes, Oberschenkels sowie ihres Bauches anfühlt. Im Anschluss wird der tatsächliche Umfang des jeweiligen Körperteils gemessen und die gefühlten Werte (gefühlte Größe/wahre Größe (cm)x 100)) errechnet (Body Feel Index (BFI)). Zur Validierung dieses Instruments beantworteten die Probandinnen das Eating Disorder Inventory (EDI). Dieser Test enthält Skalen, die Aspekte des Körperbildes erfassen.

Ergebnis: Es zeigte sich ein hoch signifikanter Unterschied zwischen den essgestörten Patientinnen und der Kontrollgruppe bezogen auf die drei gefühlten Werte des Seiltests (BFI) und die Skalen des EDI. Die Korrelationsberechnungen ergaben einen hoch signifikanten Zusammenhang zwischen den BFI-Werten und den Skalen des EDI.

Zusammenfassung: Die Ergebnisse zeigen, dass der Seiltest ein geeignetes Instrument zur Erfassung der affektiv-kognitiven Komponente des Körperbildes ist.

Früherkennung von Kindern mit umschriebenen Sprachentwicklungsstörungen

Saracino, M.; Sachse, S.; Pecha, A.; von Suchodoletz, W.

Institut für Kinder- und Jugendpsychiatrie und Psychotherapie der Ludwig-Maximilians-Universität zu München

Einleitung: Mit den »Elternfragebögen für die Früherfassung von Risikokindern: ELFRA-1 und ELFRA-2« sollen Kinder mit einer Sprachentwicklungsstörung (F80.1, F80.2) bereits im Alter von 12 bzw. 24 Monaten erkannt werden. Die vorliegende Studie geht der Frage nach, wie hoch die prognostische Validität der Fragebögen einzuschätzen ist.

Methoden: 239 Eltern wurde unmittelbar vor dem ersten Geburtstag ihres Kindes der ELFRA-1 (Rücklaufquote 61 %) und 251 Eltern vor dem zweiten Geburtstag der ELFRA-2 (Rücklaufquote 74 %) zugeschickt. Die Eltern erhielten ein Jahr später erneut einen Sprachfragebogen (Rücklaufquote 95 % bzw. 89 %). Für beide Zeitpunkte lagen schließlich Daten von 121 bzw. 149 Kindern mit einsprachig deutscher Erziehung vor.

Ergebnisse: 38 % der einjährigen und 13 % der zweijährigen Kinder wurden mit den Fragebögen als Risikokinder klassifiziert. Unter Berücksichtigung der Sprachleistungen ein Jahr später ergab sich für den ELFRA-1 eine Sensitivität von 52 % und eine Spezifität von 65 %. Die entsprechenden Werte für den ELFRA-2 liegen deutlich höher (69 % bzw. 92 %).

Schlussfolgerung: Die prädiktive Aussagekraft des ELFRA-1 ist für eine Früherkennung von Sprachentwicklungsstörungen zu gering. Der ELFRA-2 hingegen kann bei 24 Monate alten Kindern als Screening-Verfahren empfohlen werden. Kinder, die mit 3 Jahren eine Sprachentwicklungsstörung zeigen, werden in der Regel bereits im Alter von 24 Monaten erkannt. Allerdings haben nur 50 % der mit 24 Monaten als Late Talkers eingestuften Kinder längerfristige Sprachprobleme.

Smith-Magenis-Syndrom: Verhaltensprobleme und Behandlungsansätze

Sarimski, K.

Kinderzentrum München

Zielsetzung: Beim Smith-Magenis-Syndrom handelt es sich um eine genetisch bedingte Entwicklungsstörung, die mit einem breiten Spektrum von körperlichen Entwicklungsauffälligkeiten und problematischen Verhaltensformen einhergeht. Diese stellen besondere Anforderungen an die Beratung und Hilfeplanung. Methoden: Es werden die Ergebnisse einer Befragung von 20 Eltern mitgeteilt, die in Kooperation mit der deutschen Selbsthilfegruppe Sirius e.V. durchgeführt wurde. Diese Angaben wurden mit denen einer Parallelgruppe von Eltern geistig behinderter Kinder verglichen. Verwendet wurde die Nisonger Child Behavior Rating Scale sowie die Children's Communication Checklist und ein schriftliches Interview zu funktionalen Zusammenhängen der problematischen Verhaltensweisen. Ergebnisse: Mehr als zwei Drittel der Eltern geben an, dass ihre Kinder überdurchschnittlich ausgeprägte aggressive und selbstverletzende Verhaltensformen sowie eine besondere Irritierbarkeit zeigen. Darüberhinaus zeigen sich Schwierigkeiten in der Beteiligung an kommunikativen Dialogen. Für einzelne problematische Verhaltensweisen lassen sich soziale Funktionen bestimmen; insbesondere zwanghafte und selbstverletzende Verhaltensformen sind jedoch einer verhaltenstherapeutischen Intervention schwer zugänglich. Zusammenfassung: Es werden mögliche Ansätze zur Verhaltenstherapie der belastenden Verhaltensweisen diskutiert, die im interdisziplinären Dialog und in der Beratung von Eltern berücksichtigt werden sollten.

»Ich zähle jetzt bis drei ...« – Sprachliche und nichtsprachliche
ressourcenaktivierende Interventionsmöglichkeiten im Rahmen eines
Eltern-Kind-Haus (im Rahmen der Präsentation des ASK)

Scheffler, U.

Kinder- und Jugendpsychiatrie, Vestische Kinder- und Jugendklinik, Datteln

Obwohl es gelungen ist die Behandlung von Kindern zusammen mit ihren Eltern im Rahmen der Psych-PV abzusichern, wird diese Behandlungsmöglichkeit in der Bundesrepublik Deutschland nur selten genutzt. Die gemeinsame Aufnahme von Kinder und ihren Bezugspersonen als kurzfrisitige Intensivmassnahme dient der Stärkung der elterlichen Erziehungs-und Betreuungskompetenz auf der Basis einer Entwicklungsdiagnostik.

Anhand unserer jahrzehntelangen Erfahrung und unserer systemischen Sichtweise soll diese Behandlungsmöglichkeiten insbesondere bei Kleinkindern vorgestellt werden. Das symptomatische Verhalten der Kinder kreist regelmäßig zwischen expansiven Störungsbildern und den »Regulationsstörungen«. Familien, die diese Behandlungsform in Anspruch nehmen, haben oftmals schon vielfältige ambulante Therapiemaßnahmen durchlaufen. Eine individuelle Kombination verbaler und nonverbaler Interventionen kann im Rahmen eines unterstützenden ressourcenaktivierenden Milieu noch eine Veränderung schaffen.

Die Integration der systemischen Familientherapie in eine traditionelle Jugendstation

Schell, B.; Schüßling, F.; Gantchev, K.; Wippich, R.

Klinik und Poliklinik für Kinder- und Jugendpsychiatrie/-psychotherapie des Universitätsklinikums Carl Gustav Carus, Dresden

Seit September 2003 implementieren wir auf einer bis dahin nach einem integrativen Behandlungskonzept arbeitenden Station systemische Therapie und Familientherapie. Ziel ist es, durch einen Wandel des Rollenverständnisses des therapeutischen Teams Verantwortung für Veränderungen bei Eltern und Patienten zu belassen und gleichzeitig Rahmenbedingungen zu schaffen, unter denen die Familien ihre Ressourcen optimal zur Lösung der bestehenden Probleme nutzen können. Therapiebausteine, die dies ermöglichen, sind neben der Familientherapie Netzwerkkonferenzen, therapeutische Hausbesuche, Mehr-Familien-Gruppen, Familienergotherapie, offene systemische Übergabe, systemische Visite und Interventionsstrategien, die die Verantwortlichkeit der Patienten und Eltern stärken. Der Wechsel zum systemischen Denken erfordert nicht nur veränderte Handlungsstrategien, sondern auch einen anderen Sprachgebrauch. Wir möchten die damit verbundenen Schwierigkeiten und von uns entwickelte Lösungsmöglichkeiten anhand von praktischen Beispielen darstellen und diskutieren.

Einführung: Bedarfsanalyse und Versorgungssituation

Schepker, R.

Westfälisches Institut, Hamm

Problemstellung: Die Gruppe schwer hörgeschädigter Kinder und Jugendlicher (4 % eines Altersjahrgangs) – definiert als Gehörlose, Schwerhörige und CI-Träger – leidet unter dem Risikofaktor häufiger kommunikative Probleme im Kontakt mit der hörenden »Majoritätskultur«, vor allem auch bei gehörlosen Kindern mit ihren Eltern, die zu ca. 90 % hörend sind. Die Comorbidität mit Teilleistungsstörungen oder weiteren Behinderungen ist hoch. Es bestehen Gefahren der gesellschaftlichen Stigmatisierung und der Selbst- und Fremdausgrenzung, die beim Hinzukommen von familiären Belastungsfaktoren. Entwicklungsschritte wie Autonomie- und Identitätsentwicklung erschweren können. Diese Konstellation berechtigt zur Annahme einer »psychiatrischen Risikopopulation«.

Ergebnisse einer Literaturrecherche beziffern die Prävalenz psychischer Störungen bei hörgeschädigten Kindern und Jugendlichen i.w.S. mit 15-54 %. Spezialisierte Bildungseinrichtungen können psychische Störungen nicht auffangen, in den verfügbaren Untersuchungen wird der psychiatrische Beratungs- und Behandlungsbedarf dort als hoch benannt und die Versorgungsanforderungen als nicht erfüllt. Teilstationäre und stationäre Behandlungsangebote sind bis auf eine Ausnahme nicht qualifiziert. Beratungsstellen sind rar. Niedergelassene sind selten mit dieser Patientengruppe erfahren. Die Psychotherapie-Richtlinien sind für diese Gruppe nicht adäquat. Die Dolmetscherfinanzierung im ambulanten Bereich ist unbefriedigend geregelt. Dennoch ergibt sich aus den vorhandenen Ergebnissen eine gute Wirksamkeit für angepasste Psychotherapieverfahren.

Neue Entwicklungen zum Gender-mainstreaming in der Suchttherapie Jugendlicher

Schepker, R.

Westfälisches Institut, Hamm

Ziel: Mädchenspezifische Aspekte in der Suchtbehandlung wurden anhand der Inanspruchnahmepopulation des Westfälischen Instituts Hamm über 2 Jahre untersucht. Epidemiologisch (siehe HBSC-Studie) steigt der Substanzkonsum von Mädchen an, liegt jedoch noch unter dem der Jungen.

Vorgehen: Erkenntnisse aus der Basisdokumentation wurden durch Experteninterviews und Fallanalysen ergänzt.

Ergebnisse: Mädchen stellten ca 1/3 der Patienten in der Qualifizierten Entzugsbehandlung, 50 % der Patienten der Doppeldiagnosen-Behandlung und weniger als 20 % in der medizinischen Rehabilitation. Sie unterschieden sich von Jungen nicht in der Rückfallhäufigkeit, jedoch deutlich in Art und Umfang der Comorbidität.

Schlussfolgerungen für die therapeutische Praxis und zielgruppenorientierte Primär- und Sekundärprävention werden diskutiert.

Kindlicher Schlaf unter den Bedingungen ambulanter Polysomnographie

Schiffhauer, R. (1); Alfer, D. (1); Fricke, L. (2); Wiater, A. (3); Lehmkuhl, G. (2); Stephan, E. (1)

(1) Psychologisches Institut der Universität zu Köln; (2) Klinik und Poliklinik für Psychiatrie und Psychotherapie des Kindes und Jugendalters der Universität zu Köln; (3) Kinderklinik Krankenhaus Porz am Rhein, Köln

Zielsetzung: Polysomnographieuntersuchungen ermöglichen es, unabhängig vom subjektiven Erleben, Schlaf in qualitativer und quantitativer Hinsicht zu parametrisieren. Über Zusammenhänge zwischen kindlichem Schlaferleben und polysomnographisch messbaren Schlafparametern ist bislang allerdings wenig bekannt. Zudem sind sehr wenige Untersuchungsergebnisse zu kindlichem Schlaf beschrieben worden, die auf Polysomnographieuntersuchungen in der häuslichen Umgebung der Kinder basieren. Zielsetzung der vorgestellten Arbeit ist daher, Zusammenhänge zwischen kindlichem Schlaferleben und ambulant polysomnographisch messbaren Schlafparametern zu untersuchen.

Material und Methode: Bei Kindern der 2. Grundschulklasse (n = 26) wurden jeweils zwei aufeinander folgende ambulante Polysomnographie-Untersuchungen in der gewohnten häuslichen Schlafumgebung durchgeführt. Mit Fragebogen wurde das subjektive Schlaferleben der Kinder in diesen Nächten erfasst. Zur Beurteilung der Schlafgewohnheiten dienten Schlafprotokolle. Bei der Datenauswertung interessierten einerseits die allgemeine Datenqualität und das Ausmaß, in dem gewohnte Schlafmuster durch die Messungen selbst gestört wurden, sowie andererseits Zusammenhänge zwischen subjektivem Erleben und Polysomnographiedaten.

Ergebnisse: Alle Polysomnographien und Fragebogen lieferten auswertbare Daten. Ein »first-night-effect« zeigte sich lediglich tendenziell. Die Einschätzung ihres eigenen Schlafes war bei den Kindern je nach untersuchtem Parameter unterschiedlich genau. Gute Übereinstimmungen zeigten sich vor allem in Bezug auf die Schlaflatenz. Hingegen konnten Kinder nur sehr ungenaue Angaben zu der Anzahl der nächtlichen Aufwachereignisse und der Dauer der Wachliegezeit machen.

Zusammenfassung: Die ambulante Polysomnographie erscheint geeignet, um Schlaf unter weitestgehend natürlichen Bedingungen zu untersuchen. Statistische Vergleiche zwischen Fragebogen- und Polysomnographiedaten zeigen, dass es den Kindern nur teilweise gelang, ihren Schlaf entsprechend den objektiven Messdaten einzuschätzen.

Behandlungsabbrüche und Medikamenten-Non-Compliance in einer Kohorte ersterkrankter psychotischer Jugendlicher in Melbourne (EPPIC)

Schimmelmann, B. (1); Conus, P. (2); McGorry, P. D. (3); Lambert, M. (4)

(1) Klinik für Kinder und Jugendpsychiatrie und Psychotherapie, Universitätsklinikum Hamburg-Eppendorf; (2) Département Universitaire de Psychiatrie Adulte, Clinique de Cery, Prilly, Schweiz; (3) Early Psychosis Prevention and Intervention Centre (EPPIC), Melbourne, Australien; (4) Klinik für Psychiatrie und Psychotherapie, Universitätsklinikum Hamburg-Eppendorf

Einleitung: Medikamenten-Non-Compliance sowie Behandlungsabbrüche sind klassische und schwerwiegende Probleme in der Behandlung psychotischer Jugendlicher. Ziel dieser

Studie ist es, die Frequenz von sowie prädiktive Variablen für Behandlungsabbrüche und Medikamenten-Non-Compliance in einer australischen Kohorte vorzustellen.

Methode: Das «Early Psychosis Prevention and Intervention Centre (EPPIC)» in Melbourne, Australien, hat zwischen 1998 und 2000 786 Patienten mit der Erstmanifestation einer psychotischen Störung im Alter von 14-29 behandelt. Darunter waren 110 Jugendliche (14-18 Jahre). Es handelt sich um eine retrospektive Auswertung gut standardisierter Akten.

Ergebnisse: 24 (22 %) Jugendliche haben die Behandlung abgebrochen, 5 Jugendliche sind umgezogen. Von den verbleibenden 81 Patienten sind 59 exakt 18 Monate behandelt worden. Davon haben 30 (51 %) mindestens 1 Woche ihre medikamentöse Behandlung abgelehnt (Non-Compliance), 13 Patienten (20 %) waren weniger als 6 Wochen compliant. Jugendliche, welche im Verlauf die Behandlung abbrachen, waren bei Behandlungsbeginn älter und weniger krank (CGI, GAF) sowie im Verlauf weniger medikamenten-compliant und krankheitseinsichtig und konsumierten eher weiterhin Drogen (log Regression: $R2 = 0.51$). Jugendliche mit extrapyramidal-motorischen Nebenwirkungen (EPS) im Verlauf wurden in 80 % non-compliant gegenüber 20 % ohne EPS; Jugendliche mit psychiatrischer Vorgeschichte (psychiatrische/psychotherapeutische Behandlung) waren in 40 % non-compliant gegenüber 65 % ohne Vorgeschichte (log Regression $R2 = 0.48$).

Schlussfolgerung: Bekannte klinische Risikoprofile für Behandlungsabbrüche und Medikamenten-Non-Compliance ließen sich empirisch belegen. EPS, fortlaufender Drogenkonsum und fehlende Krankheitseinsicht können Frühzeichen eines drohenden Behandlungsabbruchs oder von Non-Compliance sein und sollten gezielt behandelt werden.

Studie wurde von Drittmittelgeber finanziert: in Anteilen Eli Lilly Australia

Kinder im Krieg: Psychotherapie und Supervision im Kosovo

Schlüter-Müller, S.

Frankfurt

Die Arbeit mit kriegstraumatisierten Kindern aus anderen Kulturkreisen, mit anderem religiösen, kulturellen und familientraditionellen Hintergrund ist eine Herausforderung an unsere Toleranz, und unser Einfühlungsvermögen und stellt sonstige therapeutische Settings in Frage. Unsere kulturzentrierte und eurozentrierte Vorstellung von »richtig« und »falsch« erweist sich oft als unnütz. Dies wird in der Psychotherapie und Supervision im Kosovo deutlich, da dieses Land aufgrund seiner sowohl kommunistischen Vergangenheit als auch der überwiegend islamischen Bevölkerung andere innere Bilder von Krankheit und deren Entstehung hat und vor allem der Sprache eine andere Bedeutung zuschreibt als in westlichen Kulturkreisen. Das Aussprechen von schwierigen Dingen, das Worte-finden für innere Vorgänge ist weitgehend ungeübt und stellt oft große Barrieren dar.

Erfahrungen aus 10 Jahren Tagesklinikbehandlung – Ergebnisse einer retrospektiven Analyse und Befragung

Schmelzle, M. (1); Wyler, M. (2); Canonica, C. (2); Stotzer, K. (2); Felder, W. (2); Deuser, V. (1); Egli-Alge, M. (1)

(1) Tagesklinik Kinder und Jugandpsychiatrische Dienste, Münsterlingen, Schweiz; (2) Tagesklinik der Kinder- und Jugendpsychiatrie, Universitäre psychiatrische Dienste (UPD), Bern, Schweiz

Zielsetzung: Mittlerweile haben sich tagesklinische Konzepte in den letzten zehn Jahren in der kinder- und jugendpsychiatrischen Versorgung etabliert, sie ergänzen ambulante und vollstationäre Einrichtungen. Bisher gibt es nur wenige Untersuchungen zur Evaluation tagesklinischer Behandlung. Ziel der vorgestellten Untersuchung ist eine umfassende Beschreibung der Gesamtpopulation der seit Gründung behandelten Kinder und Familien sowie eine Nachbefragung im Hinblick auf die weitere Entwicklung in zwei Tageskliniken der Schweiz (Münsterlingen und Bern).

Material und Methoden: Unter dieser Vorbedingung werden aus beiden Einrichtungen 180 Akten tagesklinischer PatientInnen (Eintrittsdiagnose, Medikation bei Eintritt, Behandlungsziele und -setting, Aufenthaltsdauer, Austrittsdiagnose, Schweregrad der Störung, Medikation bei Austritt, Nachbehandlungsempfehlungen etc.) erfasst und die Patienten und ihre Familien retrospektiv über ihre Erfahrungen und Zufriedenheit mit der Behandlung, der Institution und den Erfahrungen mit den Nachbetreuungsmaßnahmen mittels eines kurzen Fragebogens befragt.

Ergebnisse: Die Untersuchung gibt einen Überblick über die behandelte Population und den Fortgang der Behandlung nach der Entlassung aus der Tagesklinik. Soweit im retrospektiven Untersuchungssetting erhebbar, hat sich die Symptomatik in der Globalbeurteilung sowohl der Eltern wie auch der Jugendlichen weniger verbessert als die Befindlichkeit bei Austritt gegenüber dem Beginn der Behandlung deutlich verbessert, ein Effekt der stabil blieb bis zum Zeitpunkt der Befragung, d. h. bis zu 8 Jahre nach Ende der Behandlung.

Zusammenfassung: In einer retrospektiven Befragung wurden in zwei Tageskliniken (Bern und Münsterlingen) alle Patient/inn/en mit ihren Eltern zu Befindlichkeit und Symptomatik mit Fragebögen befragt. Die Verbesserung in der Befindlichkeit bildete sich deutlicher ab als in der Symptomatik, beide Effekte blieben über die Jahre stabil.

Behandlungsansätze im Vergleich – eine prospektive, vergleichende Fragebogenuntersuchung tagesklinischer und ambulanter Behandlungsansätze

Schmelzle, M. (1); Wyler, M. (2); Canonica, C. (2); Stotzer, K. (2); Preuss, U. (2); Felder, W. (2); Graf, T. (1); Egli-Alge, M. (1)

(1) Tagesklinik und Ambulatorium Kinder- und Jugandpsychiatrische Dienste, Münsterlingen, Schweiz; (2) Tagesklinik der Kinder- und Jugendpsychiatrie, Universitäre psychiatrische Dienste (UPD), Bern, Schweiz

Zielsetzung: Im Anschluss und aus den Erfahrungen der in einem weiteren Beitrag vorgestellten retrospektiven Evaluation aus 10 Jahren Tagesklinikbehandlung erfolgt eine Fortsetzung der Untersuchung mit einem prospektiven Ansatz. Ziel ist die Erfassung von Veränderungen in Befinden, Symptomatik und Belastungsfaktoren durch Fragebögen unter Erfassung von Vorgeschichte und Diagnose im ambulanten, tagesklinischen und vollstationären Setting. Durch den modulartigen Aufbau sind im Verlauf Modifikationen möglich, vor allem aber lässt sich die Untersuchung auch im klinischen Alltag mit stets begrenzten Ressourcen durchführen.

Material und Methoden: Aus den Erfahrungen mit diesen Untersuchungen wurde ein modulartig aufgebautes Erfassungssystem entwickelt, mit dem die Behandlung prospektiv evaluiert werden kann. Es wird zusätzlich zu ökonomisch handhabbaren Fragebögen (SDQ, Fragebögen zu Befinden und Zufriedenheit), die von den Eltern und den Patienten zu Beginn, bei Beendigung eines Behandlungsabschnittes sowie im 30 Monate nach Behandlungsbeginn ausgefüllt werden ausführliche Daten zur Vorgeschichte und zum Verlauf erfasst (Anamnesedaten), dazu Verlaufsparameter mit ebenfalls SDQ, CGI und GAF. Dies ist über einen Zeitraum von 5 Jahren für ambulante, teilstationäre und vollstationäre Behandlungen vorgesehen.

Ergebnisse: Die Untersuchung gibt einen Überblick über die behandelten Populationen mit ihren Charakteristika und Störungsbildern. Es werden sowohl Symptomatik und Funktionsniveau seitens der Behandler erfasst wie auch Befindlichkeit von Patienten (ab 12 Jahren selbst befragt) und im Elternurteil. Die Instrumente und erste Erfahrungen werden vorgestellt und unter methodenkritischen Aspekten diskutiert.

Zusammenfassung: In einer Fragebogenerhebung werden in zwei Tageskliniken (Bern und Münsterlingen) sowie im ambulanten Behandlungssetting PatientInnen mit ihren Eltern zu Befindlichkeit und Symptomatik fortlaufend befragt. Aufbau und erste Erfahrungen werden kritisch diskutiert.

Psychische Belastung und Prävalenz psychischer Störungen von Kindern und Jugendlichen in stationären Jugendhilfeeinrichtungen

Schmid, M.; Goldbeck, L.; Nützel, J.; Fegert, J. M.

Universitätsklinikum Ulm; Klinik für Kinder- und Jugendpsychiatrie/Psychotherapie

Hintergrund: Kinder und Jugendliche aus stationären Jugendhilfeeinrichtungen sind extremen psychosozialen Belastungen (z.B. Misshandlung, Deprivation) ausgesetzt, welche ein erhebliches Risiko für die Entwicklung einer psychischen Störung darstellen. Diese Studie untersucht die Prävalenz und den Behandlungsstatus von psychischen Störungen in dieser Hochrisikogruppe.

Stichprobe: Grundlage der Studie ist die vollständige Untersuchung einer repräsentativen Stichprobe von 20 Jugendhilfeeinrichtungen mit 689 Kindern und Jugendlichen (478 Jungen, 208 Mädchen). Der Altersdurchschnitt beträgt 14,4 Jahre. Sie leben im Schnitt seit 2,2 Jahren in ihren Einrichtungen.

Methode: Es wurde ein zweiphasiges Untersuchungsdesign gewählt. Zuerst wurden den Jugendlichen und den Pädagogen standardisierte klinische Fragebögen (CBCL/YSR) vorgegeben, um eine Fremd- und Selbsteinschätzung des Verhaltens der Jugendlichen zu erhalten. Kinder und Jugendliche, die eine Standardabweichung über dem Mittelwert der Normpopulation lagen, wurden in einem zweiten Untersuchungsschritt mit einem klinischen Interview (DISYPS-KJ) untersucht, um eine kinder- und jugendpsychiatrische ICD-10 Diagnose abzusichern.

Ergebnisse: Die untersuchte Stichprobe erreichte im CBCL Ergebnisse die 1.5 Standardabweichungen über der Normstichprobe lagen (T-Wert Ges. = 64,36 SD = 9,7). Es zeigte sich eine sehr hohe Prävalenz (61,3 %) von psychischen Störungen in dieser Stichprobe, wobei externalisierende Störungen überwiegen. 30 % der Stichprobe erreichen einen T-

Wert von über 70 in der CBCL-Ges. Eine Clusteranalyse zeigt spezifische CBCL-Testprofile in dieser Population auf. Im Vergleich zur psychischen Auffälligkeit zeigte sich eine massive kinder- und jugendpsychiatrische Unterversorgung.

Schlussfolgerungen: Kinder und Jugendliche aus stationären Jugendhilfeeinrichtungen sind stark von einer Chronifizierung einer psychischen Störung bedroht. Zur Verbesserung ihrer kinder- und jugendpsychiatrischen Versorgung sollten spezifische Angebote für diese Hochrisikogruppe entwickelt werden.

Studie wurde von Drittmittelgeber finanziert: Janssen-Cilag GmbH

Stabilität von Kaufman-ABC und der mit diesem Verfahren ermittelten »Hochbegabung« in einer Stichprobe von weit überdurchschnittlich begabten Kindern

Schmid, M. (1); Stapf, A. (2)

(1) Klinik für Kinder- und Jugendpsychiatrie/Psychotherapie des Universitätsklinikums Ulm; (2) Psychologisches Institut der Universität Tübingen

Einleitung: Die Intelligenz gilt als eine der stabilsten Persönlichkeitseigenschaften überhaupt. Die Stabilität von Intelligenztestergebnissen im Vorschulalter ist aufgrund der davon abhängigen Entscheidungen bezüglich der Einschulung von praktischer Relevanz. Der intellektuellen Hochbegabung wird diese Stabilität häufig abgesprochen. Eine außergewöhnliche gute kognitive Leistungsfähigkeit im Vorschulalter wird häufig auf einen Entwicklungsvorsprung attribuiert. In dieser Untersuchung wurde die Retest-Reliabilität des Kaufman-ABC (K-ABC) und die Stabilität der »Hochbegabungsdiagnosen« untersucht.

Methode: Alle Kinder, die im Rahmen einer hochbegabten Beratung im Vorschulalter mit dem K-ABC untersucht wurden, wurden angeschrieben und zu einer Wiederholung der Untersuchung eingeladen. Von 60 Eltern konnten 42 für eine Mitarbeit gewonnen werden. Aufgrund des relativ langen Test-Retest Intervalls und der Varianzeinschränkung in der Untersuchungspopulation ist von einer geringeren Stabilität als in der Studie von Madest (1989) auszugehen.

Stichprobe: Die 42 Kinder (29 Jungen und 13 Mädchen) waren zum Zeitpunkt der ersten Untersuchung im Durchschnitt 5 Jahre und 3 Monate alt (SD = 4,9). Beim Retest betrug das Alter 7 Jahre und 10 Monate. Das Intervall zwischen der ersten und zweiten Untersuchung betrug im Schnitt 32, 6 Monate (SD = 16,1) (1 Jahr- 5, 8 Jahre).

Ergebnisse: Die Stabilität der Gesamtskalen des K-ABC schwanken zwischen $r = .46$ und $r = .73$. Die Stabilität des K-ABC kann aufgrund der methodischen Einschränkungen dieser Untersuchung als ausreichend angesehen werden. Die Stabilität der Hochbegabungsdiagnosen ist mit einer rtet von .73 ebenfalls gegeben.

Schlussfolgerungen: Hochbegabte Kinder können bereits im Vorschulalter identifiziert werden. Im Falle einer Unterforderung können entsprechende Interventionen eingeleitet werden.

Temperament, Charakter und psychische Belastung von Jugendlichen in stationären Jugendhilfeeinrichtungen

Schmid, M.; Goldbeck, L.; Nützel, J.; Fegert, J. M.; Schmeck, K.

Klinik für Kinder- und Jugendpsychiatrie/Psychotherapie des Universitätsklinikums Ulm

Hintergrund: Kinder und Jugendliche aus stationären Jugendhilfeeinrichtungen sind extremen psychosozialen Belastungen (z.b. Misshandlung, Deprivation) ausgesetzt, welche ein erhebliches Risiko für die Entwicklung einer psychischen Störung darstellen, und eine Ausprägung von »reifen« Charakterstrukturen erschweren. Ein Kind mit einem schwierigen Temperament wird die Ressourcen seiner Ursprungsfamilien eher überfordern, so dass postuliert werden kann, dass Heimkinder vermehrt schwierige Temperamentskonstellationen aufweisen.

Methode: Grundlage der Studie ist die vollständige Untersuchung einer repräsentativen Stichprobe von 20 Jugendhilfeeinrichtungen mit 689 Kindern und Jugendlichen (478 Jungen, 208 Mädchen, Altersdurchschnitt 14,4 Jahre, seit durchschnittlich 2,2 Jahren in der Einrichtung). In einem zweistufigen Untersuchungsdesign wurden den Jugendlichen und den Pädagogen zunächst standardisierte klinische Fragebögen (CBCL/YSR) vorgegeben. Jugendlichen über 11 Jahren füllten zusätzlich den JTCI (Junior Temperament and Character Inventory) aus. Kinder und Jugendliche, die im CBCL/YSR eine Standardabweichung über dem Mittelwert der Normpopulation lagen, wurden in einem zweiten Untersuchungsschritt mit einem klinischen Interview (DISYPS-KJ) untersucht, um eine kinder- und jugendpsychiatrische ICD-10 Diagnose abzusichern.

Ergebnisse: Jugendliche aus Heimen unterscheiden sich in 5 der 7 Subtests des JTCI von der Normierungsstichprobe. Insbesondere ihre »Selbstlenkungsfähigkeit« ist wesentlich geringer ausgeprägt (T-Wert = 44,3; SD = 10,25). In Clusteranalysen zeigen sich spezifische Interaktionen und Zusammenhänge zwischen JTCI und CBCL Ergebnissen und ICD-10-Diagnosen. Jugendliche mit internalisierenden Störungen erreichen höhere Werte in den Subskalen »Schadensvermeidung« und niedrigere in der Skala »Selbstlenkungsfähigkeit«. Jugendliche mit externalisierenden Störungen erzielen demgegenüber höhere Werte in Neugierverhalten und niedrigere in Belohnungsabhängigkeit und Selbstlenkungsfähigkeit.

Schlussfolgerung: Die Aufteilung in Temperaments- und Charaktereigenschaften kann auch in dieser Hochrisikopopulation bedeutsame Hinweise für Zusammenhänge zwischen Persönlichkeitsmerkmalen und Psychopathologie beisteuern.

CNV-Änderungen bei Kindern als Ausdruck der neurophysiologischen Reifung – eine Längsschnittstudie

Schmidt, K. (1); Knauss, E. (1); Bosnak, I. (1); Resch, F. (1); Weisbrod, M. (2); Oelkers-Ax, R. (1); Bender, S. (1)

(1) Abteilung Kinder- und Jugendpsychiatrie, Universtiät Heidelberg; (2) Psychiatrische Klinik, Universität Heidelberg

Thema: Die Contingente Negative Variation (CNV), eine Amplitudennegativierung der Baseline, die die Vorbereitung einer Reaktion auf einen erwarteten Stimulus widerspiegelt, zeigt während Kindheit und Jugend eine alterabhängige Amplitudenänderung, so z.B. eine zunehmende Negativierung der späten Komponente (Besken et al., 1993; Bender et al. 2002). Diese Veränderung wird auf die zunehmende kortikale Reifung zurückgeführt

(Kropp et al., 1999). Da alle bisher mit Kindern durchgeführte Studien Querschnittsstudien waren, erscheint es sinnvoll, die CNV bei Kindern intraindividuell im Längsschnitt zu untersuchen.

Methoden: Die Stichprobe der Erstuntersuchung bestand aus 81 gesunden Kindern zwischen 6 und 18 Jahren (Alter 11,6 +/- 3,32 J.; m:w 42:39), die als Kontrollgruppe für Kinder mit primären Kopfschmerzen diente. Um die normale physiologische Reifung zu beurteilen, werden hier nur die Ergebnisse der Kontrollgruppe vorgestellt. Für die Nachuntersuchung ca. 4 Jahre später konnten 66 Probanden erneut rekrutiert werden (Alter 14,93; m:w 32:34). Die CNV wurde jeweils mittels eines Warnreiz-Zielreiz-Paradigmas gemessen. Hierbei wurde den Kindern über Kopfhörer der Warnton (S1, 1000Hz, 50ms, 90dB) und nach 3 Sekunden der Zielton (S2, 2000Hz, 50ms, 90dB) präsentiert. Nach dem Zielton sollten die Probanden so schnell wie möglich die linke Maustaste drücken. Dieses Paradigma wurde jedem Probanden pseudorandomisiert mit einem Abstand von 10-15 Sekunden insgesamt 60mal in drei Läufen zu je 20 Trials präsentiert. Die Auswertung erfolgte mithilfe des Brain Vision Analyzers, wobei in Hinblick auf die Reifung hauptsächlich die Elektroden Cz (1), Fz (8) und Pz (14) betrachtet wurden. Die intraindividuelle Änderung der Amplituden der CNV-Komponenten mit dem Alter wird dargestellt und diskutiert.

Studie wurde von Drittmittelgeber finanziert: DFG (OE265/1)

Selbstverletzendes Verhalten – Untersuchung an einer jugendlichen Patientengruppe

Schmitz, G.

ZIP gGmbH, Klinik für Kinder- und Jugendpsychiatrie, Kiel

Selbstverletzendes Verhalten ist vor allem unter weiblichen Jugendlichen ein zunehmend häufiger anzutreffendes Phänomen. In der jugendpsychiatrischen Inanspruchnahme-Population zeichnet sich im Einzugsbereich unserer Klinik ebenfalls eine außerordentlich hohe Zunahme von selbstverletzenden Verhaltensweisen ab. Ziel der Untersuchung: Anhand des Patientenkollektivs der Jahre 2002 bis 2004 sollen vor allem psychodynamische Zusammenhänge dieses Verhaltens aufgeklärt werden.

Methode: Aus den Krankengeschichten der entsprechenden Patienten werden Daten zu 1. Art und Intensität des selbstverletzenden Verhaltens, 2. Dauer und Entwicklung der Symptomatik, 3. Ätiopathogenese der möglichen Basisstörungen, 4. Art und Umfang möglicher Komorbidität erhoben.

Ergebnisse: Langfristig gegebene und schwere Formen der Selbstverletzungen treten vor allem als Folge von massiven Traumatisierungen und auf der Basis histrionischer Persönlichkeitsorganisationen auf. Sie werden häufig begleitet von massiven Einbrüchen in den sozialen Lebenswelten der Jugendlichen – Leistungsversagen, sozialer Rückzug, zeitweilige Ansätze zur asketischen Gestaltung von Lebenswelten.

Die therapeutischen Handlungskonzeptionen müssen sich weniger symptomorientiert als vielmehr an der Basisstörung ausrichten. Die »heimliche Publizität« der Symptomatik sollte im therapeutischen Setting durchbrochen werden. Das Symptom muss als solches benannt und als Mittel der Patienten zur »Veröffentlichung seiner Konfliktlage« verstehbar gemacht werden.

Der Verlauf dissoziativer Störungen im Kindes- und Jugendalter

Schneck, S. (1); Ellgring, H. (2); Warnke, A. (1)

(1) Klinik und Poliklinik für Kinder- und Jugendpsychiatrie und Psychotherapie der Julius-Maximilans-Universität Würzburg; (2) Psychologisches Institut der Universität Würzburg, Interventionspsychologie, Verhaltensanalyse, Verhaltensregulation

In der Katamnesestudie zum Langzeitverlauf dissoziativer Störungen mit Beginn im Kindes- und Jugendalter wurde erstmalig eine kinder- und jugendpsychiatrische Inanspruchnahmepopulation mit standardisierten Diagnoseverfahren untersucht. Von besonderem Interesse sind dabei die Entwicklung der dissoziativen Störungen, psychiatrische Komorbidität und die psychosoziale Anpassung der ehemaligen Patienten.

Methode: Das Untersuchungskollektiv bildeten 62 Kinder und Jugendliche, die im Zeitraum von 1980-93 in der Klinik für Kinder- und Jugendpsychiatrie der Universität Würzburg wegen einer dissoziativen Störung (ICD-10) ambulant oder stationär behandelt wurden. Die Daten der Ausgangsstichprobe wurden retrospektiv aus den Krankengeschichten gewonnen. Zur Nachuntersuchung erklärten sich 27 ehemalige Patienten bereit. Das Vorliegen einer dissoziativen Störung wurde mit dem Heidelberger Dissoziationsinventar (HDI) erfasst. Um das Vorhandensein anderer psychiatrischer Erkrankungen bzw. Persönlichkeitsstörungen zu überprüfen wurden das diagnostische Expertensystem (DIA-X) sowie das strukturierte klinische Interview für DSM-IV (Achse II, Persönlichkeitsstörungen) durchgeführt. In Hinblick auf die psychosoziale Anpassung, die Belastbarkeit sowie die Erfassung von krankheitsbezogenen Kontrollüberzeugungen (KKG) wurde ein Vergleich zu einer Kontrollgruppe mit 35 psychiatrisch gesunden Personen gezogen.

Ergebnisse: Nach einer mittleren Katamnesezeit von 12,4 Jahren weisen von den 27 ehemaligen Patienten noch 66,6 % mindestens eine psychiatrische Erkrankung auf. Es zeigte sich, dass 26 % weiterhin eine dissoziative Störung aufwiesen. Auffallend häufig fanden sich Persönlichkeitsstörungen. Trotz der hohen Rate an weiterhin psychiatrisch erkrankten Personen konnte in unterschiedlichen psychosozialen Bereichen eine weitgehend gute soziale Anpassung gefunden werden.

Strukturelle und funktionelle Unterschiede im Hörkortex von Musikern: musikalische Begabung, Langzeit-Training und instrumentelle Präferenz

Schneider, P. (1, 2); Sluming, V. (3); Roberts, N. (3); Bleeck, S. (4); Goebel, R. (5); Scherg, M. (1); Rupp, A. (1)

(1) Department of Neurology, University Hospital Heidelberg; (2) Department of Physics, University of Heidelberg; (3) Magnetic Resonance and Image Analysis Research Centre (MARIARC), University of Liverpool, Großbritannien; (4) CNBH, Department of Physiology, University of Cambridge, Großbritannien

Der Heschl Gyrus (HG) enthält auditorische Areale, die eine entscheidende Rolle bei der Musikverarbeitung spielen. Mittels Magnetoencephalographie (MEG) und Magnetresonanztomographie (MRT) wurden strukturelle und funktionelle Unterschiede im HG von Musikern und Nichtmusikern in Abhängigkeit von der musikalischen Fähigkeit untersucht. Professionelle Musiker zeigten im HG etwa ein doppelt so großes Volumen an grauer Substanz als im Vergleich zu Nichtmusikern. Durch magnetoencephalographische Lokalisation konnten die spezifischen Generatoren der P30m-Antwort des primären Hörkortex und der P50m-Antwort der lateralen tonhöhensensiblen Areale getrennt werden. Die Dipolstärke der P50m-Antwort war bei professionellen Musikern fünffach stärker ausgeprägt als bei Nichtmusikern und korrelierte stark mit dem musikalischen Langzeit-Training. Im Gegensatz dazu korrelierte die primäre P30m-Antwort sowie die anatomische Größe des HG ausschließlich mit der musikalischen Begabung. Daher beinhalten unsere Daten eine neuronale Basis zur Unterscheidung der Auswirkung von musikalischer Begabung und musikalischer Langzeiterfahrung: musikalische Begabung, HG Morphologie und P30m spiegeln die musikalische Veranlagung. Die musikalische Langzeitpraxis führt dagegen zur Verstärkung spezifischer neurophysiologischer Prozesse in lateralen Feldern des Hörkortex.

Weiterhin fanden wir innerhalb einer Gruppe von 300 Musikern dramatische individuelle Unterschiede bezüglich der Tonhöhen- und Klangfarbenwahrnehmung von harmonischen komplexen Tönen. Die kombinierte Anwendung von MRT Morphometrie und MEG zeigte, dass sich diese perzeptuellen Unterschiede in der Lateralisierung der Morphologie und Aktivierung innerhalb der tonhöhensensiblen lateralen Bereiche des HG spiegeln und mit der instrumentellen Präferenz zusammenhängen. Wir vermuten, dass es auf der Basis von psychometrischen und neurophysiologischen Befunden objektive Anhaltspunkte gibt, für Kinder und Erwachsene die Begabung für ein bestimmtes Musikinstrument vorherzusagen und daraus optimale Unterrichtsstrategien abzuleiten.

Das TrennungsAngstprogramm für Familien (TAFF): ein störungsspezifisches Behandlungsprogramm für Kinder mit einer Störung mit Trennungsangst

Schneider, S.; Blatter, J.

Universität Basel, Institut für Psychologie, Klinische Kinder- und Jugendpsychologie, Schweiz

Die Psychotherapieforschung zu Angststörungen des Kindes- und Jugendalters ist durch Studien geprägt, in denen Kinder mit unterschiedlichen Angststörungen (Störung mit Trennungsangst, Soziale Phobie, Spezifische Phobie, Generalisierte Angststörung) mit dem gleichen Therapieprogramm behandelt werden. Therapiestudien, in denen störungsspezifische Behandlungsansätze für einzelne Angststörungen untersucht wurden, stellen die Ausnahme dar. Insbesondere für die Störung mit Trennungsangst liegt bisher keine Untersuchung vor, in der ein auf das Störungsbild speziell zugeschnittener Behandlungsansatz überprüft wurde. Das Trennungsangstprogramm für Familien (TAFF) ist ein störungsspezifisches Programm zur Behandlung der Trennungsangst im Kindesalter. Im Unterschied zu den meisten vorliegenden empirisch validierten Therapieprogrammen verfolgt TAFF einen familienzentrierten Behandlungsansatz und besteht aus 4 Sitzungen mit dem Kind alleine, 4 Sitzungen mit den Eltern alleine und 8 Sitzung mit Eltern und Kind gemeinsam. Inhalte des Therapieprogramms sind die Bearbeitung dysfunktionaler Gedanken der Eltern in Bezug auf die Trennungsangst des Kindes, die Förderung der Erziehungskompetenzen der Eltern, der Aufbau von Autonomie beim Kind sowie Expostionsübungen in vivo. In einer aktuell laufenden Therapiestudie (RCT-Studie) wird die Effektivität des TAFF-Programms an Kindern mit Trennungsangst im Alter von 6-12 Jahren verglichen. Erste Pilotergebnisse werden vorgestellt.

Studie wurde von Drittmittelgeber finanziert: Schweizerischer Nationalfonds (SNF)

Das Konzept der Dresdner Familientageskliniken

Scholz, M.; Rix, M.; Scholz, K.; Gantchev, K.; Schell, B.; Schemmel, H.

Klinik und Poliklinik für Kinder- und Jugendpsychiatrie/-psychotherapie des Universitätsklinikums Carl Gustav Carus, Dresden

Kontrollierte, randomisierte Studien haben gezeigt, dass Familientherapie im Vergleich zu anderen psychotherapeutischen Formen die effektivste Behandlung bei anorektischen Jugendlichen ist (Dare, Eisler 2001). Die Steigerung der Wirksamkeit der Familientherapie durch die Nutzung gruppentherapeutischer Effekte ist klinisch mit der Einführung der Multifamilientherapie im tagesklinischen Setting in Dresden und London bereits beschrieben (Scholz, Asen 2002). Zu dieser Therapieform liegt bereits ein Behandlungsmanual vor (Scholz et al. 2003). Seit 2003 werden in einer kontrollierten, randomisierten Studie in London und Dresden die Effekte im Vergleich zur traditionellen stationären Behandlung und zur ambulanten Therapie untersucht.

Die ebenfalls seit 1998 nach dem Modell des Marlborough Family Day Service, E. Asen, eingerichtete Familientagesklinik für sozial und emotional gestörte Kinder im Alter von 4 bis 12 Jahren führt langfristig zu stabileren Ergebnissen als stationäre Behandlungen. Diese Familientagesklinik ersetzt vollständig die traditionelle Kinderstation. Stationäre Aufnahmen von Kindern dieser Altersgruppe sind nur noch bei Kriseninterventionen notwendig.

In beiden Familientageskliniken werden auf systemischer Grundlage ressourcenorientiert die Beziehungs- und Kommunikationsmuster bearbeitet und die Eltern befähigt, mit störungsspezifischen Problemen, vor allem in Alltagssituationen, umzugehen. Therapeuten, Schwestern und Erzieher haben Katalysatorfunktionen und fördern die Kompetenz der Familie. Das Symposium wird die Konzepte detailliert vorstellen sowie über die Ergebnisse der bisherigen Verlaufsstudien im Vergleich mit traditionellen Behandlungsformen berichten.

Behandlung von Alpträumen

Schredl, M.

Schlaflabor, Zentralinstitut für Seelische Gesundheit, Mannheim

Einleitung: Zu den wichtigsten Parasomnien zählen Alpträume, Pavor nocturnus, Schlafwandeln, Bruxismus, Sprechen im Schlaf und Enuresis. Die Prävalenzen der einzelnen Störungen sind relativ hoch, doch bestehen keine Richtlinien, ab welcher Häufigkeit eine Behandlung angezeigt ist. Die Ätiologie der verschiedenen Parasomnien ist weitgehend unbekannt; es scheint sich jedoch abzuzeichnen, dass Veranlagung/genetische Faktoren und Stressoren als verstärkende Faktoren eine Rolle spielen. Der Vortrag wird sich im Wesentlichen auf die Therapie von Alpträumen beziehen.

Methoden: Der Behandlungsansatz orientiert sich an der »Imagery rehearsal«-Methode von Krakow und Neidhardt [1]. Hierbei wird der Alptraum vom Kind gemalt. Dann wird die Frage gestellt, was es einzeichnen kann, damit es weniger Angst hat. Dieser neue »Traum« wird dann zuhause über 2 Wochen eingeübt.

Ergebnisse: Die Daten der ersten behandelten Kinder sind viel versprechend. Ein Fallbeispiel wird prä-sentiert.

Diskussion: Die Ergebnisse dieser Pilotstudie belegen, dass das Kompetenztraining im Umgang mit der Alptraumsituation für das Kind hilfreich ist.

Konzept zur stationären Behandlung von Eltern-Kind-Interaktionsstörungen

Schröder, S.; Döpfner, M.; Lehmkuhl, G.

Klinikum der Universität zu Köln, Klinik und Poliklinik für Psychiatrie und Psychotherapie des Kindes- und Jugendalters

Zielsetzung: An der Poliklinik für Psychiatrie und Psychotherapie des Kindes- und Jugendalters der Universität zu Köln wird das Konzept einer neu eröffneten Eltern-Kind-Station umgesetzt. Die Station bietet vollstationäre Behandlungsplätze für vier Kinder sowie je eine Bezugsperson, in der Regel ein Elternteil, die das Kind während der Behandlung begleitet. Zielgruppe sind Kinder im Alter von etwa 3 bis 9 Jahren mit ausgeprägten hyperkinetischen oder aggressiven und oppositionellen Verhaltensstörungen sowie anderen psychischen Störungen, bei denen Eltern-Kind-Interaktionen eine wesentliche Rolle spielen. Aufgenommen werden Kinder, bei denen eine ambulante Therapie nicht Erfolg versprechend oder gescheitert ist.

Materialien und Methoden: Die in der Regel vierwöchige Behandlung basiert auf wissenschaftlich bewährten Behandlungsprinzipien. Ein wesentliches Element ist die multimodale Therapie in Anlehnung an das in der Kölner Klinik entwickelte Therapieprogramm für Kinder mit hyperkinetischem und oppositionellem Problemverhalten (THOP). Die intensive verhaltenstherapeutische Kurzzeittherapie besteht aus individuell kombinierten Behandlungskomponenten. Bei Indikation kann eine Pharmakotherapie durchgeführt werden. Eine spätere ambulante Anbindung ist möglich.

Ergebnisse: Bislang sind ca. 40 Kinder auf der Eltern-Kind-Station behandelt worden. Diagnosen: Hyperkinetische Störung des Sozialverhaltens, einfache Aktivitäts- und Aufmerksamkeitsstörung, Störung des Sozialverhaltens mit oppositionellem und aufsässigem Verhalten, Enuresis, Enkopresis, emotionale Störung, Fütterstörung im frühen Kindesalter, nicht näher bezeichnete emotionale Störung des Kindesalters, nicht näher bezeichnete kombinierte Störung des Sozialverhaltens und der Emotionen. Die Inanspruchnahmestichprobe wird hinsichtlich soziodemographischer Daten beschrieben und anhand von Einzelfalldarstellungen wird der Behandlungsverlauf exemplarisch dargestellt werden.

Zusammenfassung: Das Konzept einer neu eingerichteten Eltern-Kind-Station wird vorgestellt und anhand ausgesuchter Einzelfälle erläutert.

Behandlungsprävalenz mit Psychopharmaka bei Kindern und Jugendlichen im Spiegel von GKV-Daten

Schubert, I. (1); Köster, I. (1); Ihle, P. (1); Lehmkuhl, G. (2)

(1) PMV Forschungsgruppe an der Universität zu Köln; (2) Klinik und Poliklinik für Psychiatrie und Psychotherapie des Kindes- und Jugendalters, Universität zu Köln

Zielsetzung: Untersuchung der Behandlungsprävalenzen mit Psychopharmaka nach Wirkstoffgruppen für das Jahr 2002 bei Kindern und Jugendlichen im Alter von 0 bis 18 Jahren.

Material/Methode: Versichertenstichprobe AOK Hessen/KV Hessen (2002); hier: durchgängig Versicherte des Jahres 2002 der Geburtsjahrgänge 1984 bis 2001 sowie im Jahr 2002 geborene Kinder: 30.698 Jungen und 29.004 Mädchen. Daten (personenbezogen, pseudonymisiert): Stammdaten der Versicherten, EDV-erfasste Diagnosen, Verordnungen. Psychopharmaka ATC N05, N06:

Ergebnisse: Über alle Altersgruppen betrachtet, erhielten 3,16 % der Kinder und Jugendlichen (0 bis 18 Jahre) im Jahr 2002 mindestens eine Verordnung mit einem Psychopharmakon (Jungen: 3,63 %, Mädchen 2,66 %). Die vergleichsweise hohe Behandlungsprävalenz in den jüngeren Altersgruppen von 6,87 % (Kinder unter einem Jahr) bzw. 8,09 % (Alter von einem bis unter drei Jahren) ist primär auf die Verordnung pflanzlicher Psychopharmaka zurückzuführen: 6,7 % der unter Dreijährigen erhielten diese Mittel. Ab dem 3. Lebensjahr liegt der Anteil der Kinder und Jugendlichen mit einer Psychopharmakaverordnung relativ stabil bei ca. 2,5 %. Differenziert nach therapeutischen Gruppen stehen mit einer Behandlungsprävalenz von 1,04 % die homöopathischen Hypnotika an erster Stelle, gefolgt von Methylphenidat (0,68 %). 0,4 % der Kinder und Jugendlichen erhielten pflanzliche Hypnotika; in etwa gleicher Höhe liegt die Behandlungsprävalenz mit Benzodiazepinen. Erwartungsgemäß weisen Jungen im Vergleich zu den Mädchen eine höhere Prävalenz bei den Stimulantien auf (1,14 % vs. 0,22 %), sie zeigen jedoch etwas geringere Behandlungshäufigkeiten mit Antidepressiva (Jungen 0,23 %, Mädchen. 0,36 %).

Zusammenfassung: Das Spektrum der Psychopharmakaverordnungen bei Kindern und Jugendlichen wird – vor allen in den jüngeren Altersgruppen – von homöopathischen und pflanzlichen Arzneimitteln bestimmt. Rund ein Fünftel der Behandlungsprävalenz entfällt auf Methylphenidat.

HKS bei Kindern und Jugendlichen – Versorgungsepidemiologische Analyse auf der Basis vom GKV-Daten für 1998-2001

Schubert, I. (1); Köster, I. (1); Adam, C. (2); Ihle, P. (1); Döpfner, M. (2); Lehmkuhl, G. (2)

(1) PMV Forschungsgruppe an der Universität zu Köln; (2) Klinik und Poliklinik für Psychiatrie und Psychotherapie des Kindes- und Jugendalters, Universität zu Köln

Zielsetzung: Untersuchung der Häufigkeit von HKS als Behandlungsanlass bei Kindern und Jugendlichen sowie Beschreibung ihrer medikamentösen Behandlung.

Datenbasis/Methode: Versichertenstichprobe AOK Hessen/KV Hessen (1998-2001); pro Jahr sind rund 42.000 Kinder und Jugendliche im Alter von 3 bis 15 Jahren beobachtbar. Daten (personenbezogen, pseudonymisiert): Stammdaten der Versicherten, EDV-erfasste Diagnosen (Klartexte für 1998/1999; ICD-10 kodiert ab 2000), Leistungsziffern, Verordnungen, Krankenhausaufenthalte. Definition der Kinder/Jugendliche mit HKS: relevante Diagnosetexte für 1998 und 1999, ab 2000 ICD-10: F90.0-F90.0. Psychopharmaka: ATC N05 und N06.

Ergebnisse: In der Altersgruppe der 3- bis 15-Jährigen stieg der Anteil mit einer HKS-Krankenscheindiagnose von 1,6 % (1998) auf 2,4 % (2001). Die höchste administrative Prävalenz lag sowohl für Jungen (2001: 5,8 %) wie für Mädchen (2001: 1,4 %) in der Altersgruppe der 7- bis 10-Jährigen. Bei 54 % der Kinder mit HKS wurde 2001 die Diagnose beim Kinderarzt dokumentiert (Allgemeinärzte 29 %; Kinder- und Jugendpsychiater 15 %). Der Anteil der mit Methylphenidat behandelten HKS-Kinder stieg von 16 % im Jahr 1998 auf 25 % in 2001. Nichtmedikamentös behandelt wurden im Jahr 2001 ca. 2/3 der HKS-Kinder; bei den 3- bis 5-Jährigen lag dieser Anteil bei 83 %. 15 % der HKS-Kinder erhielten eine Einmalverordnung mit Methylphenidat. Nur bei einem geringen Prozentsatz der mit Methylphenidat behandelten Kinder reichte die Verordnungsmenge für eine Therapie mit einer definierten Tagesdosis (30mg).

Zusammenfassung: Aus der Analyse der GKV-Daten wird ersichtlich, dass nicht jeder HKS-Behandlungsanlass zu einer Verordnung von Methylphenidat führt. Die Verordnungsmuster von Kinder und Jugendlichen mit Methylphenidat zeigen einen hohen Anteil an diskontinuierlichen sowie an niedrig dosierten Therapien mit Methylphenidat auf.

Wiederholungsrisiko der Legasthenie und verhaltensgenetische Untersuchungen zu mit der Legasthenie assoziierten Fähigkeiten

Schulte-Körne, G. (1); König, I. R. (3); Deimel, W. (1); Plume, E. (4); Nöthen, M. (2); Propping, P. (2); Kleensang, A. (3); Müller-Myhsok, B. (5); Warnke, A. (4); Remschmidt, H. (1); Ziegler, A. (3)

(1) Klinik für Psychiatrie und Psychotherapie des Kindes- und Jugendalters der Philipps Universität Marburg; (2) Institut für Humangenetik, Universität Bonn; (3) Institut für Medizinische Biometrie und Statistik, Universität zu Lübeck; (4) Klinik für Kinder- und Jugendpsychiatrie und -psychotherapie der Universität Würzburg; (5) Max-Planck Institut für Psychiatrie, München

Einleitung: Familienuntersuchungen zeigen, dass die Legasthenie familiar gehäuft auftritt. Sie zeigen auch, dass Legasthenie zu den genetisch komplexen Störungen gehört, die nicht durch ein einfaches genetisches Modell zu erklären ist. Zwillingsstudien zeigen, dass der Anteil an der Lese- und Rechtschreibfähigkeit, der durch genetische Faktoren erklärt werden kann, zwischen 50 und 60%.

Ziele und Methoden: In dieser multizentrischen Studie wurden 209 Familien (ein Kind mit einer Legasthenie und ein Geschwisterkind sowie beide leiblichen Eltern) untersucht. Die Rekrutierungsstrategie basierte auf dem »single proband sib pair design«, d. h. nur ein Kind (Proband) musste die Diagnosekriterien einer Rechtschreibstörung erfüllen. Neben der Rechtschreibleistung wurde die Lesegeschwindigkeit, Nichtwort-Lesen, Kurzzeitgedächtnis, orthographisches Wissen, phonologische Fähigkeiten, rechnerische Fähigkeiten und die Intelligenz untersucht.

Ergebnisse: Das Wiederholungsrisiko lag bei 4.23 (95% Konfidenzintervall 3.7-4.7) wenn man das Kriterium von einer Standardabweichung zwischen der aktuellen und der zu erwartenden Rechtschreibleistung (aufgrund des IQs) heranzieht. Das Wiederholungsrisiko nimmt mit der Höhe des Schweregrades zu. Eine Faktorenanalyse mit den phänotypischen Variablen kommt zu einer dreifaktoriellen Lösung: einem Lese-Rechtschreibfaktor, einem Geschwindigkeitsfaktor und einem Rechenfaktor. Die Schätzung der Heritabilität zeigt eine recht hohe Heritabilität für die Lese- und Rechtschreibleistung und den damit assoziierten Fähigkeiten, die höchste Heritabilität fanden wir für die Rechtschreibleistung.

Kopplungs- und Assoziationsuntersuchungen bei der Legasthenie in einer Kandidatengenregionen (18p11-q12)

Schulte-Körne, G. (1); Schumacher, J. (2); Plume, E. (4); König, I. R. (3); Libertus, C. (1); Griesemann, H. (1); Ziegler, A. (3); Propping, P. (2); Warnke, A. (4); Remschmidt, H. (1); Nöthen, M. (2)

(1) Klinik für Kinder- und Jugendpsychiatrie und -psychotherapie, Philipps Universität Marburg; (2) Institut für Humangenetik, Universität Bonn; (3) Institut für Medizinische Biometrie und Statistik, Universität zu Lübeck; (4) Klinik für Psychiatrie und Psychotherapie des Kindes- und Jugendalters der Universität Würzburg

Einleitung: Die Bedeutung genetischer Faktoren für die Entwicklung einer Lese-Rechtschreibstörung ist wiederholt beschrieben worden. Bis 60 % der Varianz der Lese- und Rechtschreibfähigkeit können durch genetische Faktoren erklärt werden. Molekulargenetische Untersuchungen haben Kandidatengenregionen auf den Chromosomen 1, 2, 3, 6, 15, und 18 identifiziert. Die Regionen auf dem langen Arm von Chromosom 15 und dem kurzen Arm auf Chromosom 18 sind von besonderem Interesse, da Kopplungsbefunde diese Kandidatengenregionen wiederholt bestätigt haben. In einer eigenen Untersuchung (Schulte-Körne et al. 1998) fanden wir Hinweis für eine Kopplung der Rechtschreibstörung zu Markern in der Region 15q21 in sieben Großfamilien. Durch die Bestätigung dieser Region durch weitere Kopplungs- und Assoziationsstudien erscheint diese Region für das Auffinden eines Kandidatengens von besonderem Interesse.

Ziele und Methoden: Im Rahmen einer laufenden, von der DFG-geförderten Multizentrischen Studie wurden bisher weitere 82 Familien mit einer Rechtschreibstörung mit 14 Short-tandem-repeat (STR)-Markern, die einen Abschnitt von 36Mb in der Region 18p11-q12 abdecken, untersucht. Zusätzlich wurden Assoziationsuntersuchungen (QTDT) mit 6 STR-Marker in der Region durchgeführt, die zuvor in einer englischen Arbeitsgruppe beschrieben wurde wurden (Fisher et al. 2002).

Auf Chromosom 18 wurden erst kürzlich eine signifikante Kopplung der LRS mit Markern in der Region 18p11.2 in zwei unabhängigen Stichproben gefunden (Fisher et al. 2002). Um diesen Befund zu überprüfen haben wir mit 14 Markern, die ein Intervall von 38Mb abdecken, diese Region eingehend untersucht.

Neben der Rechtschreibleistung wurde die Lesegeschwindigkeit, Nichtwort-Lesen, Kurzzeitgedächtnis, orthographisches Wissen, phonologische Fähigkeiten, rechnerische Fähigkeiten und die Intelligenz untersucht.

Ergebnisse: Wir konnten sowohl mit der Rechtschreibleistung als auch mit der Rechtschreibleistung assoziierte Faktoren (Lesegeschwindigkeit, Nichtwort-Lesen, Kurzzeitgedächtnis, orthographisches Wissen, phonologische Fähigkeiten, rechnerische Fähigkeiten) keine Kopplung und keine Assoziation feststellen.

Studie wurde von Drittmittelgeber finanziert: DFG

Prädiktionsmöglichkeiten von Psychosen anhand von Basissymptomen bei Erwachsenen

Schultze-Lutter, F.; Klosterkötter, J.; Ruhrmann, S.

Klinik und Poliklinik für Psychiatrie und Psychotherapie, Universität zu Köln

Die Früherkennung insbesondere schizophrener Psychosen zwecks Verbesserung des aktuellen Befindens und der Verlaufsprognose sowie zur Vermeidung bzw. Abschwächung einer manifesten Psychose und ihr vorauslaufender psychosozialer Defizite ist in den letzten Jahren zu einem Schwerpunkt in der Erwachsenenpsychiatrie geworden. Neben attenuierten und transienten psychotischen Symptomen rücken hierbei international zunehmend frühe, selbst wahrgenommene, subklinische Beschwerden in den Fokus des Interesses, wie sie unter der Bezeichnung »Basissymptome« beschrieben wurden.

In der prospektiven Cologne Early Recognition (CER) Studie wiesen 10 kognitiv-perzeptive Basissymptome nicht nur eine hohe prädiktive Stärke, sondern auch eine ausreichende Häufigkeit im Prodrom bei später manifest schizophren Erkrankten auf.

Eine an die CER-Studie anschließende prospektive Evaluierungsstudie des »Schizophrenie-Prädiktions-Instruments, Adult version« (SPI-A) zur quantitativen Erfassung von Basissymptomen unterstrich die wichtige Rolle kognitiver Störungen und – wenn auch weniger deutlich – von Störungen des Selbst- und Fremderlebens (Eigenbeziehungstendenz, Gedankendrängen, erhöhte Beeindruckbarkeit durch das Verhalten anderer, Störung der Diskrimination von Emotionen und der visuellen Wahrnehmung anderer) in der Früherkennung von Psychosen bei jungen Erwachsenen, die wegen psychischer Probleme Hilfe suchten und die initial mindestens eines der 10 in der CER-Studie als prädiktiv und sensitiv gefundenen Basissymptome über einen mindestens einjährigen Zeitraum aufwiesen. Störungen des Affekts und der Stresstoleranz waren hingegen zwar unspezifisch, gaben aber zusätzliche Hinweise auf die Akuität des Übergangs in eine Psychose. Darüber hinaus zeigte sich in beiden Studien während der ersten 12 Monate nach der Basiserhebung übereinstimmend eine 20-prozentige Übergangsrate in eine Psychose.

Kognitive Basissymptome scheinen damit eine Früherkennung von Psychosen im jungen Erwachsenenalter zu einem Frühen Zeitpunkt der Erkrankung zu ermöglichen.

Der Langzeitverlauf schizophrener Psychosen mit Beginn im Kindes- und Jugendalter

Schulz, E. (1); Fleischhaker, C. (1); Martin, M. (2); Remschmidt, H. (2)

(1) Universitätsklinikum Freiburg, Universitätsklinik für Psychiatrie und Psychosomatik, Abteilung für Psychiatrie und Psychotherapie im Kindes- und Jugendalter; (2) Klinik für Kinder- und Jugendpsychiatrie, Philipps-Universität, Marburg

Zielsetzung: Die Ergebnisse von zwei Katamnesen schizophren erkrankter Kinder und Jugendlicher, die wegen einer schizophrenen Psychose stationär behandelt wurden, werden im Vergleich zu anderen Studienergebnissen gezeigt.

Material und Methoden: Die Stichprobe I umfasst die katamnestische Untersuchung aller von 1920 bis 1960 mit einer Frühmanifestation einer Psychose stationär behandelten Patienten (n = 76). Bei Stichprobe II handelt es sich um eine Katamnese aller im Zeitraum zwischen 1983 und 1988 stationär wegen einer schizophrenen Psychose (entsprechend den Kriterien der ICD-10) behandelten Patienten (n = 101). Bei den beiden Untersuchungen gelangten folgende Instrumente zur Anwendung: Eine modifizierte Version des IRAOS unter Berücksichtigung prämorbider Auffälligkeiten, Skalen zur Erfassung der Psychopathologie (SANS, SAPS und BPRS). Zusätzlich wurde die Mannheimer Skala zur Einschätzung der sozialen Behinderung (DAS-M) und die Global Assessment Scale (GAS) verwendet.

Ergebnisse: In der Stichprobe I konnte bei der katamnestischen Untersuchung nur bei der Hälfte der Patienten die zuvor gestellte klinische Diagnose einer Schizophrenie bestätigt werden. Die allgemeine psychosoziale Anpassung zum Zeitpunkt der Katamnese ist für die Patienten mit einer Frühmanifestation einer Psychose als nicht befriedigend zu beschreiben. Sehr viel besser war die allgemeine psychosoziale Anpassung zum Zeitpunkt der Katamnese in der Stichprobe II, die sich aus der gesamten klinischen Inanspruchnahmepopulation der Marburger Klinik für Kinder- und Jugendpsychiatrie rekrutiert.

Zusammenfassung: Anhand der Ergebnisse kann gezeigt werden, dass der Einfluss von prämorbiden Faktoren (introversive vs. extraversive Auffälligkeiten und Entwicklungsstörungen), Entwicklung und Dauer der ersten Erkrankungsepisode und des Erkrankungsalters sich in Abhängigkeit von der Erkrankungsdauer unterschiedlich stark auf den Verlauf der Erkrankung und die psychosoziale Anpassung der Patienten auswirkt.

Gewichtsveränderung unter atypischen Neuroleptika. Erste Ergebnisse einer Langzeitstudie bei Kinder und Jugendlichen

Schulz, E. (1); Fleischhaker, C. (1); Heiser, P. (4); Herpertz-Dahlmann, B. (2); Holtkamp, K. (2); Mehler-Wex, C. (3); Rauh, R. (1); Remschmidt, H. (4); Warnke, A. (3)

(1) Abteilung für Psychiatrie und Psychotherapie im Kindes- und Jugendalter der Albert-Ludwigs-Universität Freiburg; (2) Klinik für Kinder- und Jugendpsychiatrie des Universitätsklinikums an der RWTH Aachen; (3) Klinik und Poliklinik für Kinder- und Jugendpsychiatrie an der Bayerischen Julius-Maximilians-Universität Würzburg; (4) Klinik und Poliklinik für Psychiatrie und Psychotherapie des Kindes- und Jugendalters an der Philipps-Universität Marburg

Ziel der vorliegenden Untersuchung ist es den Langzeitverlauf der Gewichtszunahme unter der Behandlung mit atypischen Neuroleptika zu evaluieren.

Methodik: Die Untersuchung wurde an vier kinder- und jugendpsychiatrischen Abteilungen durchgeführt. Körpergewicht und Body-Mass-Index (BMI) von erstmalig mit Clozapin (n = 16), Olanzapin (n = 6) und Risperidon (n = 8) behandelten Patienten wurden prospektiv erhoben. Verschiedene klinische Risikofaktoren wurden bzgl. ihrer Assoziation mit der beobachten Gewichtszunahme in den 3 Medikationsgruppen untersucht.

Ergebnisse: In allen drei untersuchten Medikationsgruppen fand sich eine signifikante Gewichtszunahme zwischen Baseline und Endzeitpunkt ($p = < 0,001$). Für die meisten Gewichtsmaße zeigten sich bei geplanten Vergleichen signifikante Unterschiede bzgl. der Gewichtszunahme zwischen Olanzapin versus Clozapin und Olanzapin versus Risperidon. Die durchschnittliche Gewichtszunahme war am höchsten unter der mit Olanzapin (15,5 kg+/-9,6), gefolgt von Clozapin (8,5 kg+/-10,8) und Risperidon (6,4 kg+/-3,4). Für die Gesamtgruppe konnte eine signifikante negative Korrelation zwischen der Gewichtsveränderung und dem Körpergewicht vor der medikamentösen Behandlung nachgewiesen werden ($r = -0,34$, $P = < 0,04$).

Schlussfolgerung: Die Behandlung mit den atypischen Neuroleptika Olanzapin und Clozapin ist im Kinder- und Jugendalter mit einer extremen Gewichtszunahme im Langzeitverlauf assoziiert, wobei sich in der untersuchten kleinen Stichprobe für Olanzapin sehr viel höhere Werte ergaben als aus Erfahrungen mit Erwachsenen zu erwarten gewesen wäre. Auch die Behandlung mit Risperidon ist mit einer, wenn auch weniger ausgeprägten, Gewichtszunahme bei Kindern und Jugendlichen assoziiert, wobei auch diese Gewichtszunahme sehr viel stärker ausfiel, als aufgrund von Untersuchungen bei Erwachsenen zu erwarten gewesen wäre. Die gezeigten Unterschiede zwischen diesen drei atypischen Neuroleptika könnten sowohl die Compliance mit der Medikation beeinflussen, als auch mögliche Gesundheitsrisiken hervorrufen.

Der Langzeitverlauf von Patienten nach einer stationären psychotherapeutischen Behandlung – Katamnese Haus Vogt

Schulz, E.; Fleischhaker, C.; Bock, K.; Rauh, R.; Hennighausen, K.

Abteilung für Psychiatrie und Psychotherapie des Kindes- und Jugendalters, Universität Freiburg

Zielsetzung: Die Ergebnisse der Katamnese einer vollständigen Inanspruchnahmepopulation des Haus Vogt werden vorgestellt.

Material und Methoden: Die Stichprobe umfasst alle von 1983 bis 1988 stationär im Haus Vogt behandelten Patienten (n = 327). Von diesen wurden alle Patienten in die katamnestische Nachuntersuchung eingeschlossen, die mindestens 6 Monate im Haus Vogt behandelt wurden (n = 206). Bei der Untersuchung gelangten folgende Instrumente zur Anwendung: Ein strukturiertes Interview, die Kurzversion des World Health Organisation Quality of Life Interview (WHOQOL-BREF), die Symptom-Checkliste von Derogatis – Deutsche Version (SCL-90-R) und ein Fragebogen zur Beurteilung der Behandlung (FBB).

Ergebnisse: Mehr als 85 % der Patienten wurden vor der stationären Behandlung im Haus Vogt schon ambulant und/oder stationär psychiatrisch behandelt. Anhand des Krankenblattes und aller verfügbaren Unterlagen wurden die Diagnosen entsprechend der ICD-10 reklassifiziert. Hierbei ergaben sich folgende ICD-10 Diagnosen: Neurotische Störungen (F4x.x) 25,7 %, Essstörungen (F50.x) 17,8 %, Affektive Störungen (F3x.x) 11,9 %, Hyperkinetisches Syndrom (F90.x) 10,9 %, Verhaltens- und emotionale Störungen mit Beginn in Kindheit und Jugend (F94.x-F99.x) 10.9 %, Emotionale Störungen (F93.x) 5,9 %, Persönlichkeits-/ Verhaltensstörungen (F6x.x), Störungen des Sozialverhaltens (F91.x) und Kombinierte Störungen des Sozialverhaltens und der Emotionen in jeweils 4 %. Die Geschlechterverteilung in der untersuchten Stichprobe ist ausgeglichen. Mehr als 15 Jahre nach der Entlassung aus dem Haus Vogt zeigten viele der Patienten immer noch eine erhebliche Symptomatik und eine deutlich reduzierte Lebensqualität.

Zusammenfassung: Anhand der Ergebnisse kann gezeigt werden, dass sich der Verlauf der Erkrankung und die psychosoziale Anpassung der Patienten zum Zeitpunkt der Nachuntersuchung sehr unterschiedlich in den verschiedenen Diagnosegruppen darstellt.

Ergebnisse einer klinischen Studie zur komorbiden Angst im Behandlungsverlauf der Anorexia nervosa

Schulze, U. M. E. (1); Calame, S. (2); Keller, F. (1); Fegert, J. M. (1); Warnke, A. (2)

(1) Universitätsklinik für Kinder- und Jugendpsychiatrie/Psychotherapie, Universitätsklinikum Ulm; (2) Universitätsklinik für Kinder- und Jugendpsychiatrie und Psychotherapie, Julius-Maximilians-Universität Würzburg

Zielsetzung: Angstsymptome stellen sowohl eine wichtige prämorbide Kondition als auch mögliche Langzeitbeeinträchtigung im Zusammenhang mit anorektischen Essstörungen dar. Hinsichtlich komorbider Ängste ist bisher mit Ausnahme der Sozialen Phobie wenig bekannt. Materialien und Methoden: Eingang in die Stichprobe fanden 29 anorektische stationäre Patienten (Alter: 14.54 Jahre, SD ±1.89 Jahre), welche nach differentialdiagnostischer Abgrenzung im Hinblick auf depressive und Zwangs-Symptome hinsichtlich des Schweregrades ihrer Essstörung (FEV, EDI, ANIS) und ihrer Ängste (STAI, SPAI-C-D) untersucht wurden. Ergebnisse: Der mittlere BMI betrug 14.26 kg/m2 (±1.50), die stationäre Aufenthaltsdauer lag bei durchschnittlich 84.93 Tagen (±44.35). Während sowohl hinsichtlich des Auftretens von Ängsten und des Schweregrades der Essstörung, als auch im Hinblick auf das Bestehen einer sozialen Phobie und einer erhöhten Trait-Anxiety (Zustandsangst) Korrelationen gefunden wurden, war dies in Bezug auf den BMI-Wert zu Behandlungsbeginn nicht der Fall. Zusammenfassung: Die Ergebnisse unserer Untersuchung legen nahe, dass bei einem Teil anorektischer Patienten Angstsymptome bereits im Kindes- und Jugendalter eine wesentliche Einflußgröße darstellen. Eine weitere Verbesserung der Therapieoptionen und Langzeitprognose sollte daher die frühest mögliche systematische Erfassung und Differenzierung von Angststörungen implizieren.

Langzeiteffekte multimodaler Therapie bei Kindern mit Aufmerksamkeitsdefizit-/Hyperaktivitätsstörungen (ADHS) – Ergebnisse der 8-Jahre-Katamnese der Kölner Adaptiven Multimodalen Therapiestudie (CAMT)

Schürmann, S.; Breuer, D.; Metternich, T. W.; Rademacher, C.; Azbay, F.; Lehmkuhl, G.; Döpfner, M.

Klinik und Poliklinik für Psychiatrie und Psychotherapie des Kindes- und Jugendalters am Klinikum der Universität zu Köln

Zielsetzung: Die Wirksamkeit multimodaler Therapie bei Kindern mit Aufmerksamkeitsdefizit-/Hyperaktivitätsstörung (ADHS) gilt als belegt. Umstritten sind weiterhin die relative Bedeutung einzelner Komponenten – der Psychoedukation und Beratung, Stimulanzien- und Verhaltenstherapie sowie die Langzeitstabilität der Effekte. Internationale Studien untersuchten bislang Katamnesezeiträume von unter fünf Jahren.
Methoden: In der Kölner Adaptiven Multimodalen Therapiestudie (CAMT) wurden insgesamt n = 75 Kinder mit der Diagnose einer ADHS im Alter von sechs bis zehn Jahren behandelt. 8;6 Jahre nach Beendigung der ersten Intensivtherapie wurde bei rund 90 % der Kinder eine Nachuntersuchung durchgeführt.
Ergebnisse: Die überwiegende Mehrzahl der zum Katamnesezeitpunkt 16- bis 22-Jährigen wird zum Katamnesezeitpunkt weder pharmakologisch noch psychotherapeutisch

behandelt und zeigt eine gute psychosoziale Anpassung. Sowohl die Patienten, die ausschließlich verhaltenstherapeutisch behandelt wurden als auch diejenigen, die während der Intensivphase oder im Katamnesezeitraum pharmakologisch und verhaltenstherapeutischen behandelt wurden, zeigen eine deutliche Reduktion der expansiven Symptomatik und der Gesamtauffälligkeit im Urteil der Eltern und in der klinischen Beurteilung.

Schlussfolgerung: Trotz einzelner sehr problematischer Verläufe lassen sich insgesamt relativ günstige Entwicklungen bei Kindern und Jugendlichen mit ADHS nach einer adaptiven multimodalen Therapie nachweisen, wobei nur eine Minderheit weiterhin langjährig medikamentös oder psychotherapeutisch behandelt werden.

Studie wurde von Drittmittelgeber finanziert: DFG

Das Kaufman-Testsystem jenseits der K-ABC (2): Screening mit dem Kaufman-Neuropsychologischen Kurztest (K-NEK)

Schürmann, S. (2); Scholten, S. (1); Melchers, P. (1, 2)

(1) Abteilung Kinder- und Jugendpsychiatrie, Kreiskrankenhaus Gummersbach; (2) Klinik und Poliklinik für Psychiatrie und Psychotherapie des Kindes- und Jugendalters der Universität zu Köln

Der Kaufman-Neuropsychologischer Kurztest (K-NEK) kann in vielfältiger Weise von Neuropsychologen, klinischen Psychologen, Psychiatern, Geriatern und Neurologen in einem Altersbereich von 11 bis über 80 Jahren angewendet werden. Es handelt sich um die Adaption der Kaufman-Short Neuropsychological Assessment Procedure (K-SNAP; Kaufman u. Kaufman, 1994). Im Kaufman – Testsystem schließt der K-NEK ebenfalls an den von der K-ABC erfassten Altersbereich an, dient jedoch nicht der differenzierten Beurteilung intellektueller Fähigkeiten.

Der K-NEK erlaubt eine grundlegende Beurteilung kognitiver Funktionen im Sinne eines Screenings und basiert auf kognitions- und neuropsychologischen Theorien, vor allem auf der zentralen Denktheorie von Luria. Das Verfahren umfasst vier Untertests auf den drei Niveaus kognitiver Komplexität, die die verschiedenen Bereiche bzw. Blöcke der zentralen Denktheorie repräsentieren: Block I [Wachheit und Orientierung] wird durch den Untertest »Orientierung« repräsentiert, der die klassische klinische Prüfung der Orientierungsfunktionen in eine standardisierte und normierte Form bringt. Block II [Wahrnehmungs- und Verarbeitungsebene] umfasst die Untertests Gestaltschließen und Zahlennachsprechen. Insofern gestattet der K-NEK die orientierende Beurteilung sequenzieller und simultaner Verarbeitungsaspekte bei Jugendlichen und Erwachsenen, die in der K-ABC das theoretische Fundament der differenzierten Intelligenzdiagnostik bei Kindern gewährleisten. Block III [Exekutivfunktionen] besteht aus dem Untertest Wortsuche, durch den Handlungs- und Planungsfunktionen als Anteil der Exekutivfunktionen beurteilt werden sollen. Neben Untertest- und Gesamtskalenergebnissen erlaubt der K-NEK die Berechnung eines Beeinträchtigungsindex als einfaches, aber objektives Maß kognitiver Funktionsbeeinträchtigung.

Nach Abschluss der Normierung in Deutschland, Österreich, der Schweiz und Südtirol (n = 2544) wurde der K-NEK im März 2004 veröffentlicht. Im Vortrag werden theoretische Grundlagen und praktische Anwendungsmöglichkeiten, Reliabilität und verschiedene Validitätsaspekte dargestellt.

Diagnostik und Differenzialdiagnostik umschriebener Sprachentwicklungsstörungen

Schöler, H.
Pädagogische Hochschule Heidelberg, Institut für Sonderpädagogik, Abteilung Psychologie in sonderpädagogischen Handlungsfeldern

Umschriebene Sprachentwicklungsstörungen zählen mit einer Prävalenzrate zwischen 5 und 8 % zu den häufigsten Entwicklungsstörungen. Sie bieten ein heterogenes Erscheinungsbild, und eine Reihe von Faktoren wird als (mit)verursachend diskutiert. Schwächen der phonologischen Schleife des Arbeitsgedächtnisses gelten dabei als besonders trennscharf zwischen sprachentwicklungsgestörten und sprachunauffälligen Kindern. Diagnostische Verfahren, mit denen Bereiche dieser auditiven Informationsverarbeitung überprüft werden, erweisen sich auch als sehr reliabel und valide für die Diagnostik und Differenzialdiagnostik. Das Vorschulscreening HASE (Brunner u. Schöler, 2001/02) wird vorgestellt, das u. a. drei Aufgaben zur Prüfung der auditiven Verarbeitung enthält.

Die Entstehung der Kinder- und Jugendpsychiatrie als medizinische Fachdisziplin in Jena unter dem Einfluß und in Wechselwirkung mit der Pädagogik – Das Zusammenwirken der Psychiater Otto Binswanger, Theodor Ziehen, Wilhelm Strohmayer sowie der Pädagogen Wilhelm Rein und Johannes Trüper

Schönberg, A.; Gerhard, U.-J.
Klinik für Kinder- und Jugendpsychiatrie der Friedrich-Schiller-Universität, Jena

Die Entwicklung der Kinder- und Jugendpsychiatrie als eigenständige Fachrichtung ist nicht nur als Resultat einer Spezialisierung innerhalb der Medizin bzw. der Psychiatrie zu werten, sondern geht aus dem Zusammenspiel medizinischer, pädagogischer, psychologischer und philosophischer Einflüsse hervor. Innerhalb der wissenschaftlichen Nachbardisziplinen nimmt die Pädagogik und dort insbesondere die Heilpädagogik eine entscheidende Rolle ein.

Anhand der Darstellung der Entwicklungslinie der Kinder- und Jugendpsychiatrie in Jena von den Anfängen Ende des 19. Jahrhunderts bis in die 30er Jahre des vorigen Jahrhunderts soll die enge Verbindung und die gegenseitige Befruchtung von Psychiatrie und Pädagogik nachvollzogen werden. Der als einer der Pioniere der Kinderpsychiatrie geltende Psychiater und Philosoph Theodor Ziehen, der an der Nervenklinik in Jena wirkte, unternahm seine ersten entwicklungspsychologischen Untersuchungen zur Ideenassoziation des Kindes (1898) in Zusammenarbeit mit dem Pädagogen Wilhelm Rein. Praktische kinderpsychiatrische Erfahrungen erwarb er sich als Konsiliarius des Erziehungsheims von Johannes Trüper auf der Jenaer Sophienhöhe. Trüper selbst wurde mit der Problematik des entwicklungsgestörten Kindes wiederum durch den Direktor der psychiatrischen Klinik Otto Binswanger konfrontiert. Trüper war Mitbegründer der Zeitschrift »Die Kinderfehler« (1896), einer der wichtigsten Periodika für die pädagogische und kinderpsychiatrische Forschung. Der Jenaer Psychiater Wilhelm Strohmayer gehört mit seinem Werk »Vorlesungen über die Psychopathologie des Kindesalters für Mediziner und Pädagogen« (1910) ebenfalls zu den Wegbereitern der Kinderpsychiatrie in Deutschland und setzte die Konsiliartätigkeit auf der Sophienhöhe fort. Die enge und unmittelbare Zusammenarbeit von Psychiatern und Pädagogen, die in Jena zur frühen Herausbildung des Faches Kinderpsychiatrie geführt hat, kann als eine Besonderheit in der Wissenschaftsentwicklung angesehen werden.

Behandlung dissoziativer Bewegungsstörungen mittels rTMS

Schönfeldt-Lecuona, C.; Spitzer, M.; Kammer, T.; Freudenmann, R. W.

Universität Ulm

In der Behandlung von dissoziativen Bewegungsstörungen gibt es bisher keine als eindeutig wirksame erwiesene Therapie. Kognitiv-behaviorale oder tiefenpsychologisch-psychodynamische Therapiemethoden, Hypnose, physikalische Anwendungen, funktionelle elektrische Stimulation und Pharmakotherapie werden mit oft nicht zufrieden stellendem Erfolg eingesetzt.

Mit der transkraniellen Magnetstimulation (TMS) ist es möglich, bei intakten Nervenbahnen Muskeln, die inaktiv sind, nicht-invasiv zu aktivieren. Zudem gibt es Hinweise, dass die hochfrequente repetitive (r)TMS das Erregungsniveau stimulierter Nervenverbände heraufregulieren kann. Wir setzten rTMS bei drei Patienten ein, die unter einer anhaltenden dissoziativen Bewegungsstörung litten (vollständige Arm- und Schultergürtellähmung mit ausgeprägter Atrophie, Hemiparese rechts, Paraparese der Beine). Die Stimulationen erfolgten zunächst über zwei Wochen täglich je nach Lokalisation der Lähmung über dem kontralateralen M1-Hand/Arm-Areal bzw. über dem interhemisphärischen Spalt mit 15 Hz und einer Intensität von 110 % der motorischen Schwelle (MS), insgesamt 4000 Pulse/d. Diese Art überschwelliger Stimulationen induzierte beim ersten Patienten einen Tremor der Hand während der Reizserien; eine anschließende tägliche rTMS mit 90 % MS unterstützte eine aktive Mitbeteiligung des Patienten. Nach dreimonatiger Behandlung waren die Muskelkraft und Trophik des gesamten Arms wieder hergestellt. Beim zweiten Patienten wurden die Stimulationen in der gleichen Art und Weise appliziert. Die Armfunktion entfaltete sich vollständig, die Beinfunktion nur teilweise. Der dritte Patient erfuhr eine partielle Rückbildung der Lähmungen und war in der Lage, sich mit einem Rollator selbständig fortzubewegen.

Eine Erklärungsmöglichkeit für den therapeutischen Effekt der rTMS ist eine direkte Folge der physiologischen Wirkung. Alternativ könnten die für den Patienten sichtbaren Effekte der Stimulation im Sinne einer positiven Verstärkung wirken. Schließlich sind auch weitere indirekte, psychologische vermittelte Effekte zu diskutieren: Durch eine moderne, hochtechnisierte Behandlung wird dem Patienten ein Krankheitsmodell vermittelt, das im Sinne einer Brückenbildung ermöglicht, das Symptom aufzugeben, ohne dass psychische Abwehrmechanismen dagegen in Gang gesetzt werden. Die rTMS könnte als eine neue Therapiemöglichkeit bei dissoziativen Lähmungen in Erwägung gezogen werden.

Welchen Beitrag zur Vorhersage subklinisch-depressiver Symptomatik im frühen Jugendalter können Stressverarbeitungsstrategien und Persönlichkeitsmerkmale leisten?

Seemann, S.; Pössel, P.; Hautzinger, M.

Universität Tübingen, Abteilung für Klinische und Entwicklungspsychologie

Da sich mit Beginn der Pubertät ein deutlicher Anstieg der Prävalenzraten und ein erhöhtes Risiko für die Ausbildung depressiver Symptome findet (Ge et al., 1994) wird ausgehend von einem bio-psycho-sozialen Entwicklungsmodell der Depression und unter der Annahme eines Kontinuums depressiver Symptomatik u.a. Faktoren wie Stressverarbeitungsstrategien und Persönlichkeitsmerkmalen aufgrund kognitiver und sozioemotionaler Entwicklungsaufgaben eine wichtige Funktion im Entstehungsgefüge depressiver Störungen zugeschrieben. So konnten Längsschnittuntersuchungen zum Zusammenhang zwischen Stressverarbeitung und Depression bei Jugendlichen beispielsweise zeigen, dass ein vermeidender Copingstil mit höherer depressiver Symptomatik einhergeht und als einer der Risikofaktoren für die Entwicklung depressiver Störungen angesehen werden kann (Seiffge-Krenke u. Klessinger, 2000). Untersuchungen zum Einfluss von Persönlichkeitsmerkmalen wie Neurotizismus oder Introversion, die im Erwachsenenalter seit langem mit depressiven Störungen in Verbindung gebracht werden, fehlend jedoch im Jugendalter noch weitgehend. Ziel der vorliegenden Studie war es, anhand einer Stichprobe von 283 Jugendlichen zu überprüfen, ob Persönlichkeitsmerkmale und Stressverarbeitungsstrategien effektive Prädiktoren depressiver Symptomatik sind.

Zu drei Meßzeitpunkten im Abstand von jeweils sechs Monaten wurden Fragebogendaten erhoben. Dabei wurde die depressive Symptomatik mit dem Selbstbeurteilungsbogen für depressive Störungen (SBB-DES) aus dem Diagnostik-System für psychische Störungen im Kindes- und Jugendalter (DISYPS-KJ) erfasst, Persönlichkeitsmerkmale wurden mit dem Gießen-Test und Stressverarbeitungsstrategien mit dem Stressverarbeitungsfragebogen für Kinder und Jugendliche (SVF-KJ) erhoben. Über die beiden Prädiktionszeiträume hinweg fand sich auch nach Kontrolle der depressiven Ausgangssymptomatik ein zusätzlicher Vorhersagebeitrag der untersuchten Faktoren.

Studie wurde von Drittmittelgeber finanziert: DFG (Po 766/1-1 Prävention von depressiven Symptomen bei Jugendlichen)

Der Bindungsstatus von Müttern hyperkinetischer Kinder im Vergleich zu Müttern unauffälliger Kinder

Sevecke, K.; Krischer, M.; Döpfner, M.; Lehmkuhl, G.

Klinik für Psychiatrie und Psychotherapie des Kindes- und Jugendalter der Universität zu Köln

Einleitung: Die vorliegende Untersuchung beschäftigt sich mit mütterlichen Bindungsstilen von Kindern und Jugendlichen mit hyperkinetischer Störung. Mehrer Studien konnten eine konsistente Korrelation zwischen dem Bindungsstaus von Müttern und dem ihrer Kinder zeigen. Die Bindungstheorie sieht einen Zusammenhang zwischen der desorganisierten Bindung und aggressiven/expansiven Störungen im Kindes- und Jugendalter. In der

Studie wird die Hypothese überprüft, ob in der Zielstichprobe ein höherer Prozentsatz von desorganisiertem und ambivalent-verstricktem Bindungsstatus zu finden ist.

Methode: Anhand des Adult Attachment Projective (AAP, George, Pettini u. West, 1999) wurden 20 Müttern von Kindern mit hyperkinetischer Störung, die sich in ambulanter kinderpsychiatrischer Behandlung befanden, untersucht. Die Kontrollgruppe stellten 15 Mütter von unauffälligen Kindern dar.

Ergebnisse: Es konnten deutlich unterschiedliche Bindungsstati mit einem höheren Anteil des desorganisiertem Bindungsstils in der Stichprobe der HKS-Mütter gefunden werden. Die Ergebnisse werden auf dem Kongress vorgestellt.

Psychopathy-Dimensionen, Temperament und ADHS bei inhaftierten und unauffälligen Jugendlichen im Vergleich (Kölner GAP-Studie)

Sevecke, K.; Krischer, M.; Döpfner, M.; Lehmkuhl, G.

Klinik für Psychiatrie und Psychotherapie des Kindes- und Jugendalter der Universität zu Köln

Einleitung: In der vorliegenden Untersuchung wird erstmals die Psychopathy-Checkliste Youth Version (PCL-YV, Forth, Kosson u. Hare, 2003) an deutschen weiblichen und männlichen inhaftierten Jugendlichen im Vergleich zu einer repräsentativen Schülerstichprobe angewandt. Der Zusammenhang zwischen Temperamentfaktoren, externalisierendem und internalisierendem Verhalten, ADHS und Persönlichkeitsdimensionen im Sinne des Psychopathy-Konzepts nach Hare steht im Focus des Vortrags.

Methode: An 120 inhaftierten Jugendlichen und 148 unauffälligen Schülern im Altersbereich zwischen 14 bis 19,11 wurden Temperamentsfaktoren (JTCI), externalisierendes und internalisierendes Verhalten (YSR), ADHS (SBB-HKS jetzt und SBB-HKS früher) sowie Psychopathy-Dimensionen (PCL-YV) untersucht.

Ergebnisse: Zwischen der Zielstichprobe der delinquenten Jugendlichen und der Kontrollstichprobe fanden sich deutliche Unterschiede hinsichtlich der Ausprägung von psychopathy Dimensionen, Temperament, ADHS und externalisierendem sowie internalisierendem Verhalten. Die Delinquenten erreichten einen mittleren Psychopathy-Score von 24 Punkten, die Kontrollstichprobe hingegen von 4 Punkten. Die korrelativen Ergebnisse werden auf dem Kongress vorgestellt.

Probleme der verbalen und nonverbalen Kommunikation bei Behandlung und Diagnostik von Kindern und Jugendlichen sowie Eltern aus Migrantenfamilien

Siefen, R. (1); Schepker, R. (2)

(1) Westfälische Klinik Marl; (2) Westfälisches Institut Hamm

Zielsetzung: Deskription und Analyse kommunikativer Anforderungen bei Diagnostik und Therapie von Patienten mit Migrationshintergrund.

Materialien und Methoden: Kinder- und Jugendpsychiater/innen aus verschiedenen Ländern und mit teilweise eigenem Migrationshintergrund beschreiben und analysieren wichtige Aspekte der verbalen und nonverbalen Kommunikation bei Diagnostik und Behandlung von verschiedenen Migrantengruppen.

Ergebnisse: Der ethnokulturelle Hintergrund sowohl der Patienten wie der Therapeut/inn/en hat wesentlichen Einfluss auf die Kommunikation während diagnostischer und therapeutischer Prozesse.

Zusammenfassung: Faktoren des ethnokulturellen Hintergrundes von Kindern, Jugendlichen und Familien wirken sich auf Diagnostik und Therapie aus und müssen systematisch dokumentiert und berücksichtigt werden.

Sprachliche und kulturelle Aspekte der Restandardisierung psychologischer Testverfahren für Migrantengruppen

Siefen, R. (1); Schwab, J. (1); Brähler, E. (2)

(1) Westfälische Klinik Marl; (2) Selbständige Abteilung für Medizinische Psychologie und Medizinische Soziologie, Universitätsklinik Leipzig

Zielsetzung: Definition methodischer und inhaltlicher Kriterien für die Restandardisierung von Testverfahren für Kinder, Jugendliche und Erwachsene spezifischer ethnokultureller Gruppen.

Materialien und Methoden: Zunächst wird eine Befragung deutscher Testautoren zu Übersetzungen ihrer Verfahren dargestellt. Dann wird auf die Relevanz sprachlicher Aspekte, Probleme der Rückübersetzung, Konsensuskonferenzen von Experten, die affektive Bedeutung der Muttersprache und der Verkehrssprache sowie die Berücksichtigung kultureller, religiöser und soziodemographischer Kriterien bei der Restandardisierung von Testverfahren an Migrantengruppen eingegangen. Spezifische Anforderungen bei der Teststandardisierung für Kinder, Jugendliche und Eltern, also Erwachsene, werden beschrieben. Unterschiede zwischen Leistungstests und Persönlichkeitstests werden berücksichtigt. Kontrollskalen bezüglich Offenheit oder sozialer Erwünschtheit sind anzupassen.

Ergebnisse: Ein Kriterienkatalog zur methodischen Anforderung an Übersetzung, Rückübersetzung, bilinguale Testgestaltung, Stichprobengewinnung, Datenauswertung und kulturangemessene Interpretation bei der Restandardisierung psychologischer Testverfahren wird zusammengestellt.

Zusammenfassung: Restandardisierung etablierter psychologischer Testverfahren ist dringend notwendig, um bei den größeren Migrantengruppen eine kulturfaire Diagnostik für Kinder, Jugendliche und Erwachsene mit Migrationshintergrund zu ermöglichen.

Kommunikationsmöglichkeiten von Patienten mit selbstverletzendem Verhalten in der Kunsttherapie

Siefen, R.; Joswig, K.; Murafi, K.

Westfälische Klinik Marl

Zielsetzung: Integration des kommunikativen Verhaltens in der Kunsttherapie von Patienten mit selbstverletzendem Verhalten in diagnostische und therapeutische Prozesse.

Materialien und Methoden: Die kunsttherapeutischen Produktionen von Patienten mit selbstverletzendem Verhalten und ihre Kommentierung werden systematisch analysiert. Mit photogestützten Falldarstellungen wird die therapeutische Relevanz bildhafter Selbstdarstellung durch Patienten mit selbstverletzendem Verhalten demonstriert.

Ergebnisse: In der Kunsttherapie werden Diagnostik und Therapie durch das gemeinsame Gespräch über die zunächst nonverbalen Botschaften in Bilderform gefördert.

Zielsetzung: Selbstverletzendes Verhalten kann als Aktionssprache verstanden werden. Auch in der Kunsttherapie findet Kommunikation durch Handeln statt. Das eröffnet Patienten neue Formen der Selbstwahrnehmung und -mitteilung.

Sprachliche und kulturelle Kommunikationsaspekte bei stationärer Behandlung von Migrantenjugendlichen mit Sucht- und Alkoholproblemen

Siefen, R.; Schwab, J.; Pimenov, A.

Westfälische Klinik Marl

Zielsetzung: Erarbeitung von Empfehlungen zur kultursensiblen Diagnostik und Therapie drogen- und alkoholkranker Migrantenpatienten.

Materialien und Methoden: Von 150 Patienten, die während des Zeitraums eines Jahres auf der Drogen- und Alkoholstation der Marler Klinik aufgenommen wurden, hat fast jeder 5. einen familiären Migrationshintergrund. Eingegangen wird auf psychische und körperliche Komorbidität, Behandlungsverlauf und Behandlungsergebnis sowie Diagnosenspektrum bezüglich möglicher Unterschiede zwischen einheimischen Patienten und Migrantenpatienten. Ausführlich beschrieben werden Probleme der sprachlichen und inhaltlichen Kommunikation über Krankheitskonzepte und Therapieerwartungen. Diese und auch die Schwierigkeiten bei der Verständigung auf Behandlungsperspektiven werden fallbezogen dargestellt.

Ergebnisse: Bisher stellen die Drogen- und Alkoholpatienten mit Migrationshintergrund eine ethnokulturell sehr heterogene Gruppe auf der Drogenstation dar. Trotz des Einsatzes bilingual und bikulturell kompetenter Ärztinnen und Ärzte mit türkischem oder russischem Migrationshintergrund gibt es offenbar erhebliche Inanspruchnahmebarrieren. Hierzu tragen Kommunikationshindernisse zwischen allen Mitarbeiter/innen des Teams und Patienten sowie Angehörigen bei.

Zusammenfassung: Eine systematische Schulung des Mitarbeiterteams der Drogen- und Alkoholstation in kulturangemessener Kommunikation bezüglich Krankheitskonzepten, Therapieerwartungen und Zukunftsplanungen kann helfen, Verständigungsprobleme zwischen den Mitarbeiter/innen und den Patienten selbst sowie ihren Angehörigen zu verringern. Hinzu kommen muss der Einsatz bilingual und bikulturell kompetenter Therapeut/inn/en, neben Öffentlichkeitsarbeit und enger Kooperation mit Ansprechpartner/innen in den jeweiligen ethnokulturellen Gruppen.

Möglichkeiten und Grenzen metakognitiver Therapie bei Zwangsstörungen im Kindes- und Jugendalter

Simons, M.

Klinik für Kinder- und Jugendpsychiatrie und -psychotherapie, Universitätsklinikum Aachen

Zielsetzung: Zwangsgedanken motivieren Zwangshandlungen. Während in der Verhaltenstherapie (Exposition mit Reaktionsverhinderung [ER]) die Gedanken als bedeutungslos abgetan werden, bieten kognitive und metakognitive Ansätze (z.B. Salkovskis, 1999; Wells, 2000) Möglichkeiten, diese Gedanken umzudeuten (metakognitive Umstrukturierung) und anders zu bewältigen. Gezeigt werden soll, wie Techniken metakognitiver Therapie (MKT) bei Kindern und Jugendlichen eingesetzt werden können.

Methode: In einer fortlaufenden Studie wurden Kinder und Jugendliche entweder mittels ER oder MKT behandelt. Anhand der Children's Yale-Brown Obsessive Compulsive Scale (CY-BOCS) wurde die jeweilige Symptombelastung zu vier Messzeitpunkten erhoben (vor und nach Therapie, Drei-Monats- und Zwei-Jahres-Katamnese). Anhand der deutschen Version der Family Accomodation Scale (Calvocoressi et al., 1999) wurden familiäre Belastung und Einbeziehung in die Zwangssymptome erhoben. Mittlerweile wurden 9 Patienten in der Zwei-Jahres-Katamnese untersucht.

Ergebnisse: In beiden Behandlungsgruppen zeigten sich in relativ kurzer Zeit sehr große Therapieeffekte, die sich auch in der Drei-Monats- und in der Zwei-Jahres-Katamnese als stabil erwiesen. Allerdings waren im Zwei-Jahres-Zeitraum nach Therapie bei einzelnen Patienten weitere Therapien notwendig. Vor allem Patienten mit begleitender Tic- oder Tourette-Störung zeigten einen schlechteren Verlauf. Die wichtigsten Grenzen der Studie werden aufgezeigt.

Schlussfolgerung: Vorläufige Befunde verweisen darauf, dass metakognitive Techniken wirkungsvoll eingesetzt und die bewährte Expositionsbehandlung ergänzen und bereichern können.

Analyse der Blickbewegungen von Kindern mit einer Lese- und Rechtschreibstörung und einer altersentsprechenden Kontrollgruppe beim Lesen von Pseudowörtern

Simonszent, H. (1); Dürrwächter, U. (1); Trauzettel-Klosinski, S. (2); Reinhard, J. (2); Klosinski, G. (1)

(1) Abteilung für Psychiatrie und Psychotherapie im Kindes- und Jugendalter, Universität Tübingen; (2) Abteilung für Pathophysiologie des Sehens und Neuro-Ophthalmologie, Universitäts-Augenklinik Tübingen

Zielsetzung: Es wurden die Blickbewegungen von Kindern mit einer Lese- und Rechtschreibstörung und einer altersentsprechenden Kontrollgruppe beim Lesen von Pseudowörtern analysiert. Die Auswahl des Stimulusmaterials (wortähnliche und wortunähnliche Nonwörter des SLRT) erfolgte unter dem Aspekt, die Lesestrategie der Probanden unter verschiedenen Schwierigkeitsstufen beim synthetischen Lesen zu untersuchen und zu vergleichen. Das gewählte Studiendesign erlaubte eine weitgehende Minimierung von Konstexteinflüssen und kognitiven Komponenten des normalen Textlesens.

Methode: Zur Aufzeichnung der Augenbewegungen wurde ein Scanning-Laser-Ophthalmoskop (SLO) verwendet. Diese hoch präzise Messmethode wurde erstmalig zur Registrierung der Blickbewegungen von legasthenen und nicht-legasthenen Kindern beim Lesen von Pseudowörtern eingesetzt. Die generierten Lesekurven ermöglichten die Berechnung von zeitlichen und räumlichen Blickbewegungsparametern. Zusätzlich wurde der prozentuale Fehleranteil erhoben.

Ergebnisse: Die Legastheniegruppe wies in allen zeitlichen und räumlichen Kennwerten – mit Ausnahme des prozentualen Anteils von Regressionen – deutlich erhöhte Kennwerte auf. Sie benötigten zum Dekodieren der Pseudowörter mehr Zeit und führten eine größere Anzahl von Augenbewegungen durch. Das Verhältnis von Sakkaden zu Regressionen blieb jedoch unabhängig von den Lesefertigkeiten konstant.

Schlussfolgerung: Die Ergebnisse erbringen Hinweise dafür, dass die Lesestrategie in beiden Gruppen grundsätzlich die gleiche zu sein scheint. Allerdings verarbeiteten legasthene Kinder bei erhöhtem Zeitaufwand nur kleinere Informationseinheiten als unbeeinträchtigte Kinder. Diese Geschwindigkeits- und Kapazitätsdefizite ließen Probleme auf höheren kognitiven Ebenen vermuten und nicht etwa okulomotorische Mängel. Die Auswertung des prozentualen Fehleranteils beim Lesen der Pseudowörter deutete in die gleiche Richtung. Kinder mit Lese- und Rechtschreibstörung konnten die meisten Nonwörter richtig lesen; sie benötigten dafür allerdings sehr viel Zeit.

Studie wurde von Drittmittelgeber finanziert: Fortüne-Programm der Medizinischen Fakultät der Universität Tübingen (Projektnummer: 783-0-0)

Einfluss psychosozialer Faktoren auf pathophysiologische Mechanismen der Migräne im Kindesalter

Siniatchkin, M. (1); Gerber, W.-D. (2); Stephani, U. (1)

(1) Klinik für Neuropädiatrie, Kiel; (2) Institut für Medizinische Psychologie, Kiel

Migräne kann als eine Reizverarbeitungsstörung angesehen werden. So sind Migränepatienten durch eine erhöhte Amplitude und verzögerte Habituation der Contingenten Negativen Variation (CNV) charakterisiert. Diese Auffälligkeiten sind besonders stark 1-2 Tage vor einem Migräneanfall ausgeprägt, sie stellen eine zentralnervöse Bereitschaft für solch einen Anfall dar. Die Reizverarbeitungsstörung unterliegt jedoch wesentlich dem Einfluss von psychosozialen Faktoren. Wir konnten zeigen, dass die Anfallsbereitschaft durch die Zunahme der täglichen psychoemotionalen Belastungen und der Stressintensität gesteigert wird. Zusätzlich beeinflusst das psychologische Familienklima sowohl die CNV-Amplitude als auch deren Habituation bei Kindern mit Migräne. Wir beobachteten direkt mittels Videoaufnahmen die Eltern-Kind-Interaktionen in 35 Familien mit einem Migränekind (IHS-Kode 1.1.), in 20 Familien mit einem gesunden Kind und in 20 Familien mit einem Asthmakind und untersuchten Zusammenhänge zwischen Familieninteraktionen, Persönlich-keitsmerkmalen der Kinder und langsamen Hirnpotentialen der Familienmitglieder. Dominanz der Eltern und Nachgiebigkeit der Kinder unterscheiden Migränefamilien von gesunden und Asthmafamilien. Der Ausdruck der elterlichen Dominanz in Migränefamilien korreliert eng mit Neurozitismus-Werten und Amplituden bzw. Habituationen der frühen CNV-Komponenten. Je stärker die Dominanz, desto neurotizistischer sind die Kinder, und desto höher ist die kortikale Erregung bzw. Reizverarbeitungsstörung, die bekanntlich eine Disposition zur Migräne und eine Anfallsbereitschaft darstellt. Damit kann das bezeichnete Interaktionsmuster für die Entstehung und den Verlauf der Migräne im Kindesalter pathogenetisch mitverantwortlich gemacht werden. Die Analyse der psychosozialen Faktoren in Migränefamilien, speziell bei Kindern mit Migräne im schmerzfreien Intervall, ermöglicht es, spezifische Interaktionssequenzen zu beschreiben und die Therapiestrategien der psychologischen und medikamentösen Behandlung um familienzentrierte Verhaltenstherapie der kindlichen Migräne zu erweitern.

Studie wurde von Drittmittelgeber finanziert: DFG

Entwicklungsaspekte der Reizverarbeitung: Fokus auf Habituation und Reizabhängigkeit

Siniatchkin, M. (1); Gerber, W.-D. (2); Stephani, U. (1)

(1) Klinik für Neuropädiatrie, Kiel; (2) Institut für Medizinische Psychologie, Kiel

Fragestellung: Inwieweit unterliegt die kortikale und subkortikale Reizverarbeitung, gemessen anhand von Amplituden und Habituation der Contingenten Negativen Variation (CNV) sowie anhand der Amplitudenabhängigkeit der späten akustisch evozierten Potentiale (AEP), den Reifungsprozessen des zentralen Nervensystems bei Kindern und Jugendlichen.
Methodik: 53 gesunde Kinder im Alter von 6 bis 16 Jahre wurden mit CNV (Reaktionszeitparadigma, über Cz mit verbundenen Mastoiden, 0,03-25 Hz, 100 Hz Abtasterate, 40 Durchgänge, davon 8 No-Go) und AEP (randomisierte Präsentation von Tönen mit 70, 80, 90 und 100 dB(a), 100 Trials pro Tonintensität, über Cz) untersucht. Es wurden 5 Altersgruppen gebildet, wobei die Veränderungen verschiedener Komponenten der CNV sowie AEP in Relation zum Alter analysiert wurde.
Ergebnisse: Die kindliche Entwicklung geht mit einer Reduktion der CNV-Amplitude, mit einer Zunahme der CNV-Habituation sowie mit einer geringeren Abhängigkeit von der Reizintensität einher. So zeigt der Vergleich der ersten (6-8 Jahre) und der letzten (15-16 Jahre) Altersgruppen einen signifikanten Unterschied in bezug auf alle beschriebenen Parameter ($p < 0,05$). Die ANOVA bestätigt die deskriptiv dargestellten Tendenzen mit einem signifikanten Effekt »Veränderung über Altersgruppen hinweg« ($p < 0,05$) für CNV- und AEP-Daten.
Diskussion: Die hier präsentierte Untersuchung von Entwicklungsaspekten der Habituation bzw. Reizabhängigkeit von Hirnpotentialen stellt eine Grundlage für die Erforschung der Äthiopathogenese verschiedener Reizverarbeitungsstörungen dar. Zu diskutieren ist die Beziehung zwischen den beschriebenen CNV- und AEP-Veränderungen im Verlauf des Kindes- und Jugendalters einerseits und der Entwicklung neurophysiologischer Mechanismen der Orientierungsreaktion und der zentralen Regulationskreise andererseits.

Wirksamkeit und Wirkdauer von Methylphenidat mit modifizierter Freisetzung auf aggressives Verhalten bei Kindern mit Aufmerksamkeitsdefizit-/Hyperaktivitätsstörungen

Sinzig, J. K.; Döpfner, M.; Lehmkuhl, G.

Klinik für Psychiatrie und Psychotherapie des Kindes- und Jugendalters, Universität zu Köln

Zielsetzung: Medikinet®-retard ist ein neues Präparat mit 50 % schnell freisetzendem und 50 % verzögert freisetzendem Methylphenidat (MPH). Ziel dieser Studie ist die Untersuchung der Wirksamkeit und Wirkdauer einer einmaligen Morgengabe von Medikinet®-retard im Vergleich zu Placebo und zu einer zweimaligen Gabe von MPH mit sofortiger Freisetzung auf aggressives Verhalten bei Kindern mit einer Aufmerksamkeitsdefizit- / Hyperaktivitätsstörung (ADHS).
Materialien und Methoden: In der multizentrischen, randomisierten, doppelblind, placebo-kontrollierten cross-over Studie wurden 82 ambulante Patienten, die nach DSM-IV die Diagnose einer ADHS erhalten hatten und die die definierten Ein- und Ausschlusskriterien

erfüllten, untersucht. Zusätzlich wurde das Vorliegen einer Störung des Sozialverhaltens überprüft. Die Untersuchungen wurden im Rahmen eines 2½-wöchigen Sommercamps durchgeführt. Aggressives Verhalten wurde anhand des FBB-SSV (Fremdbeurteilungsbogen für Störungen des Sozialverhaltens), einer Skala des SKAMP (Swanson, Kotkin, Agler, M-Flynn, and Pelham), der ABS (Aggressionsbeobachtungsskala) sowie der OAS (Overt Aggression Scale) durch die betreuenden Mitarbeiter beurteilt.

Ergebnisse: Für alle vier Skalen ergeben sich deutliche Unterschiede hinsichtlich des aggressiven Verhaltens bei Einnahme einer einmaligen Gabe von Medikinet®-retard im Vergleich zu Placebo ($p < .001$). Die Wirkung von Medikinet®-retard ist auch nachmittags nachweisbar. Jedoch ergeben sich keine Unterschiede zwischen einer einmaligen Gabe von Medikinet®-retard im Vergleich zu einer zweimaligen Gabe von schnell freisetzendem Methylphenidat. Die Effekte sind für alle vier untersuchten Skalen vergleichbar.

Zusammenfassung: Die Studie zeigt, dass eine einmalige Morgengabe von Medikinet®-retard in der Wirksamkeit und Wirkdauer hinsichtlich aggressiven Verhaltens eine zweimalige Gabe von MPH mit sofortiger Freisetzung ersetzen kann. Zusammenhänge zwischen aggressiver und hyperkinetischer Symptomatik werden präsentiert. Die Daten werden verglichen mit einer ersten Studie zur Wirksamkeit von Medikinet®-retard.

Studie wurde von Drittmittelgeber finanziert: Firma Medice, Iserlohn

Summer-Camp-Studien zur Prüfung von pharmakologischen und psychologischen Interventionen bei Kindern mit expansiven Verhaltensstörungen

Sinzig, J. K.; Schröder, S.; Döpfner, M.

Klinik und Poliklinik für Psychiatrie und Psychotherapie des Kindes- und Jugendalters am Klinikum der Universität zu Köln

Zielsetzung: Im angloamerikanischen Sprachraum werden seit einigen Jahren Studien in Ganztagessettings hauptsächlich für Kinder mit ADHS durchgeführt, in denen sowohl die Tages-Wirkdauer von Pharmakotherapie (meist Psychostimulanzientherapie) aber auch die Wirksamkeit von psychologischen Interventionen überprüft werden. Der Vortrag gibt einen Überblick über diese Studien und beschreibt die Erfahrungen mit der Durchführung einer ersten deutschen multizentrischen Summer-Camp-Studie sowie ihre Ergebnisse.

Materialien und Methoden: In den USA entwickelte Swanson an der University of California, Irvine ein Laboratory School Protocol und parallel dazu Pelham ein Summer Treatment Program at the State University of New York at Buffalo. Einige Arbeiten aus beiden Arbeitsgruppen werden vorgestellt. In Deutschland wurde basieren auf diesen Arbeiten von der Arbeitsgruppe Methylphenidat eine mulitzentrische Summer-Camp-Studie durchgeführt mit der die Wirkdauer eines neuen Methylphenidat-Retard Präparates (Medikinet®-retard) geprüft wurde.

Ergebnisse: Die Erfahrungen mit der deutschen mulitzentrischen Studie zeigen, dass ein solches Summer Camp gut durchführbar ist, dass es trotz der Begrenzungen, welche die Evaluationsmethodik auferlegt, sowohl von den Kindern als auch den Betreuern gut angenommen wird und dass mit einem solchen Vorgehen die Wirksamkeit von Psychostimulanzien gut überprüft werden kann. Die Ergebnisse belegen eine Äquivalenz einer einmal täglichen Gabe von Medikinet retard und einer zweimaligen Gabe von schnell freigesetztem Methylphenidat.

Studie wurde von Drittmittelgeber finanziert: Firma Medice, Iserlohn

Wachstum und Entwicklung von Kindern und Jugendlichen mit ADHS unter der Behandlung mit Atomoxetin

Spencer, T. J. (1); Zhang, S. (2); Ruff, D. D. (2); Feldman, P. D. (2); Wehmeier, P. M. (3); Dittmann, R. W. (3, 4); Michelson, D. (2)

(1) Massachusetts General Hospital, Boston, USA; (2) Lilly Research Laboratories, Indianapolis, USA; (3) Medizinische Abteilung, Lilly Deutschland GmbH, Bad Homburg; (4) Psychosomatische Abteilung, Universitäts-Kinderklinik Hamburg

Zielsetzung: Die Aufmerksamkeitsdefizit-/Hyperaktivitätsstörung (ADHS) wird bei Kindern und Jugendlichen typischerweise über längere Zeiträume hinweg behandelt. Nur wenige Studien haben jedoch die Auswirkungen einer solchen Arzneimitteltherapie auf Wachstum und Entwicklung systematisch untersucht. Wir präsentieren hier entsprechenden Daten, die im Rahmen längerfristiger klinischer Studien mit Atomoxetin erhoben wurden.

Methoden: Wachstum, sexuelle Entwicklung und intellektuelle Entwicklung wurden im Rahmen der Entwicklung des Arzneimittels Atomoxetin in verschiedenen klinischen Studien untersucht. Einbezogen wurden Kinder und Jugendliche, die mit Atomoxetin behandelt wurden. Die Entwicklungsparameter Gewicht, Körpergröße, sexuelle Entwicklung (Tanner-Stufe) und intellektuelle Entwicklung (IQ) wurden bei Kindern und Jugendlichen, die an einer mindestens 1 Jahr dauernden Studie mit Atomoxetin teilgenommen haben, ausgewertet.

Ergebnisse: Es ergab sich kein Hinweis auf klinisch relevante Auswirkungen auf Gewicht, Körpergröße, sexuelle Entwicklung (Tanner-Stufe) oder intellektuelle Entwicklung (IQ). Die Studien zeigten, dass Patienten im Durchschnitt zunächst eine gering ausgeprägte Verminderung der Wachstumsgeschwindigkeit erfahren, die sich jedoch im Laufe einer längerfristigen Behandlung normalisiert und die endgültige Körpergröße wahrscheinlich nur unbedeutend beeinflusst. Langzeitstudien konnten nicht zeigen, dass Atomoxetin die sexuelle Entwicklung, gemessen an der Pubertätsentwicklung, oder die intellektuelle Entwicklung, gemessen am IQ, beeinflusst.

Zusammenfassung: Klinische Studien bei Kindern und Jugendlichen weisen darauf hin, dass Atomoxetin ein sicheres Arzneimittel in Bezug auf Wachstum und Entwicklung darstellt.

Studie wurde von Drittmittelgeber finanziert: Eli Lilly and Company, Indianapolis, Indiana, USA

Dezentrale kinder- jugendpsychiatrische Versorgung in Österreich

Spiel, G.; Winkler, R.

LKH-Klagenfurt, Abteilung Neurologie und Psychiatrie des Kindes und Jugendalters, Klagenfurt, Österreich

Obwohl die Kinder- und Jugend(neuro)psychiatrie in Österreich eine lange Tradition hat, ist es nicht zur Entwicklung von gemeindenahen, dezentralen Versorgungsstrukturen für Kinder und Jugendliche gekommen.

Für die unzureichende Versorgungssituation gibt es mehrere Gründe. Kinder- und Jugend(neuro)psychiatrie in Österreich ist nach wie vor eine zusatzfachärztliche Ausbildung auf Basis der Grundfächer Neurologie, Kinderheilkunde und Psychiatrie. Dadurch ergeben sich lange Ausbildungszeiten, und es braucht im Idealfall mindestens 9 Jahre, um die Zusatzausbildung Kinder- und Jugendpsychiatrie zu absolvieren. Wenn, wie nicht unübliche, noch die Ausbildung zum Arzt für Allgemeinmedizin vorgeschaltet ist, dauert es 12 Jahre, bis man selbständig als Kinder- und Jugendpsychiater/in tätig werden kann.

Zudem gibt es in Österreich nur drei Abteilungen, an denen die gesamte Ausbildung zum Kinder- und Jugend(neuro)psychiater absolviert werden kann. Daraus ergibt sich, dass die Ausbildungsplätze rar sind und nur wenige Kinder- und Jugendpsychiater zur Versorgung im ambulanten Bereich ausgebildet werden. Aktuell kann man von ca. 15 bis 20 Kinder- und Jugendpsychiatern, die in der Privatpraxis tätig sind, ausgehen.

Da Kinder- und Jugendpsychiatrie in Österreich eine zusatzfachärztliche Qualifikation darstellt, arbeiten die in der Privatpraxis tätigen Kinder- und Jugendpsychiater überwiegend auch in ihren Stammbereichen als Neurologen, Kinderärzte, Psychiater. Da es in der derzeitigen Situation keine speziellen Verträge zwischen Kinder- und Jugendpsychiatern und dem Sozialversicherungssystem gibt, ist es auch nicht besonders erstrebenswert sich als reiner Kinder- und Jugendpsychiater in der Privatpraxis niederzulassen.

Das Österreichische Gesundheitssystem unterstützt auch nicht das Entstehen von interdisziplinär zusammenarbeitenden Gruppenpraxen, die die optimale Form zur Versorgung psychisch kranker Kinder und Jugendlicher darstellen.

Die Versorgungssituation steht im offensichtlichen Widerspruch zu den epidemiologischen Daten betreffend psychiatrische Probleme bei Kindern und Jugendlichen.

Im Anschluss an die Diskussion der allgemeinen Versorgungssituation österreichweit erfolgt die Darstellung der Kinder- und Jugend(neuro)psychiatrischen Versorgungseinrichtungen in Kärnten, einem Land im Süden Österreichs, insbesondere die Weiterentwicklung in den letzten 13 Jahren mit Schwerpunkt auf die gemeindenahe Versorgung.

Strukturierte Kooperation von Neuropädiatrie und Kinder- und Jugendpsychiatrie – warum?

Springer, S. (1); Schnöbel, E. (1); Kluger, G. (2); Noterdaeme, M. (1)

(1) Heckscher Klinik für Kinder- und Jugendpsychiatrie und Psychotherapie, München;
(2) Behandlungszentrum Vogtareuth, Neuropädiatrie

Die Dokumentation von 1800 ambulanten psychiatrischen Behandlungen der Heckscher-Klinik zeigt, dass bei mindestens 130 Patienten (7,2 %) eine neurologische Komorbidität besteht. Die häufigsten neurologischen Begleiterkrankungen sind eine Epilepsie (41 %), motorische Dysfunktion (20 %), Mikrozephalie (11 %), Migräne (10 %) und Schlafstörungen (8 %). Die Patienten mit Epilepsien in der Heckscher-Klinik zeigen psychiatrisch am häufigsten Anpassungsstörungen (23 %), Antriebs- und Aufmerksamkeitsstörungen (21 %), emotionale Störungen (15 %), autistische Störungen (11 %) sowie eine Intelligenzminderung (4 %). Die 150 Patienten der Neuropädiatrie Vogtareuth, die bisher konsiliarisch betreut wurden, zeigen psychiatrisch am häufigsten hyperkinetische Störungen (38 %), Somatisierungsstörungen (30 %) und autistische Störungen (10 %).

Bei den o.g. Störungsbildern ist eine kompetente multiprofessionelle Diagnostik und interdisziplinäre Behandlung durch Neuropädiatrie und Psychiatrie erforderlich. Anhand unseres Kollektivs und an Fallbeispielen können wir zeigen, dass die Herausforderung bei der gemeinsamen Behandlung weniger die Medikation als die Versorgung bei neuropädiatrisch-psychiatrischer Komorbität darstellt. Häufig liegen zusätzlich Sprachstörungen

(27 %) und eine Intelligenzminderung (35 %) vor. Außerdem bestehen bei mehr als zwei Drittel der Patienten zusätzlich deutlich abnorme psychosoziale Umstände.

Eine vernetzte Behandlung bedeutet also vordringlich die integrierte Koordination aller Hilfsmaßnahmen zur Verbesserung des Umfeldes und zur Optimierung der Förderung; die meist bereits vorhandene Medikation wird lediglich kooperierend optimiert, jedoch selten ausgetauscht.

Die Heidelberger Längsschnittstudie zu Lebenssituation, Verhalten und psychischem Befinden bei Kindern und Jugendlichen

Steen, R. (1); Haffner, J. (2); Parzer, P. (2); Roos, J. (3); Klett, M. (1); Resch, F. (2)

(1) Gesundheitsamt Rhein-Neckar-Kreis; (2) Abteilung Kinder- und Jugendpsychiatrie, Universitätsklinik Heidelberg; (3) Pädagogische Hochschule Heidelberg

Die Heidelberger Studie, ein Kooperationsprojekt der Kinder- und Jugendpsychiatrie (Universitätsklinik), dem Gesundheitsamt und der Pädagogischen Hochschule verfolgt die Entwicklung von Lebenssituation und Verhalten von Heranwachsenden des Einschulungsjahrgangs 1996. Für die 1996, 2000 und 2004 durchgeführten Fragebogenerhebungen wurden standardisierte Verfahren (CBCL/4-18, Achenbach 1991) eingesetzt, die um familiäre, soziale, umweltbezogene sowie Daten zum Schulerfolg ergänzt wurden.

Die Erhebungsergebnisse fordern zu einer breiten interdisziplinären Diskussion heraus über sich wandelnde Aufgaben von Erziehungs-, Bildungs-, Familien- und Gesundheitspolitik: Kinder erscheinen in erhöhtem Maße als eigenwillig und kompetent, eigensinnig und fordernd, zeigen häufiger ausgeprägtes Konkurrenzverhalten und erweisen sich als aktiv bis an die Grenze zu störenden und »auffälligen« Verhaltensweisen. Gleichzeitig wachsen Anspruchshaltung und emotionale Bedürftigkeit stark an, begleitet von einer erkennbar geringeren Anpassungsleistung und vermehrten somatischen Störungen. Der Beratungsbedarf von Eltern steigt im Verlauf der ersten Schuljahre deutlich an. Steigende Erwartungen an die Leistungen des psychosozialen Hilfenetzes verweisen auf deren Bedeutung als fachliches und strukturelles Netzwerk. Kinder mit Haupt- oder Sonderschulempfehlung zeigen erheblich mehr Auffälligkeiten. Konsequenzen für die Ausgestaltung von Unterricht, Lernprogrammen und Schulorganisation sind unverzichtbar. Vorgeschlagen wird eine frühzeitige multidisziplinäre Begleitung des Schulalltags, verbunden mit Konzepten der Schulentwicklung und Lehrerberatung. Kindliche Verhaltensmuster stellen Übereinkünfte zu Normalität und Normvarianz in Frage. Junge Menschen reagieren im Sinne einer »evolutionären Strategie« mit aufmerksamkeitsfordernden Anpassungsbemühungen auf wenig verlässliche und »beschleunigte« Lebenswelten. Beteiligte Institutionen müssen daher im Zuge einer multiprofessionellen und intersektoralen Kooperation passgenaue Handlungsoptionen zur nachhaltigen Förderung von Gesundheitsressourcen entwickeln. Andernfalls droht die Stigmatisierung und »Therapielastigkeit« einer ganzen Generation.

In vivo-Darstellung von Nervenfasern mittels diffusionsgewichteter Bildgebung: Theorie, Auswertung und Anwendung

Stieltjes, B. (1, 2); Richterich, A. (1); Brunner, R. (1); Essig, M. (2); Resch, F. (1)

(1) Abteilung Kinder- und Jugendpsychiatrie, Universitätsklinikum Heidelberg; (2) Deutsches Krebsforschungszentrum (DKFZ), Abteilung Radiologie, Heidelberg

Zielsetzung: In diesem Beitrag wird ein neuartiges MRT-Verfahren (diffusionsgewichtete Bildgebung) beschrieben, dass die visuelle Darstellung von Nervenfasern in vivo ermöglicht. Probleme und Möglichkeiten bei der Datenerhebung und Auswertung werden beschrieben sowie erste Untersuchungsbefunde bei Jugendlichen mit schizophrenen Störungen berichtet.

Materialien und Methoden: In diesem Vortrag wird eine Literaturübersicht über diese bildgebende Methode (Diffusion Tensor Imaging,DTI) gegeben und ihre Anwendung in der psychiatrischen Forschung kritisch bewertet. Weiter werden die ersten eigenen Daten bei einem eineiigen Zwillingspaar präsentiert. Bei einem der beiden Brüder wurde eine schizophrene Störung diagnostiziert. MRT-Parameter: Diffusionsgewichtete Single Shot EPI Sequenz, 1.5 T. TR/TE: 8400/108, 50 Schichten, 2,5 mm Schichtdicke; 96 x 96 Matrix zero-filled zu 192 x 192 FOV 240 x 240 mm, 6 nicht-kollineare Diffusionsrichtungen, 2 b-Werte 0 und 1000, 10 Mittelungen. Berechnung der Fraktionelle Anisotropie (FA) als Maß der Faserintegrität. Vergleich der Zwillinge mittels einer statistischen Region of Interest (ROI) Analyse.

Ergebnisse: Die neu entwickelte Methodik zur Auswertung von DTI-Daten zeigt eine sehr gute Reproduzierbarkeit. Weiter zeigen sich deutliche Unterschiede in der Faserintegrität im Corpus Callosum und Cingulum im Vergleich der beiden Zwillinge.

Zusammenfassung: DTI ist eine neuartige Technik, die es ermöglicht, die Nervenfaserintegrität in vivo zu bestimmen. Anhand dieser kasuistischen Darstellung werden die Möglichkeiten dieser Technik exemplarisch erläutert und auf die besondere Relevanz der Technik in der Schizophrenieforschung hingewiesen.

Träume im Übergang von der Kindheit ins Jugendalter

Strauch, I.

Universität Zürich, Schweiz

Es gab bisher nur eine Traumuntersuchung von Kindern und Jugendlichen mit begleitender Registrierung des Schlafs, die David Foulkes in den USA vor 20 Jahren durchführte. In unserer zweiten Langzeitstudie kamen zwölf Mädchen und zwölf Jungen mit 10, 12 und 14 Jahren jeweils drei Nächte ins Schlaflabor und berichteten ihre Träume nach Weckungen aus den REM-Phasen. 551 REM-Träume wurden inhaltsanalytisch ausgewertet und mit 207 parallelisierten REM-Träumen junger Erwachsener verglichen.

Es zeigte sich mit dem Älterwerden ein Anstieg der Traumerinnerung, der mit einer verstärkten Motivation verbunden ist, sich inneren Prozessen zuzuwenden. Bei der Traumgestaltung nahmen phantastische Inhalte ab zugunsten einer zunehmenden Fähigkeit, getrennte Gedächtnisinhalte zu neuen sinnvollen Szenen erfinderisch zusammenzustellen. In der Selbstdarstellung der Träumerinnen und Träumer war ein Wandel vom passiven, unbefangenen Erleben zum interaktiven Handeln zu beobachten, der in zunehmender kommunikativer Ich- und Sprachbeteiligung zum Ausdruck kam. Die aus dem Wachverhalten bekannte Reifungsverzögerung der Jungen war auch in den Träumen zu erkennen. Jungen vollzogen die Entwicklungsschritte bei der Traumerinnerung, der erfinderischen Gestaltung und der aktiven Ichbeteiligung erst mit 14 Jahren, während Mädchen dieses Stadium schon zwei Jahre früher erreicht hatten.

Unsere Ergebnisse bestätigen die Befunde von Foulkes, dass sich Träume parallel zu der Entwicklung der Denk- und Vorstellungsfähigkeit im Wachen in ihrer Struktur und in ihren Inhalten verändern.

Studie wurde von Drittmittelgeber finanziert: Schweizerischer Nationalfond

Heimatlos in der eigenen Sprachwelt oder wenn das Eigene fremd und das Fremde eigenartig wird

Strauss, M.

St. Gallen, Schweiz

Die Sprache, die wir im Dialog mit Patienten benutzen, ist immer auch Übersetzungsleistung und ein Kompromiss zwischen verschiedenen Idiomen, Sprachcodes, soziokulturellen Dialekten und Mund-Arten. Diese Vermittlung und Kompromissbildung geschieht in der Regel weitgehend unbewusst und automatisch, als Anpassungsleistung von beiden Seiten, aber auch als Teil therapeutischer Empathie.

Erst wenn diese automatische Anpassung in die Krise kommt, wird deutlich, wie persönlich unsere therapeutische Eigenart mit unserer Mund-Art, unserer individuellen Art zu sprechen und Sprache zu hören verwoben ist und dass Ungehöriges, Unerhörtes, Unaussprechliches sich in der unbewussten Kommunikation ereignet. Diese Thematik soll an Hand von Beispielen aus dem therapeutischen Alltag einer Deutschen Kinderpsychiaterin in der Schweiz beleuchtet werden. Es werden die Fallen, aber auch Chancen von sprachlichen Missverständnissen und Verwirrungen für den therapeutischen Prozess in dem Vortrag aufgezeigt. Die sprachkulturelle, aber auch die emotionale und (entwicklungs-) psychologische Seite des Problems soll den theoretischen Hintergrund erhellen. Dazu wird unter anderem auf die neuesten Arbeiten von Daniel Stern Bezug genommen.

DESNOS (Disorder of Extreme Stress Not otherwise Specified), MCDD oder Borderline-Störungen? Zum Verständnis von Jugendlichen mit komplexen Traumatisierungen

Streeck-Fischer, A.

Tiefenbrunn – Krankenhaus für Psychotherapie und psychosomatische Medizin, Rosdorf

Jugendliche, die in der ICD-10 u.a. als emotional instabile Persönlichkeitsstörungen klassifiziert werden, zeigen in der Regel multiple Traumatisierungen. Anhand ihrer Symptomatik, ihren neuropsychologischen Auffälligkeiten und ihren sensomotorischen Störungen wird die Diagnose der Borderline-Störung kritisch beleuchtet.

Was ist anders bei Mädchen mit einer umschriebenen Lese-Rechtschreibschwäche? Geschlechtsspezifische Befunde aus Untersuchungen zum Verlauf, Therapieerfolg und Neuroanatomie der Legasthenie

Strehlow, U.

Klinik an der Lindenhöhe, Offenburg

Fragestellung: Es sollen die Geschlechtsspezifischen Befunde aus verschiedenen eigenen Untersuchungen zur Legasthenie dargestellt werden und der Versuch unternommen werden, Studienübergreifende Gesichtspunkte herauszuarbeiten und mit bekannten Erklärungsmustern zu vergleichen.

Methodik: Es werden die Geschlechtsspezifischen Befunde aus einer Verlaufsstudie, einer epidemiologischen Studie, einer Interventionsstudie und einer neuroanatomischen Studie zusammengetragen, die von der Arbeitsgruppe des Autors an verschiedenen Stichproben in den letzten Jahren durchgeführt wurden.

Ergebnis: Die Mädchen/Frauen zeigen im Durchschnitt eine bessere Rechtschreibleistung bei gleicher nichtsprachlicher Intelligenz, sie profitieren sowohl in der retrospektiven Studie als auch in der aktuellen Interventionsstudie mehr von Therapieangeboten und die Verhältnisse im Planum Temporale weichen nicht von der Norm ab.

Diskussion: Die erheblichen Unterschiede in der Rechtschreibleistung und im Verlauf lassen sich kaum durch bekannte, relativ geringe Unterschiede in der durchschnittlichen kognitiven Ausstattung bei Jungen und Mädchen allein erklären, vielmehr müssen offenbar soziokulturelle Faktoren mitherangezogen werden.

Studie wurde von Drittmittelgeber finanziert: Klinikum der Universität Heidelberg für die Therapiestudie

Eine Familie, mehrere Sprachen, viele Kulturen – Spezifische Aspekte familienrechtlicher Begutachtungen bei interkulturellen Familien

Stösser, D.; Mutschler, H. J.; Barth, G. M.; Klosinski, G.

Abteilung für Psychiatrie und Psychotherapie im Kindes- und Jugendalter, Universitätsklinik Tübingen

Zielsetzung: In Deutschland nimmt die Zahl an interkulturellen Familien zu. Gleichzeitig steigt die Zahl an Scheidungen in Familien, bei denen die Eltern aus unterschiedlichen Kulturen stammen. Besonders bei Sorgerechtsentscheidungen gilt es, auf die spezifischen Aspekte und die weitreichenden Folgen der gerichtlichen Entscheidungen zu achten. Der Vergleich mit mit begutachteten Scheidungsauseinandersetzungen bei deutschen Familien soll hierbei Aufschluss über die besondere Problematik geben. Die spezifischen Bedingungen von Scheidungen in interkulturellen Familien wurden bisher kaum wissenschaftlich erforscht.

Methodisches Verfahren: Aus den familienrechtlichen Gutachten aus der Gutachtenstelle der Kinder- und Jugendpsychiatrie Tübingen wurden Fälle mit interkultureller Problematik ausgewählt und analysiert. Zum Vergleich wurden als Kontrollgruppe Gutachten aus rein deutschen Familien herangezogen. Die Ergebnisse werden deskriptiv dargestellt, diskutiert und es werden Empfehlungen formuliert.

Ergebnisse: Der Großfamilie kommt in interkulturellen Familien meist eine größere Bedeutung zu als in deutschen. Sie ist häufiger aktiv in die Erziehung und Betreuung der Kinder eingebunden. Sorgerechtskriterium ist u.a. die soziale Einbindung der Kinder. Rückkehrwünsche in das Herkunftsland eines Elternteils, die Ängste vor einem unabgesprochenen Umzug in ein anderes Land oder gar vor einer Entführung spielen in interkulturellen Familien häufiger eine Rolle als in deutschen Familien. Ein Kontaktabbruch eines Kindes zu einem Elternteil droht in interkulturellen Familien häufiger.

Schlussfolgerungen: Familienrechtliche Auseinandersetzungen bei interkulturellen Familien sind äußerst komplex. Die vielfältigen Aspekte lassen nur eine individuelle Herangehensweise adäquat erscheinen. Damit der Gutachter eine angemessene Sorgerechtsempfehlung formulieren kann, sollte er sich aufgeschlossen mit den in der Familie beteiligten Kulturen auseinander setzen. Von Vorteil ist, wenn ein Gutachter die Sprache des nichtdeutschen Elternteils spricht.

Die Verfahrenspflegschaft aus der Sicht der betroffenen Kinder

Stötzel, M.

Universitätsklinikum Ulm, Klinik für Kinder- und Jugendpsychiatrie/Psychotherapie

Mit dem Verfahrenspfleger gemäß § 50 FGG richtete der Gesetzgeber im Rahmen der Kindschaftsrechtsreform 1998 eine Interessenvertretung für Kinder und Jugendliche in bestimmten familien- und vormundschaftsgerichtlichen Verfahren ein. Es überrascht, dass die zentralen Akteure – Kinder und Jugendliche selbst – bisher kaum in die ohnehin seltene Forschung zu diesem Thema einbezogen wurden. Ziel der Untersuchung war es daher, einen Einblick in die Wahrnehmung vertretener Kinder zu gewinnen und zu ermitteln, ob und wie Tätigkeiten des Verfahrenspflegers das Verstehen und Erleben der Kinder beeinflussen können.

Für die Umsetzung der bundesweit angelegten Untersuchung wurde die Methode einer postalischen Fragebogenerhebung gewählt. Die Ergebnisse zeigen, dass die meisten befragten Kinder eine differenzierte und angemessene Vorstellung von der Rolle und Aufgabe des Verfahrenspflegers haben, die sich mit zunehmender Aufklärung durch den Verfahrenspfleger verbessert. Kinder – zumindest in der untersuchten Altersgruppe der Schulkinder – sind also in der Lage, die wichtigen Informationen zur Rolle und Aufgabe des Verfahrenspflegers aufzunehmen und in ihr Wissen zu integrieren. Die Bewertung der Kinder zu ihrer Vertretung zeigt ein deutlich positives Gesamterleben, wenn auch einzelne Aspekte als problematisch benannt werden. Insbesondere zwei Faktoren behaupten sich als besonders zentral für die Zufriedenheit. Zum einen beschreiben die Kinder ein zunehmend positives Erleben, je mehr der Verfahrenspfleger sie aus ihrer Perspektive bei der gerichtlichen Anhörung unterstützt hat. Zum anderen spielt die Wahrnehmung der Kinder darüber, in welchem Ausmaß der Verfahrenspfleger ihre Meinung im gerichtlichen Verfahren deutlich gemacht hat, eine entscheidende Rolle für ihr Zufriedenheitsempfinden.

Entwicklung und Evaluation eines Behandlungsprogramms für Leistungsängste bei Kindern und Jugendlichen »THAZ-Leistungsängste«

Suhr-Dachs, L.

Klinik und Poliklinik für Psychiatrie und Psychotherapie des Kindes- und Jugendalters der Universität zu Köln

Zielsetzung: Leistungsängste sind relativ weit verbreitet bei Kindern und Jugendlichen und gehen häufig mit anderen psychischen Auffälligkeiten einher. Trotz der klinischen Relevanz des Themas liegen unzureichende empirische Erkenntnisse hinsichtlich effektiver Behandlungsmaßnahmen vor. Aus diesem Grund wurde ein kind- und elternzentriertes Behandlungsprogramm entwickelt, welches das erste Manual in dem in der Entwicklung befindlichen mehrbändigen »Therapieprogramm für Angst- und Zwangsstörungen bei Kindern und Jugendlichen – THAZ (Döpfner u. Suhr-Dachs, 2005) repräsentiert.

Methoden: Das Behandlungsprogramm wurde an einer Stichprobe von zehn leistungsängstlichen Kindern und Jugendlichen überprüft. Die Untersuchung der Therapie-Effekte wurde mit einer Statusdiagnostik zu drei definierten Messzeitpunkten mit standardisierten Verfahren zur Messung der Leistungsangst vorgenommen. Außerdem fanden über einen 20-wöchigen Zeitraum (inklusive einer sechswöchigen Baselinemessung) wöchentliche Ratings der Probanden in bezug auf die Stärke ihrer Leistungsangst sowie auf die Stärke ihrer subjektiven Bewältigungskompetenz statt.

Ergebnisse: Die statistische Vergleichsanalyse der drei Messzeitpunkte ergab sehr bis hoch signifikante Veränderungen zwischen den drei Messzeitpunkten in sämtlichen Untersuchungsvariablen. Auch die vergleichenden Analysen der 20-wöchigen Verlaufsmessung (einschließlich der sechswöchigen Baselinemessung) der Angststärke in einer aktuellen Leistungssituation auf dem Angst-Thermometer und der zugehörigen Stärke der subjektiven Bewältigungskompetenz belegen eine deutliche Reduktion der aktuellen Leistungsangst und einen bedeutsamen Zuwachs an subjektiver Bewältigungskompetetenz.

Zusammenfassung: Die statistischen Ergebnisse liefern erste Hinweise auf die Effketivität des Manuals, Leistungsängste bei Kindern und Jugendlichen zu reduzieren. Eine eingeschränkte Aussagekraft ergibt sich aufgrund der Stichprobengröße und einer fehlenden Kontrollgruppe.

Ergebnisse nach familientagesklinischer Behandlung bei emotional und sozial gestörten Kindern

Süß-Falckenberg, U.; Voß, R.; Schell, B.; Schemmel, H.; Gantchev, K.

Klinik und Poliklinik für Kinder- und Jugendpsychiatrie/-psychotherapie des Universitätsklinikums Carl Gustav Carus, Dresden

An der Klinik für KJP wurde 1998 die FTK zur Behandlung emotional und sozial gestörter Kinder eröffnet. In diesem Konzept wird versucht, der Familie die Möglichkeit zu geben, sich als primäres soziales Umfeld des Kindes selbst zu verändern. So sollen die Eltern als primäre Bezugspersonen befähigt werden, auf die spezifischen Bedürfnisse des Kindes einzugehen und auf seine Symptomatik so zu reagieren, dass das familiäre Umfeld mit seinen Ressourcen im Geschehen der psychischen Störung als protektiver Faktor wirksam wird.

Derzeit befassen sich zwei Dissertationen mit dem Outcome der familientagesklinischen Behandlung: (1) 28 Patienten im Alter von 8 bis 14 Jahren und deren Familien wurden zum

Zeitpunkt der Aufnahme in die Familientagesklinik und zum Zeitpunkt der Entlassung hinsichtlich der Veränderungen der Psychopathologie und Verhaltensauffälligkeiten der Kinder sowie der psychischen Beeinträchtigung der Eltern untersucht. Neben den Elternfragebögen zur Beurteilung des Verhaltens der Kinder MVL und CBCL/4-18 fanden als Selbstbeurteilungsinstrumente für die Eltern das BDI und die Symptom-Checkliste SCL-90-R sowie zur Erfassung der Beziehungsstrukturen in der Familie das SFB (Mattejat, Scholz 1994) Verwendung.

(2) 31 Patienten wurden mit ihren Familien 12-18 Monate nach der Aufnahme in die Familientagesklinik hinsichtlich des Ausprägungsgrades der vormaligen Symptomatik, des Verhaltens in Schule und Familie, der psychischen Gesundheit der Eltern und der familiären Beziehungen (emotionale Verbundenheit, Autonomieerleben) untersucht. Längerfristige Veränderungen hinsichtlich dieser Dimensionen wurden durch einen Vergleich mit der Situation zum Zeitpunkt der Aufnahme erfasst. Die Ergebnisse werden vorgestellt.

MuMa – ein interdisziplinäres Projekt zur Evaluation von Kreativtherapien

Teigelkamp, D.; Ahrens, J.; Bilke, O.

Klinik für Kinder- und Jugendpsychiatrie und Psychotherapie, Vivantes-Humboldt-Klinikum Berlin

Problematik: Musik- und Kunsttherapie sind nonverbale Psychotherapieansätze, die ressourcen-orientiert schöpferische Möglichkeiten der Patienten freilegen. Sie sind prozessorientiert und bei den Kindern und Jugendlichen beliebt. In der internationalen wie nationalen Literatur finden sich nur wenige Beiträge zur Evaluation dieser in den Versorgungskliniken häufig anzutreffenden Kreativangebote. Sie tauchen auch in den Leitlinien selten auf, unter EBM-Aspekt sind sie de facto zu vernachlässigen.

Fragestellung: Welche methodischen Ansätze sind zu wählen, um in einem naturalistischen Design die Indikationsstellung und den Effekt einer kombinierten Musik- und Kunsttherapie zu erfassen? Wie wirkt eine intensivierte Kurzzeit-Therapie in diesem Bereich?

Methodik: In einem interdisziplinären Qualitätsprojekt (»MuMa«, Musik und Malerei) wird in einer ersten Phase der Frage der Differenzialindikation für musik- und kunsttherapeutische Ansätze nachgegangen. Auf Grund bisheriger Vorerfahrungen und der Literatur wird entwickelt, mit welchen diagnostischen Instrumenten sich Patienten drei kreativtherapeutischen Settings zuordnen lassen, zum einen probatorischen Sitzungen, zum anderen supportiven Sitzungen, zum dritten einem kunst- und kreativtherapeutischen Schwerpunktsetting (acht Sitzungen in zwei Phasen mit Video-Kontrolle). In einem zweiten Schritt werden die Patienten mittels des YSR und des FBB und in individuellen Interviews hinsichtlich der Besserung des Zustandes untersucht.

Ergebnisse: Während die probatorischen und supportiven Settings unspezifische Effekte der Stimmungsbesserung und des subjektiven Wohlbefindens erbrachten, zeigte die kombinierte Kurzzeit-Therapie höhere Effekte im FBB und den qualitativen Interviews.

Zusammenfassung: Trotz erheblicher methodischer Herausforderungen lässt sich die Kreativtherapie mit üblichen Instrumenten der Psychotherapieevaluation erfassen und in ihrer Wirkung evaluieren. Die Integration in eine allgemeine Behandlungsevaluation ist zu diskutieren.

Gewichtszunahme unter Neuroleptika und pharmakologische Gegenregulation

Theisen, F. M. (1); Haberhausen, M. (1); Gebhardt, S. (2); Remschmidt, H. (1); Hebebrand, J. (3)

(1) Klinik für Kinder- und Jugendpsychiatrie und -psychotherapie, Philipps-Universität Marburg; (2) Klinik für Psychiatrie und Psychotherapie, Philipps-Universität, Marburg; (3) Klinik für Psychiatrie und Psychotherapie des Kindes- und Jugendalters der Rheinischen Kliniken Essen

Neuroleptisch induzierte Gewichtszunahmen gelten als häufige Nebenwirkung und treten vor allem unter den atypischen Substanzen Clozapin und Olanzapin auf. Über die Regulationsmechanismen ist wenig bekannt, klinisch können als Ausdruck einer gesteigerten Energieaufnahme Appetitsteigerungen, Heißhunger- und regelrechte »Essattacken« resultieren.

Bislang existieren keine systematischen Therapieansätze zur »Gegenregulation« bei neuroleptisch induzierten Gewichtszunahmen. Gewichtsreduzierende Maßnahmen (Diät, körperliche Betätigung) können einen Stressfaktor und damit das Risiko einer psychopathologischen Verschlechterung darstellen. Inzwischen wurde über eine Anzahl an pharmakologischen Interventionen (Komedikation) zur Gewichtsstabilisierung und/oder –reduktion bei der neuroleptisch induzierten Gewichtszunahme berichtet. Da dopaminerge, serotonerge, adrenerge, histaminerge und andere Neurotransmittersysteme eine wesentliche Rolle bei der Entstehung der Gewichtszunahme zu spielen scheinen, werden hier auch mögliche Ansatzpunkte zur Gegenregulation gesehen. Wirksamkeit und Risiken der gegenwärtig verfügbaren pharmakologischen Interventionsmöglichkeiten wie z.B. der Einsatz von SSRI/SNRI, Topiramat, Amantadin, Nizatidin, Cimetidin, Metformin oder Orlistat müssen jedoch näher untersucht werden. Wird die Kombination von Neuroleptika mit anderen Substanzen erwogen, sollte dies in voller Kenntnis möglicher Interaktionen und nach Abwägung des Nutzen-/Risikoverhältnisses – soweit möglich und vertretbar gemeinsam mit dem Patienten – nur unter strenger Therapiekontrolle erfolgen.

Studie wurde von Drittmittelgeber finanziert: Bundesministerium für Bildung und Forschung, DFG

Frühkindliche Regulationsstörungen im Kontext der Familienbeziehungen

Thiel-Bonney, C.; Cierpka, M.

Universitätsklinikum Heidelberg, Abteilung Psychosomatische Kooperationsforschung und Familientherapie

Frühe Störungsbilder der Verhaltensregulation des Säuglings und Kleinkindes wie z.B. das exzessive Schreien, Schlaf-, Fütter- und Essprobleme rücken zunehmend in den therapeutischen Blickwinkel. Diese Störungen sind meist Ausdruck einer Interaktionsproblematik zwischen Eltern und Kind. Sie gehen regelhaft mit einem Überforderungs- und Belastungssyndrom der Eltern einher und können zu einer schwerwiegenden und lange anhaltenden Belastung der Beziehung zwischen den Familienpartnern führen. Zudem finden sich in den Familien der betroffenen Kinder meist psychosoziale Belastungen, die den Zugang der Eltern zu ihren intuitiven Kompetenzen erschweren. In die Heidelberger interdisziplinäre

»Sprechstunde für Eltern mit Säuglingen und Kleinkindern« werden meist diejenigen Familien überwiesen, bei denen eine verhaltensnahe Intervention nicht zu einer Änderung in der kindlichen Symptomatik führte. Dieser Beitrag (mit Fallbeispiel) zeigt die Notwendigkeit eines interdisziplinären Behandlungskonzeptes unter Einschluss einer psychodynamischen und paar- und familiendynamischen Diagnostik und Therapie auf.

Psychiatrische Komorbidität bei Asthma bronchiale bei Kindern und Jugendlichen in einer Langzeit-Reha-Einrichtung

Thiele, A. (1, 2); Koffmane, K. (1, 2); Goldbeck, L. (1); Fegert, J. M. (1)

(1) Universitätsklinikum Ulm, Klinik für Kinder- und Jugendpsychiatrie/Psychotherapie; (2) Asthmazentrum Berchtesgaden des CJD

Hintergrund: Psychosomatische Modelle sehen Asthma durch psychophysiologische Prozesse bedingt, das Konzept der psychiatrischen Komorbidität sieht Asthma als möglichen Risikofaktor für psychopathologische Auffälligkeiten, insbesondere für Angststörungen und depressive Störungen. Besondere Bedeutung haben dabei der frühe Beginn, chronischer Verlauf, und drohende Asphyxie als Angstauslöser.

Diese Studie untersucht Kinder- und Jugendliche des Asthmazentrums Berchtesgaden als Hochrisikogruppe hinsichtlich psychischer Belastung, psychiatrischer Diagnosen, Asthmaschweregrad und Persönlichkeitsdimensionen.

Die Langzeit-Reha-Einrichtung bietet ein ärztlich-psychologisch begleitetes pädagogisch strukturiertes Setting mit Behandlungsansätzen aus Pädiatrie, Kinder- und Jugendpsychiatrie und Jugendhilfe.

Methoden: Die psychische Belastung wird über CBCL/YSR erhoben. Die ICD-10-Diagnostik erfolgt über ein klinisches Interview. Ferner werden soziodemographische Angaben, Schulstatus, assoziierte psychosoziale Belastungen und psychosoziales Funktionsniveau erfasst. Die Selbst- und Fremdbeurteilung der Lebensqualität wird mit dem ILK, Temperamentsfaktoren mit dem JTCI erhoben. Die Asthmaschweregradeinteilung erfolgt anhand der internationalen GINA-Klassifikation.

Ergebnisse: Die Stichprobe umfasst 150 Jugendliche (Zeitraum September 2004 bis Februar 2005), größtenteils mit Asthmaschweregrad 2-3. 1/3 weist eine Achse-I-Diagnose auf. In abnehmender Häufigkeit zeigen sich: Hyperkinetische Störungen und Störungen des Sozialverhaltens, Emotionalstörungen, Anpassungsstörungen und Persönlichkeitsstörungen. sowie auf Achse II Legasthenie. Von den bisher untersuchten Jugendlichen (n = 20) hatten 35 % im CBCL einen T-Wert größer/gleich 60. Einen erhöhten T-Wert für internalisierende Störungen hatten 45 %, für externalisierende Störungen 35 %. Auf der Selbstbeurteilungsskala war der T-Wert bei 73 % auffällig, hinsichtlich internalisierende Störungen 55 %, externalisierende Störungen 50 %.

Ausblick: Die untersuchte Population weist eine Jugendhilfeeinrichtungen vergleichbare psychische Belastung auf. Es finden sich mehr hyperkinetische Störungen und Störungen des Sozialverhaltens im Gegensatz zu pädiatrischen Populationen mit höherer Inzidenz von depressiven Störungen und Angststörungen.

Studie wurde von Drittmittelgeber finanziert: CJD Asthmazentrum Berchtesgaden

Sucht- und Traumabearbeitung bei Kindern und Jugendlichen

Thoms, E.; Fromme, E.; Oehme, M.

Klinik für Kinder- und Jugendpsychiatrie, Psychosomatik und Psychotherapie, Park-Krankenhaus Leipzig

Moderne Traumatherapiekonzepte schließen die integrative Behandlung von Abhängigkeitserkrankungen bei posttraumatischen Belastungsstörungen mit ein. Es gibt aber deutschlandweit nur wenig praktikable Therapieangebote, die beiden Erkrankungen gerecht werden. Auf der Drogenstation für abhängigkeitskranke Kinder und Jugendliche des Park-Krankenhaus Leipzig-Südost GmbH existiert seit 1999 ein zweiphasiges Behandlungskonzept. Der Anteil der posttraumatischen Belastungsstörung betrug im Jahre 2003 15 % und der sequentiell traumatisierten Patienten 28 %. Dabei handelt es sich in den Patientengruppen sowohl um frühe körperliche und sexuelle Traumata sowie schwere emotionale Vernachlässigung.

In der Behandlung dieser Kinder und Jugendlichen besteht sowohl aus suchttherapeutischen Erwägungen als auch aus traumatherapeutischer Sicht die Notwendigkeit der äußeren und inneren Stabilisierung. Mit äußerer Stabilisierung ist Schutz und Sicherheit durch Herauslösung aus dem traumatisierenden Milieu gemeint. Mit innerem Schutz ist vor allem ein qualifiziertes Entzugsmanagement auf der körperlichen Ebene als Grundvoraussetzung für die Etablierung einer tragfähigen schützenden und haltenden therapeutischen Beziehung gemeint. Dieser Prozess beginn am Aufnahmetag und ist tragendes Element des gesamten therapeutischen Verlaufes.

Diese Stabilisierungsphase ist bei abhängigkeitserkrankten und traumatisierten Patienten besonders lang andauernd, da infolge der Abhängigkeitserkrankung eine zusätzliche Labilisierung durch Suchtmittelentzug auftritt (Craving, Abbruchphasen, unbeabsichtige Retraumatisierung im Stationsalltag). Vorzeitige Traumaexposition verursacht eine erhöhte Abbruchrate. Die therapeutische Beziehung bildet die Grundlage der Behandlung und Traumatherapie ist Teil des Gesamtbehandlungskonzeptes der Station. Traumaarbeit und Suchtbehandlung sind nicht voneinander zu trennen und bedingten einander. Die Verläufe zeigen, dass die eigentliche Traumaexposition nicht zwangsläufiger Teil der stationären Therapie sein muss und auch im Rahmen der ambulanten Nachsorge bei bestehender therapeutischer Beziehung erfolgen kann.

Sucht und Traumabearbeitung bei Kindern und Jugendlichen

Thoms, E.; Fromme, E.; Oehme, M.

Klinik für Kinder- und Jugendpsychiatrie, Psychosomatik und Psychotherapie, Park-Krankenhaus Leipzig

Moderne Traumatherapiekonzepte schließen die integrative Behandlung von Abhängigkeitserkrankungen bei posttraumatischen Belastungsstörungen mit ein. Auf der Drogenstation für abhängigkeitskranke Kinder und Jugendliche des Park-Krankenhauses Leipzig-Südost GmbH existiert seit 1999 ein zweiphasiges Behandlungskonzept. Bei einer Vielzahl der Kinder und Jugendlichen wird neben der Abhängigkeitserkrankung eine kinder- und jugendpsychiatrische Diagnose gestellt. Im Jahr 2003 wurden 139 Patienten behandelt. Der Anteil der posttraumatischen Belastungsstörung betrug im Jahre 2003 15 % und der sequentiell traumatisierten Patienten 28 %. Dabei handelt es sich in den Patientengruppen um frühe körperliche und sexuelle Traumata sowie schwere emotionale Vernachlässigung.

In der Behandlung dieser Kinder und Jugendlichen besteht sowohl aus suchttherapeutischen Erwägungen als auch aus traumatherapeutischer Sicht die Notwendigkeit der äußeren und inneren Stabilisierung. Mit äußerer Stabilisierung ist Schutz und Sicherheit durch Herauslösung aus dem traumatisierenden Milieu gemeint. Mit innerem Schutz ist ein qualifiziertes Entzugsmanagement auf der körperlichen Ebene als Grundvoraussetzung für die Etablierung einer tragfähigen schützenden, haltenden und Sicherheit bietenden therapeutischen Beziehung gemeint. Dieser Prozess beginnt am Aufnahmetag und ist tragendes Element des gesamten therapeutischen Verlaufes.

Diese Stabilisierungsphase ist bei abhängigkeitserkrankten und traumatisierten Patienten lang andauernd, da infolge der Abhängigkeitserkrankung eine zusätzliche Labilisierung durch Suchtmittelentzug auftritt (Abbruchphasen, unbeabsichtigte Retraumatisierung im Stationsalltag). Vorzeitige Traumaexposition verursacht eine erhöhte Abbruchrate. Die therapeutische Beziehung bildet die Grundlage der Behandlung und Traumatherapie ist Teil des Gesamtbehandlungskonzeptes der Station. Traumaarbeit und Suchtbehandlung sind nicht voneinander zu trennen und bedingten einander. Verläufe zeigen, dass die eigentliche Traumaexposition nicht zwangsläufiger Teil der stationären Therapie sein muss und auch im Rahmen der ambulanten Nachsorge bei bestehender therapeutischer Beziehung erfolgen kann.

Die Veränderung familiärer Beziehungen im Verlauf der Multifamilientherapie bei Kindern und Jugendlichen mit Anorexia nervosa

Thömke, V.; Scholz, M.; Rix, M.; Scholz, K.

Klinik und Poliklinik für Kinder- und Jugendpsychiatrie/-psychotherapie des Universitätsklinikums Carl Gustav Carus, Dresden

An der Klinik für Kinder und Jugendpsychiatrie und -psychotherapie des Universitätsklinikums Dresden wurde im November 1998 die Multifamilientherapie für Essgestörte etabliert. Im Rahmen einer Promotion wurden die ersten 8 Essgestörtengruppen mit jeweils durchschnittlich 7 Familien 2 Jahre lang wissenschaftlich begleitet und untersucht. Im Rahmen dieses Vortrages werden die Veränderung des Gewichts und die Veränderung der familiären Beziehungen bezüglich der Emotionalen Verbundenheit und Autonomie dargestellt. Emotionale Verbundenheit und Autonomie wurden mit dem Subjektiven Familienbild von Mattejat und Scholz (1994) erfasst.

Im Verlauf der Therapie beendeten von 56 Familien 46 die Multifamilientherapie (82 %). In der auszuwertenden Stichprobe konnten 43 Patientinnen, 31 Mütter und 17 Väter vollständig ausgewertet werden. Das durchschnittliche Alter der Patientinnen zu Beginn der Behandlung betrug 15 Jahre und 6 Monate. Die jüngste Patientin war 11 Jahre und 4 Monate und die älteste 18 Jahre. Der Eingangs-BMI betrug 16,9. Am Ende der Therapie betrug der Durchschnitts-BMI 19,0. Dieser BMI liegt über der 25. Perzentile der entsprechenden Altersgruppe. Dies entspricht einer durchschnittlichen Gewichtszunahme von 6,2 kg des Eingangsgewichtes zu Beginn der MFT. Dieser Unterschied ist hoch signifikant. Aus gesamtfamiliärer Sicht hat sich im Verlauf der MFT die Einschätzung der emotionalen Verbundenheit bei den Vätern und bei den Patientinnen nicht verändert. Bei den Müttern ist eine signifikante Zunahme eingetreten. Die MFT hat ihre größte Auswirkung auf die Autonomie innerhalb der Familie. Aus Sicht der Familie hat sich die Autonomie aller Familienmitglieder signifikant gesteigert. Die größte signifikante Zunahme haben die Mütter erfahren.

Emotional belastete Elternbeziehungen im Jugendalter – Was macht einen Unterschied?

Titze, K. (1); Lewkowicz, K. (3); Führer, D. (2); Riezler, B. (2); Nell, V. (2); Wiefel, A. (1); Lehmkuhl, U. (1)

(1) Klinik für Psychiatrie, Psychosomatik und Psychotherapie des Kindes- und Jugendalters, Charité-CVK, Universitätsmedizin Berlin; (2) Fachbereich Erziehungswissenschaft und Psychologie, Freie Universität Berlin; (3) Institut für Psychologie und Arbeitswissenschaft, Technische Universität Berlin

Der Beitrag untersucht die emotionale Beziehung von Kindern und Jugendlichen zu ihren Eltern (Elternrepräsentation). Es werden Ergebnisse aus Untersuchungen an verschiedenen Risikogruppen (psychisch kranke Jugendliche, Kinder chronisch kranker Eltern) und an Regelschülern präsentiert, die die Bedeutung der Beziehungsqualität für emotionale und verhaltensbezogene Auffälligkeiten im Jugendalter verifizieren.

Die emotionale Elternrepräsentation wurde mittels des Elternbildfragebogens (EBF-KJ) erhoben. Der EBF-KJ erfasst mit insgesamt 36 Items für jeden Elternteil »Unterstützung«, »Autonomie«, »Identifikation« (Ressourcenskalen), »Ängste/ Überprotektion«, »Konflikte«, »Emotionale Vereinnahmung«, »Ablehnung und Gleichgültigkeit« (Emotionale Belastungsskalen) sowie »Bestrafung«, »Hilfe für Eltern« (Zusatzskalen). Psychische Auffälligkeiten der Jugendlichen wurden u.a. mit der Child Behavior Checklist (CBCL, Sicht der Eltern) und dem Youth Self Report (YSR, Sicht der Jugendlichen) erfragt.

Belastete Elternbeziehungen sind in der klinischen Untersuchungsgruppe etwa doppelt so häufig wie in der Schulstichprobe. Jugendliche mit emotional belasteten Elternbeziehungen weisen erheblich mehr psychopathologische Symptome auf als Jugendliche mit nicht belasteten Beziehungen. Besonders Mädchen berichten von schlechteren Beziehungen zu Mutter und Vater: Sie erzielen auf 8 von 20 Skalen deutlich ungünstigere Werte als Jungen. Belastete Elternrepräsentationen scheinen dabei eher unspezifisch mit psychopathologischen Auffälligkeiten assoziiert: Verschiedene Elternrepräsentationen unterscheiden in Diskriminanzanalysen internalisierende und externalisierende Störungen nicht. Andererseits kann anhand der Angaben im EBF-KJ für 79 % der Jugendlichen korrekt vorhergesagt werden, ob sie mit einer chronisch kranken oder gesunden Mutter aufgewachsen sind.

Insgesamt stehen psychische Probleme der Jugendlichen in einem engen aber überwiegend unspezifischen Zusammenhang mit emotional belasteten Kind-Elternbeziehungen. Besonders die Mädchen fallen durch ungünstigere Elternbeziehungen auf. Dieser Befund könnte zum Verständnis der bekannten Mädchenwendigkeit vieler psychischer Störungen in der Adoleszenz beitragen.

Studie wurde von Drittmittelgeber finanziert: Stiftung Michael; Forschungsförderung der Universitäsmedizin Berlin

Die Lebensqualität von kinder- und jugendpsychiatrischen Patienten im Elternurteil. Eine kontrollierte Vergleichsstudie zwischen Patienten und gematchten Paarlingen aus einer repräsentativen Bevölkerungsstichprobe

Trosse, M.; Mattejat, F.

Philipps-Universität, Marburg

Fragestellung und Zielsetzung: Es sollte die Frage untersucht werden, in welcher Hinsicht und in welchem Ausmaße sich die Lebensqualität von psychisch kranken Kindern und Jugendlichen von der Lebensqualität von Kindern und Jugendlichen in der Allgemeinbevölkerung unterscheidet. Grundlage sollte hierbei die Einschätzung der Eltern sein. Die Untersuchung diente u.a. der klinische Validierung des ILK-Ratings.
Methode: Es wurde das Inventar zur Erfassung der Lebensqualität mit den Eltern (ILK-Ratingbogen, Elternversion) in einer multizentrischen klinischen Studie, an der 7 kinder- und jugendpsychiatrische Kliniken und 7 Praxen teilnahmen, durchgeführt. Hierbei wurden die ILK-Angaben der Eltern von 626 Patienten gewonnen. In einer repräsentativen Telefonbefragung wurden 1008 Eltern zur Lebensqualität ihrer Kinder mit dem selben Instrument befragt. Um einen kontrollierten Vergleich von psychisch kranken Kindern bzw. Jugendlichen mit den Kindern und Jugendlichen aus der Allgemeinbevölkerung zu ermöglichen, wurden aus beiden Stichproben nach Alter, Geschlecht und Schulform gleiche Paarlinge einander zugeordnet (matched-pairs-Methode).
Ergebnisse und Diskussion: Es zeigen sich auf allen Rating-Skalen hochsignifikante Unterschiede zwischen der klinischen und der »nicht-klinischen« Stichprobe. Der deutlichste Unterschied (Effektstärke Cohens d: 1,84) zeigte sich bei der globalen Beurteilung der Lebensqualität. Die Ergebnisse zeigen, dass bei kinder- und jugendpsychiatrischen Patienten eine gravierende Beeinträchtigung der Lebensqualität vorliegt. In methodischer Hinsicht wird durch die Ergebnisse die klinische Validität des ILK bestätigt.

Vom Wasser zum Wort. Aus der analytischen Behandlung eines 2-jährigen Mädchens mit dranghaftem nächtlichen Wassertrinken

van Quekelberghe, E.

Landau

Es geht anhand der Fallgeschichte eines 2,2-jährigen Mädchens um Entstehung und Aufhebung eines autistisch-kontagiösen Haltes fürs Selbst, dem eine umfassende Unfähigkeit zugrunde lag, sowohl die Tatsache des Gehaltenwerdens als auch die des Getrenntseins repräsentieren zu können. Aus der Verwerfung des Gegenübers in Wut, Panik, Geschrei und Umsichschlagen bis zur Erschöpfung entwickelte sich eine »Wassertee«-Trunksucht. Die Flasche wurde zum autistischen Gegenstand, der scheinbar andauerndes sensorisches Erleben vermittelte. Er konnte Bezogenheit in Allgegenwart auflösen und somit Überwältigungs- und Trennungsängste verflüssigen. Eltern und Kinderarzt dachten zunächst an einen Diabetis insipidus, was sich nicht bestätigte.
Die 9 Monate während Therapie fand eine Zeit lang zu dritt statt: Mutter, Tochter und Therapeutin. So gab es jetzt zwei mögliche Mutter-Tochter-Paare und andere Verdoppelungen. Die Verdoppelung kann als eine Vorform von Zeichenbildung und Symbolisierung gelten. Sie kann Getrenntheit als Unterschied anschaulich machen ohne den Schrecken vollständiger Abwesenheit. Das Spiel mit Verdoppelungen fand auch im Gebrauch von

Wörtern statt, den die Patientin bisher konsequent verweigert hatte, um nicht der Trennungs- und Überwältigungsangst zum Opfer zu fallen.

Mit dem Gebrauch von Worten ermöglichte sich das Gebrauchenkönnen eines Gegenübers und umgekehrt. Die Einübung in den Umgang mit Verbinden und Trennen, das Aushalten von Abwesenheit in der Spielhandlung und dem Finden von Wörtern führten bei der Patientin zu einer nachholenden Entwicklung, die eine erneute Integration der Familie ermöglichte. Die »Wassertee«-Flasche wurde zu einem Gebrauchsgegenstand wie jeder andere und machte Platz für Übergangsobjekte im Sinne Winnicotts.

Sozialpsychiatrische Situation in Ungarn

Vetro, A. (1); Gadoros, J. (2)

(1) Szeged University, Medical Faculty, Department for Child & Adolescent Psychiatry, Szeged, Ungarn; (2) Vadaskert Hospital, Budapest, Ungarn

Kinderpsychiatrische Probleme haben fast immer biologische, psychologische und soziale Wurzeln. Sozialpsychiatrie ist in Ungarn ziemlich unterentwickelt. Kinder mit psychischen Problemen bekommen in dieser Hinsicht oft keine oder nur sehr wenig Unterstützung.

In unserem Land haben wir 6 Kliniken und 19 ambulante Institute für psychiatrisch kranke Kinder. In diesen Einrichtungen ist aber die Ausrüstung, die Zahl und das diagnostische und therapeutische Wissen der Fachleute sehr unterschiedlich. Die Warteliste ist überall sehr lang und es gibt kaum Zeit für Psychotherapie. Wegen der Unterfinanzierung des Fachgebietes ist eine private kinderpsychiatrische Praxis in Ungarn fast unbekannt.

Oft können Probleme, die im Gebiet der Kinderpsychiatrie als Krankheitssymptome auftauchen, nur an anderen Stellen (Schule, »Soziales Service System«) gelöst werden. Wir haben ein Netzwerk von Erziehungsberatungsstellen. Diese leiten Psychologen oder Lehrer und manchmal werden auch Kinderpsychiater angestellt. So können sie richtige kinderpsychiatrische Diagnosen und therapeutische Interventionen einsetzen. Die Wartelisten in diesen Instituten sind ziemlich lang (2-4 Monate). Soziale Behörden haben in allen Bezirken Zentren für Familienhilfe, wo die Familien soziale Hilfe und manchmal Familientherapie bekommen können, organisiert. Neben einigen Frühgeborenstationen wurden Beratungsstellen zur Frühforderung für Säuglinge aufgebaut. Weil in den letzten 10 Jahren in Ungarn die Suchtkrankheiten wachsende Probleme machen, wurden in 5 Regionen 9 Kliniken für diese Patienten organisiert. Wegen finanzieller Probleme in den letzten 8 Jahren mussten 3 wieder schließen.

Wir konnten zwar Elemente differenzierter Versorgungsmöglichkeiten entwickeln, aber Zahl und Ausrüstung der Einrichtungen und Zahl und Ausbildung von qualifizierten Fachlauten sind nicht ausreichend. Auch die Zusammenarbeit und Kooperation der verschiedenen Versorgungssysteme ist sehr schlecht organisiert. Ohne Weiterentwicklung der jetzigen Gesundheitsorganisation, des »Sozial Service System«, und der Wissenschaft auf dem Gebiet der Kinder und Jugendpsychiatrie und ohne finanzielle Hilfe werden wir uns kaum weiter entwickeln können.

Biologische Korrelate bei Jungen mit erhöhtem Risiko für die Entwicklung antisozialen Verhaltens und ihren Vätern

Vloet, T. D. (1); Herpertz-Dahlmann, B. (1); Herpertz, S. (2)

(1) Klinik für Kinder- und Jugendpsychiatrie und -psychotherapie der RWTH, Aachen; (2) Klinik und Poliklinik für Psychiatrie und Psychotherapie am Zentrum für Nervenheilkunde, Rostock

Einleitung/Zielsetzung: Neben psychosozialen sind auch genetische Faktoren nach zahlreichen Studien an der hohen familiären Transmission von dissozialem Verhalten beteiligt. Da eine verminderte Herzfrequenz und reduzierte elektrodermale Reaktionen nicht nur bei Erwachsenen mit antisozialer Persönlichkeitsstörung, sondern auch schon bei Kindern und Jugendlichen mit verschiedenen Formen von dissozialen Störungen gefunden worden sind, könnte sich eine autonome Hyporeagibilität, für die eine hohe intraindividuelle Stabilität nachgewiesen wurde, als ein biologischer Marker erweisen. Die vorliegende Untersuchung hatte daher zum Ziel, der Frage nachzugehen, ob bei den leiblichen Vätern von Jungen mit Störung des Sozialverhaltens ein vergleichbarer defizitärer autonomer Reaktionsstil vorliegt.

Methode: An der Studie nahmen 68 Jungen (zwischen 8 und 14 Jahren) mit Störungen des Sozialverhaltens, kombinierter Formen von ADHS und Störung des Sozialverhaltens, eine reine ADHS-Gruppe (jeweils nach DSM-IV) sowie eine gesunde Kontrollgruppe und jeweils die leiblichen Väter der Jungen teil. Es wurden Angaben zur Selbstbeurteilung emotionaler Reaktionen erhoben und psychophysiologische Parameter wie Hautleitwert und Herzfrequenz bei der emotionalen Reizverarbeitung anhand autonomer Reaktionen auf Orientierungs-, Schreckreize sowie auf die Präsentation emotional bedeutenden Bildmaterials hin gemessen.

Ergebnisse/Zusammenfassung: Entsprechend unserer Hypothese konnte eine signifikant verminderte autonome Reagibilität bei Jungen mit einer Störung des Sozialverhaltens (mit und ohne ADHS) und ihren leiblichen Väter im Vergleich zur Kontroll- und ADHS-Gruppe gezeigt werden. Dabei wurden geringere Hautleitwertreaktionen auf Orientierungs-, Schreckreize sowie auf das Bildmaterial sowohl bei den Söhnen als auch den Vätern gefunden. Dies macht eine autonome Hyporeagibilität als einen somatischen Marker im Sinne eines biologischen Risikos für die Entwicklung einer Störung des Sozialverhaltens wahrscheinlich.

Studie wurde von Drittmittelgeber finanziert: DFG

Gewalt im Internet – wer haftet?

Vogel, R.

Rechtsanwaltskanzlei Bartsch und Partner, Karlsruhe

Zielsetzung: Das Internet bietet ein weltweites offenes Kommunikationsforum, in dem mit geringem technischen und finanziellen Aufwand Informationen jeglicher Art, auch entwicklungsbeeinträchtigende Gewaltdarstellungen (jüngste Beispiele: Geiselermordungen, Kannibalismus, Gemeinschaftssuizide), verbreitet werden können. Es liegt auf der Hand, dass diese auch von jugendlichen Nutzern des Internet einfach abgerufen werden können. Es stellt sich die juristische Frage der Verantwortlichkeit für solche Gewaltdarstellungen.

Materialien und Methoden: In dem juristischen Beitrag wird die Haftung der Provider, Administratoren, Website-Betreiber und Nutzer für Websites, Links, Datenbanken, Tauschforen, Chatrooms u.a. unter dem Fokus Gewalt dargestellt.

Ergebnis: In Deutschland bieten das Strafrecht, das Teledienstegesetz, der Jugendmedienschutzstaatsvertrag und sonstige einschlägige Regelungen ein dichtes Kontrollnetz. Dieses reicht in der Praxis jedoch häufig nicht aus, insbesondere wenn Gewaltdarstellungen über ausländische Server abrufbar sind. Der Beitrag endet mit einem Ausblick auf mögliche künftige europäische und internationale Initiativen zur Eindämmung von Gewaltdarstellungen.

Zusammenfassung: Theoretisch bietet das nationale Recht ausreichend Handhabe zur Verfolgung entwicklungsbeeinträchtigender Gewaltdarstellungen, die auch in der Regel genutzt wird. Diese Handhabe endet jedoch zur Zeit spätestens an den Grenzen der Europäischen Union.

Änderung der Rehabilitationsrichtlinien zur psychosozialen Rehabilitation

Voll, R.

Fachkrankenhaus Neckargemünd

Der Vortrag dient als Informationsveranstaltung über die zahlreichen Veränderungen im Bereich der medizinischen und vorberuflichen Rehabilitation für psychisch kranke Jugendliche, die gesetzlich beschlossen wurden und ab 2005 umgesetzt werden. Spezielle Qualifikationen der Ärzte, die medizinische Rehabilitation verordnen dürfen, sind ab 2005 vorgeschrieben.

Bei der Verordnung medizinischer Rehabilitation für psychisch kranke Jugendliche müssen die Rehabilitationsfähigkeit, die Rehabilitationsbedürftigkeit und die Rehabilitationsprognose begutachtet werden. Bei der Verordnung medizinischer Rehabilitation ist die Internationale Klassifikation der Funktionsfähigkeit, Behinderung und Gesundheit (ICF) anzuwenden. Die Beeinträchtigung von Aktivität und Teilhabe muss auf der Grundlage der ICF eingeschätzt werden. Die Rehabilitationsziele müssen realistisch sein. Eine Rehabilitationsdiagnostik muss durchgeführt werden. Die Begriffe werden erläutert und das Antragsverfahren wird dargestellt. Nicht nur im Bereich der medizinischen Rehabilitation gibt es Veränderungen. Im Bereich der vorberuflichen Ausbildung können ab 2005 für Jugendliche, die nicht mehr berufsschulpflichtig sind, sogenannte BvB-Maßnahmen beantragt werden. Diese umfassen Grundstufe, Förderstufe, die Übergangsqualifizierung und die Bildungsbegleitung.Die Grundstufe umfasst folgende Module: allgemeiner Grundlagenbereich, Berufsorientierung, Grundfertigkeiten, Kulturtechniken, Lerntechniken, Sozialkompetenz, Medienkompetenz und Arbeitsverhalten. Die Bausteine der Eignungsanalyse, der Grundstufe und der Förderstufe sind nicht notwendigerweise miteinander verknüpft und können separat beantragt werden.

Verhaltensbesonderheiten bei zweijährigen Kindern mit einer Sprachentwicklungsverzögerung (Late Talkers)

von Aster, D.; Sachse, S.; von Suchodoletz, W.

Institut für Kinder- und Jugendpsychiatrie und Psychotherapie der Ludwig-Maximilians-Universität zu München

Zielsetzung: Bei etwa 50 % der Kinder mit einer Sprachentwicklungsstörung wird über emotionale und/oder Verhaltensstörungen berichtet. Ob psychische Auffälligkeiten bereits bei sehr jungen Kindern bestehen oder ob sich diese erst im Laufe des Kindergarten- und Schulalters entwickeln, ist bislang nicht geklärt. In der vorliegenden Studie wird der Frage nachgegangen, ob Verhaltensauffälligkeiten schon bei zweijährigen Kindern mit einer Sprachentwicklungsverzögerung (Late Talkers) nachweisbar sind.

Methodik: Bei 50 Late Talkers (erfasst mit dem ELFRA-2) und 50 sprachlich unauffällig entwickelten zweijährigen Kindern schätzten die Eltern das Verhalten der Kinder mittels der CBCL 1½-5 sowie der Toddler Temperament Scale (TTS) ein. Die Kindergruppen waren hinsichtlich Geschlecht, nonverbalem Entwicklungsstand und soziodemographischen Daten vergleichbar.

Ergebnisse: Auf den einzelnen Dimensionen der CBCL 1½-5 unterschieden sich die Kindergruppen nicht signifikant voneinander. Demgegenüber ergaben sich statistisch relevante Gruppenunterschiede auf der Skala »Annäherung« der TTS; die Late Talkers wurden als zurückgezogener eingeschätzt. Bei der Zusammenfassung der Einzelskalen zu Temperamentsclustern zeigte sich, dass 22 % der Late Talkers als Kinder mit »schwierigem Temperament« eingestuft wurden im Gegensatz zu nur 2 % in der Gruppe der sprachlich unauffällig entwickelten Kinder.

Schlussfolgerungen: Eltern von Late Talkers berichten nicht über offene Verhaltensbesonderheiten, wie sie mit der CBCL 1½-5 abgefragt werden. Die Ergebnisse der TTS weisen jedoch darauf hin, dass Late Talkers zu internalisierendem Verhalten neigen und dass ihr Temperament von den Müttern häufiger als schwierig erlebt wird.

Stigmatisierung psychisch Erkrankter und ihrer Behandlung in Literatur und Kunst

von Engelhardt, D.

Institut für Medizin- und Wissenschaftsgeschichte, Universität Lübeck

Psychische Krankheiten sind ein verbreiteter und zentraler Gegenstand der Literatur und Kunst seit der Antike bis in die Gegenwart, immer wieder in der Neuzeit Thema auch der Musik. Mit ihren Darstellungen und Deutungen machen Literatur und Kunst auf gängige Stigmatisierungen, Vorurteile, Tabuisierungen und Ängste aufmerksam, rufen zugleich zu einem humanen Verständnis des psychisch Kranken auf, weisen auf anthropologische Grundformen der Not und Hilfe hin, auf die Nähe von Gesundheit und Krankheit, auf die Solidarität unter den Menschen. Der Wert von Literatur und Kunst kann von der Übereinstimmung mit der Realität oder der Wissenschaft allein nicht abhängig gemacht werden; Literatur und Kunst stellen eine eigene Seinsweise mit spezifischer Begrifflichkeit wie Funktionalität und Dynamik dar, die auch mit Grenzen und Gefahren in der Beschreibung, Ableitung und Überwindung psychischer Erkrankungen verbunden sein kann. Vor allem Literatur und Kunst erinnern schließlich die Psychiatrie an ihren anthropologischen Charakter, an die Bedeutung geistiger, psychischer und sozialer Dimensionen von psychischer Krankheit und psychiatrischer Therapie.

Funktionelle Harninkontinenz (Einnässen tags) und Enkopresis: Diagnostik und Therapie

von Gontard, A.

Klinik für Kinder- und Jugendpsychiatrie und Psychotherapie, Universitätsklinikum des Saarlandes, Homburg

Bei Kindern, die tagsüber einnässen, können verschiedene Syndrome unterschieden werden, unter anderem die idiopathische Dranginkontinenz, die Harninkontinenz bei Miktionsaufschub, die Detrusor-Sphinkter-Dyskoordination und seltene Syndrome, wie die Lachinkontinenz. Bei Kindern mit Einkotproblemen kann die Enkopresis mit und ohne Obstipation, sowie das Toilettenverweigerungssyndrom unterschieden werden. Es soll eine Übersicht über neue Ergebnisse bei diesen Ausscheidungsstörungen vermittelt werden. Für eine spezifische Therapie ist eine differenzierte Diagnostik unbedingt notwendig. Das praktische Vorgehen in der Abklärung und Behandlung wird dargestellt.

Genetik der Enuresis: eine Übersicht

von Gontard, A.

Klinik für Kinder- und Jugendpsychiatrie und Psychotherapie, Universitätsklinikum des Saarlandes, Homburg

Die Enuresis nocturna ist eine häufge, genetische heterogene Störung. Ein Drittel sind sporadische Fälle, bei der Hälfte der Familien liegt ein autosomal dominanter Erbgang vor. In Kopplungs-Analysen konnten mehrere Loci, vor allem auf Chromosomen 4, 12, 13 und 22 identifiziert werden.

Von den Syndromen der funktionellen Harninkontinenz (Einnässen tags) wurden Kopplungsanalysen bei der idopathischen Dranginkontinenez durchgeführt mit Kopplung zu Chromosom 17. In dieser Übersicht sollen neuere Ergebnisse zur Genetik und Pathogenese der Enuresis und der Harninkontinenz dargestellt werden.

Studie wurde von Drittmittelgeber finanziert: DFG

Miktionszystourethrographie bei 2- bis 8-jährigen Kindern: Einfluss des Elternverhaltens auf die kindliche Stressbelastung

Völkl-Kernstock, S.; Felber, M.; Friedrich, M. H.

Universitätsklinik für Neuropsychiatrie des Kindes- und Jugendalters, Medizinische Universität Wien, Österreich

Die Miktionszystourethrographie (MCU) ist eine im Kindesalter häufig durchgeführte radiologische Untersuchung, die aufgrund ihres invasiven Charakters mit einer nicht unerheblichen Stressbelastung der Kinder einhergehen kann. Ziel der vorliegenden Studie war es, die Auswirkungen elterlicher Verhaltensweisen während der MCU auf das kindliche Stressverhalten zu untersuchen. Als weitere Einflussfaktoren wurden Alter und Temperament des Kindes sowie MCU-bezogene Vorinformationen und Stressbelastung der Eltern berücksichtigt.

Bis jetzt wurden 30 Kinder (geplanter Stichprobenumfang 60-90), die aufgrund von Harnwegsinfektionen zu einer MCU an die Universitätsklinik für Radiodiagnostik des AKH Wien bzw. das St. Anna Kinderspital überwiesen wurden, untersucht. Vor der MCU wurden kindliches Stressverhalten und Temperament mittel Eltern-Fragebögen erhoben. Während der Untersuchung wurde die Eltern-Kind-Interaktion von drei Projektmitarbeiterinnen mittels der »Child Adult Medical Procedure Interaction Scale – Revised (CAMPIS-R)« von Blount et al. (1997) anhand der Dimensionen »Child Coping Behavior«, »Child Distress Behavior«, »Adult Coping Promoting Behavior« und »Adult Distress Promoting Behavior« kodiert. Nach der Untersuchung wurden Stressbelastung und MCU-bezogene Vorinformationen der Eltern erhoben sowie elterliches und – sofern möglich – kindliches Untersuchungserleben kurz exploriert. Zur Erfassung MCU-bdingter Änderungen im kindlichen Stressverhalten wurde dem begleitenden Elternteil 6-8 Tage sowie 6 Monate nach der MCU nochmals ein entsprechender Fragebogen vorgegeben. Die Daten wurden mittels SPSS (Korrelationsanalysen, ANOVA, Multiple Regressionsanalysen) ausgewertet. Vorläufige Ergebnisse zeigen, das elterliches »Coping Promoting Behavior« während der MCU wie auch ein hohes Maß an MCU-bezogener Vorinformation der Eltern geeignet ist, kindliches Stressverhalten zu reduzieren.

Studie wurde von Drittmittelgeber finanziert: Jubiläumsfonds der Österreichische Nationalbank

Molekulargenetische Untersuchungen zu Zwangsstörungen: 1995 bis 2005

Walitza, S. (1); Wewetzer, C. (1); Gerlach, M. (1); Warnke, A. (1); Hinney, A. (2)

(1) Klinik und Poliklinik für Kinder- und Jugendpsychiatrie und Psychotherapie der Julius-Maximilians-Universität Würzburg; (2) Rheinische Kliniken Essen, Klinik für Psychiatrie und Psychotherapie des Kindes- und Jugendalters der Universität Duisburg-Essen

Zwangsstörungen zeigen eine hohe Erblichkeit, wie bei anderen komplexen psychischen Störungen scheinen jedoch verschiedene Gene mit eher moderatem Effekt ätiopathogenetisch relevant zu sein.

In Familienuntersuchungen sind Verwandte 1. Grades häufiger an Zwangsstörungen erkrankt, als es in der Allgemeinbevölkerung zu erwarten wäre (11,7 % zu 2,7 %). Dabei scheint die familiäre Belastung bei Verwandten von Patienten mit frühem Erkrankungsbeginn deutlich höher zu sein als bei einem späten Erkrankungsbeginn (Nestadt et al., 2000). Wenn in der Elterngruppe jung erkrankter Patienten auch das Vorkommen von zwanghaften Persönlichkeitsstörungen oder subklinischen Zwangsstörungen berücksichtigt wird, steigt die familiäre Belastung auf bis über 30 % (Wewetzer, 2001).

Bislang zeigte ein Genom Scan an 59 Probanden aus 7 Familien, die über jeweils einen betroffenen Patienten rekrutiert wurden, einen signifikanten »LOD-score« von 3,2 auf Chromosom 9 (9p24) (Hanna et al., 2002). Dieser Befund wurde in einer 2. Untersuchung bestätigt (Willour et al., 2004). Assoziationsstudien, die den Zusammenhang zwischen genetischen Markern und der Erkrankung untersuchen, konzentrierten sich zunächst auf serotonerge und dopaminerge Kandidatengene. Positive Befunde wurden zu Varianten im Promoterbereich des Serotonintransportergens und in Genen verschiedener Serotoninrezeptoren beschrieben. Das Dopamin D4-Rezeptorgen scheint ebenfalls ein relevantes Kandidatengen zu sein. Bei anderen Kandidatengenen konnten nur in bestimmten Populationen positive Befunde erhoben werden (COMToder MAO-A Polymorphismen). Befunde zu weniger untersuchten Kandidatengenen wie BDNF und TPH bedürfen noch der Replikation in unabhängigen Studiengruppen. Einige neuere Untersuchungen berücksichtigen den Erkrankungsbeginn, Ausprägung und Art der Symptomatologie der Zwangsstörungen sowie das Vorliegen komorbider Störungen. Die jetzige Darstellung berücksichtigt auch besonders molekulargenetische Befunde von Patienten mit frühem Erkrankungsbeginn.

Positive und negative molekulargenetische Befunde bei Patienten mit Zwangsstörungen im Kindes- und Jugendalter

Walitza, S. (1); Wewetzer, C. (1); Geller, F. (2); Scherag, A. (2); Herpertz-Dahlmann, B. (3); Hahn, F. (3); Remschmidt, H. (4); Barth, N. (6); Fleischhaker, C. (5); Schulz, E. (5); Warnke, A. (1); Hinney, A. (6)

(1) Klinik und Poliklinik für Kinder- und Jugendpsychiatrie und Psychotherapie der Julius-Maximilians-Universität Würzburg; (2) Institut für Medizinische Biometrie und Epidemiologie der Philipps-Universität Marburg; (3) Klinik und Poliklinik für Kinder- und Jugendpsychiatrie der TU Aachen; (4) Klinik und Poliklinik für Kinder- und Jugendpsychiatrie der Philipps-Universität Marburg; (5) Klinik und Poliklinik für Kinder- und Jugendpsychiatrie der Universität Freiburg; (6) Rheinische Kliniken Essen, Klinik für Psychiatrie und Psychotherapie des Kindes- und Jugendalters der Universität Duisburg-Essen

Zielsetzung: Zwangsstörungen sind häufige psychiatrische Störungen mit einer Prävalenz von 2-3 % und zeigen eine hohe Erblichkeit. Ausgehend von einer polygenen Verursachung stellt sich die Frage nach dem Einfluss einzelner Genvarianten. Bislang erfolgten Assoziationsstudien nur bei Stichproben mit erwachsenen Patienten, deren Erkrankungsbeginn retrospektiv erfasst wurde. In vorliegender Familienuntersuchung konnten wir erstmals eine Stichprobe mit ausschließlich betroffenen Kindern und Jugendlichen mit Zwangsstörungen und deren Eltern molekulargenetisch untersuchen.

Methoden: Es konnten 71 Patienten und deren Eltern genotypisiert werden. Alle Patienten erfüllten die Diagnosekriterien für Zwangsstörungen nach DSM-IV. Als standardisierte Verfahren wurden die CY-BOCS, der DIPS und STOBS eingesetzt. Die statistischen Berechnungen erfolgten mit dem Transmission Disequilibrium Test (TDT, Spielman et al., 1993).

Ergebnisse: Der TDT zeigte ein Transmissions-Ungleichgewicht für Varianten im Dopamin D4 Rezeptorgen (*DRD4*) sowie einen Trend zur Assoziation mit dem Promoter-Polymorphismus des Serotonintransportersgens. Keine Assoziation wurde für Varianten im 5-HT1B-Rezeptorgen oder im Catecholamin-O-methyltransferase-Gen (*COMT*) gefunden.

Zusammenfassung: Bei Kindern und Jugendlichen mit Zwangsstörungen fanden wir Assoziationen von Markern in serotonergen und dopaminergen Kandidatengenen. Die gefundenen Zusammenhänge sind vielversprechend. Weitere Untersuchungen an unabhängigen Stichproben sind notwendig.

Studie wurde von Drittmittelgeber finanziert: Bundesministerium für Bildung und Forschung (BMBF, 01KW006; 01GS0118)

Behandlung von Jugendlichen mit Leistungsstörungen nach dem SELBST-Programm: Effekte und Stabilität

Walter, D.; Rademacher, C.; Döpfner, M.

Klinik und Poliklinik für Psychiatrie und Psychotherapie des Kindes- und Jugendalters der Universität zu Köln

Zielsetzung: Schulleistungsstörungen des Jugendalters sind häufig und bedeuten eine erhebliche Gefahr für die weitere Entwicklung der Betroffenen. Hierbei nehmen Leistungsstörungen, die nicht allein auf Begabungsdefizite rückzuführen sind, eine prominente Stellung ein. Neben schulbezogenen Problemen zeigen die Jugendlichen häufig komorbide Symptome wie Selbstwertstörungen, ein reduziertes Niveau an Aktivität, einen dysphorisch-depressiven Affekt sowie Beziehungsstörungen zu Gleichaltrigen und Erwachsenen, v.a. Eltern und Lehrern. Störungsspezifische Interventionen, die nur Teilbereiche der Problematik fokussieren, werden diesen Mischbildern zumeist nicht gerecht. Ein multimodales, auf die spezifischen Probleme der Jugendlichen zugeschnittenes Vorgehen unter Einschluss jugendlichen-,eltern- und lehrerzentrierter Interventionen scheint erforderlich. Das Behandlungsprogramm SELBST- Ein Therapieprogramm für Jugendliche mit Selbstwert-, Leistungs- und Beziehungsstörungen versucht, diesem Umstand Rechnung zu tragen.

Materialien und Methoden: An einer klinischen Inanspruchnahmepopulation von n = 10 Jugendlichen im Alter von 13 bis 18 Jahren werden anhand des Interventionsmoduls Leistungsstörungen Ergebnisse (Prä, Post und Verlauf) sowie 3-, 6-, 9- und 12-Monatskatamnesen im Selbst-, Eltern- und Lehrerurteil vorgestellt.

Ergebnisse: Sowohl die einzelfallanalytische als auch die gruppenstatische Analyse verweist auf eine deutliche Reduktion der Schulleistungsstörungen sowie begleitender introversiver und expansiver Symptome unter der Behandlung im Selbst-, Eltern- und Lehrerurteil hin. Die Effekte bleiben auch während des Katamnesezeitraums weitgehend stabil. Die Aussagekraft der Studie ist vor dem Hintergrund einer geringen Fallzahl limitiert.

Multimodale stationäre Kurzzeittherapie von Jugendlichen mit emotional bedingtem Schulabsentismus: Konzept und Effekte

Walter, D.; Boyraz, M.; Döpfner, M.; Lehmkuhl, G.

Klinik und Poliklinik für Psychiatrie und Psychotherapie des Kindes- und Jugendalters der Universität zu Köln

Zielsetzung: Schulabsentismus läßt sich in zwei Hauptkategorien unterteilen: Das primär dissozial begründete »Schuleschwänzen« und das primär emotional begründete Fernbleiben von der Schule. Bei der letzteren Form spielen Trennungsängste, soziale Ängste, Leistungsängste, dysphorisch-depressive Störungen, Leistungsstörungen sowie Leistungsmotivationsstörungen eine zentrale Rolle. Teilweise treten auch komorbide expansiven Verhaltensstörungen (ADHS, Störungen des Sozialverhaltens) auf und chronifizierte Probleme mit Eltern, Lehrern und Mitschülern sowie Klassenwiederholungen oder häufigen Umschulungen sind die Regel. Im Jugendalter weisen die Probleme einen hohen Chronifizierungsgrad auf und bedeuten eine nachhaltige Gefährdung der weiteren Entwicklung.

Methode: Die Anfang 2004 eingerichtete Forschungsstation für Jugendliche mit dem Schwerpunkt introversive Störungen verfolgt ein mulitmodal verhaltenstherapeutisch orientiertes Intensivkonzept mit täglichen Behandlungskontakten, begleitenden Elterngesprächen und kurzen Verweildauern zwischen 4 und 8 Wochen. Das Behandlungsetting ist in Form eines Stufenkonzeptes angelegt (ambulant-teilstationär-stationär-teilstationär-ambulant), bei dem die ambulante Behandlung eine wesentliche Rolle spielt.

Ergebnisse: Das gesamte Behandlungskonzept und die ersten Erfahrungen werden anhand einzelner Fälle vorgestellt und die status- und prozeßdiagnostischen Ergebnisse werden an einer Stichprobe von etwa 20 Patienten dargestellt.

Evaluation psychischer Beschwerden jugendlicher Strafgefangener in der Haft-Eingangssituation

Wams, M. (1); Obschonka, M. (2); Barkmann, C. (2); Schulte-Markwort, M. (2)

(1) JVA Hahnöversand, Hamburg; (2) Klinik und Poliklinik für Kinder- und Jugendpsychosomatik, Universitätsklinikum Hamburg-Eppendorf

Zielsetzung: Bisherige epidemiologische Studien geben Hinweise darauf, dass die psychische Gesundheit von jugendlichen und heranwachsenden Inhaftierten deutlich schlechter ist als die einer vergleichbaren nicht inhaftierten Normalbevölkerung. Da der Fokus der Untersuchungen in Deutschland dabei vor allem auf dem Screening psychischer und psychiatrischer Störungen lag, fehlen bislang verlässliche Daten zur akuten psychischen Belastung bei jugendlichen und heranwachsenden Inhaftierten.

Methodik: Eine solche Befindlichkeitsmessung wurde in einer 1-Jahres-Studie an n = 180 Untersuchungshäftlingen im Alter zwischen 14 und 21 Jahren in der Justizvollzugsanstalt Hahnöfersand bei Hamburg durchgeführt. Die Datenerhebung erfolgte mittels der renommierten Symptomcheckliste SCL-90-R sowie mittels Basisdokumentationsbögen zur Gewinnung soziodemografischer, anamnestischer und forensischer Daten.

Ergebnisse: Eine auffällige psychische Hochbelastung in den ersten Tagen der Haft im Sinne eines klinisch indizierten Bedarfs an Diagnostik, Beratung oder Behandlung ergab sich bei 69.4 % der Inhaftierten. Dabei wiesen die Probanden insbesondere hohe Werte bei den Subskalen Depressivität und Ängstlichkeit auf.

Zusammenfassung: Für der Ergebnisinterpretation muss berücksichtigt werden, dass ein Großteil der Studienpopulation aufgrund von Sprach- und Verständnisproblemen von der Testung ausgeschlossen werden musste sowie dass die Falldefinition der SCL-90-R auf einer relativ kurzen Periodenprävalenz (7 Tage) basiert. Durch die Auswertung der in der Haftanstalt zu jedem Häftling geführten Basisdokumentation konnten signifikante Merkmale einer hochbelasteten Risikogruppe extrahiert werden.

Verwendung der MSSB-Geschichten zur Verlaufskontrolle einer psychoanalytischen Psychotherapie

Weber, M.

Kinder- und Jugendpsychiatrische Universitätsklinik und -poliklinik Basel, Schweiz

Die MSSB-Geschichtenanfänge sind bisher in der Forschung mentaler Repräsentationen im Kleinkind- und Latenzalter angewendet worden. Verlaufsstudien über Veränderungen mentaler Repräsentaionen wurden noch wenig durchgeführt. Auch liegen keine Studien zur Veränderung solcher Repräsentationen vor. Bei strukturell beeinträchtigten Kindern wäre von einer Psychotherapie zu fordern, dass es dem Kind im Verlaufe der Therapie besser gelingt, seine Affekte zu integrieren und weniger seinen eigenen aggressiven Impulsen ausgesetzt zu sein. Spielnarrative mit der MSSB müssten einen solchen Prozess abbilden, in dem das Kind kohärenter und mit konstruktiveren Lösungen die Geschichtenanfänge weiterspielt. In diesem Beitrag werden die Spielnarrative eines Latenzkindes zu verschiedenen Zeitpunkten einer laufenden psychoanalytischen Spieltherapie vorgestellt. Diese zeigen die strukturellen Weiterentwicklungen bzw. Stagnationen des Kindes auf.

Erfahrungen mit stationärer Behandlung im integrativen Modell

Wehrmann, B.; Lischka, E.; Grunert, G.
SALUS gGmbH Fachkrankenhaus Uchtspringe, Klinik für Kinder- und Jugendpsychiatrie und -psychotherapie

Psychisch kranke, hörgeschädigte Patienten stellen in einer Kinder- und Jugendpsychiatrie eine besondere Klientel dar, so auch im »Deutschen Zentrum für Psychiatrie und Psychotherapie mit hörgeschädigten Kindern und Jugendlichen« des SALUS-Fachkrankenhauses Uchtspringe.
  Es muss eine gemeinsame Kommunikationsform gefunden werden. Therapeutische Angebote sind speziell auf diese Patientengruppe auszurichten. Dennoch zeigt unser Behandlungskonzept, dass sowohl hörende als auch hörgeschädigte, psychisch kranke Kinder und Jugendliche mit gutem Erfolg integrativ behandelt werden können.
  Der Vortrag fasst eine Auswertung der bisher behandelten hörgeschädigten, psychisch kranken jungen Patienten im Hinblick auf Störungsbilder und spezifische Diagnostik und Therapie zusammen. Mögliche Ursachen der mangelhaften Beherrschung von Laut- und Schriftsprache bei vielen Hörgeschädigten werden erwogen; ein integratives Versorgungsmodell wird vorgestellt; die Schaffung von komplementären Einrichtungen und deren besondere Bedeutung für diese Klientel sollen neben anderen Fragestellungen zur Diskussion anregen.

Evaluation des KIDS zur Behandlung disruptiver Störungen

Weidenauer, H.; Grasmann, D.; König, C.; Schmeck, K.; Stadler, C.
Universitätsklinikum Ulm, Klinik für Kinder- und Jugendpsychiatrie/Psychotherapie

Die Effektivität des KIDS (Kindertherapeutisches Intensivprogramm bei disruptiven Störungen) wurde erstmalig in einer Gesamtstichprobe von 30 Patienten der Kinder- und jugendpsychiatrischen Kliniken der Universitätsklinik Frankfurt (n = 18 mit 3 Gruppen) und Ulm (n = 12 mit 2 Gruppen) untersucht. Voraussetzung für die Teilnahme am KIDS war das Vorliegen einer nach ICD-10 Kriterien definierten hyperkinetischen Störung (F90.0) oder hyperkinetischen Störung des Sozialverhaltens (F90.1). Die Kinder nahmen in altershomogenen Gruppen (je n = 6) an dem zweiwöchigen verhaltenstherapeutischen Gruppenprogramm teil, die Eltern absolvierten das zehnwöchige Elterntraining. Zur Evaluation des KIDS wurden vor und nach dem therapeutischen Programm verschiedene diagnostische Beurteilungsverfahren eingesetzt, um störungsspezifische Symptome (FBB-HKS und FBB-SSV, Fremdbeurteilungsbogen für Hyperkinetische Störungen und Störung des Sozialverhaltens; Conners-Skalen) sowie störungsspezifisches Problemverhalten (HSQ, Elternfragebogen über Problemsituationen in der Familie) als auch allgemeine psychopathologische Problembereiche (CBCL4-18, Elternfragebogen über das Verhalten von Kindern und Jugendlichen; TRF, Lehrerfragebogen über das Verhalten von Kindern und Jugendlichen) zu erfassen. Gleichzeitig wurde die Lebenszufriedenheit und der Erziehungsstil der Eltern sowie das Temperament und das Selbstwertgefühl der Kinder erfasst. Präsentiert werden die Effekte des Programms aus Sicht der Eltern, der Kinder und der Lehrer. Auf der Basis einer ersten katamnestischen Erhebung nach 6 Monaten werden neben kurz- auch langfristige Behandlungseffekte dargestellt.

Das Hochbegabten-Zentrum – Evaluation eines Beratungsangebots an der Klinik und Poliklinik für Kinder- und Jugendpsychosomatik am Universitätsklinikum Hamburg-Eppendorf

Weidtmann, K.; Bachmann, M.; Barkmann, C.; Schulte-Markwort, M.

Klinik und Poliklinik für Kinder- und Jugendpsychosomatik, Universitätsklinikum Hamburg-Eppendorf

Einleitung: Die Qualitätssicherung auf unterschiedlichen Ebenen der Patientenversorgung gewinnt zunehmend an Bedeutung. Berichtet wird über ein Evaluationsprojekt am Hochbegabten-Zentrum (HBZ), einer Beratungsstelle an der Klinik und Poliklinik für Kinder- und Jugendpsychosomatik am Universitätsklinikum Hamburg-Eppendorf. Die praktische Beratungsarbeit wird dort seit April 2004 u. a. durch eine Evaluationsstudie begleitet, deren Methode, erste Ergebnisse und Implikationen nachfolgend dargestellt werden.

Methode: Die Begleitforschung am HBZ setzt sich aus einem Dokumentations- und einem Evaluationsteil zusammen. Bei der Dokumentation kommen u. a. standardisierte Verfahren wie CBCL, KINDLR und CASCAP zum Einsatz. Im Rahmen der Evaluationsstudie werden Mitarbeiter und Mitglieder der beratenen Familien zur Qualität des Angebots im HBZ befragt. Die Erhebung der Evaluationsdaten erfolgt summativ anhand selbst konstruierter Fragebögen, die verschiedene Ebenen und Aspekte der Beratungsqualität abdecken.

Ergebnisse: Angestrebt sind die Evaluationsdaten von insgesamt 100 Familien, zum aktuellen Zeitpunkt liegen bei einem Rücklauf von 55 % der postalischen Befragung die Daten von 64 Familien vor. Berichtet wird über die Zufriedenheit der Mitarbeiter und der Familien mit der Beratung insgesamt sowie mit einzelnen Qualitätsaspekten. Es werden vergleichende Aussagen getroffen, z. B. zwischen unterschiedlichen Subgruppen in der Inanspruchnahmepopulation. Aus den Evaluationsergebnissen werden Implikationen zur Verbesserung des Angebots abgeleitet und die entsprechenden, formativ eingeleiteten Maßnahmen beschrieben.

Fazit: Vor dem Hintergrund des aktuellen Forschungsstands werden Eignung und Nutzen der eingesetzten Forschungsmethode bewertet. Abschließend wird ein Ausblick auf die Konsequenzen der Studie für zukünftige Qualitätssicherungsmaßnahmen und die praktische Beratungsarbeit im HBZ gegeben.

Der JTCI für Kinder von 3 bis 11 Jahren

Weiffenbach, O. (1); Goth, K. (2); Brunsch, M. (1); Poustka, F. (2)

(1) Kinder- und Jugendpsychiatrische Praxis, Bad Homburg; (2) Klinik für Psychiatrie und Psychotherapie des Kindes- und Jugendalters der Universität Frankfurt am Main

Das Temperamentskonzept von Cloninger (1993) beschreibt den individuellen und biologisch fundierten Verhaltensstil, worin sich bereits Kleinkinder deutlich voneinander unterscheiden. Basierend auf dem Preschool TCI (Constantino et al., 2002) wurden deutsche Versionen des Inventars für das Kindergarten- (JTCI/ 3-6) und das Grundschulalter (JTCI/ 7-11) entwickelt (Goth et al., 2004). Ziel ist es, mit einem kulturspezifischen Inventar Persönlichkeitsmerkmale bei Kindern reliabel zu erfassen. Versionen für die Anwendung bei Jugendlichen und Erwachsenen sind international etabliert, auch in Deutschland (Schmeck et al., 2001). Bei Jugendlichen und Erwachsenen konnte eine unterdurchschnittliche Ausprägung der Charakterdimensionen »Selbstlenkungsfähigkeit« und »Kooperativität« zuverlässig das Vorliegen einer psychischen Störung anzeigen. Die Ausprägung der Schadensvermeidung und des Neugierverhaltens als Ausdruck von Aktivierung und Hemmung bilden die Störungsrichtung (externalisierend oder internalisierend) ab.

In der Inanspruchnahmepopulation einer kinder- und jugendpsychiatrischen Praxis werden die JTCI-Fragebögen von Eltern der Patienten zwischen dem 3. und 11. Lebensjahr ausgefüllt. Bisher umfaßt die Stichprobe 35 Kinder. Die Störungen wurden in Entwicklungsstörungen und Verhaltensstörungen zusammengefaßt. Es bestätigt sich die Hypothese, dass eine unterdurchschnittliche Charakterentwicklung mit stärkerer psychopathologischer Auffälligkeit einhergeht. Bei jüngeren Kindern scheint das Charaktermerkmal Kooperativität eine größere Bedeutung als die Selbstlenkungsfähigkeit zu haben, vermutlich weil jüngere Kinder weniger selbständig in ihrem Verhalten sind. Der Zusammenhang zwischen auffälligem Temperament und Pathologie ist in der Stichprobe der Kinder numerisch höher als bei älteren Populationen. Die Untersuchung läuft weiter, um den Umfang der Stichprobe zu erweitern und die Aussagen zu bestätigen.

Stand der Entwicklung des Maßregelvollzuges bei Jugendlichen

Weissbeck, W.; Brünger, M.

Klinik für Kinder- und Jugendpsychiatrie, Psychosomatik und Psychotherapie des Pfalzinstitutes, Klingenmünster

Einleitung: In den letzten Jahren hat sich in einigen Bundesländern ein Anstieg an jugendlichen Patienten im Maßregelvollzug abgezeichnet, vergleichbar der Entwicklung im Erwachsenmaßregelvollzug. Während im Strafvollzug der Gesetzgeber eine Trennung von Jugendlichen und Erwachsenen vorsieht, fehlt eine solche im Maßregelvollzug. Dennoch ist es erforderlich, den besonderen Entwicklungsbedingungen im Jugendalter durch einen eigens hierfür gestalteten Behandlungsrahmen Rechnung zu tragen.
Methode: Eine Reihe von Einrichtungen mit dem Versorgungsauftrag, Jugendliche im Maßregelvollzug zu behandeln, haben sich zu einem Arbeitskreis zusammen gefunden. Ziele des Arbeitskreises sind Erfahrungsaustausch, Standardentwicklung und Qualitätssicherung.
Ergebnisse: Erste Ergebnisse einer gemeinsam entwickelten Basisdokumentation werden vorgestellt und diskutiert.

Die Anwendbarkeit eines Trainingsprogramms zur Affektdekodierung (TAD) bei Jugendlichen mit Erstmanifestation einer schizophrenen Psychose – eine Pilotstudie

Werneck-Rohrer, S.; Edwards, J.; Schweitzer, A.; Schlögelhofer, M.; Amminger, G. P.

Medizinische Universität Wien, Universitätsklinik für Neuropsychiatrie des Kindes- und Jugendalters, Österreich

Zielsetzung: die Fähigkeit zur Affektdekodierung ist ein wesentlicher Bestandteil der sozialen Kommunikation und Interaktion. Defizite in diesem Bereich können zu Kommunikationsschwierigkeiten und mangelnder sozialer Integration führen. Empirische Untersuchungen zur Emotionserkennung bei schizophrenen Patienten weisen Defizite in der Affektdekodierung – vor allem bei den Emotionen »Angst« und »Ärger« – nach (vgl. Edwards et al., 2001). An der Universitätsklinik in Düsseldorf wurde ein Trainingsprogramm zur Affektdekodierung (TAD) erarbeitet, das im klinischen Alltag mit guten Erfolgen bei erwachsenen, chronisch schizophrenen Patienten erprobt wurde (vgl. Frommann, Streit und Wölwer, 2003). Ziel der vorliegenden Pilotstudie ist die Überprüfung der Anwendbarkeit und Effektivität dieses Trainingsprogramms bei jugendlichen PatientInnen mit Erstmanifestation einer schizophrenen Psychose.

Methode: Das Trainingsprogramm zur Affektdekodierung (TAD) bedient sich der Methode des »errorless learnings«, wird paarweise durchgeführt und ist computerunterstützt. Die Patienten lernen mit Hilfe von Verbalisation, Selbstinstruktion und situativen Ankerreizen Gefühlsausdrücke zu erkennen und zu benennen, wobei die Aufgabenschwierigkeit stetig ansteigt. Zu drei Messzeitpunkten werden Testbatterien zur Emotionserkennung durchgeführt (unmittelbar vor dem Trainingsprogramm, nach Absolvieren des Trainings und drei Monate danach).

Ergebnisse: erste Ergebnisse zeigen Verbesserungen in der Fähigkeit zur Affektdekodierung bei jugendlichen Patienten, die das Training absolvierten. Drei Monate nach dem Training sinken die Werte wieder etwas ab, jedoch fallen sie nicht mehr auf das Ausgangsniveau zurück.

Zusammenfassung: Das Trainingsprogramm zur Affektdekodierung scheint für jugendliche Patienten mit Erstmanifestation einer schizophrenen Psychose – mit wenigen Modifikationen – gut durchführbar und effektiv. Die Anwendbarkeit des Gelernten auf reale Situationen erfordert weitere Untersuchungen.

Studie wurde von Drittmittelgeber finanziert: Hochschul-Jubiläumsfond der Österreichischen Nationalbank

Validierung des Screeningschlaffragebogens der Kölner Schlafstudie

Wiater, A. (1); Mitschke, A. (1); Fricke, L. (2); von Widdern, S. (2); Breuer, U. (2); Lehmkuhl, G. (2)

(1) Kinderklink Krankenhaus Porz am Rhein, Köln; (2) Klinik und Poliklinik für Psychiatrie und Psychotherapie des Kindes- und Jugendalters der Universität zu Köln

Einleitung: Im Rahmen der bundesweit größten epidemiologischen Studie zum Schlafverhalten von Kindern wurde ein Fragebogen zur Erfassung des kindlichen Schlafverhaltens entwickelt. Die von der gemeinnützigen Kölner Imhoff Stiftung geförderte Studie mit Daten von 13.000 Grundschulkindern wurde durchgeführt, um für Deutschland repräsentative epidemiologische Daten über Schlafstörungen und deren Auswirkungen auf die Tagesbefindlichkeit bei Kindern im Alter von 5 bis 11 Jahren zu erhalten. Die Aussagekraft des Fragebogens wurde mittels eines strukturierten Telefoninterviews überprüft. Das Interview wurde anhand international anerkannter Klassifikationssysteme konzipiert.

Methode: Der Schlaffragebogen enthält in der Elternversion insgesamt 33 Items mit Fragen zu Schlafverhalten, Umgebungsfaktoren und Tagesaktivitäten. Im strukturierten Telefoninterview wurden die Kriterien der Internationalen Klassifikation psychischer Störungen (ICD-10), das diagnostische und statistische Manual psychischer Störungen (DSM-IV) sowie die internationale Klassifikation der Schlafstörungen (ICSD) erfasst. Die Durchführungsdauer des Interviews lag zwischen 30 und 60 Minuten. Durch die telefonische Befragung konnte sowohl eine Diagnosestellung nach ICD-10 und DSM-IV erfolgen als auch war es möglich, den Schweregrad und die Dauer der Störung zu beurteilen.

Eine Teilstichprobe der Eltern des Einschuljahrgangs 2002 der Stadt Köln wurde ca. 6 Monate nach der ersten Erhebung mittels Fragebogen erneut befragt. Es konnte dabei eine Rücklaufquote vom 40 % erzielt werden. Mit dieser Elterngruppe wurde das strukturierte Telefoninterview durchgeführt. Bei 307 vom 401 Eltern konnte das Interview erfolgreich abgeschlossen werden. Dies entspricht einer Quote von 75 %.

Ergebnisse: In der ersten Datenaufbereitung entsprachen die Prävalenzen bezüglich des Auftretens von Schlafproblemen weitestgehend den Ergebnissen der ersten Erhebungswelle. Die statistischen Auswertungen für den Vergleich beider Instrumente (Fragebogen vs. Telefoninterview) befinden sich noch in Vorbereitung und werden aktuell im Rahmen des Kongresses präsentiert.

Schlafstörungen und schulbezogene Probleme

Widdern, S. V. (1); Fricke, L. (1); Breuer, U. (1); Mitschke, A. (2); Wiater, A. (2); Lehmkuhl, G. (1)

(1) Klinik und Poliklinik für Psychiatrie und Psychotherapie des Kindes- und Jugendalters, Universität zu Köln; (2) Kinderklink Krankenhaus Porz am Rhein, Köln

Zielsetzung: In der Forschungsliteratur finden sich Hinweise darauf, dass Schlafprobleme im Kindes- und Jugendalter, insbesondere diejenigen mit einer geringeren Gesamtschlafdauer, mit einem erhöhten Ausmaß an Verhaltensauffälligkeiten in Zusammenhang stehen (z. B. Aronen 2000, Brunsgaard 2000). Weiterhin hat sich in der Gedächtnisforschung gezeigt, dass Schlafparameter für die Konsolidierung von Lerninhalten von Bedeutung sind (Wagner 2001). Die vorliegende Untersuchung geht der sich daraus ergebenden Frage nach, inwieweit Schlafprobleme im Grundschulalter mit schulverweigernden und -vermeidenden Verhaltensweisen sowie mit dem kognitiven Funktionsniveau der Kinder assoziiert sind.

Methodik: Die Kölner Kinderschlafstudie, eine epidemiologische Studie zu Schlafstörungen im Grundschulalter, untersucht mit Hilfe eines Sreening-Fragebogen für Eltern und Kinder die Prävalenz von Schlafstörungen und deren Beratungsbedarf sowie das komorbide Vorhandensein psychischer Beschwerden anhand des SDQ (Goodmann 1997). Im Rahmen einer Follow-up-Untersuchung von Viertklässlern (n = 1126) wurden neben dem Verlauf kindlicher Schlafstörungen zusätzlich schulbezogene Probleme auf der Basis der Einschätzungsskala der Schulverweigerung (ESV; Overmeyer 1994) im Eltern- und Selbsturteil sowie gegenwärtige Schulleistungen im Elternurteil erhoben.

Ergebnisse und Diskussion: Erste Ergebnisse über die Komorbidität zwischen In- und Parasomniebeschwerden einerseits und schulbezogenen Problemen andererseits sowie Zusammenhänge von Schlafproblemen und Leistungsparametern unter Berücksichtigung ihrer Spezifität werden dargestellt. Diese werden in Hinblick auf den Stellwert präventiver Ansätze und diagnostischer Anstrengungen zur Erfassung von Schlafstörungen im Grundschulalter diskutiert.

»Die Behandlung in unserer Klinik ist wirksam – und nun?« – Möglichkeiten und Grenzen spezifischer Fragestellungen bei der Evaluation in der Kinder- und Jugendpsychiatrie

Wiegand-Grefe, S. (1); Baldus, C. (1); Barkmann, C. (2); Romer, G. (1); Riedesser, P. (1)

(1) Klinik für Kinder- und Jugendpsychiatrie und Psychotherapie, Universitätsklinikum Hamburg-Eppendorf; (2) Klinik für Kinder- und Jugendpsychosomatik Universitätsklinikum Hamburg-Eppendorf

Zielsetzung: Die Wirksamkeit der verschiedenen Therapien und Behandlungen in der klinischen Versorgung nachzuweisen und empirisch zu belegen, ist eine notwendige Aufgabe im Qualitätsmanagement jeder klinischen Institution, also auch in der Kinder- und Jugendpsychiatrie.

Methodik: Dabei sind Wirksamkeitsstudien aus der klinischen Versorgung überwiegend Effektivitätsstudien mit naturalistischem Design, die im Allgemeinen eine hohe Relevanz für die Praxis haben. In der derzeit üblichen Klassifikation der Qualitätsbeurteilung der Evidenz einer therapeutischen Maßnahme entsprechend der von Sackett entwickelten »Canadian Task Force on the Periodic Health Examination«, die in fünf Stufen von der Evidenz aufgrund mindestens einer adäquat randomisierten kontrollierten Studie bis zu Meinungen anerkannter Experten gemäß klinischer Erfahrung reichen, gehören sie der dritten Stufe an.

Ergebnisse: Auch in unserer kinder- und jugendpsychiatrischen Klinik wurde vor über fünf Jahren eine Evaluationsstudie der klinischen Versorgung geplant und implementiert. Diese Basis-Evaluation in unserer Klinik läuft nun routinemäßig seit vielen Jahren, Ergebnisse aus dieser Evaluation liegen vor. Wir möchten nun über die zweite Phase dieser Evaluationsstudie, insbesondere über Möglichkeiten und Grenzen spezifischer Fragestellungen im Rahmen eines solchen Evaluationsdesigns in der Kinder- und Jugendpsychiatrie berichten.

Zusammenfassung: Die in dieser zweiten Phase der Evaluation entwickelten spezifischen Fragestellungen innerhalb unseres Evaluationsdesigns sollen im Vortrag dargestellt und erste Ergebnisse aus dieser zweiten Evaluationsphase, der »spezifischen Evaluation in der Kinder- und Jugendpsychiatrie« vorgestellt werden.

Mit Familie zur Sprache finden: Therapie sexuell traumatisierter Kinder und Jugendlicher im Kontext familiärer Beziehungen

Willner, H.; Kanthack, M.

Landesklinik Brandenburg, Klinik für Kinder- und Jugendpsychiatrie und -psychotherapie

Zielsetzung: Probleme und Chancen der Einbeziehung von Familienmitgliedern in die Therapie von sexuell traumatisierten Kindern und Jugendlichen sollen dargestellt werden.

Materialien und Methoden: Erhebliche Schwierigkeiten bei der Therapie von Kindern und Jugendlichen nach sexueller Traumatisierung ergeben sich durch die Probleme sowohl der Betroffenen als auch der Familienangehörigen, über das Erlittene miteinander zu sprechen. Scham, Schuld, das Bemühen um Vermeidung, einander zusätzlichen Schmerz zuzufügen und weitere quälende Fragen verhindern oft hilfreiche Kommunikation. Drei Fallbeispiele mit verschiedenen Schweregraden posttraumatischer Belastungsstörungen von Kindern und Jugendlichen nach sexuellem Mißbrauch und die Therapie unter Einbeziehung wichtiger familiärer Bezugspersonen werden dargestellt. Bei der Therapie werden systemische, verhaltenstherapeutische und personzentrierte Elemente eingesetzt.

Ergebnisse: Die Einbeziehung und Beteiligung der wichtigsten familiären Bezugspersonen in die Therapie half sowohl den Betroffenen als auch den Familienangehörigen sehr bei der Überwindung des erlittenen Traumas und ergab ein hohes Maß an Behandlungszufriedenheit.

Zusammenfassung: Es ist für die Überwindung traumatischer Erfahrungen von Kindern und Jugendlichen durch sexuellen Mißbrauch und für ihre engsten familiären Bezugspersonen sehr hilfreich, Erlebtes und begleitende Affekte vor- und miteinander zum Ausdruck und zur Sprache bringen zu können.

Ich fühle, also bin ich – Emotionale Verfügbarkeit und Affektregulation des Säuglings

Winter, M. (1); Wiefel, A. (1); Röpcke, B. (2); Komninou, E. (2); Stöcklin, I. (3); Schepker, R. (3); Lehmkuhl, U. (1)

(1) Klinik für Psychiatrie, Psychosomatik und Psychotherapie des Kindes- und Jugendalters der Charité, Universitätsmedizin Berlin; (2) Rheinische Kliniken, Universität Essen Klinik für Psychiatrie und Psychotherapie des Kindes- und Jugendalters; (3) Westfälisches Institut für Kinder- und Jugendpsychiatrie, Psychotherapie und Heilpädagogik Hamm

Zielsetzung: Klärung des Zusammenhangs zwischen der frühen Mutter-Kind-Interaktion und dem Affektregulationsstil des Säuglings. Überprüfung des prädiktiven Wertes der »Emotional Availability Scales« (EAS) für den Affektregulationsstil des Säuglings.

Methode: Die Face-to-Face-Interaktion wird bei 30 vier Monate alten Säuglingen und ihren Müttern im »Still-Face Paradigma« analysiert. Die Stichprobe setzt sich zur Hälfte aus Familien mit einem kinderpsychiatrisch auffälligen Geschwister, zur anderen Hälfte aus Familien einer Kontrollgruppe zusammen. Für die Auswertung des freien Spiels werden die EAS angewendet. In der Still-Face Phase wird der kindliche Affekt in Echtzeit, und in der Wiederaufnahmephase der Affektregulationsstil des Säuglings mit Hilfe des »Reengagement Behavior Codes« erfasst. Die Auswertung erfolgt anhand einer hierarchischen multiplen Regressionsanalyse.

Ergebnisse: In unserer Replikation einer Studie von Kogan und Carter (1996) wird davon ausgegangen, dass Kinder in Dyaden mit hoher mütterlicher EA eher interpersonell orientierte Mechanismen der Affektregulation entwickeln, nachdem sie einer Stresssituation ausgesetzt wurden (Still-Face-Prozedur). Demgegenüber zeigen Kinder von weniger emotional verfügbaren Müttern eine eher selbstgerichtete und weniger effektive Affektregulation. Gemeinsamkeiten und Unterschiede in den Ergebnissen der beiden Studien werden unter Berücksichtigung der soziodemographischen Daten dargestellt. Implikationen für den klinischen Alltag der Interaktionsanalyse werden diskutiert.

Zusammenfassung: Der Einfluss der frühen Mutter-Kind-Interaktion auf die Affektregulationsfähigkeit des Säuglings wird dargestellt. Die Affektregulation ist ein wichtiger klinischer Parameter in der Genese psychischer Störungen. Die Befunde verdeutlichen die Bedeutung der Interaktionsanalyse mit den EAS in der klinischen Arbeit mit jungen Familien.

Therapieevaluation mit der Psychotherapie Basisdokumentation für Kinder und Jugendliche (Psy-BaDo-KJ)

Winter, S.; Wiegard, A.; Welke, M.; Lehmkuhl, U.

Charité – Universitätsmedizin Berlin, Campus Virchow-Klinikum, Klinik für Psychiatrie, Psychosomatik und Psychotherapie des Kindes- und Jugendalters

Einleitung: Das Ziel dieser Studie war die Entwicklung eines neuen Instrumentes zur Therapieevaluation und Qualitätssicherung bei Kindern und Jugendlichen, das erstmals die Erfassung individueller Therapieziele in eigener Formulierung ermöglicht.

Methodik: Als Ausgangsinstrument diente die Psychotherapie Basisdokumentation (Psy-BaDo) aus dem Erwachsenenbereich (Heuft u. Senf, 1998). Zur Entwicklung des neuen Instrumentes wurde eine Expertenbefragung (n = 16) durchgeführt, die qualitativ nach der Grounded Theory (Glaser u. Strauss, 1967) und der Globalauswertung nach Legewie (1993) ausgewertet wurde. Die Psychotherapie Basisdokumentation für Kinder und Jugendliche (Psy-BaDo-KJ) wurden allen stationären Patienten (5-17 Jahre), deren Eltern und Therapeuten von Februar 2002 bis September 2004 vorgelegt. Es konnten insgesamt 101 Kinder und Jugendliche ausgewertet werden. Die Diagnosen wurden nach ICD-10 erfasst.

Ergebnisse: Die quantitative Auswertung ergab, dass hauptsächlich intrapsychische Therapieziele genannt wurden. Bezogen auf die Therapieziele zeigen sich empirisch befriedigende Überein-stimmungen zwischen Patienten und Therapeuten sowie zwischen Eltern und Therapeuten, es lassen sich hingegen keine Übereinstimmungen zwischen Patienten und Eltern feststellen. Bei der Bewertung des Therapieerfolges unterscheiden sich Patienten, Eltern und Therapeuten nicht in der Einschätzung, die Patienten beurteilen den Erfolg allerdings optimistischer als die Therapeuten. Patienten mit signifikant besserem Therapieerfolg (Therapeutensicht) befinden sich länger in stationärer Behandlung als Patienten mit schlechterem Therapieerfolg.

Zusammenfassung: Die Psychotherapie Basisdokumentation für Kinder und Jugendliche (Psy-BaDo-KJ) erweist sich als ein geeignetes Instrument zur Therapieevaluation und Qualitätssicherung.

Bietet die Anwendung der OPD-KJ bei teilstationären und stationären kinder- und jugendpsychiatrischen Patienten Vorteile?

Winter, S.; Pressel, C.; Jelen, A.; Lehmkuhl, U.

Charité – Universitätsmedizin Berlin, Campus Virchow-Klinikum, Klinik für Psychiatrie, Psychosomatik und Psychotherapie des Kindes- und Jugendalters

Zielsetzung: Ziel dieser Studie war, bei teilstationären und stationären Patienten mittels der OPD-KJ die Diagnostik um psychodynamische Befunde zu erweitern und zu prüfen, inwieweit sich Vorteile für die Therapieplanung und -durchführung ergeben und damit der Therapieerfolg verbessert werden kann.

Material und Methodik: Seit April 2004 konnten von insgesamt 79 teilstationären und stationären Patienten 39 Kinder und Jugendliche (5 bis 17 Jahre) in die Studie einbezogen werden. 16 Patienten erfüllten die Einschlußkriterien nicht (stationärer Aufenthalt ≥ 4 Wochen, IQ-Punkte > 70, ausreichende deutsche Sprachkenntnisse). Die Teilnahme an der Studie lehnten 23 Familien ab. Aus organisatorischen Gründen konnte ein Patient nicht in die Studie aufgenommen werden. Folgende Diagnostik wurde durchgeführt: Ein semistrukturiertes Kinder- und Jugendpsychiatrisches Interview (K-SADS-PL, 2000), die Operationalisierte Psychodyna-mische Diagnostik für Kinder und Jugendliche in Form eines videographierten Interviews (OPD-KJ, Arbeitsgruppe OPD-KJ, 2003) und die Psychotherapie Basisdokumentation für Kinder und Jugendliche (Psy-BaDo-KJ, Arbeitsgruppe Psy-BaDo-KJ, 2002).

Ergebnisse: Für die obengenannte Stichprobe erfolgt eine deskriptive Auswertung der Diagnosen nach ICD-10 (K-SADS-PL), der psychodynamischen Befunde nach den Achsen Beziehung, Psychische Struktur, Konflikt und Behandlungsvoraussetzungen (OPD-KJ) sowie des Therapieerfolges (Psy-BaDo-KJ). Empirisch wird überprüft, inwieweit die Erhebung psychodynamischer Befunde mittels der OPD-KJ Vorteile für die Therapieplanung und -durchführung bringt und damit den Therapieerfolg verbessern kann.

Zusammenfassung: Es erfolgt eine zusammenfassende Diskussion, inwieweit bei teilstationären und stationären Patienten eine Erweiterung der Diagnostik um psychodynamische Befunde Vorteile für die Therapieplanung und -durchführung bringt und damit den Therapieerfolg verbessert.

Vatertöchter – Muttersöhne: Emotionale Verfügbarkeit und Geschlecht in einer kinderpsychiatrischen Stichprobe

Witte, B.; Wiefel, A.; Titze, K.; Lenz, K.; Winter, M.; Kuntze, L.; Lehmkuhl, U.

Klinik für Psychiatrie, Psychosomatik und Psychotherapie des Kindes- und Jugendalters, Charité, Universitätsmedizin Berlin

Zielsetzung: Kinder einer klinischen Stichprobe im Alter von 0-3 Jahren werden in einer freien Spielsituation in ihrem Interaktionsverhalten jeweils mit der Mutter und dem Vater untersucht. Es wird geprüft, ob das Geschlecht der Eltern und der Kinder Einfluss auf die Emotionale Verfügbarkeit in der Interaktion hat. In nichtklinischen Stichproben fanden sich bisher widersprüchliche Ergebnisse.

Methoden: Im Rahmen der psychotherapeutischen Baby- und Kleinkindsprechstunde der Klinik werden als Routinemaßnahme Interaktionsbeobachtungen im freien Spiel durchgeführt und auf Video aufgezeichnet. Die Emotionale Verfügbarkeit als Merkmal für die Interaktionsqualität wird mit Hilfe der »Emotional Availability Scales« (EAS) (Biringen, Robinson u. Emde, 1998) erfasst. Alle Studienkinder wurden nach ICD-10 bzw. Kleinkinddiagnostik 0-5 diagnostiziert. Es liegen bisher die Daten von über 50 Müttern und Vätern und den dazugehörigen Söhnen und Töchtern vor.

Ergebnisse: Unterschiede und Gemeinsamkeiten der Sensitivität und des Kontrollverhaltens (»tripartite of control«) bei Müttern und Vätern psychiatrisch auffälliger Kinder werden aufgezeigt. Wir berichten über das Verhalten der Töchter und Söhne im Hinblick auf deren Responsivität und Involvierung der Eltern. Es wird dargestellt, in welchem Maße die Emotionale Verfügbarkeit vom Geschlecht der Eltern oder der Kinder beeinflusst wird.

Zusammenfassung: Die Frage nach Geschlechtseinflüssen auf die frühe Eltern-Kind-Interaktion ist in kinderpsychiatrischen Stichproben bisher wenig untersucht. Mit dem Konzept der Emotionalen Verfügbarkeit lässt sich die dyadische Qualität früher sozialer Austauschprozesse auch in Hinblick auf Geschlechtsunterschiede gut abbilden.

Visuelle Bewegungswahrnehmung einfacher Reize, Kontrolle von Fixationen und Blickbewegungen während des Lesens bei Kindern mit Aufmerksamkeitsdefizit-Hyperaktivitätssyndrom

Wolf, I. (1); Ruf, M. (1); Braus, D. F. (2); Schmidt, M. H. (1)

(1) Zentralinstitut für Seelische Gesundheit Mannheim; (2) Universitätsklinikum Hamburg-Eppendorf

Zielsetzung: Störungen der visuellen Bewegungswahrnehmung und okulomotorische Abweichungen sowie eine auffallende Komorbidität einer Lese- und Rechtschreibschwäche werden im Zusammenhang mit dem Aufmerksamkeitsdefizit-Hyperaktivitätssyndrom beschrieben. Des Weiteren ist bekannt, dass das Erlernen des Lesen und Schreibens ein okulomotorisches System, welches frei von Dysfunktionen ist, voraussetzt. Inwieweit Störungen auf der Blickbewegungsebene bei Kindern mit ADHD eine Rolle spielen und welche neurobiologischen Grundlagen im Hinblick auf eine funktionelle Netzwerkstörung zu vermuten sind, ist noch weitgehend ungeklärt. Diese Pilotstudie soll Erkenntnisse über Störungen der visuellen Wahrnehmung bei ADHD liefern und zeigen, inwieweit Zusammenhänge zwischen der diskreten Störung der Lesefähigkeit und einer vermuteten Dysfunktion der visuellen Bewegungsperzeption bestehen.

Materialien und Methoden: Mit Hilfe eines auf Infrarottechnik basierenden Eye-Trackers wurden bei Kindern mit ADHD und altersentsprechenden gesunden Kontrollprobanden die langsamen Augenfolgebewegungen eines auf einem Monitor dargebotenen visuellen Stimulus sowie die Blickbewegungen beim Lesen eines kurzen Textes und bei einer Fixationsaufgabe aufgezeichnet. Um Erkenntnisse über neurobiologische Hintergründe zu erhalten, wurden diese Daten mit neuropsychologischen Testergebnissen und klinischen Daten korreliert.

Ergebnisse: Pathologische Abweichungen der Okulomotorik von Kindern mit ADHD treten sowohl während langsamer Augenfolgebewegungen eines bewegten visuellen Reizes als auch während des Lesens eines einfachen Textes und bei einer Fixationsaufgabe auf. Es besteht ein Zusammenhang zwischen kognitiven Leistungen (Aufmerksamkeit, exekutive Funktionen) und Defiziten der okulomotorischen Kontrolle.

Zusammenfassung: Unsere Ergebnisse unterstützen die Hypothese, dass bei ADHD eine meßbare perzeptive Störung im visuellen System vorliegt. Ein Zusammenhang zwischen der in dieser Erkrankungsgruppe häufig auftretenden Lese-Rechtschreibschwäche und dys-

Nutzen und Gefahr der Entwicklung einer gemeinsamen Sprache in einem interdisziplinären Team als Basis für die Konzeptualisierung und Behandlung in einer kinderpsychiatrischen Tagesklinik

Wyler, M.

Tagesklinik der Kinder- und Jugendpsychiatrie, Universitäre psychiatrische Dienste (UPD), Bern, Schweiz

Ziel: In der Tagesklinik der UPD Bern arbeiten Spezialist/inn/en aus verschiedensten Bereichen eng zusammen. Nach einer Erweiterung im Sommer 2000 und der damit verbundenen Aufstockung des Klinikpersonal wurde die Bedeutung einer gemeinsamen Sprache als wichtiger Bestandteil der Integration und Konzeptentwicklung bewertet.
Material und Methoden: Psychoanalytische Theorie- und Therapiemodelle sollten mit systemischen, teilweise auch verhaltenstherapeutischen Modellen verbunden und verstanden werden. Im Team-Coaching, in der Erweiterung und Vereinheitlichung der Terminologie aber auch bei Fragen zum Bereich Beziehungsangebot und Beziehungspflege konnten, in Diskussionen im Klinikalltag aber auch in einer interdisziplinären Konzeptgruppe, Gemeinsamkeiten oder auch Differenzen gefunden und erlebt werden.
Ergebnis: Die Transparenz und Beurteilung des therapeutischen Fortschritts kann mit der Entwicklung einer gemeinsamen Sprache effizienter und rascher erfolgen. Dies führt idealerweise zu einer »unité de doctrine«, welche sowohl strukturell wie auch methodisch Erfolge bringt. Weitere Vorteile sind erweitertes Wissen und diagnostische Sicherheit in allen Bereichen der teilstationären klinischen Behandlung. Anhand klinischer Beispiele werden die Vorteile wie aber auch Gefahren dieser Entwicklung diskutiert.
Zusammenfassung: Die Funktion der Sprache im interdisziplinären Behandlungsprozess wird problematisiert und anhand von Fallbeispielen vertieft

Migräne und Spannungskopfschmerz im Kindesalter: Klinik und Prognose

Wöber-Bingöl, Ç.

Medizinische Universität Wien, Österreich

Nicht weniger als 60 bis 80 % der Kinder haben bereits einmal in ihrem Leben Kopfschmerzen gehabt, wobei Mädchen etwas häufiger betroffen sind als Knaben. Rezidivierende oder chronische Kopfschmerzen sind nur selten Ausdruck einer zugrundeliegenden Erkrankung, sondern meist als primäre Kopfschmerzen zu klassifizieren, zu deren wichtigsten Vetretern die Migräne und der Spannungskopfschmerz zählen. Die Migräne ohne Aura zeichnet sich im Kindesalter durch eine im Vergleich zum Erwachsenen wesentlich kürzere Dauer von einigen Stunden aus. Bei manchen Kindern dauert eine Attacke nur 1–2 Stunden oder sogar weniger als 1 Stunde. Ein weiteres Charakteristikum der kindlichen Migräne stellt die Schmerzlokalisation dar: nur selten findet sich eine typische Hemikranie, am häufigsten wird der Kopfschmerz frontal (median oder bilateral) angegeben. Voraussetzung für die Diagnose Migräne ist das Auftreten von Begleitsymptomen. Aurasymptome – Ausdruck einer Migräne mit Aura – kommen im Kindesalter relativ selten vor und nehmen ab der Adoleszenz an Häufigkeit zu. Die Periodischen Syndrome der Kindheit umfassen rezidivierende Beschwerden ohne faßbares organisches Korrelat. Wichtigster Vertreter ist die abdominelle Migräne, die durch rezidivierende in der Mittellinie (periumbilikal oder diffus) lokalisierte mäßige bis starke Bauchschmerzen charakterisiert ist, welche von Appetitlosigkeit, Übelkeit, Erbrechen und/oder Blässe begleitet sind. Spannungskopfschmerz zeichnet sich durch einen beidseits lokalisierten, meist als dumpf oder drückend emfundenen Schmerz geringer oder mäßiger Intensität aus, bei dem Begleitsymptome weitgehend fehlen. Die Symptomatik des Spannungskopfschmerzes im Kindes- und Jugendalter unterscheidet sich nur in wenigen Aspekten von jener des Erwachsenen. Die Analgetikaeinnahme ist im Erwachsenenalter allerdings wesentlich höher. Als Triggerfaktoren von Migräne und Spannungskopfschmerz sind vor allem Veränderungen im Schlaf-Wach-Rhythmus (zu wenig oder zu viel Schlaf), Verzögerung oder Auslassen von Mahlzeiten, Schulstress, Konflikte in der Familie und Ängste zu berücksichtigen. Langzeituntersuchungen von Kindern und Jugendlichen mit Migräne und/oder Spannungskopfschmerz zeigen, dass ca. 30 % kopfschmerzfrei werden und bei Patienten mit persistiernden Kopfschmerzen nicht selten ein Wandel von Migräne zu Spannungskopfschmerz oder umgekehrt zu beobachten ist.

Cholin – Ein mögliches Supplement in der Behandlung der Anorexie?

Wöckel, L. (1, 2); Bertsch, T. (3); Koch, S. (4); Gretz, N. (5); Poustka, F. (1); Schmidt, M. H. (2)

(1) Klinik für Psychiatrie und Psychotherapie des Kindes- und Jugendalters, Universitätsklinik Frankfurt/Main; (2) Klinik für Psychiatrie und Psychotherapie des Kindes- und Jugendalters, Zentralinstitut für Seelische Gesundheit, Mannheim; (3) Institut für Klinische Chemie, Klinikum Mannheim; (4) Abteilung für Psychopharmakologie, Zentralinstitut für Seelische Gesundheit, Mannheim; (5) Zentrum für Medizinische Forschung, Klinikum Mannheim

Zielsetzung: Cholin ist ein biogenes Amin und für den menschlichen Organismus essentiell. Es ist wesentlicher Bestandteil membranbildender Phospholipide. Der Cholinanteil in der Nahrung ist unterschiedlich hoch. In vorigen Studien konnten wir zeigen, dass der Cholinmetabolismus bei der Anorexie gestört ist. Tierexperimentell findet sich unter Hungerbedingungen eine Erhöhung der Membranfluiditäten im ZNS. Mit Veränderung der Membranfluiditäten geht ein Funktionsverlust von Zellen einher (Störung der Funktion membrangebundener Enzyme, der Signaltransduktion, der Neurotransmission). Ziel dieser Studie ist die Untersuchung der Frage, ob Diäten mit unterschiedlichem Cholingehalt Einfluss auf die Membranfluiditäten im ZNS oder auf Blutparameter haben?
Methode: Ratten vom Wistar-Stamm wurden mit hypokalorischer Ernährung (cholinarm bzw. regulärer Cholingehalt) gewichtsreduziert. Anschließende Wiederauffütterung bei einem Teil der Tiere (regulärer Cholingehalt bzw. cholinangereichert). Eine Kontrollgruppe erhielt Standardnahrung mit regulärem Cholingehalt. Es wurden Serumparameter (Cholesterin, Gesamteiweiss, GPT, Kreatinin, Harnsäure, Harnstoff) und die Membranfluiditäten des ZNS bestimmt.
Ergebnisse: Unter Hungerbedingungen sind die Membranfluiditäten des ZNS signifikant erhöht und Serumparameter (Gesamteiweiss, Kreatinin) signifikant vermindert. Bei cholinarmer Diät mit anschließender Wiederauffütterung sind das Gesamteiweiss und das Gesamtcholesterin im Serum signifikant vermindert bzw. erhöht. Nach cholinangereicherter Wiederauffütterung normalisieren sich Serumwerte und Membranfluiditäten. Die

Membranfluiditäten des ZNS korrelieren mit dem Gesamteiweiss (r = 0,69) und dem Kreatinin (r = 0,58) im Serum.

Zusammenfassung: Der Cholingehalt der Nahrung hat Einfluss auf Serumparameter und Fluiditäten im ZNS. Cholinreiche Alimentation nach Mangelernährung trägt zur Stabilisierung zerebraler Membranen bei. Die vermehrte orale Zufuhr von Cholin führt zu einer Erhöhung cholinhaltiger Verbindungen im ZNS (Stoll et al.1995). Serumgesamteiweiss ist ein möglicher indirekter peripherer Parameter zur Bestimmung zerebraler Membranfluiditäten.

Der Einsatz von Topiramat bei Essstörungen – Übersicht und Fallbeispiele

Wöckel, L.; Holtmann, M.; Poustka, F.

Klinik für Psychiatrie und Psychotherapie des Kindes- und Jugendalters, Universitätsklinik Frankfurt/Main

Zielsetzung: Topiramat ist ein Antiepileptikum, das zunehmend auch als Stimmungsstabilisator und bei der Bulimie und beim Binge-Eating zur Regulation des Essverhaltens eingesetzt wird. Der pharmakologische Mechanismus beruht auf der Modulation spannungsabhängiger Natrium- und Calciumkanäle, einer verstärkten GABAergen Aktivität am $GABA_A$-Rezeptor und einer Blockade des Kainat/AMPA-Glutamatrezeptors. Diese Untersuchung gibt einen Überblick über die Einsatzmöglichkeiten und Grenzen in der Behandlung von Essstörungen mit Topiramat.

Methode: Es wird eine Übersicht über bisherige Studien in der Anwendung von Topiramat bei der Bulimie und beim Binge-Eating gegeben und durch eigene Fallbeispiele unter Berücksichtigung des Essverhaltens, des Gewichtsverlaufes, testpsychologischer Untersuchungen (EDI-2, DIKJ, CBCL, YSR) und aufgetretener Nebenwirkungen ergänzt.

Ergebnisse: In mehreren Studien zeigt sich eine signifikante Verbesserung des Essverhaltens und des Gewichtsverlaufes. Eine randomisierte plazebokontrollierte Doppelblindstudie zeigte u.a. eine hochsignifikante Abnahme der Essanfallfrequenz und Gewichtsabnahme bei Adipösen mit Binge-Eating in einem Dosisspektrum zwischen 25-600 mg/täglich. Bei der Bulimie ist eine signifikante Reduktion von Essanfällen und Erbrechen festzustellen (25-400mg/täglich).

Zusammenfassung: Topiramat stellt als Monotherapie oder in Kombination mit anderen Pharmaka eine sinnvolle und effiziente Medikation zur Symptomreduktion bei der Bulimie und beim Binge-Eating dar. Zum Einsatz bei der Anorexie vom Purging-Typ liegen noch keine Erfahrungen vor. Aufgrund möglicher Gewichtsabnahme sollte Topiramat bei Untergewicht nicht verordnet werden.

Proton magnetic resonance spectroscopy in developmentally delayed young children with or without autism

Zeegers, M. (1); Buitelaar, J. K. (2); van Engeland, H. (1)

(1) Department of Child and Adolescent Psychiatry, Rudolf Magnus Institute for Neuroscience, University Medical Center Utrecht, The Netherlands; (2) Department of Psychiatry, University Medical Center St. Radboud, Nijmegen, The Netherlands

Objective: The aim of the present study is to investigate whether brain metabolism of children with autism spectrum disorder (ASD) is altered compared to children with a developmental delay without autism if corrected for patient age and developmental level. Study design: 24 children with ASD (with or without concurrent mental retardation) and 13 children without ASD with mental retardation or language disorder underwent proton magnetic resonance spectroscopy. All analyses were performed with chronological and developmental age as independent variables. Results: No metabolic differences were found between children with ASD and without ASD. Conclusions: Our findings do not replicate previous reports of differences in NAA, Cho and Cr levels in ASD.

Frühe und sekundär-präventive Intervention bei jugendlichen und allein erziehenden Müttern

Ziegenhain, U.; Libal, E.; Simo, S.; Derksen, B.; Fegert, J. M.

Universitätsklinikum Ulm, Klinik für Kinder- und Jugendpsychiatrie/Psychotherapie

Einleitung: Jugendliche und allein erziehende Mütter und ihre Säuglinge sind eine Hochrisikogruppe mit (Entwicklungs-) Risiken sowohl für die jungen Mütter als auch für die Kinder. Diese sind das Ergebnis der Kumulation von vielfältigen Risiken und ihrer Wechselwirkung miteinander. Vor diesem Hintergrund ist frühe und sekundär-präventive Intervention der Versuch, drohenden Entwicklungsbeeinträchtigungen mit individueller Förderung zu begegnen. Untersucht wurde, inwieweit sich das feinfühlige Verhalten jugendlicher Mütter gegenüber ihrem Säugling bei videogestützter und bindungsorientierter Intervention verbesserte.

Methode: In einem Quasi-Experimental-Kontroll-Design erhielt eine Gruppe von jugendlichen Müttern zwischen 15 und 20 Jahren während der ersten drei Lebensmonate des Säuglings sieben videogestützte und bindungsorientierte Beratungen (n = 20). Eine zweite Gruppe von Müttern erhielt über denselben Zeitraum reguläre Jugendhilfe-Betreuung (n = 10). Zur mittelfristigen Evaluation wurden die beiden Gruppen, drei Monate nach Interventionsende, im 6. Lebensmonat des Kindes erneut verglichen.

Mütterliche Feinfühligkeit wurde in jeweils 20-minütigen Wickelsituationen mit den Ainsworth-Skalen sowie, relativ zu kindlichem Interaktionsverhalten, auf der Basis 5-minütiger Wickelsituationen mit dem Care-Index (Crittenden) erfasst. Die mentale Bindungsrepräsentation der Mütter wurde mit dem Adult Attachment Interview (Main u. Goldwyn) erhoben.

Ergebnisse: Jugendliche Mütter mit videogestützter Beratung gingen im Verlauf der dreimonatigen Intervention zunehmend und deutlich feinfühliger mit dem Säugling um, ebenso wie auch drei Monate danach. Darüber hinaus zeigte sich ein Zusammenhang zwischen der mentalen Bindungsrepräsentation der Mütter (dichotomisiert als mäßig inkohärent vs. extrem inkohärent) und ihrem feinfühligen Umgang mit dem Säugling, sowohl während der Intervention als auch drei Monate danach.

Studie wurde von Drittmittelgeber finanziert: Sozialministerium Bayern

Komorbiditäten von Ausscheidungs- und psychischen Störungen

Zink, S.; Freitag, C. M.; von Gontard, A.

Klinik für Kinder- und Jugendpsychiatrie und Psychotherapie, Universitätsklinikum des Saarlandes, Homburg

Zielsetzung: Bei Kindern mit einer Einnässproblematik können verschiedene Subformen differenziert werden. Die Komorbiditätsrate psychischer Störungen ist erhöht. Das Ziel unserer Untersuchung ist es, einen spezifischen Zusammenhang zwischen Ausscheidungsstörung und Komorbidität aller konsekutiv vorgestellten Kinder in unserer Spezialambulanz aufzuzeigen.

Methoden: Seit 01.01.2004 wurden 50 Kinder mit einer Einnässsymptomatik untersucht und behandelt. Die Kinder waren zwischen 5 und 13;4 Jahre alt. Eine spezielle Anamnese wurde erhoben, eine Miktionsprotokoll ausgewertet. Neben der internistisch- und neurologisch-pädiatrischen Untersuchung wurden eine Ultraschalluntersuchung des Harntraktes sowie eine Uroflowuntersuchung durchgeführt. Von den Eltern wurde der Fragebogen CBCL bearbeitet; komorbide psychiatrische Störungen nach ICD-10 wurden erfasst.

Ergebnisse (vorläufige): Bei sieben Kindern lag neben dem Einnässen auch Einkoten vor. Eine funktionelle Harninkontinenz lag bei 16 Kindern vor, davon nässten drei Kinder nur tagsüber ein, 13 tags und nachts. Bei vier Kindern lag eine Primäre Monosymptomatische Enuresis nocturna, bei zwölf eine Primäre nicht monosymptomatische Enuresis nocturna und bei elf Kindern eine Sekundäre Enuresis nocturna vor. Bei 20 Kindern lag eine weitere Achse I-, II- oder III-Diagnose vor. Die höchste Rate komorbider Störungen zeigten Kinder mit funktioneller Harninkontinenz, die nur tagsüber einnässten (67 %), gefolgt von der Gruppe der Kinder mit Enuresis und Enkpresis, gefolgt von der Gruppe der Kinder mit Sekundärer Enuresis nocturna (55 %).

Schlussfolgerungen: Insgesamt liegt eine hohe Komorbiditätsrate bei einnässenden Kindern vor, die sich je nach Einnässsymptomatik unterscheidet. Unsere Ergebnisse zeigen, dass eine differenzierte Diagnostik sowohl der Einnässsymptomatik als auch komorbider Störungen notwendig ist. Eine getrennte Behandlung der Einnässymptomatil und der Komorbidität muss erfolgen.

Verordnung von SSRIs für Kinder und Jugendliche im internationalen Vergleich: USA, Niederlande und Deutschland

Zito, J. M. (1, 2); Fegert, J. M. (3); de Jong-van den Berg, L. T. W. (4); Tobi, H. (4); Gardner, J. F. (1), Glaeske, G. (5), Janhsen, K. (5)

(1) University of Maryland School of Pharmacy, USA; (2) University of Maryland School of Medicine, USA; (3) University of Ulm; (4) University of Groningen, The Netherlands; (5) University of Bremen

Hintergrund: Selektive-Serotonin-Wiederaufnahmehemmer (SSRI) haben aufgrund des erwarteten günstigeren Nebenwirkungsprofils Eingang in die antidepressive Therapie bei Kindern und Jugendlichen (KiJu) gefunden. Die Wirksamkeit ist umstritten. In 2003 warnten die britische und US-amerikanische Zulassungsbehörde vor der Anwendung bei KiJus wegen des häufigeren Auftretens von Selbstmordversuchen.
  Ziele: Darstellung der Antidepressiva-Verordnungshäufigkeit für KiJus im internationalen Vergleich.
  Methoden: Verordnungen von SSRIs, tricyclischen Antidepressiva (TCA) und anderen Antidepressiva (OAD) in 2000 für KiJus im Alter von 0-19 Jahren wurden in einer Querschnittsanalyse von Routinedaten aus den USA, den Niederlanden und Deutschland ausgewertet. Für Deutschland wurden pseudonymisierte Verordnungsdaten der bundesweit agierenden Gmünder Ersatzkasse (n = 281.423), für USA wurden Verordnungen aus dem Medicaid State Program (S-Chip, n = 125.157) analysiert. Die niederländischen Verordnungsdaten umfassen KiJus aus dem nördlichen Landesteil (n = 72.570).
  Ergebnisse: Die Verordnungsprävalenz ist in den Niederlanden 3-mal (0,5 %), in den USA 10-mal (1,63 %) so hoch wie in Deutschland (0,16 %). In den USA und Niederlanden wird überwiegend mit SSRIs (67,1 % bzw. 57,2 %, Deutschland: 19,4 %), in Deutschland mit TCAs (76 %, USA: 14,8 %, Niederlande: 38,2 %) behandelt. Zu den drei meistverordneten Wirkstoffen gehören in den USA und Niederlanden drei bzw. zwei SSRIs. In Deutschland findet man hier ausschließlich TCAs.
  Diskussion: Die Analysen zeigen national unterschiedliche Therapiegewohnheiten. Die auffälligen Ergebnisse werfen Fragen nach Ursachen und Therapiequalität auf. Weitere Untersuchungen sind erforderlich.

Schmerzbewältigung und emotionale Probleme bei Kindern mit rezidivierenden Schmerzen

Zohsel, K.; Hohmeister, J.; Hermann, C.

Lehrstuhl für Neuropsychologie an der Universität Heidelberg, Zentralinstitut für Seelische Gesundheit, Mannheim

Zielsetzung: Rezidivierende Schmerzen gehen bei Kindern mit erhöhter Ängstlichkeit und Depressivität einher. Eine wichtige Mediatorfunktion scheint dabei Schmerzbewältigungsstrategien, insbesondere einem katastrophisierenden Schmerzbewältigungsstil, zuzukommen. Ziel der Untersuchung war es, den Zusammenhang zwischen Schmerzbewältigung und emotionalen Problemen bei Kindern mit rezidivierenden Schmerzen unterschiedlicher Genese zu untersuchen. Weiterhin war von Interesse, ob der von den Kindern angewandte Schmerzbewältigungsstil durch Lernen am mütterlichen Modell beeinflusst ist.

Materialien und Methoden: Ein Fragebogen zur Erfassung von Schmerzbewältigungsstrategien bei Kindern (FSB-K) wurde 148 Kindern mit chronischen Schmerzen und 253 Schulkindern im Alter von 7–17 Jahren vorgelegt. Die Schmerzgruppe umfasste Kinder mit Spannungskopfschmerzen oder Migräne, Kinder mit gastrointestinalen Schmerzen sowie Kinder mit rheumatischer Arthritis oder Fibromyalgie. Kinder aus den verschiedenen Schmerzuntergruppen wurden hinsichtlich ihrer emotionalen Belastung (Ängstlichkeit, Depressivität, Alltagsbelastung, Verhaltensauffälligkeiten) und ihrer Schmerzbewältigungsstrategien verglichen. Für eine Teilstichprobe wurden Korrelationen zwischen kindlichem und mütterlichem Schmerzbewältigungsverhalten bestimmt.

Ergebnisse: Es fand sich ein hoher Zusammenhang zwischen einem katastrophisierenden Schmerzbewältigungsstil und erhöhten Depressivitäts- und Ängstlichkeitswerten sowie einer höheren Alltagsbelastung der Kinder. Kinder mit gastrointestinalen Schmerzen wiesen eine signifikant erhöhte Katastrophisierungsneigung auf, während Kinder mit rezidivierenden Kopfschmerzen in Schmerzsituationen weniger positive Selbstermutigung angaben. Kindliches und mütterliches Schmerzbewältigungsverhalten waren unabhängig voneinander, allerdings korrelierte eine katastrophisierende Schmerzbewältigung beim Kind positiv mit der Ängstlichkeit der Mutter.

Zusammenfassung: Katastrophisierende Schmerzbewältigung steht bei Kindern mit rezidivierenden Schmerzen in Zusammenhang mit emotionalen Problemen und scheint durch ängstliches Mutterverhalten beeinflusst zu werden. Die Rolle der Schmerzbewältigung für den Verlauf der Schmerzerkrankung bleibt zu klären.

Studie wurde von Drittmittelgeber finanziert: DFG (Klinische Forschergruppe 107, He 2784/5-1)

Genetische Diagnostik bei mentaler Retardierung

Zschocke, J.

Universitätsklinikum Heidelberg

In den letzten Jahren haben die labordiagnostischen Möglichkeiten zur Abklärung einer mentalen Retardierung stark zugenommen. Sensitivität und Spezifität der oft aufwendigen und teuren Analysen sind jedoch häufig unklar. Es gibt nur wenige Meta-Analysen zur diagnostischen Wertigkeit verschiedener Untersuchungen bei betroffenen Kindern. Molekulargenetische Befunde gelten häufig als entscheidend, wobei jedoch selten berücksichtigt wird, (1) dass auch die besten Labors eine Fehlerrate im unteren Prozentbereich haben, (2) dass eine nachweisbare genetische Änderung nur in einem Teil der Fälle pathogenetisch und damit diagnostisch relevant ist, und (3) dass ein fehlender Mutationsnachweis eine Erkrankung nur selten endgültig ausschließt. Die höchste diagnostische Wertigkeit bei Kindern mit mentaler Retardierung hat die genau klinische Abklärung. Diese sollte neben einer detaillierten Anamneseerhebung (incl. Familienanamnese) auch sorgfältige neurologische und klinisch-genetische (dysmorphologische) Untersuchungen beinhalten. In vielen Fällen ergibt sich eine spezifische Verdachtsdiagnose, die ggf. mit Spezialanalysen gezielt bestätigt werden kann. Bei allen andern Kindern sollte (unabhängig vom Schweregrad der Erkrankung oder dem Vorhandensein von Dysmorphien) eine hochauflösende Chromosomenanalyse veranlaßt werden, welche in bis zu 10% der Fälle einen diagnostischen Befund zeigt. Subtelomerische interstitielle Deletionen, die z.B. mittels Fluoreszenz-in-situ-Hybridisierung (FISH) nachgewiesen werden können, finden sich in einem kleinen Teil der Fälle.

Eine molekulargenetische Diagnostik auf Fragiles-X-Syndrom ist speziell bei Knaben generell sinnvoll, sofern keine Mikrozephalie vorliegt; die meisten Betroffenen zeigen bereits klinisch typische körperliche Auffälligkeiten und ggf. eine positive Familienanamnese. Im übrigen sollten Mutationsanalysen nur bei spezifischen Verdachtsdiagnosen veranlaßt werden. Neue kostengünstige Methoden speziell zur Identifikation von Mikrodeletionen und duplikationen werden wahrscheinlich das diagnostische Vorgehen in den nächsten Jahren verändern.

Workshops

»Die Plastik entsteht in der Umarmung, mit beiden Händen, wie die Liebe« (Max Ernst) – Therapeutisches Plastizieren mit magersüchtigen Mädchen

Adams, C.

Pfalzinstitut – Klinik für Kinder- und Jugendpsychiatrie, Psychosomatik und Psychotherapie, Klingenmünster

Was geschieht beim therapeutischen Plastizieren mit Jugendlichen? Im Erstkontakt steht noch das Gespräch zwischen Patientin und Kunsttherapeutin im Vordergrund: Wie wird die eigene Situation eingeschätzt, welche Ziele können benannt werden? Wenn die Vertrautheit mit der Situation und dem Material wächst, entsteht Raum für Aufgabenstellungen, die die sinnliche Wahrnehmung wecken können. Später kommen Themen zum eigenen Körperbild hinzu: ein Torso mit weiblichen Merkmalen, ein Portrait als Möglichkeit der Selbstbegegnung, Körperschalen als Ausdruck der Arbeit am realistischen Körpervolumen. Am Ende einer Behandlung lassen sich neu gewonnene Erkenntnisse im Miteinander von Gedanken und künstlerischem Werk auch in Worte fassen: Erklärungen zum zurückgelegten Prozess, hoffnungsvolle Blicke in die eigene Zukunft. Der Vortrag wird mit zahlreichen Bildern aus der praktischen Arbeit illustriert. Gleichzeitig ist er eine Einführung in die parallel gezeigte Ausstellung (Ausstellungsleitung: Christina Adams).

Von der Überwindung des Schweigens: Integrative Fallpräsentation und Übersicht über das Störungsbild des elektiven Mutismus

Bredel, S.

Universität Heidelberg, Abteilung Kinder- und Jugendpsychiatrie

Beim elektiven Mutismus handelt es sich um eine emotional bedingte Störung der sprachlichen Kommunikation, die durch selektives Sprechen mit bestimmten Personen oder in definierten Situationen gekennzeichnet ist. Die Störung ist selten und kommt fast ausschließlich im Kindes- und Jugendalter vor. Nosologische Zuordnung und pathogenetische Hintergründe können nur durch biografische und situative Analyse geklärt werden. In einer kinder- und jugendpsychiatrischen Fallpräsentation wird die Entwicklung und Familiengeschichte einer knapp achtjährigen Patientin mit elektivem Mutismus dargestellt. Überprotektion und soziale Ängstlichkeit werden als wesentliche familiäre Charakteristika herausgearbeitet. Die Darstellung des stationären Behandlungsverlaufes schließt Testergebnisse sowie verhaltenstherapeutische, musiktherapeutische und familienbezogene Interventionen ein. Es wird eine kurze Übersicht über das Krankheitsbild und den Stand der Forschung gegeben.

Kreativtherapie im Rahmen der psychotherapeutischen Behandlung von Kindern und Jugendlichen

Brünger, M.

Pfalzinstitut – Klinik für Kinder- und Jugendpsychiatrie, Psychosomatik und Psychotherapie, Klingenmünster

Die psychotherapeutische Behandlung von Kindern und Jugendlichen wird ganz wesentlich bereichert durch die Kommunikation über Medien wie Ton, Farbe und Musik. Diese Medien sollen Sprache nicht ersetzen, vielmehr stoßen sie Prozesse der Verständigung und Klärung – auch Klärung mit Worten – nachhaltig an. Was sich nicht in Worte fassen lässt bringen diese Medien manchmal auf den Punkt. Selbst erschaffene Werke werden so zum Symbol der seelischen Gesundung.

Musiktherapie, Bewegungstherapie und Kunsttherapie leisten einen wesentlichen Beitrag zur Erkennung und Behandlung kinder- und jugendpsychiatrischer Störungen. Kreativtherapeutische Behandlungsansätze bei Jugendlichen stehen in diesem Symposium im Vordergrund. Durch Mitschnitte aus der Musiktherapie und bildliche Einblicke in den Entstehungsprozess von Arbeiten aus der Kunsttherapie des Pfalzinstituts in Klingenmünster/ Rheinland-Pfalz wird der Stellenwert dieser Methoden verdeutlicht. Ergänzend zeigt eine Ausstellung Exponate, die in der Kunsttherapie des Pfalzinstituts entstanden sind. Musikeinlagen zur Vernissage kommen von der Band jugendforensischer Patienten des Pfalzinstituts.

Das Heidelberger Bezugspersonensystem

Buschmann, E.; Dürk, M.; Foster, S.

Psychiatrische Klinik der Universität, Heidelberg

Das MBS (Mobiles Bezugspersonensystem) ist ein spezialisiertes, interdisziplinäres und multiprofessionelles Behandlungsangebot der Psychiatrischen Universitätsklinik Heidelberg. Es wurde Ende 1996 als Kooperationsprojekt der Abteilungen Kinder- und Jugendpsychiatrie und Allgemeinpsychiatrie eingerichtet mit Schwerpunkt Rückfallprophylaxe bei jungen Patient/inn/en mit psychotischen Erstmanifestationen. In erweiterter und modifizierter Form wurde das MBS 2004 als Arbeitsmethode in das neue Heidelberger Frühbehandlungszentrum (FBZ) integriert. Die Patient/inn/en des Zentrums werden in Form miteinander verknüpfter Einzel-, Familien-, und Gruppenangebote stationär und poststationär begleitet. Die Arbeitsweise ist flexibel, mobil und am individuellen Bedarf orientiert. Den Arbeitsansatz kennzeichnet eine Mischung aus verhaltenstherapeutischen, psychoedukativen, kreativen, erlebnispädagogischen und pflegerischen Elementen. Basis der Arbeit aller MBS-Settings bildet der kontinuierliche, therapeutische Bezugspersonenkontakt. An Psychose erkrankte Patient/inn/en können sich mit Hilfe einer ins Gesamtbehandlungskonzept eingebetteten, aufsuchenden Nachsorge durch aus dem stationären Team entstandene Bezugspersonen weiterhin stabilisieren. In Zusammenarbeit mit anderen Fachtherapeuten des Zentrums werden unter dem Gesichtspunkt der Ressourcenförderung thematisch orientierte Kreativ- Workshops angeboten. Öffentliche Projektarbeit in Kooperation mit anderen Einrichtungen sowie Künstlern und Theaterpädagogen dienen u.a. der Öffnung nach außen und Destigmatisierung psychiatrischer Erkrankungen.

Im Vordergrund steht der junge Mensch mit seinen Ressourcen, nicht in erster Linie mit seinen Symptomen. Neben Rückfallprophylaxe und Balancefindung im Alltag stehen die Entwicklungsaufgaben junger Menschen in Krisen im Focus der MBS-Arbeit.

In dem Workshop werden die verschiedenen Behandlungsangebote vorgestellt und Möglichkeiten der Kreativarbeit mit den Teilnehmern exemplarisch erarbeitet.

Vom Bild in die Sprache: Heidelberger Therapiebausteine für die Arbeit mit Jugendlichen (HTAJ)

Dimou-Diringer, H.
Abteilung Kinder- und Jugendpsychiatrie der Universität Heidelberg

Anlässlich des 10-jährigen Bestehens der Tagesklinik für jugendpsychiatrische Patienten werden in diesem Aktiv-Workshop anhand eigener praktischer Erfahrungen und Beispielen aus der psychotherapeutischen Praxis einige kreative Therapiebausteine für die Arbeit mit Jugendlichen vorgestellt, die sowohl im stationären als auch im ambulanten Bereich, in der Einzel- oder in der Gruppentherapie angewendet werden können.

Vorrangiges Ziel dieser gestalterischen Elemente ist dabei, unabhängig vom Störungsbild, die Konfrontation mit und die Bewältigung der Entwicklungsaufgaben der Adoleszenz (Selbstkonzept, -bild, Selbstwert, Identität, Autonomie, Selbstbehauptung) sowie die Verbesserung der Selbst- und Fremdwahrnehmung sowie Selbstreflexion, wobei bedarfsorientiert, Themen aus folgenden Bereichen behandelt werden: »Ich« (Selbstwahrnehmung, Körperbild, positive/negative Eigenschaften), »Ich und die Anderen« (Familie, Freunde, Peergroup, Schule, Mitpatienten), »mein Leben, meine Welt«, »meine Emotionen, meine Wahrnehmung«, »mein Problem, meine Schwierigkeiten, meine Störung«. Dabei wird in den Sitzungen mit einer nonverbal zu bearbeitenden Aufgabe (z.B. Malen eines Bildes, Erstellen einer Collage oder einer Photoserie usw.) begonnen. Dieses Material bildet dann die Grundlage für ein Gespräch zwischen Patient und Therapeut, für Interpretationen und Deutungen. Durch die Auseinandersetzung mit den Bildern und Symbolen und die Übertragung in die eigene Lebenssituation ergeben sich Anstöße, Impulse und Lösungen für den weiteren Therapieprozess.

Musiktherapie – Der Soundtrack meines Lebens

Fürst, M.
Pfalzinstitut – Klinik für Kinder- und Jugendpsychiatrie, Psychosomatik und Psychotherapie, Klingenmünster

Musik stellt eine eigenständige Form der Kommunikation und eine alternative Ausdrucks- und Beziehungsebene zur Sprache dar. Als Jugendlicher spielt man in der Musiktherapie man den »Soundtrack seines Lebens«. Diese Metapher steht im Mittelpunkt eines Berichtes über Aspekte der musiktherapeutischen Tätigkeit mit Jugendlichen im Pfalzinstitut in Klingenmünster. Dabei kann ein selbst geschriebener Text zentraler Inhalt sein. Der Einsatz von freier Improvisation, themengebundener Improvisation und von Musikproduktion innerhalb der Musiktherapie wird beleuchtet. Mit Hilfe von Fall- und Tonbeispielen wird dieser Ansatz verdeutlicht.

Wie erleben Eltern und Kinder den Videoeinsatz im ambulant-klinischen Setting?

Gloger, C.

Institut und Poliklinik für Kinder- und Jugendpsychiatrie und Psychotherapie, München

Einleitung: Videogestützte Beobachtungen der Interaktion zwischen Eltern und Kindern werden immer häufiger im klinischen Alltag in einem breiten Anwendungsspektrum von Diagnose, Intervention oder Evaluation eingesetzt. Eine Vielzahl von Studien weist auf die positiven Aspekte des Videoeinsatzes hin und vertritt die Meinung, dass der Einsatz von Video hilfreich und sinnvoll ist. Nur vereinzelt findet man Warnhinweise, dass die gemeinsame Videoanalyse mit betroffenen Eltern zu Überforderungs- und Abwehrreaktionen führen kann und somit einer guten Vorbereitung seitens des Therapeuten bedarf.

Fragestellung: Betrachtet man den aktuellen Forschungsstand genauer, findet man – bis auf wenige Ausnahmen – kaum Untersuchungen, die die subjektive Einschätzung der gefilmten Familienmitglieder berücksichtigen. Wie erleben die Eltern und ihre Kinder die Videoaufnahme und anschließende Videoanalyse?

Vorgehensweise: Auf Basis von qualitativen Eltern- und Kindinterviews von Familien, die in der Ambulanz der Poliklinik für Kinder- und Jugendlichenpsychiatrie und Psychotherapie betreut werden, sollen im Sinne eines hypothesengenerierenden Vorgehens erste Erkenntnisse gewonnen werden, wie Eltern und Kinder die Aufgabe vor der Kamera »ein Stück Alltag« darzustellen erleben und wie sie sich selbst beurteilen. In einem zweiten Schritt soll überprüft, ob sich die subjektive Einschätzung nach einer gemeinsamen, ressourcenorientierten Videoanalyse ändert.

Im Beitrag werden Konzept und erste Erfahrungen vorgestellt und anhand eines Videobeispiels dargestellt.

Multimodale Kommunikation – Mediale Umgebungen für den Einsatz in der Kinder- und Jugendpsychiatrie

Heine, F.

Bauhaus Universität, Weimar

Einführung: Der Gedanke an die Verbindung von medialen Umgebungen und psychisch kranken Kindern mag zunächst befremdlich erscheinen. In einer sich rasant verändernden Lebensumwelt werden mediale Umgebungen viel eher als Auslöser von Verhaltensproblemen gesehen. Die Erkundung von Möglichkeiten medialer Umgebungen entstand im Jahr 2001 in einer Zusammenarbeit zwischen der Bauhaus-Universität Weimar und der Kinder- und jugendpsychiatrischen Abteilung an der Kinderklinik des Sophien und Hufeland Klinikums Weimar. Die Arbeit »visual rating« versucht sich der Problematik von zwei Seiten zu nähern: Zunächst versteht sie sich als ein Analyseinstrument für Videoaufnahmen. Der zweite Ansatz erforscht, ob und wie mediale Umgebungen psychisch gestörten Kindern und Jugendlichen als Werkzeug dienen können, mit sich und ihren Erkrankungen besser umzugehen.

Zielsetzung: In der ersten Studie aus dem Jahr 2002 ging es um grundlegende Beobachtungen über den Umgang psychisch kranker Jugendlicher mit medialen Werkzeugen. Im Mittelpunkt dieser Untersuchung standen Fragen wie: Finden die Patienten einen Zugang zu den Medien? Können und wollen sie diese Werkzeuge nutzen und wenn ja wie? Welche Fähigkeiten werden besonders unterstützt?

Methodik: Sechs Patientinnen aus der Kinder- und Jugendpsychiatrie arbeiteten für drei Wochen in je zwei Sitzungen pro Woche von 1,5 Stunden Dauer an der Gestaltung einer CD-ROM. Als Thema wurde »die Zeit« vorgegeben. Es standen digitale Fotokamera, ein digitales Audioaufnahmegerät und zwei Computer und Papier und Buntstifte zur Verfügung. Die Patientinnen konnten entscheiden, ob sie in der vorgegebenen Zeit lieber allein oder gemeinsam etwas entwickeln wollten. Wichtig war jedoch, dass jede Patientin mindestens einmal mit jedem Medium in Berührung kam.

Ergebnisse: Die Patientinnen hatten wenig bis gar keine Berührungsängste mit den unterschiedlichen Medien. Es entstanden dem Alter und den Fähigkeiten entsprechend sehr unterschiedliche Arbeiten. Besonders Patientinnen mit Sprachentwicklungsstörungen konnten von der Zusammenführung von Bild und Sprache auf der CD-ROM profitieren.

Diskussion: In diesem Projekt ging es um die einfache Handhabung technischer Geräte. In dieser Form eignen sich mediale Konzepte für die Arbeit mit psychisch kranken und Jugendlichen. Vor- und Nachteile werden auch in einem Nachfolgeprojekt mit einer interaktiven Umgebung betrachtet.

Behandlungskonzepte bei Dissoziativen und Somatoformen Störungen

Hemminger, U.

Klinik und Poliklinik für Kinder und Jugendpsychiatrie und Psychotherapie der Universität Würzburg

Nach diagnostischen und differentualdiagnostischen Überlegungen wird anhand von Fallbeispielen die Behandlung von Patienten mit dissoziativen und somatoformen Störungen dargestellt. Die Darstellung von eigenen Fällen ist willkommen.

Die Veranstaltung wird nur als Workshop angeboten.

Von Kinderpsychiatern moderierte pädiatrische Qualitätszirkel in der psychosomatischen Grundversorgung: Bleibt der Kompetenzzuwachs über mehrere Jahre stabil?

Höger, C.

Klinik und Poliklinik für Kinder- und Jugendpsychiatrie und Psychotherapie der Universität, Göttingen

Zielsetzung: 4 Jahre lang wurden von Kinderpsychiatern moderierte Qualitätszirkel für niedergelassene Pädiater zur Versorgung psychisch auffälliger Kinder durchgeführt, nach den ersten zwei Jahren auch evaluiert. Es wird nun untersucht, inwieweit die erzielten Effekte 5 Jahre später noch stabil geblieben sind und wie sich die Versorgung psychisch auffälliger Kinder durch niedergelassene Pädiater aktuell darstellt.

Methode: Schriftliche Befragung der niedergelasssenen Pädiater im KV-Bezirk Göttingen; davon haben 6 zwei Jahre lang, 7 die gesamte Zeit von vier Jahren und 18 nicht an den Qualitätszirkeln teilgenommen. Der Fragebogen enthält Fragen u.a. zur eigenen Kompetenzbeurteilung hinsichtlich Diagnostik und Behandlung kindlicher psychischer Störungen, zur Sensibilität bezüglich der psychosomatischen Grundversorgung (aktuell und im Verlauf der letzten Jahre) sowie zu einigen strukturellen Angaben über die Praxen.

Ergebnisse und Zusammenfassung: Die Erhebung wird Anfang 2005 abgeschlossen sein. Wegen der Mitführung einer Vergleichsgruppe und der Möglichkeit, intervenierende Variablen zu kontrollieren, sind Rückschlüsse auf die Stabilität der Effekte der Qualitätszirkelarbeit zu erwarten. Daraus lassen sich Schlussfolgerungen für eine effektive und nachhaltige Kooperation zwischen Kinderpsychiatern und Pädiatern ableiten.

Videogestütztes Training in Gesprächsführung für Ärzte

Kopecky-Wenzel, M.; Frank, R.

Institut für Kinder- und Jugendpsychiatrie und Psychotherapie, München

Einführung: Aufgrund der Ergebnisse einer repräsentativen Umfrage wurde ein Konzept für einen »Intensivkurs in Gesprächsführung für Ärzte« entwickelt und in drei Pilotstudien erprobt (insgesamt 26 Kinderärzte).

Methodik: Der Kurs von 20 Stunden fand an vier Terminen mit mehrwöchigen Abständen statt. Die Ärzte führten Rollenspiele von mitgebrachten »schwierigen« Fallkonstellationen in kleinen Gruppen durch, die mithilfe von Videoaufnahmen ausführlich analysiert wurden. Das Ziel war die Schulung der Wahrnehmung der Reaktionen und Gefühle der Gesprächspartner in einer unterstützenden Arbeitsatmosphäre.

Ergebnisse: Die begleitende Evaluation fand u.a. durch eine Nachbefragung nach drei Monaten und nach einem Jahr statt. Als entscheidend für den Erfolg des Kurses wurde übereinstimmend die unterstützende und kollegiale Atmosphäre mit gegenseitigem Feedback erlebt. Die Besprechung der Rollenspiele, die Atmosphäre und die Moderation wurden von den Teilnehmern am besten beurteilt. Im Workshop werden die Beurteilungen des Kurses durch die Teilnehmer zu verschiedenen Zeitpunkten, die Video-Analyse anhand von Beispielen und Veränderungen in der Gesprächsführung dargestellt. Anhand des Vergleichs der Rollenspiele am Anfang und am Ende des Kurses ließ sich eine Verbesserung des Gesprächsverhaltens der Teilnehmer im Laufe des Kurses nachweisen

Diskussion: In der Bewertung der Teilnehmer erhöhte sich während des Kurses ihre Sicherheit in den Elterngesprächen und ließ sie eine aktivere Rolle einnehmen, was sich in einer höheren Frequenz von Gesprächen mit Eltern und auch Kindern im Praxisalltag äußerte. Nach einem Jahr fand auf Wunsch der Teilnehmer ein Refresher-Kurs statt. In der Langzeitbeobachtung wurde deutlich, dass die Anwendung in der Praxis ein Prozess ist, der länger dauert.

Fachjargon und emotionale Entleerung der Sprache

König, C.; Treiber, H.

Klinik für Kinder- und Jugendpsychiatrie Wichernstift gGmbH, Ganderkesee

Im Workshop wird die Rolle der Emotionen als sinngebender Träger der Sprache an vielfältigen Beispielen erarbeitet. Im Zentrum steht hierbei die Sprache der Patienten und die Sprache, die mit ihnen gepflegt wird. (Auch in Bezug auf die multiprofessionelle Besetzung im Setting der KJP). Es soll auch aufgezeigt werden, dass neue Worte, neue Begriffe in der Komunuikation eine emotionale Sinn(er)findung in dem Wort nötig machen und dass andererseits alte Begriffe Gefahr laufen emotional sinnentleert als Hülsen gebraucht zu werden. D.h. dass die Sprachen unter »Fachleuten« ebenso ein zentraler Punkt im Workshop ist. Die verschiedenen Punkte werden mit psychodramatischen Mitteln vertieft.

Welche Sprache sprechen Waldorfpädagogik und Kinder- und Jugendpsychiatrie? Wege zum gegenseitigen Verstehen

Meusers, M.; Schmidt, A.

Gemeinschaftskrankenhaus Herdecke, Abteilung für Psychiatrie, Psychotherapie und Neurologie des Kindes- und Jugendalters

In Deutschland werden ca. 80.000 Schüler an Waldorfschulen unterrichtet. Die auf Rudolf Steiner zurück gehende anthroposophische Menschenkunde hat eine eigene Begrifflichkeit und Sprache. Manche ihrer Sichtweisen sind mit der modernen Neurophysiologie kompatibel. Wie können Sprache und Begrifflichkeit aneinander angenähert werden? Welche Erwartungen bestehen von Seiten der Waldorfpädagogik an die Kinder- und Jugendpsychiatrie und umgekehrt? Mit unserem Vortrag präsentieren wir Studienergebnisse aus einer Befragung und stellen anthroposophische Begriffe vor.

Intensive ambulante Therapiegruppe für Jugendliche mit Essstörungen in der Kinder- und Jugendpsychiatrie

Michler, P.; Wolter-Flanz, A.; Linder, M.

Fachklinik für Kinder- und Jugendpsychiatrie Regensburg

Die Schwellenangst, sich an professionelle Helfer und Institutionen zu wenden ist bei essgestörten Mädchen und deren Familien häufig sehr hoch. Gleichwohl ist der frühe Zeitpunkt einer Behandlung der Essstörung prognostisch sehr bedeutsam. Einer frühzeitigen Bereitschaft zur Behandlung steht neben dieser Schwellenangst aber häufig auch der Mangel an ambulanten und stationären störungs- und entwicklungsspezifischen Behandlungsmöglichkeiten entgegen.

Wir bieten deshalb in unserer Ambulanz seit Oktober 2001 eine intensive Therapiegruppe für Mädchen mit Essstörungen (Anorexie, Bulimie und Binge-eating-disorder) im Alter zwischen 13 und 18 Jahren an. Die Gruppe findet zweimal wöchentlich und an einem Samstag im Monat statt. Das Therapiekonzept mit einem multiprofessionellem Team ist verhaltenstherapeutisch und stellt das Selbstmanagement der Patientinnen in den Mittelpunkt. Verschiedene Therapiebausteine wie verhaltenstherapeutische Interventionen, Selbstdokumentation, Gesprächspsychotherapie, Ernährungstherapie, gemeinsames Kochen, Kunsttherapie, Tanz- und Bewegungstherapie kommen zur Anwendung. Die Jugendlichen werden ärztlich überwacht und regelmäßig gewogen. Begleitend zur Gruppe finden Gespräche mit den einzelnen Familien statt und die Eltern haben die Möglichkeit an einer psychoedukativen Elterngruppe teilzunehmen. Im Weiteren werden die Ergebnisse im Therapieverlauf von ca. 40 Patientinnen in Hinblick auf Gewicht, Psychopathologie, Komorbidität, und einiger anderer wichtiger Parameter dargestellt.

Die bisherige Erfahrung mit der ambulanten Gruppe gestaltet sich positiv und ermutigt uns diesen Ansatz weiter auszubauen.

Psychotherapeutische Beziehungsgestaltung in der Behandlung von Kindern und Jugendlichen mit Essstörungen

Naab, S.; Fumi, M.

Medizinisch-Psychosomatische Klinik Roseneck, Prien am Chiemsee

Die Gestaltung der therapeutischen Beziehung bildet eine wichtige, vor allem emotionale Grundlage für das Gelingen der gemeinsamen Arbeit in der Psychotherapie. Nur auf Basis einer stabilen, konstruktiv angelegten psychotherapeutischen Beziehung werden die jungen Patient/inn/en langfristig notwendige Veränderungen von Denk- und Verhaltensweisen vornehmen sowie den adäquaten Umgang mit Emotionen lernen. Sie haben zudem die Möglichkeit, in der therapeutischen Interaktion neue, bisher angstbesetzte Muster der Beziehungsgestaltung zu erleben, im Therapiesetting zu erproben und auf das häusliche Umfeld zu übertragen.

Die psychotherapeutische Beziehungsgestaltung mit anorektischen und bulimischen Kindern und Jugendlichen stellt in diesem Sinne besondere Anforderungen an die Behandler. Zum einen besteht häufig eine bedrohliche körperliche und schwerwiegende psychopathologische Symptomatik in Verbindung mit einer meist ambivalenten Veränderungsmotivation. Zum anderen stellen die Pubertät und Adoleszenz per se schon krisenhafte Lebensphasen dar, zu denen die Essstörung als zusätzliches Problem noch hinzutritt.

Problematisch ist ferner die spezifische Persönlichkeitsstruktur vieler Essstörungspatient/inn/en mit starker Tendenz zu äußerer Anpassung bei gleichzeitigem inneren Widerstand, ausgeprägter Unsicherheit bezüglich eigener Emotionen und großen sozialen sowie Selbstwertdefiziten.

Der Workshop befasst sich, auch anhand von klinischen Fallbeispielen, mit Voraussetzungen und Gestaltungsmöglichkeiten der psychotherapeutischen Beziehung mit jungen Essstörungspatient/inn/en, spezifischen Strategien im Rahmen der Essstörungstherapie, häufigen Schwierigkeiten im klinischen Alltag und Möglichkeiten des Umgangs mit Beziehungsproblemen.

Auswertungen der Basisdokumentation in kinder- und jugendpsychiatrischen Versorgungskliniken

Noterdaeme, M.; Linder, M.; von Aster, M.

Bezirkskrankenhaus Landshut

Die 4. revidierte Fassung der Basisdokumentation der kinder- und jugendpsychiatrischen Fachverbände wird in den Kliniken in München, Landshut und Regensburg zur standardisierten Erfassung zahlreicher wichtiger Merkmale der vorgestellten Patienten benutzt. Erste Auswertungen von über 5000 Fällen ergaben weitgehende Übereinstimmungen in der Alters-, Geschlechts- und Diagnoseverteilung mit Hinweisen auf die klinischen Schwerpunkte der jeweiligen Klinik. In weiteren Auswertungen sollen die größeren Diagnosegruppen der Anpassungsstörungen (F.43) und Hyperkinetischen Störung (F.90) hinsichtlich des psychpathologischen Befundes, der diagnostischen Klassifikation und den erfolgten Behandlungsmaßnahmen vergleichend untersucht werden. Ziel ist die Entwicklung einer weitergehenden, regelmäßigen und vergleichenden Auswertungspraxis zwischen den kinder- und jugendpsychiatrischen Versorgungskliniken des Bundeslandes als Maßnahme der

Qualitätssicherung in der klinischen Arbeit. Drei weitere Diagnosegruppen werden durch jeweils eine der drei Kliniken ebenfalls einer genaueren Auswertung unterzogen.

In der Reihe »Fenster in die Praxis«: Vom Einzelnen zum Ganzen – Familienorientierte Gruppenpsychotherapie für Jugendliche

Oelkers-Ax, R.; Werner, F.; Kühn, S.

Abteilung Kinder- und Jugendpsychiatrie, Universität Heidelberg

Der Workshop soll Einblick geben in ein familienorientiertes Gruppenpsychotherapiekonzept für Jugendliche in voll- und teilstationärer Psychotherapie, das als Therapiebaustein in der Kinder- und Jugendpsychiatrie Heidelberg seit 2 Jahren angewandt wird. Das lösungs- und ressourcenorientierte Konzept enthält Aufstellungs-, systemische und hypnotherapeutische Elemente sowie spielerische Interventionen (Kontakt- und Fühlspiele, Imaginationen etc). Die Gruppentherapie eignet sich für Jugendliche ab 12 Jahren mit unterschiedlichen Erkrankungen. Eine Kontraindikation besteht für Patienten mit akut gestörtem Realitätsbezug (z.B. floride schizophrene Erkrankung), tiefgreifender Entwicklungsstörung oder in einer massiven Krise.

Ziel ist, für die Jugendlichen ihre Einbindung in ihre (oft problematischen) Familien auf eine neue Art erlebbar zu machen, dabei zunächst ihre Gefühle zu validieren, um dann schrittweise das »Problembild« lösungsorientiert zu verändern. Das eröffnet dem Jugendlichen günstigstenfalls neue Handlungsmöglichkeiten innerhalb seiner Familie. Die halboffene Gruppe für 8-16 Patienten findet 14-tägig statt. Im Zentrum jeder Gruppensitzung steht das innere Bild eines Jugendlichen von einem für ihn wichtigen Beziehungsgefüge, das er mithilfe der anderen Jugendlichen als Stellvertreter für relevante Personen externalisiert. Dieser Teil wird von jeweils angepassten, z.T. ritualisierten Elementen für Einführung und Abschluss flankiert. Die Bearbeitung der Familiendynamik in der Gruppe ist (auch durch Gruppenteilnahme der Einzeltherapeuten) eng mit der individuellen Einzel- und Familienpsychotherapie verzahnt. Bisherige Erfahrungen mit dem Gruppenkonzept sind ermutigend, für Jugendliche und Therapeuten wird die Familiendynamik gut erfahrbar, häufig wurden positive Entwicklungen angestoßen.

Im Rahmen des Workshops soll das Konzept (mit Fallvignetten) vorgestellt, diskutiert und durch praktische Übungen erlebbar gemacht werden. Teilnehmer sind eingeladen, dafür z.B. »schwierige« Fälle aus der eigenen therapeutischen Arbeit einzubringen.

Pädiatrie, Psychiatrie und Psychotherapie im Dialog: Behandlung chronisch entzündlicher Darmerkrankungen im Kindes- und Jugendalter

Richterich, A. (1); Lenhartz, H. (2); Schlarb, A. (3); Petersen, M. (2); Hautzinger, M. (3)

(1) Abteilung Kinder- und Jugendpsychiatrie, Universität Heidelberg; (2) Universitäts-Kinderklinik, Universität Heidelberg; (3) Abteilung Klinische und Physiologische Psychologie, Universität Tübingen

Die chronisch-entzündlichen Darmerkrankungen, namentlich Colitis ulcerosa und Morbus Crohn, sind eine Gruppe von Erkrankungen, die über die vergangenen Jahre und Jahrzehnte in ihrer Häufigkeit stetig zugenommen haben. Etwa ein Fünftel der Patienten erkrankt im Kindes- oder Jugendalter. Da eine Heilung in aller Regel nicht möglich ist und die verwendeten Medikamente ihrerseits teilweise erhebliche Nebenwirkungen aufweisen, gehört eine Verbesserung der Lebensqualität zu den vordringlichen Therapiezielen. Entgegen früherer Annahmen konnte in den letzten Jahren gezeigt werden, dass strukturierte psychotherapeutische Angebote für Patienten mit chronisch-entzündlichen Darmerkrankungen eine Verbesserung der Lebensqualität erreichen können. Dies wurde bei Erwachsenen mehrfach beschrieben; standardisierte und überprüfte Therapieangebote für jugendliche Betroffene (und ihre Bezugspersonen) liegen derzeit nicht vor. Anhand von Impulsreferaten zweier Arbeitsgruppen (Tübingen, Heidelberg) sollen Therapiestrategien, Erfahrungen und Arbeitspläne dargestellt und diskutiert werden.

Multifamilientherapie mit anorektischen Jugendlichen – das Dresdner Modell

Rix, M.; Scholz, M.

Klinik und Poliklinik für Kinder- und Jugendpsychiatrie/-psychotherapie des Universitätsklinikums Carl Gustav Carus, Dresden

Die Behandlung anorektischer Kinder und Jugendlicher stellt Therapeuten und Familien vor eine große Herausforderung. Die häufig notwendige stationäre Aufnahme entlastet Therapeuten und Eltern nur kurzfristig. Nach der Entlassung kommt es oft zu einer erneuten Gewichtsabnahme und einer Wiederkehr anorektischer Verhaltensweisen und Denkmuster – Eltern stehen diesem Rückfall ohnmächtig gegenüber.

In dem Workshop wird ein Therapieprogramm vorgestellt, das eine sofortige, intensive und praktisch-alltagsnahe Einbeziehung der Eltern in die Therapie realisiert. Die Eltern bleiben damit in ihrer Verantwortlichkeit für das Kind und erlernen und erleben Kompetenz im Umgang mit der Krankheit. Das Kind wird zu keinem Zeitpunkt aus seinem sozialen Kontext ausgegliedert. Durch die Mehrfamiliengruppen werden sowohl familientherapeutische wie auch gruppentherapeutische Effekte wirksam. Das tagesklinische Setting erhöht zusätzlich die Intensität der Therapie. Das Konzept in anwendbar bei leichter und schwerer Anorexie. Es kann sowohl als eigenständige Therapie als auch als Ergänzung oder Fortführung einer stationären Behandlung angewendet werden.

Nach den ersten Ergebnissen eines Forschungsprojektes London-Dresden zeigt sich, dass die stationäre Verweildauer sowie die Rückfallgefahr deutlich verringert werden. Ein manualisiertes Therapieprogramm liegt bereits vor.

Der Workshop bietet eine Einführung in die Arbeit mit dem Dresdner Modell. Es werden familientherapeutische Techniken und insbesondere spezifische Interventionen in der Mehrfamiliengruppe mit anorektischen Patienten vermittelt.

Familientherapeutische Konzepte in der Kinder- und Jugendpsychiatrie

Romer G. (1);. Käppler C. (2); Siefen R. G. (3); Adam, H. (1)

(1) Universitätsklinikum Hamburg-Eppendorf; (2) Zentrum für Kinder- und Jugendpsychiatrie, Universität Zürich, Schweiz (3) Westfälische Klinik für Kinder- und Jugendpsychiatrie Marl-Sinsen, Marl

In der Kinder- und Jugendpsychiatrie ist die Arbeit mit Eltern und Familien stets integraler Bestandteil eines therapeutischen Gesamtkonzeptes. Hierbei sind familientherapeutische

Konzepte und Methoden oft nicht explizit. Auf den vorangegangenen Kongressen der DGKJPP in Jena 2000, Berlin 2002 sowie in Wien 2003 haben Familientherapeuten aus verschiedenen kinder- und jugendpsychiatrischen Kliniken in Workshops einen Austausch darüber begonnen, in welchen Varianten familientherapeutische Arbeitsweisen in ihrer klinischen Praxis Anwendung finden. Der als Fortsetzung dieses Diskurses gedachte Workshop soll als Forum zur Diskussion und zum praktischen Erfahrungsaustausch dienen. Vertreter verschiedener Kliniken und familientherapeutischer Schulen geben anhand von Fallbeispielen (z.T. mit Videopräsentation) einen Einblick in ihre Arbeitsweise, wobei jeweils spezielle Aspekte zur Diskussion gestellt werden wie Einbettung der Familientherapie ins stationäre Setting, Therapie mit Migrantenfamilien, jüngere Kinder in der Familientherapie, Arbeit mit Geschwister-Subsystemen, und atypische Familienkonstellationen.

Arbeit mit psychisch und sozial belasteten Kindern und ihren Familien in der Familientagesklinik – Veränderung von Sprache und Kommunikation

Schell, B.; Schemmel, H.

Klinik und Poliklinik für Kinder- und Jugendpsychiatrie/-psychotherapie des Universitätsklinikums Carl Gustav Carus Dresden

Seit 1998 sammeln wir Erfahrungen in der Entwicklung eines tagesklinischen Konzeptes für die Behandlung von psychisch belasteten Kindern und ihren Familien. Die Behandlung von mehreren Familien gleichzeitig bietet ganz andere Herausforderungen und Chancen sowohl für das therapeutische Team als auch für die Familien als das therapeutische Setting einer traditionellen kinder- und jugendpsychiatrischen Station. Dabei spielt der bewusste Gebrauch von Sprache eine zentrale Rolle.

Im Rahmen der Entwicklung und Umsetzung des Konzeptes der Familientagesklinik wurden deutliche Veränderungen von Sprache und Kommunikation auf vier unterschiedlichen Ebenen erfahrbar: im therapeutischen Prozess, in der Kommunikation innerhalb der Familie, zwischen den einzelnen Familien und im therapeutischen Team. Ziel des Workshops ist es, unseren Gebrauch von Sprache deutlich werden zu lassen und die dadurch erzielten Veränderungen in Sprache und Kommunikation auf den verschiedenen Ebenen zu beleuchten und mithilfe von Videoaufnahmen zu analysieren.

Budgetmaximierung trotz Deckelung – Verhandlungsstrategien zur Maximierung finanzieller Ressourcen in der Psychiatrie

Schlüter, L. (1); Schepker, R. (2)

(1) Universitätsklinikum Münster; (2) BAG Leitender Klinikärzte KJPP, Münster

Zielsetzung: Effektive Vorbereitung der Pflegesatzverhandlungen durch Leitende Klinikärzt/inn/en (Chefärzt/inn/en, Abteilungsärzt/inn/en) aus der Kinder- und Jugendpsychiatrie).
Methode: Workshop mit begrenzter Teilnehmerzahl und zusätzlicher Honorierung (60 €).
Inhalt: In diesem Workshop werden die Teilnehmer/innen in die Methodik der Vorbereitung von Pflegesatzverhandlungen eingeführt. Dabei sind wesentliche Kerndaten: Belegung, Fallzahlen, Verweildauern, L1-L4-Daten (Belegung, Personal, Belegung Fachabteilung, Diagnosestatistik), Psych-PV-Daten.

Mögliche Argumentationen z.B. zur schiedsstellenfähigen Interpretation der Personalverordnung Psychiatrie, zur Analyse der potentiellen Durchbrechungstatbestände mit dem Ziel, die Budgetobergrenze zu erweitern sowie zum Krankenhausvergleich werden erörtert.

Ziel ist es zugleich, die ärztliche Kompetenz zur partnerschaftlichen Zusammenarbeit in der Betriebsleitung zu stärken.

ST-Band – ein musiktherapeutisches Projekt mit jugendforensischen Patienten

Schmitt, S.; Pericki, R.

Pfalzinstitut – Klinik für Kinder- und Jugendpsychiatrie, Psychosomatik und Psychotherapie, Klingenmünster

Zum Aufgabenspektrum musiktherapeutischer Arbeit gehört neben therapeutischem Tun im engeren Sinne auch die Initiierung von freizeittherapeutischen Angeboten. In der jugendforensischen Arbeit wird diesem Bereich ein hoher Stellenwert zugemessen: Nach gängigen Prognosekriterien wirken sich eigene Beschäftigungsideen positiv auf die Rückfallgefährdung der Patient/inn/en im Maßregelvollzug aus. Allgemeine Ziele – neben dem Spaß am gemeinsamen Musizieren – sind Selbstwertstabilisierung, Training sozialer Fertigkeiten und der Aufbau sinnstiftender Hobbys. Texte, mit denen sich Jugendliche identifizieren, und selbstverfasste Songs sind hierbei als kommunikative Elemente zu werten: Botschaften und Signale an sich selbst, an die Peergroup, an die Welt der Erwachsenen.

Interaktionsaufgaben als Beobachtungssetting bei der videogestützten Interaktionsbeobachtung von Familien

Steininger, C.

Institut und Poliklinik für Kinder- und Jugendpsychiatrie und Psychotherapie, München

Einleitung: Familiäre Funktionsfähigkeit ist ein komplexes multidimensionales Phänomen. Familien setzen sich aus Subsystemen von Individuen, Dyaden und anderen Subgruppen zusammen, die sich gegenseitig beeinflussen. Der Einsatz multipler Erhebungsmethoden (Befragungsmethoden und Beobachtungsverfahren) über die verschiedenen familiären Organisationsebenen hinweg wird als optimal betrachtet. In der Familiendiagnostik ist die Videotechnik ein bewährtes und wichtiges Hilfsmittel bei der Verhaltens- und Interaktionsanalyse.
Methodik: Zur Stimulierung der familiären Interaktion im institutionellen Rahmen bieten sich beispielsweise Interaktionsaufgaben an. In unserer kinder- und jugendpsychiatrischen Poliklinik haben sich folgende Standardsituationen bewährt: (a) das gemeinsame Spiel und Planen mit der ganzen Familie und Hausaufgaben mit jeweils einem Elternteil für das Schulalter, (b) das Planen und das Erstellen einer Familienskulptur mit dem Familiensystemtest mit der ganzen Familie sowie ein Konfliktgespräch mit einem Elternteil in der Dyade für Familien mit Jugendlichen und (c) bei allen Familien die Diskussion eines Erziehungsthemas in der Elterndyade.
Ergebnisse: In dem Beitrag werden anhand von Fallbeispielen mit Videodemonstration Möglichkeiten zur Gestaltung (z.B. Beobachtungssituation und -einheit), Durchführung und Auswertung einer Familienbeobachtung vorgestellt.

Diskussion: In der Diskussion wird exemplarisch anhand eigener Forschungsbefunde auf die Situationsspezifität eingegangen und der Informationsgehalt von verschiedenen Erhebungsebenen sowie von Beobachtungsverfahren und Fremdberichtmethoden gegenübergestellt.

ReCap – Medizinstudenten arbeiten mit Kindern in palästinensischen Flüchtlingslagern

Tomalak, H.

Oetwil am See, Schweiz

Studierende der Medizin aus Israel und Palästina arbeiten gemeinsam mit traumatisierten Kindern in einem palästinensischen Flüchtlingslager. Das Projekt, getragen von der NGO »Ärzte in sozialer Verantwortung«, wird vorgestellt und erste Erfahrungen werden dargestellt und diskutiert.

Studie wurde von Drittmittelgeber finanziert: IPPNW

Einführung in die Sandspieltherapie

von Gontard, A.; Nödl, H.

Klinik für Kinder- und Jugendpsychiatrie und Psychotherapie, Universitätsklinikum des Saarlandes, Homburg

Spieltherapien sind Psychotherapien mit dem Medium des Spiels und für die Behandlung von Kindern, z. T. auch Jugendlichen, besonders geeignet.

Nach einer allgemeinen Übersicht über spieltherapeutische Zugänge wird sich dieser Workshop der Sandspieltherapie nach Dora Kalff widmen. Es handelt sich um eine tiefenpsychologisch fundierte Therapie auf der Basis der analytischen Psychologie C.G. Jungs. Als Material werden Hunderte von Miniaturfiguren angeboten, die Kinder ohne inhaltliche Vorgaben verwenden können. In 2 tischhohen, blau angemalten Kästen, die jeweils mit trockenem und feuchtem Sand gefüllt sind, bauen die Kinder Szenen und Bilder auf, die sowohl ihre reale Umwelt wie auch ihr Unbewusstes repräsentieren. Dieser symbolische Ausdruck im Rahmen der therapeutischen Beziehung ist entscheidend, während Sprache nur begleitend eingesetzt und Interpretationen zurückhaltend vollzogen werden. Neben der Einzeltherapie mit dem Kind erfolgen regelmäßige Elternstunden.

Die Sandspieltherapie kann als alleinige Therapieform sehr wirksam sein. Bei anderen psychischen Störungen dagegen kann die Sandspieltherapie durch Verhaltenstherapie, Pharmakotherapie und andere kinder- und jugendpsychiatrische Interventionen sehr sinnvoll ergänzt und begleitet werden. Das praktische Vorgehen soll dargestellt werden an Kasuistiken von Kindern mit Ausscheidungs-, depressive, Angst- und Essstörungen, sowie schizophrene Psychosen.

In der Reihe »Fenster in die Praxis«: Von der Sprachlosigkeit zum Bild – Therapie von traumatisierten Jugendlichen

Werner, F.; Kühn, S.
Abteilung Kinder- und Jugendpsychiatrie der Universität Heidelberg

In Situationen, die mit extremer Hilflosigkeit oder Ohnmacht einhergehen, reagieren Menschen mit der Art Einfrieren, einem Zustand, der einhergeht mit starker innerer Erregung und Panik. Sympathikus und Parasympathikus sind beide aktiviert, es kommt zu einer muskulären Erstarrung sowie einer Unfähigkeit zu sprechen. Tatsächlich ist die Broka-Region, unser Sprachzentrum, inaktiv, wie spektrometrische Untersuchungen (Van der Kolk et al. 1996) nachweisen. Auch speichert das Gehirn anders als unter »normalem« Stress. Die traumatische Erinnerung wird fragmentiert in einzelne Sinnesqualitäten im Hippocampus abgelegt, so dass von außen kommende Trigger leicht zu einer inneren Überflutung führen können. Oft sind es diese Bilder, die nicht mehr aus dem Kopf gehen, die traumatischen Stress aufrechterhalten. Dieser Mechanismus und die Unfähigkeit zu sprechen können unter anderem die Behandlung von Patienten mit einer Traumafolgestörung erheblich erschweren. Als sehr hilfreich für die Behandlung von traumatisierten Patienten hat sich das Konzept der Psychodynamisch Imaginativen Traumatherapie nach Luise Reddemann erwiesen. Dieses originär für Erwachsene konzipierte therapeutische Vorgehen greift die zentralen Copingstrategien traumatisierter Menschen auf. Es basiert auf der Erfahrung, dass gute innere Bilder ebenso wirksam sind wie die schlechten Bilder aus der Vergangenheit und somit in sehr heilsamer Weise zur Selbstberuhigung und -stabilisierung von den Patienten eingesetzt werden können. Für den Einsatz in der Kinder- und Jugendpsychotherapie bedarf es einiger Modifikationen. Im Rahmen des Workshops sollen Erfahrungen bei der Behandlung von Traumafolgestörungen im Jugendalter vorgestellt und diskutiert werden sowie die Methode an Hand von praktischen Übungen erfahrbar gemacht werden; auch sind die Teilnehmer eingeladen, eigene Erfahrungen bzw. Fallvignetten einzubringen.

Postersymposien

Von der Leere zur Lehre: Herausforderungen in der Umsetzung der neuen AO im klinischen Alltag einer Universitätsklinik

Adam, H.
Universitätsklinikum Hamburg-Eppendorf, Klinik für Kinder- und Jugendpsychiatrie und Psychotherapie

Zum zweiten Mal wird im Winter 2004/2005 an der Universitätsklinik in Hamburg ein Block »Psychosoziale Medizin« im Rahmen der neuen AO für Ärztinnen und Ärzte durchgeführt. Die Bedeutung des Fach KJP innerhalb der AO wird im Rahmen des Vortrages dargestellt, ebenso wie die Umsetzungen im Hamburger Curriculum. Besondere Schwierigkeiten insbesondere in der Umsetzung des vorgeschriebenen »Clerkship«, des Blockpraktikums auf Station, ergeben sich auf psychotherapeutisch ausgerichteten Kinderstationen. Diese scheinen nicht zuletzt in spezifischen Widerständen von Eltern, Patienten sowie des therapeutischen und pflegerischen Teams zu liegen, »ihre Kinder« Aussenstehenden zu Lehrzwecken zugänglich zu machen.

Im Rahmen des Vortrages sollen diese Herausforderungen diskutiert und ein Forum zum interdiziplinären Austausch angeboten werden.

Einmal oder zweimal tägliche Dosierung von Atomoxetin in der Behandlung von Kindern und Jugendlichen mit ADHS?

Allen, A. J. (1); Michelson, D. (1); Kelsey, D. (1); Heiligenstein, J. (1); Faries, D. E. (1); Sumner, C. (1); Dittmann, R. W. (2, 3); Linde, I. (3); Thomason, C. (1)

(1) Lilly Research Laboratories, Indianapolis, USA; (2) Psychosomatische Abteilung, Universitäts-Kinderklinik Hamburg; (3) Medizinische Abteilung, Lilly Deutschland GmbH, Bad Homburg

Zielsetzung: Atomoxetin wurde zur Behandlung der Aufmerksamkeitsdefizit-/Hyperaktivitätsstörung (ADHS) entwickelt. Die Substanz gehört nicht zu den Psychostimulanzien. Atomoxetin ist ein hochselektiver Hemmer des Noradrenalintransporters. Die Halbwertzeit beträgt bei den meisten Patienten ca. 5 Stunden. Es wurden 6 randomisierte, placebokontrollierte Studien bei Kindern und Jugendlichen durchgeführt, davon 3 Studien mit einer zweimal täglichen (morgens und abends) und 3 Studien mit einer einmal täglichen Dosierung. Ergebnisse dieser Studien werden im Vergleich präsentiert.

Methoden: Die Patienten im Alter von 7-18 Jahren wurden doppelblind entweder mit Atomoxetin oder Placebo für 6 bis 9 Wochen behandelt. Sowohl die Einschlusskriterien als auch die tägliche Gesamtdosis waren bei allen Studien vergleichbar. Die Wirksamkeit wurde primär mit der Attention-Deficit/Hyperactivity Rating Scale-IV (ADHD RS) erhoben (vom Untersucher bei Eltern oder Lehrern). Sekundäre Wirksamkeitsparameter: CPRS-R:S und CGI-S. ADHS Symptome wurden anhand der Änderung (Baseline-Endpunkt) im ADHS RS Gesamtscore erfasst. Die gleichen Analysen erfolgten für die ADHD RS Subskalen Unaufmerksamkeit und Hyperaktivität/Impulsivität und für die Skalen CPRS-R:S und CGI-S.

Ergebnisse: In jeder Studie war Atomoxetin Placebo sowohl in den pimären als auch in den meisten sekundären Wirksamkeitsparametern statistisch signifikant überlegen. Die Behandlungseffekte waren deutlich mit ähnlichen Effektstärken bei den Studien mit zweimal täglicher und denen mit einmal täglicher Dosierung.

Zusammenfassung: Atomoxetin ist sowohl in der einmal täglichen als auch in der zweimal täglichen Dosierung eine wirksame Substanz in der akuten Behandlung von ADHS bei Kindern und Jugendlichen. Bei ähnlicher täglicher Gesamtdosis waren die Effektstärken in Studien mit einmal täglicher Dosierung und in Studien mit zweimal täglicher Dosierung vergleichbar.

Studie wurde von Drittmittelgeber finanziert: Eli Lilly and Company, Indianapolis, Indiana, USA

Korrelation zwischen Kriegs- und Fluchterlebnissen und psychischen Erkrankungen bei Flüchtlingskindern in Hamburg

Areej, Q.; Rami, G.; Fionna, K.; Martin, A.; Hubertus, A.; Peter, R.

Universitätsklinikum Hamburg-Eppendorf

Zielsetzung: Aus internationalen Studien ist der Zusammenhang zwischen traumatisierenden Kriegs- und Fluchterlebnissen und psychischen Erkrankungen bekannt. Aus Deutschland gibt es diesbezüglich keine Studien. Aufgrund Erkenntnisse der Bindungsforschung und psychodynamischen Ansätzen vermuten wir, dass die subjektive Wahrnehmung sowie die inneren Elternrepräsentanzen der Kinder in Krisensituationen von großer Wichtigkeit sind. Untersucht wurde: 1. Korrelation zwischen Kriegs- und Fluchterlebnissen und PTSD, Depression, Somatisierungsstörung und Ängstlichkeit. 2. Effekt der Wahrnehmung der Eltern als protektive Faktoren während der Flucht.

Material und Methoden: Die »Scales for Children afflicted by War and Persecution« (SCPW) sind ein Fragebogenset für Flüchtlingskinder und Jugendliche. Mit diesem Fragebogenset wurden u.a. folgende Variablen erhoben: Exposure to War Trauma (EWT – Adam u. Aßhauer 2001); PTSD (PTSD Reaction Index; Pynoos et al., 1998); Depression (Depression Self-Rating Scale for Children; Birleson, 1981); Ängstlichkeit (Children's Manifest Anxiety Scale; Reynolds u. Richmond, 1978); Somatisierungsstörung (Children's Somatization Inventory; Garber, Walker u. Zeman, 1991).

Die Stichprobe bestand aus 40 Patienten, die zwischen 2001-2004 in unserer Klinik behandelt wurden. Die Patienten waren zwischen 6-17 Jahre (M = 12.5) alt und stammten aus Afghanistan, dem ehemaligen Jugoslawien und dem Kosovo.

Ergebnisse: Der Zusammenhang zwischen traumatisierenden Erlebnissen und PTSD, Somatisierungsstörung und Ängstlichkeit konnte bestätigt werden. Ein Zusammenhang zwischen traumatisierenden Erlebnissen und Depression konnte nicht gezeigt werden. Ein positiver Effekt der protektiven Wahrnehmung der Eltern während der Flucht konnte bei der Wahrnehmung der Mütter für Depression und bei der Wahrnehmung des Vaters für Somatisierungsstörungen gefunden werden.

Studie wurde von Drittmittelgeber finanziert: children for tomorrow

Konstruktion und Evaluation eines Gruppentrainings zur Unterstützung Jugendlicher mit adoleszentenspezifischen Problemen nach dem SELBST-Programm

Aretz, R. (1); Feldkötter, D. (1); Rademacher, C. (2); Schmitt, E. (1); Schürmann, S. (2); Walter, D. (2); Wenk, S. (1); Döpfner, M. (1, 2)

(1) Christoph-Dornier-Stiftung für Klinische Psychologie, Institut Köln; (2) Klinik und Poliklinik für Psychiatrie und Psychotherapie des Kindes- und Jugendalters der Universität zu Köln

Zielsetzung: In der psychiatrischen Praxis findet sich im Jugendalter häufig ein Konglomerat aus unspezifischen Symptomen, die sich nur unzureichend psychiatrischen Vollbildern zuordnen lassen. Problemspezifische, lösungsorientierte und störungsübergreifende Interventionen erscheinen hier angemessen (vgl. Döpfner u. Walter, 2002). Die Behandlung sollte sich dabei auf Selbstwertprobleme, Aktivitäts- und Affektprobleme, Beziehungsprobleme und Leistungsprobleme beziehen, die in dieser Altersgruppe häufig auftreten. Das SELBST-Programm wurde dazu bisher in der Einzeltherapie erprobt. Ziel dieser Arbeit ist es ein Gruppentraining zu entwickeln.
 Methoden: Grundlage des Trainings ist der Selbstmanagementansatz von Kanfer, Reinecker und Schmelzer (2000). Aus diesem Grund versteht sich das zu entwickelnde Training als Hilfe zur Selbsthilfe, wobei ein Schwerpunkt auf das erfahrungsorientierte Lernen gelegt wird. Außerdem sollen individuelle Problem- und Zieldefinitionen mit jedem Teilnehmer vorgenommen werden, so dass diese speziell an ihren Schwierigkeiten arbeiten können und somit eine individuelle Behandlung auch im Gruppensetting ermöglicht wird.
 Neben der Erstellung des Manuals wird seine Wirksamkeit in drei unterschiedlichen Kontexten, nämlich in einer Jugendhilfeeinrichtung, im ambulanten Bereich und auf einer Station, erprobt. Nach dem Prinzip der multiplen Psychodiagnostik sollen die Einschätzungen in Bezug auf die individuellen Problembereiche sowohl vom Jugendlichen selbst, als auch von den Eltern und dem Klassenlehrer erhoben werden. Dafür werden Breitbandverfahren und problemspezifische Verfahren, sowie Explorationen zur Erfassung der Bereiche in Prä- und Posterhebungen eingesetzt.
 Ergebnisse: Das Poster gibt einen Überblick über das Studiendesign, Interventionsbeispiele und den aktuellen Forschungsstand.

Vegetatives Nervensystem als Körpersprache des Gefühls und ihre Erfassung mittels Herzfrequenzvariabilität

Barth, G. M.; Nickola, M.; Lesnik, T.; Horvath, D.; Mayer, M.; Schmid, S.; Klosinski, G.

Abteilung Psychiatrie und Psychotherapie im Kindes- und Jugendalter, Universität Tübingen

Zielsetzung: Neurobiologisch ist das Vegetative Nervensystem eng an affektive Zustände gebunden. Unbewusste affektive Zustände sind sehr wirksam (Damasio) aber durch übliche Methoden der Emotionserfassung nicht erreichbar. Vegetative Erregungsmuster könnten als Körpersprache der Affekte einen Zugang zu den unbewussten Affekten bieten.
 Materialien und Methoden: Die Herzfrequenzvariabilität von verschiedenen Patientengruppen der Kinder- und Jugendpsychiatrie und Kinderkardiologie wird verglichen. Aufgrund der hohen Altersabhängigkeit werden jeweils altershomogene Gruppen verwendet.

Ergebnisse: Es ergeben sich Hinweise, dass Erkrankungen mit gering ausgebildeter Umwandlung von Affekten in bewußte Emotionen eine eingeschränkte Herzvariabilität aufweisen. Es kann vermutet werden, dass auch unbewusste Angst oder Depression zu einer Einschränkung der Herzfrequenzvariabilität führt.

Zusammenfassung: Veränderte Erregungsmuster des Vegetativen Nervensystems (z.B. eingeschränkte Herzfrequenzvariabilität als Hinweis auf eine Hemmung der parasympathischen Erholungsfunktion) können Hinweise auf unbebewusste Affekte geben und damit die Diagnostik von Emotionen und Affekten erweitern.

Studie wurde von Drittmittelgeber finanziert: Dr. Karl Kuhn Stiftung, Alfred Teufel Stiftung

Kurz- und Langzeiteffekte bei Kindern mit einer Aufmerksamkeitsstörungen oder Symptomen von einem Aufmerksamkeitsdefizit, die mit dem Training von Lauth und Schlottke (2002) trainiert wurden

Baumgartner, L.; Preuss, U.; Blaser, R.; Felder, W.

Universitäre Psychiatrische Dienste Bern, Kinder- und Jugendpsychiatrie Bern, Schweiz

Zielsetzung: Die Anmeldezahlen der Kinder mit einer Aufmerksamkeitsstörung haben in den letzten Jahren stark zugenommen. Die kinder- und jugendpsychiatrischen Dienste (KJPD) der Universität Bern begleiten viele Kinder mit aufmerksamkeitsgestörtem Verhalten therapeutisch und suchten im Sommer 2002 nebst den medikamentösen Behandlungen, den Einzel- und Familientherapien nach weiteren, ökonomischeren Behandlungsmöglichkeiten. Dabei sind wir auf das Training für aufmerksamkeitsgestörte Kindern von Lauth und Schlottke gestoßen, welches eine multimodale Gruppenbehandlung mit Einbezug der Eltern und der Schule vorschlägt. Die Trainingsdauer steht in Abhängigkeit mit dem Störungsprofil und bewegt sich zwischen 12 bis 25 Sitzungen. In der vorliegenden Studie soll untersucht werden ob das Aufmerksamkeitstraining nach Lauth und Schlottke die Aufmerksamkeitsleistungen verbessern kann. Es sollen sowohl kurzfristige, unmittelbare als auch langfristige, anhaltende Effekte erhoben werden.

Methoden: Kinder zwischen 7 und 12 Jahren mit einer Diagnose eines ADHD entsprechend den Kriterien des DSM-IV/ICD-10 oder Kinder mit Symptomen einer Aufmerksamkeitsstörung und den entsprechenden Verhaltensauffälligkeiten werden mit einer neuropsychologischen Testbatterie bei Beginn und nach Abschluss des Trainings untersucht. Ein Jahr nach Abschluss der Behandlung werden sie wiederum mit denselben Testverfahren geprüft.

Ergebnisse: Da die Datenbearbeitung noch im Gange ist, können erst im März 2005 die Kurzzeiteffekte der ersten 5 Kinder nach Trainingsabschluss präsentiert werden.

Zusammenfassung: Aufgrund der noch ausstehenden Befunde können hier noch keine Schlüsse diskutiert werden. Die Rückmeldungen der Eltern und Lehrern war jedoch positiv.

»Rühre mich nicht an, Weib!« Ein Abgrenzungsgestus in Picassos La Vie als narzisstischer Bewältigungsversuch eines Mutter-Sohn-Konflikts

Becht-Jördens, G.; Wehmeier, P. M.

Kinder- und Jugendpsychiater

Zielsetzung: Picassos Gemälde »La Vie« von 1903 aus ikonographischer und psychoanalytischer Perspektive zu betrachten. Dieses Bild wird von zahlreichen Kunsthistorikern als das wichtigste Gemälde aus der Blauen Periode betrachtet und ist wahrscheinlich eines der bedeutendsten Werke des Künstlers überhaupt.

Materialien und Methoden: Der Zugang zum Bild basiert auf der Kombination einer ikonographischen Analyse und der Interpretation der Ergebnisse anhand psychoanalytischer Kategorien.

Ergebnisse: Es ist von einer ikonographischen Entdeckung zu berichten, die einen völlig neuen Interpretationsansatz eröffnet. Der Gestus im Zentrum des Bildes, der bisher nie richtig interpretiert worden ist, steht eindeutig in der ikonographischen Tradition des Gestus »Noli me tangere!« (Rühre mich nicht an!). Der Gestus ist aus der älteren europäischen Kunst bekannt und muss als Abgrenzungsgestus betrachtet werden, der den jungen Mann (und die junge Frau) von der Mutterfigur (rechts im Bild) trennt.

Schlussfolgerungen: (1.) Auch moderne Kunst ist auf ihren Mitteilungssinn hin befragbar. (2.) Hermeneutische Verfahren führen aus dem vermeintlichen Dilemma der subjektiven Beliebigkeit jeglicher Interpretation hinaus. (3.) Biographische Impulse spielen eine wesentliche Rolle für Picassos Kunst. (4.) Picasso greift für die Formulierung seiner persönlichen Aussage auf die ikonographische Tradition zurück. Er instrumentalisiert diese zu dem Zweck, durch Chiffrierung die Thematisierung individuellen Leids erst zu ermöglichen. (5.) Der Bedeutungskern ikonographischer Elemente bleibt im neuen Kontext konstant. Der Gestus im Bildzentrum bleibt daher ein Abgrenzungs- und Abwehrgestus, denn es geht hier um die Auflösung einer dyadischen Mutter-Sohn-Beziehung, die hier die Form einer narzißtischen Reaktion annimmt. Die Abgrenzung ermöglicht dem Künstler aber die Entwicklung als eigenständige Persönlichkeit.

Der frühe Vogel fängt den Wurm! – Ermutigende Zahlen aus der 2-jährigen Behandlungsevaluation einer offenen, niederschwelligen Behandlungsstation für Jugendliche mit Drogenproblemen

Bernhardt, D. (1); Weithmann, G. (1); Metzger, W. (1); Keller, F. (2)

(1) Abteilung für Kinder- und Jugendpsychiatrie und –psychotherapie am Zentrum für Psychiatrie »Die Weissenau« Ravensburg; (2) Universitätsklinikum Ulm, Klinik für Kinder- und Jugendpsychiatrie/Psychotherapie

Die Jugenddrogenentzugsstation clean.kick hält seit März 2002 ein spezifisches Angebot für Kinder und Jugendliche mit Drogenproblemen in Baden-Württemberg bereit. Sie bietet maximal 15 Jugendlichen, im Alter von 14-18 (+/- 2 Jahre), in einer niederschwelligen und offen geführten Station, die Möglichkeit zu einer qualifizierten Entzugbehandlung und weiterführender kinder- und jugendpsychiartrischer, -psychotherapeutischer Behandlung. Diese dauert regulär 9 Wochen in einem gestuften Programm.

Die Behandlung in diesem Pilot-Projekt wurde wissenschaftlich begleitet und ausgewertet. Dazu wurde zu jeder Behandlungsepisode die Basisdokumentation der DGKJPP, ergänzt durch das Modul »Sucht« und durch Elemente aus dem ASI, erhoben. Zusätzlich erfolgte bei Einverständnis und wenn keine Wiederaufnahme erfolgte, vier Monate nach Entlassung eine telefonische Katamnese mittels eines strukturierten Interviews (Prä-Post-Design). Der Betrachtungszeitraum erstreckt sich über 2 Jahre (März 2002 – 2004). Die Stichprobe umfasst 332 Behandlungsepisoden. 168 Patienten erfüllten die Bedingung für die Katamnese.

Ergebnisse: hohe Komorbiditätsrate (knapp 63 % haben eine Diagnose außerhalb F1), problematisches Konsumverhalten (32,6 % allein F19.x) unter den Patienten. Nach Austritt: Konsum von illegalen Drogen verringert sich (vor Behandlung/Katamnese; t-Test; p < .000), Anzahl Tage mit Schulbesuch/Erwerb erhöhen sich (vor Behandlung/Katamnese; t-Test; p < .000), Verringerung der psychosozialen Konsumfolgen und weitere darzustellende Ergebnisse, etwa die hohe Akzeptanz (75,9 % würden wiederkommen) des Behandlungsangebotes.

Zusammenfassung: Die Ergebnisse sprechen für eine jugendspezifische und frühe Intervention mit multimodalem Ansatz. So lassen sich vier Monate nach Austritt deutliche Stabilisierungs- und Integrationsmerkmale nachweisen. Eine weitergehende statistische Auswertung soll prüfen, ob Patiententypen identifiziert werden können. Eine 1-Jahres-Katamnese zu dieser Studie ist in Arbeit. Eine Untersuchung zu Motivationsverläufen ist bereits in der Erhebungsphase.

Studie wurde von Drittmittelgeber finanziert: Landesverband der gesetzlichen Krankenkassen Baden-Württemberg, 50 % Stellenanteile über 3 Jahre

ATOMOXETIN – Klinische Erfahrungen mit dem noradrenergen Medikament in der Behandlung von Kindern und Jugendlichen mit Hyperkinetischer Störung des Sozialverhaltens

Bliznakova, L.; Schiffer, C.; Meyer-Keitel, A.; Becker, K.; Schmidt, M. H.

Klinik für Psychiatrie und Psychotherapie des Kindes- und Jugendalters am Zentralinstitut für Seelische Gesundheit, Mannheim

Zielsetzung: In mehreren multizentrischen kontrollierten Studien hat Atomoxetin seine Wirksamkeit in der Therapie der ADHS bei Kindern, Jugendlichen und Erwachsenen gezeigt. Inwieweit sich diese Ergebnisse in einer unausgelesenen Gruppe stationärer Patienten mit Hyperkinetischer Störung des Sozialverhaltens (F 90.1) zeigen, soll geprüft werden.

Materialien und Methoden: Seit Januar 2004 wurden in unserer Klinik mehr als 14 hyperkinetische Patienten aus unterschiedlichen Gründen (meistens wegen Psychostimulantien-Nonresponse; aber auch wegen positiver Suchtanamnese) mit Atomoxetin behandelt. Alle Patienten (13 männlich, durchschnittlich 11,7 Jahre) erfüllten die ICD-10-Kriterien einer Hyperkinetischen Störung des Sozialverhaltens. Die endgültige Atomoxetindosierung betrug 0,98-1,28 mg/kg Körpergewicht als Einmaldosis morgens. Bis auf in wenigen Fällen auftretende passagere Müdigkeit bei Eindosierung wurde die Medikation gut vertragen.

Ergebnisse: Alle Patienten (n = 14) profitierten von der Behandlung. Es zeigte sich eine Reduktion der hyperkinetischen Symptome (motorische Unruhe, Konzentrationsstörung und Impulsivität). Zwei Patienten (14 %) zeigten weiterhin impulsives sowie oppositionelles Verhalten und mussten zusätzlich mit anderen Psychopharmaka behandelt werden. Es werden die verschiedenen Kasuistiken dargestellt. Besondere Berücksichtigung dabei finden auch die in seltenen Fällen notwendige zusätzliche Pharmakotherapie (z.B. mit Methylphenidat oder Risperidon).

Zusammenfassung: Atomoxetin zeigte sich nicht nur in Studien mit selektierten Stichproben motivierter ADHD-Patienten mit guter Compliance als effektiv in der Therapie der ADHD, sondern auch im klinischen Alltag bei stationär behandelten Kindern und Jugendlichen mit Hyperkinetischer Störung des Sozialverhaltens.

Das Erkennen des emotionalen Gesichtsausdrucks bei Kindern mit Aufmerksamkeitsdefizit/Hyperaktivitätsstörungen

Brem, A.-K.; Drechsler, R.; Rizzo, P.; Steinhausen, H.-C.

Zentrum für Kinder- und Jugendpsychiatrie, Universität Zürich, Schweiz

Zielsetzung: In der vorliegenden Studie wurde die Fähigkeit zur Erkennung des emotionalen Gesichtsausdrucks erhoben.

Stichprobe: Es wurden 19 Kinder mit einer Aufmerksamkeitsdefizit/Hyperaktivitätsstörung (ADHS) mit einer Kontrollgruppe von 19 gesunden Kindern im Alter von 7-14 Jahren verglichen.

Material und Methode: Die Emotionserkennungsaufgabe bestand aus farbigen Porträtfotografien von Kindern, welche die verschiedenen Emotionen Freude, Angst, Zorn, Überraschung, Ekel, Trauer oder einen neutralen Gesichtsausdruck zeigten. Aus 3 verschiedenen Gesichtsausdrücken musste jeweils derjenige gewählt werden, der mit dem Gesichtsausdruck auf einem Einzelfoto übereinstimmte. Als Kontrollaufgabe diente eine gleich aufgebaute Aufgabe mit Fotos, in der anstelle von Emotionen Identitäten verglichen werden mussten.

Ergebnis: Die ADHS-Gruppe unterschied sich in der Genauigkeit der Emotionserkennung nicht signifikant von der Kontrollgruppe, jedoch z.T. bei der Antwortgeschwindigkeit. Kinder mit ADHS zeigten bei verschiedenen Emotionen auch grössere Schwankungen der Antwortgeschwindigkeit. In der Kontrollaufgabe unterschieden sich die beiden Gruppen dagegen nicht voneinander, weder in Hinblick auf Antwortgenauigkeit, Antwortgeschwindigkeit oder Reaktionszeitschwankungen.

Konklusion: Die Resultate weisen darauf hin, dass bei Kindern mit ADHS keine grundlegende Beeinträchtigung der Emotionserkennung vorliegt. Die Verarbeitung von Emotionen beansprucht jedoch mehr Zeit und ist mit unregelmässigen Reaktionszeiten verbunden, was auf eine vermehrte Störungsanfälligkeit bei der Verarbeitung von emotionalen Informationen hindeutet.

Studie wurde von Drittmittelgeber finanziert: Nationalfonds

Validierung eines Fragebogens zur Diagnose von Aufmerksamkeitsdefizit-Hyperaktivitätsstörungen (ADHS) bei Kindern im Vorschulalter

Breuer, D.; Döpfner, M.

Klinik und Poliklinik für Psychiatrie und Psychotherapie des Kindes- und Jugendalters der Universität zu Köln

Ziel: Es wurde geprüft, ob ein inhaltlich in vier relevanten Items altersangepasster Fragebogen, der »Fremdbeurteilungsbogen-Hyperkinetische Störung-Vorschulalter« (FBB-HKS-V) zur Symptomerfassung von ADHS im Vorschulalter geeignet ist. Angestrebt wird eine mindestens gleiche interne Konsistenz und Trennschärfespannweite der veränderten Skalen, wie sie mit der ursprünglichen Version des FBB-HKS für das Schulalter ermittelt wurde.

Methoden: Bundesweit nahmen 708 Patienten, rekrutiert aus 103 Arztpraxen, teil. Eltern- und Erzieherbögen wurden ergänzt durch ärztliche Beurteilungen von Kindern, die entweder im Rahmen von U8/U9 Vorsorgeuntersuchungen (Repräsentativstichprobe REP) vorgestellt (n = 521) oder aus anderen Gründen vorgestellt und vom Arzt als expansiv auffällig eingeschätzt wurden (Auffälligenstichprobe AUF) (n = 187). Der FBB-HKS-V in Eltern-/Erzieherform besteht neben 3 Globalbeurteilungen (Unaufmerksamkeit, motorische Unruhe und Impulsivität) aus 19 vierfachgestuften Items (0 = gar nicht, 1 = wenig, 2 = weitgehend, 3 = besonders) zur ADHS-Symptomausprägung. Diese gliedern sich auf in neun Items zum Komplex Unaufmerksamkeit, 6 Items zur motorischen Unruhe, davon 1 Item jeweils in ICD-10 oder DSM-IV Analogie, 1 Item erfasst soziale Distanzlosigkeit und 3 Items erfassen impulsives Verhalten.

Ergebnisse: Anhand des Eltern- und Erzieherurteils konnte faktorenanalytisch eine zweifaktorielle Lösung analog zu den DSM-IV-Subkategorien für ADHS (hyperaktiv/impulsiv; aufmerksamkeitsgestört) ermittelt werden. Die interne Konsistenz aller extrahierten Skalen liegt berurteilerübergreifend im guten Bereich. Die Trennschärfekoeffizienten der geänderten Items liegen im mittleren bis hohen Bereich, damit kann von einer äquivalenten Lösung für das Vorschulalter im Vergleich zum Fragebogen für das Schulalter gesprochen werden.

Studie wurde von Drittmittelgeber finanziert: Firma Medice

22q11.2-Deletionssyndrom: Verhaltensauffälligkeiten im Kleinkindalter, Belastung und Lebenszufriedenheit der Hauptbezugsperson

Briegel, W. (1); Schneider, M. (2); Schwab, O. (3)

(1) Bezirkskrankenhaus Passau, Institutsambulanz und Tagesklinik für Kinder- und Jugendpsychiatrie und Psychotherapie; (2) Zentrum für Psychiatrie der Justus-Liebig-Universität, Giessen; (3) Zentrum für Kinderheilkunde und Jugendmedizin der Albert-Ludwigs-Universität, Freiburg im Breisgau

Zielsetzung: Erfassung von a) Verhaltensauffälligkeiten bei Kleinkindern mit 22q11.2-Deletionssyndrom; b) Stressbelastung und Lebenszufriedenheit der Hauptbezugsperson; c) möglichen Zusammenhängen zwischen a) und b).

Materialien und Methoden: Anonymisierte Befragung der Hauptbezugsperson (über die Selbsthilfegruppe KiDS-22q11 e.V.) mittels speziellem Anamnesefragebogen, CBCL 1.5-5, HRPPI, SOEBEK und Teilen des FPI-R.

Ergebnisse: Rücklauf: 50 %; m:w = 9:6; Alter: 1;8 – 3;11 Jahre (Median: 2;9 Jahre). Kardiovaskuläre Fehlbildungen: 86 %, motorische Entwicklungsverzögerung: 80 %, Sprachentwicklungsverzögerung: 73 % der Kinder. Hauptbezugsperson war in 100 % die leibliche Mutter. Internalisierende, externalisierende Störungen bzw. auffälliger Gesamtwert für Problemverhalten bei jeweils 13 %. Zusätzlich in 13 % grenzwertiges Ergebnis bzgl. internalisierender Störung. Stressbelastung der Mutter im Vergleich mit anderen Müttern mehrfach behinderter Kinder in keinem Fall überdurchschnittlich (SOEBEK; Median: PR 25-30), im Vergleich mit der jeweiligen Altersgruppe in 6.7 % > PR 90 (FPI-R; Median: Stanine 5). Signifikant positive Korrelation zwischen Stressbelastung und internalisierendem, externalisierendem bzw. Gesamtproblemverhalten des Kindes (p = 0.02-0.04) sowie Fokussierung der Mutter auf das behinderte Kind (p = 0.02). Die mütterliche Belastung korreliert ebenfalls positiv mit durch das Handicap des Kindes bedingten Schwierigkeiten bei der Verwirklichung eigener Ziele (p = 0.0008). Je höher die Stressbelastung der Mutter, umso niedriger ihre Lebenszufriedenheit (FPI-R; rho = -0.82, p = 0.0002).

Zusammenfassung: Trotz häufiger somatischer Probleme und Entwicklungsverzögerungen treten laut Elternurteil bei Kleinkindern mit 22q11.2-Deletionssyndrom nur relativ selten Verhaltensstörungen auf. Die Stressbelastung wird von der Hauptbezugsperson nur selten als überdurchschnittlich erlebt, sie korreliert jedoch signifikant positiv mit Problemverhalten des Kindes und Handicap-bedingten Schwierigkeiten der Hauptbezugsperson bei der Verwirklichung eigener Ziele. Je höher die Stressbelastung, desto niedriger die Lebenszufriedenheit der Hauptbezugsperson

Studie wurde von Drittmittelgeber finanziert: Kranken Kindern helfen e.V., Landshut

Evaluation der Wirkung von Theraplay bei Klein- und Vorschulkindern mit rezeptiver Sprachstörung und komorbider Störung des Interaktionsverhaltens – eine erste Längsschnittstudie

Briegel, W. (1); Wettig, H. H. G. (2); Franke, U. (3)

(1) BKH Passau, Institutsambulanz und Tagesklinik für Kinder- und Jugendpsychiatrie und Psychotherapie; (2) Theraplay Institut, Leonberg; (3) Phoniatrisch-pädaudiologisches Zentrum, Heidelberg

Zielsetzung: Evaluation der Wirkung von Theraplay bei Klein- und Vorschulkindern auf a) beeinträchtigtes Sprachverständnis; b) komorbides oppositionell-verweigerndes, scheues oder von mangelnder Gegenseitigkeit gekennzeichnetes Interaktionsverhalten.

Materialien und Methoden: Längsschnittstudie mit Mehrfacherhebung sowie Nachhaltigkeitseinschätzung 2 Jahre nach Therapieende. Vergleich mit Kontrollgruppe (matched sample). Durchgeführt bzw. erhoben wurden: Anamnese; soziodemographische Daten; logopädischer Befund; psychopathologischer Befund (CASCAP-D); Elternbefragung zur Eltern-Kind-Beziehung und zu Veränderungen des Kindes durch die Therapie; Einschätzung des Therapieerfolges durch Eltern und TherapeutIn.

Ergebnisse: n = 52 Klein- und Vorschulkinder mit Koinzidenz von rezeptiver Sprachstörung und Mangel an sozialer Gegenseitigkeit (n = 14), oppositionell-verweigerndem (n = 19) oder scheuem (n = 20) Interaktionsverhalten. Kontrollgruppe aus 30 klinisch unauffälligen Kindern. Therapiedauer je nach Interaktionsstörung im Mittel 16-27 Sitzungen (je 30 Minuten). Signifikante Reduktion von Scheu (p = 0.0001) und oppositionell-verweigerndem Verhalten (p = 0.0001) sowie verbesserte soziale Gegenseitigkeit (p = 0.0013) am

Therapieende. In allen 3 Untergruppen am Therapieende Verbesserung des Sprachverständnisses nach klinischer Einschätzung (je nach Interaktionsstörung p = 0.0002 – 0.0012). 2 Jahre nach Therapieende stabile Verbesserung von Interaktionsverhalten und Sprachverständnis.

Zusammenfassung: Die Ergebnisse einer ersten Studie zur Wirksamkeit von Theraplay bei Klein- und Vorschulkindern zeigen signifikante Verbesserungen von Sprachverständnis und Interaktionsverhalten. Es sind jedoch weitere Untersuchungen erforderlich.

Zur Wirkung von Theraplay bei Klein- und Vorschulkindern mit rezeptiver Sprachstörung und komorbiden Interaktionsstörungen – eine Multi-Zentren-Studie

Briegel, W. (1); Wettig, H. H. G. (2); Franke, U. (3)

(1) BKH Passau, Institutsambulanz und Tagesklinik für Kinder- und Jugendpsychiatrie und Psychotherapie, Passau; (2) Theraplay Institut, Leonberg; (3) Phoniatrisch-pädaudiologisches Zentrum, Heidelberg

Zielsetzung: Evaluation der Wirkung von Theraplay bei Klein- und Vorschulkindern mit Koinzidenz von rezeptiver Sprachstörung und mangelnder sozialer Gegenseitigkeit, oppositionell-verweigerndem oder scheuem Interaktionsverhalten hinsichtlich a) Sprachverständnis und b) Interaktionsverhalten.

Materialien und Methoden: Multi-Zentren-Studie (9 Institutionen in Deutschland und Österreich) im Prä-Post-Design. Durchgeführt bzw. erhoben wurden: Anamnese; soziodemographische Daten; psychopathologischer Befund (CASCAP-D); Therapiedauer.

Ergebnisse: n = 252 Klein- und Vorschulkinder mit Koinzidenz von rezeptiver Sprachstörung und Mangel an sozialer Gegenseitigkeit (n = 51), scheuem (n = 89) oder oppositionell-verweigerndem (n = 104) Interaktionsverhalten. Jungen: Mädchen = 2.2:1. Therapiedauer je nach Interaktionsstörung im Mittel 19-25 Sitzungen (zu je 30 Minuten). Signifikante Reduktion von Scheu und oppositionell-verweigerndem Verhalten (jeweils p = 0.0001) sowie verbesserte soziale Gegenseitigkeit (p = 0.0001) am Therapieende. In allen 3 Untergruppen am Therapieende nach klinischer Einschätzung signifkante Verbesserung des Sprachverständnisses (jeweils p = 0.0001).

Zusammenfassung: Die Ergebnisse einer ersten Multi-Zentren-Studie zur Wirksamkeit von Theraplay als Kurzzeittherapie bei Klein- und Vorschulkindern zeigen signifikante Verbesserungen von Sprachverständnis und Interaktionsverhalten. Sie bestätigen die Befunde einer ersten Längsschnittstudie eindrücklich. Dennoch sind weitere Untersuchungen erforderlich.

Von der Genetik zum Verhalten und zur Psychodynamik

Brisch, K. H.

Kinderklinik und Poliklinik im Dr. von Haunerschen Kinderspital, Abteilung Pädiatrische Psychosomatik und Psychotherapie, Ludwig-Maximilians-Universität München

Zahlreiche Forschungsergebnisse spiegeln eine enges Zusammenspiel von Genetik und Umwelt wider. Der genetische Code stellt nur eine sehr basale Ausstattung für körperliche Funktionen und Verhaltensbereitschaften zur Verfügung, entscheidend ist, ob und in welchem

Ausmaß Gene überhaupt aktiviert werden. Diese Aktivierungsprozesse werden über Interaktions- und Umwelterfahrungen in Regelkreisläufen gesteuert. Biologische Faktoren beeinflussen psychologische Prozesse und umgekehrt: Lernen, soziale und psychologische Erfahrungen steuern die Aktivität von Genen und verändern das Wachstum und die Funktion von Nervenzellen. Hierdurch werden – je nach Beziehungskontext – motorische, kognitive und emotionale Fähigkeiten sowie Verhaltensbereitschaften beeinflusst. Diese wiederum führen in Interaktionen, etwa zwischen Mutter und Säugling, zu entsprechenden psychodynamischen Prozessen. Je nach Psychodynamik wird das Verhalten von Mutter wie Kind variiert und kann neue Aktivierungen oder auch Deaktivierungen von Genen zur Folge haben.

An Beispielen aus der tierexperimentellen Forschung und der Bindungsforschung zur Entwicklung eines desorganisierten Bindungsmusters, der Entwicklung von Störungen der Aufmerksamkeit und der Hyperaktivität sowie zur Entwicklung von posttraumatischen Störungen nach Misshandlung und Missbrauch werden das Zusammenspiel von Genetik, Umwelt und Verhalten veranschaulicht. An Videobeispielen wird die Ebene der interaktiven Psychodynamik demonstriert.

Interaktionsbeobachtung bei Eltern und Kindergartenkindern mit expansivem Problemverhalten

Brix, G.; Freund-Braier, I.; Hautmann, C.; Kemnitz, A.; Plück, J.; Döpfner, M.

Klinik und Poliklinik für Psychiatrie und Psychotherapie des Kindes- und Jugendalters der Universität zu Köln

Zielsetzung: Die Interaktion zwischen Eltern und Kindern wird als ein Faktor für die Entwicklung und Aufrechterhaltung von expansivem Problemverhalten diskutiert. Eine detaillierte Analyse dieser Interaktionsstrukturen erscheint deshalb sinnvoll. Mit der Studie soll untersucht werden, ob sich das Verhalten von Eltern und Kindern in unterschiedlich strukturierten Situationen unterscheidet. Darüber hinaus soll der Zusammenhang zwischen Kind- und Elternverhalten analysiert werden.

Materialien und Methoden: Die Stichprobengewinnung erfolgt im Rahmen des Forschungsprojekts »Präventionsprogramm für expansives Problemverhalten« (PEP). Probanten (n = 100) sind Familien mit Kindergartenkindern im Alter von drei bis sechs Jahren, die expansives Problemverhalten zeigen. Während einer ausführlichen Diagnostik, die im Rahmen eines Hausbesuchs bei den Familien stattfindet, wird auch eine standardisierte Spielsituation mit dem Kind und einem Elternteil durchgeführt, die sich in vier fünfminütigen Phasen (Freies Spiel/ Legoaufgabe/ Getrennte Aufgabe/ Aufräumen) aufgliedert. Die Spielsituation wird per Video aufgezeichnet und anschließend von unabhängigen Ratern mittels dem Kodiersystem »Revised Family Observation Schedule« (FOS), entwickelt von der Forschungsgruppe um M. Sanders, ausgewertet. Die Grundlage der Auswertung bilden dabei zehnsekündige Interaktionssegmente, die hinsichtlich verschiedenster Eltern- und Kindkategorien untersucht werden.

Ergebnisse: Es konnte gezeigt werden, dass mit dem Instrument zufrieden stellende Beobachterübereinstimmungen erzielt werden. Verhaltensweisen von Eltern und Kindern variieren in Abhängigkeit mit dem Strukturierungsgrad der Situation. Zusammenhänge zwischen Kind- und Elternverhalten können nachgewiesen werden.

Zusammenfassung: Präsentation erster Ergebnisse einer Studie, die sich mit der Interaktion zwischen Eltern und ihren expansiven Kindergartenkindern beschäftigt.

Studie wurde von Drittmittelgeber finanziert: DFG

Sekretin: Wirkung von Sekretin auf die in vivo – Freisetzung von Neurotransmittern in Hippocampus und Amygdala der Ratte

Clement, H.-W. (1); Kuntz, A. (1); Sommer, O. (2); Rombach, C. (1); Saß, J. (3); Schulz, E. (1)

(1) Abteilung für Psychiatrie und Psychotherapie im Kindes- und Jugendalter, Universitätsklinikum der Albert-Ludwigs-Universität Freiburg; (2) Abteilung für Allgemein und Viszeral Chirurgie, Universitätsklinikum der Albert-Ludwigs-Universität Freiburg; (3) Universitäts-Kinderklinik, Stoffwechsellabor, Albert-Ludwigs-Universität Freiburg

1998 beobachtete Horvath bei autistischen Patienten, denen im Rahmen einer endoskopischen Untersuchung Sekretin verabreicht wurde, nach fünf Wochen eine deutliche Besserung von Sprechverhalten, Blickkontakt und Aufmerksamkeit. In Folgestudien wurde die Wirksamkeit des Sekretin bei autistischen Patienten untersucht. Trotz einer in der Literatur beschriebenen Wirksamkeit bei einigen Patienten konnte bislang kein signifikanter Unterschied zum Placebo bestätigt werden. Zurzeit wird auch die Wirksamkeit von Sekretin bei negativ-Symptomatik der Schizophrenie untersucht. Über den zerebralen Mechanismus des gastrointestinalen Hormons Sekretin selbst ist bislang nur wenig bekannt. Ziel der Studie war daher die Erforschung der Wirkung von Sekretin in vivo auf die zerebrale Aminosäurefreisetzung bei der Ratte. Die Untersuchungen wurden an der frei beweglichen Ratte durchgeführt, um Einflüsse einer Narkose auf die Ergebnisse auszuschließen. Mittels Mikrodialysetechnik wurden kleine Mikrodialysesonden in den Hippocampus eingeführt und Fraktionen im Abstand von 20 min über einen Zeitraum von 4h mit einer Vorlaufzeit von 2h gesammelt. Mittels Tandem – Massenspektroskopie wurde das Mikrodialysat auf Aminosäuren untersucht. Zur Bestimmung von Glutamat wurde die Tandem Massenspektroskopie eingesetzt. Verglichen wurden die Konzentrationen der Aminosäuren vor und nach Sekretingabe gegen Kontrolle. Bei Glutamat ergaben sich deutliche Unterschiede in der Wirkung von Sekretin bei und jungen und alten Ratten, sowie bei intraperitonealer und intravenöser Applikation. Die in-vivo Untersuchungen belegen zentralnervöse Wirkungen des Sekretin nach peripherer Applikation, wobei die Wirkungen alters- und applikationsabhängig sind. Die Ergebnisse werden unter neuropharmakologischen Gesichtspunkten näher diskutiert.

Schreckreflexinhibition auf fettassoziierte Nahrungsstimuli bei anorektischen Jugendlichen

Cronjäger, H. (1); Pinnow, M. (1); Siefen, R. G. (2); Schölmerich, A. (1)

(1) Fakultät für Entwicklungspsychologie, AG Motivationspsychologie, Ruhr-Universität Bochum; (2) Westf. Klinik für Kinder- und Jugendpsychiatrie und Psychotherapie, Marl-Sinsen

Zielsetzung: Die aktuelle neurobiologisch orientierte Motivationsforschung hebt im Zusammenhang mit dem störungsspezifischen Essverhalten der Anorexia nervosa (AN) insbesondere die Bedeutung situativer Determinanten als notwendige Bedingungen zur Generierung effektiver Nahrungsmotivation hervor. Für die Vermittlung unmittelbarer Lust-/Unlustaffekte, die externen Nahrungsreizen ihre affektive Tönung verleihen, werden opioide Projektionsbahnen in spezifischen Hirnstammregionen und ventralem Pallidum diskutiert (Berridge, 1996). Das beobachtbare Nahrungsvermeidungsverhalten anorektischer Jugendlicher könnte auf diesem Hintergrund in einem Defizit dieser basalen Bewertungstendenz von Nahrungsstimuli gründen. Ziel dieser Studie war es daher zu untersuchen, ob Nahrungsbilder bei anorektischen Jugendlichen affektive Reaktionen primen.

Methoden: Die Schreckreaktion wurde als ein Indikator für die emotionale Reaktion auf verschieden valentes Bildmaterial unter Verwendung des »emotion-modulated acoustic startle paradigm« untersucht (Grüsser et al., 2002). Die Stichprobe umfasste 28 Mädchen (14 Anorektikerinnen, 14 Kontrollpersonen) im Altersmittel 17,7 Jahre (Range: 11-22 Jahre). Schreckreflex und kognitive Evaluation zur Valenz wurden als Reaktion auf gezeigte Bilder unterschiedlicher (nahrungs- und emotionsthematischer) Thematik erhoben.

Ergebnisse: Die Schreckreaktion von Anorektikerinnen war signifikant reduziert bei Nahrungsbildern, die mit Fett assoziiert waren, während für alle anderen Nahrungsbilder (süss, leicht, kohlenhydrathaltig) keine Unterschiede zur Kontrollgruppe bedeutsam wurden. Demgegenüber war das subjektive Verlagen diese Nahrung zu konsumieren signifikant reduziert gegenüber der Kontrollgruppe.

Zusammenfassend weisen diese Befunde auf eine signifikante Dissoziation zwischen expliziter subjektiver und physiologischer Ebene bezogen auf die affektive Bewertung fetthaltiger Nahrungsstimuli bei Anorexia nervosa hin.

Behandlung eines 8-jährigen Mädchens mit »Early Onset Psychosis«

Darimont, N.; Arndt, R.; Junglas, J.

Rheinische Kliniken Bonn, Abteilung Kinder- und Jugendpsychiatrie

S. wurde uns vom Jugendamt vorgestellt. Das Kind war 7 Monate zuvor in einer Fachpflegfamilie untergebracht worden. Es fiel mit folgenden Symptomen auf: Kein Kontakt zu Gleichaltrigen, Fixierung auf Erwachsene, häufige Schreianfälle ohne ersichtlichen Anlass, sexualisierende Verhaltensweisen in der Öffentlichkeit, verweigerndes Verhalten, Stereotypien, Denkzerfahrenheit, Inkohärenz, Vorbeireden, Neologismen, Selbstgespräche, Echolalie, kleinkindhafte Verhaltensweisen, fokale und motorische Manirismen, psychomotorische Unruhe, Schlafstörungen, gedrückte Stimmungslage (häufiges Weinen), fehlende emotionale Schwingungsfähigkeit, verspätete sprachliche Entwicklung, Ablehnung von Körperkontakt, instabiler Blickkontakt. Insbesondere das exzessive sexualisierte Verhalten hatte bei Fachpflege und Jugendamt zu der Überzeugung geführt, dass S. intrafamiliär missbraucht worden sei. Die Eltern stammen aus Asien, sie sind Cousins ersten Grades. Die Mutter wirkte psychisch auffällig.

Zu Beginn des stationären Aufenthaltes zeigte S. die typischen Symptome eines frühkindlichen Autismus. Aufgrund der ausgeprägten formalen Denkstörungen werteten wir ihre Symptomatik insgesamt jedoch als frühkindliche Psychose. Intensive psychotherapeutische und heilpädagogische Interventionen zeigten zunächst keinerlei Verbesserung, so dass wir nach zwei Monaten eine medikamentöse Behandlung mit Risperidon begannen. Es kam zu einem Rückgang der formalen Denkstörung und infolge dessen konnte durch intensive einzel- und gruppentherapeutische Angebote auch die autistische Symptomatik reduziert werden. Die Patientin wurde insgesamt zwölf Monate stationär behandelt. Sie konnte das Klassenziel der ersten Klasse erreichen und erfolgreich in die Herkunftsfamilie zurückgeführt werden.

Olanzapin bei Jugendlichen mit Schizophrenie: Gewichtsverlauf und Leptinspiegel

Dittmann, R. W. (1, 2); Hagenah, U. (3); Junghanß, J. (4); Maestele, A. (2); Mehler-Wex, C. (5); Meyer, E. (6); Pitzer, M. (7); Remschmidt, H. (8); Schlamp, D. (9); Schulte-Markwort, M. (10); Schulz, E. (11); Weiffenbach, O. (12)

(1) Psychosomatische Abteilung, Universitäts-Kinderklinik Hamburg; (2) Medizinische Abteilung, Lilly Deutschland GmbH, Bad Homburg; (3) Klinik für Kinder- und Jugendpsychiatrie, Universitätsklinik RWTH Aachen; (4) Kinder- und Jugendpsychiatrie und –Psychotherapie, Josefinum, Augsburg; (5) Klinik und Poliklinik für Kinder- und Jugendpsychiatrie, Universität Würzburg; (6) Klinik für Psychiatrie und Psychotherapie des Kindes- und Jugendalters, Riedstadt; (7) Klinik für Psychiatrie und Psychotherapie des Kindes- und Jugendalters, ZI für Seelische Gesundheit, Mannheim; (8) Kinder- und Jugendpsychiatrie, Zentrum für Nervenheilkunde, Universität Marburg; (9) Fachklinik für Psychiatrie, Neurologie und Psychotherapie des Kindes- und Jugendalters, Heckscher Klinik, München; (10) Kinder- und Jugendpsychiatrie, Klinik und Poliklinik für Psychiatrie und Psychotherapie, Universität Hamburg; (11) Kinder- und Jugendpsychiatrie, Universitätsklinik Freiburg; (12) Klinik für Psychiatrie und Psychotherapie des Kindes- und Jugendalters, Universität Frankfurt

Zielsetzung: Diese Multicenterstudie untersuchte Wirksamkeit und Verträglichkeit von Olanzapin bei Jugendlichen (n = 93) bzw. jungen Erwachsenen (n = 3) mit Schizophrenie (DSM-IV). Hier beschreiben wir Änderungen (1.) von Körpergewicht und (2.) Leptinspiegeln während der Therapie.

Materialien und Methoden: Alle Patienten erhielten für 6 Wochen offen Olanzapin (5-20 mg/Tag; Anfangsdosis 10 mg/Tag), Responder setzten die Behandlung anschließend 18 weitere Wochen fort. (1.) Körpergewicht und (2.) Leptinspiegel wurden regelmäßig bestimmt. (3.) Primärer Studienendpunkt war die Änderung der Brief Psychiatric Rating Scale (BPRS0-6) von Therapiebeginn bis Wo.6 (Response: Reduktion $\geq$ 30 %).

Ergebnisse: 100 Patienten (12-21 Jahre) wurden aufgenommen, 96 behandelt, 80 beendeten 6 und 34 von 60 Respondern 24 Behandlungswochen. Die Olanzapin-Maximaldosis betrug 16.7 mg/Tag. (1) Bei Behandlungsbeginn hatten 75.0 % der Patienten ihr altersentsprechendes Normalgewicht, 14.6 % Über- und 10.4 % Untergewicht. Die Gewichtszunahme (Mittelwert+/-SD,LOCF) betrug nach 6 Wochen 5.1+/-3.7 kg, nach 24 Wochen (Responder) 11.7+/-7.9 kg (BMI +1.6+/-1.3 bzw. +3.6+/-2.6 kg/m2, alle $p < 0.001$). Die BMI-Zunahme korrelierte negativ mit dem BMI bei Behandlungsbeginn ($p = 0.01$). Ein Patient brach wegen Gewichtszunahme ab. (2.) Die mittleren Leptinspiegel stiegen (Therapiebeginn 5.8+/-8.2; Woche 6: 9.8+/-10.7; Woche 24: 13.7+/-15.7 ug/L), nach 6 Wochen waren sie bei Frauen (22.6+/-12.8) höher als bei Männern (5.8+/-5.5 ug/L). Signifikante Korrelationen zwischen Leptinspiegel und aktueller Dosierung bzw. aktuellem Körpergewicht wurden nicht nachgewiesen. (3.) Die BPRS0-6-Scores hatten nach 6 Wochen um 17.0+/-14.4 Punkte abgenommen ($p < 0.001$), 62.5 % der Patienten (n = 60/96) waren Responder.

Zusammenfassung: Bei jungen Patienten führte Olanzapin zu einer signifikanten Gewichtszunahme, das Risiko ist möglicherweise größer als bei Erwachsenen. Der Leptinspiegelanstieg bewirkte keine klinischen Symptome/Studienabbrüche.

Studie wurde von Drittmittelgeber finanziert: Lilly Deutschland GmbH

Kontaktzahlen einer Forensischen Spezialambulanz in der Kinder- und Jugendpsychiatrie

Eichberger, H.; Völkl-Kernstock, S.; Friedrich, M. H.

Universitätsklinik für Neuropsychiatrie des Kindes- und Jugendalters, Medizinische Universität Wien, Österreich

Vorhandene Fallzahlen einer Forensischen Spezialambulanz der Universitätsklinik für Neuropsychiatrie des Kindes- und Jugendalters Wien sollen in einem 2-Jahres-Zeitrahmen (2002-2004) hinsichtlich der unterschiedlichen Kontaktmodalitäten und Vorstellungsursachen der PatientInnen analysiert werden. Welche Personen oder Institutionen äußern Verdachtsmomente für sexuelle Übergriffe an Kindern und Jugendlichen bzw. kontaktieren diese Spezialambulanz und auf welche Tatsachen begründen sich diese Angaben oder Verdachtshinweise? Weiters soll der Frage nachgegangen werden, gegen welche Personen sich etwaige Beschuldigungen richten. In diesem Zusammenhang sollen auch die Ergebnisse der durchgeführten testpsychologischen Untersuchungen bzw. die Qualität der vorliegenden Opferaussagen mitberücksichtigt werden.

Erste Ergebnisse zeigen, dass in rund 40 % der zugewiesenen Missbrauchsverdachtsfälle in den Familien der fraglichen Opfer gleichzeitig ein Obsorge- und/oder ein Besuchrechtskonflikt (in Folge der elterlichen Scheidung bzw. Trennung) vorliegt. Unter Umständen werden Verhaltensauffälligkeiten von sog. »Scheidungskindern« vorab in einer falschen Richtung gedeutet oder psychopathologisch interpretiert? Rund 63 % unserer PatientInnen sind dabei zum Zeitpunkt ihrer Erstvorstellung an der Klinikambulanz nicht älter als 9 Jahre. Am Kongress sollen erste Resultate vorgestellt und diskutiert werden.

Lebensqualität bei Patientinnen mit Anorexia nervosa: Eine multizentrische Studie aus vier Kliniken

Eimecke, S. (1); Herpertz-Dahlmann, B. (2); Holtkamp, K. (2); Schulz, E. (3); Fleischhaker, C. (3); Warnke, A. (4); Jans, T. (4); Mattejat, F. (1); Remschmidt, H. (1)

(1) Philipps-Universität, Marburg; (2) RWTH Aachen; (3) Albert-Ludwigs-Universität Freiburg; (4) Julius-Maximilians-Universität Würzburg

Zielsetzung: Die Studie soll Aufschluss darüber geben, ob sich 1) die Lebensqualitäts-Maße von Anorexie-Patientinnen im Verlauf der stationären Behandlung verbessern, und ob 2) die Lebensqualitäts-Veränderungen mit entsprechenden Veränderungen der Psychopathologie einhergehen.

Methoden: 77 Patientinnen mit der Diagnose Anorexia nervosa im Alter von 12 bis 19 Jahren wurden mit verschiedenen klinischen Instrumenten hinsichtlich Essstörung, depressiven Symptomen, Lebensqualität, Behandlungsmaßnahmen und demographischen Daten (ANIS, DIKJ, ILK, Basisdokumentation) zu Behandlungsbeginn und -ende untersucht.

Ergebnisse: 1) Es konnte eine signifikante Verbesserung von Lebensqualitäts-Maßen, insbesondere die seelische und körperliche Gesundheit betreffend, gefunden werden. Divergierende Einschätzungen zwischen Patientinnen und deren Eltern werden dargestellt und diskutiert. 2) Es besteht ein deutlicher Zusammenhang zwischen dem Zuwachs an Lebensqualität und einer Reduktion der für Essstörungen spezifischen Psychopathologie und depressiver Symptome. Hingegen korreliert der BMI nicht mit Maßen der Lebensqualität.

Schlussfolgerungen: Neben spezifischen Instrumenten zur Erfassung der Symptomatologie und Psychopathologie erweisen sich Verfahren zur Erfassung von Lebensqualitäts-Maßen als sinnvoll und sollten auch zur Behandlungsevaluation eingesetzt werden.

SELBST: Evaluation eines Kurzfragebogens zur Erfassung adoleszentenspezifischer Selbstwert-, Leistungs- und Beziehungsprobleme

Feldkötter, D. (1); Walter, D. (2); Döpfner, M. (1, 2)

(1) Christoph-Dornier-Stiftung für Klinische Psychologie, Institut Köln; (2) Klinik und Poliklinik für Psychiatrie und Psychotherapie des Kindes- und Jugendalters der Universität zu Köln

Zielsetzung: Im Jugendalter zeigen sich oft verschiedene Probleme unterschiedlicher Störungsbereiche, die isoliert betrachtet häufig eine subklinische Ausprägung aufweisen. Diese werden durch die gängigen standardisierten Meßinstrumente nur unzureichend abgebildet. Vor diesem Hintergrund wurde in der Schwerpunktambulanz für Jugendliche der Klinik und Poliklinik für Psychiatrie und Psychotherapie des Kindes- und Jugendalters der Universität zu Köln ein Fragebogen entwickelt, der folgende, häufig anzutreffende Symptombereiche standardisiert erfaßt: Probleme des Selbstwertes, der Steuerung von Aktivität und Affekt, der Beziehungsführung zu Jugendlichen oder erwachsenen Bezugspersonen sowie Leistungsstörungen. Das Instrument ist Teil des Therapieprogramms »SELBST- Ein Programm zur Behandlung von Jugendlichen mit Selbstwert-, Leistungs- und Beziehungsstörungen« und hat zum Ziel, eine vorläufige Zuordnung zu den Interventionsbereichen vorzunehmen, die SELBST umfaßt.

Methode: Der Fragebogen bestehen aus 18 viergestuften Items, fokussiert einen Untersuchungszeitraum von 6 Monaten und liegt in im Jugendlichen-, Eltern- und Lehrerurteil vor. In die Itemanalyse gingen 190 Fragebögen einer klinischen Inanspruchnahmepopulation ein. Das Alter der Probanden lag zwischen 11 und 18 Jahren (Mittel 13.4 – 13.9). Es wurden Reliabilitäts- und Validitätsprüfungen durchgeführt.

Ergebnisse: Die a priori angenommene Itemgruppierung ließ sich empirisch nicht halten, daher wurden die Items mit Hilfe einer Faktorenanalyse neu geordnet. Diese Skalenbildung zeigt deutlich bessere Reliabilitäten. Die Zusammenhänge der Skalen untereinander und die Beurteilerübereinstimmungen erwiesen sich als erwartungskonform. Im Vergleich mit den Achenbach-Skalen zeigten sich verdienstvolle Korrelationen, was eine inhaltliche Gütigkeit nahe legt.

Väterlicher Alkoholismus, weibliches Geschlecht und psychiatrisches Risiko

Furtado, E. F. (1); Webster, C. M. C. (1); Pinheiro, S. N. (1); Laucht, M. (2); Schmidt, M. H. (2)

(1) Faculdade de Medicina de Ribeirao Preto da Universidade de Sao Paulo, Ribeirao Preto-SP, Brasilien; (2) Zentralinstitut für Seelische Gesundheit, Mannheim

Fragestellung: Väterlicher Alkoholismus gilt als Risikofaktor für alkoholbezogene Probleme der Nachkommen, insbesondere männlichen Geschlechts. Verschiedene Untersuchungen stützen die Annahme einer hereditären Übertragung. Wenig konsistente Ergebnisse liegen bislang zu den Auswirkungen auf die weiblichen Nachkommen vor. In dieser Studie werden vorläufige Ergebnisse von drei Untersuchungen berichtet, die klinische Hinweise auf eine geschlechtsabhängige Transmission liefern.

Methode und Ergebnisse: Die erste Studie untersuchte den riskanten Alkoholgebrauch schwangerer Frauen (n = 450) an einer brasilianischen Stichprobe. Dabei zeigte sich ein signifikanter Zusammenhang väterlicher Alkoholprobleme mit psychischen Symptomen und riskanten Formen des Alkoholtrinkens. Die zweite Studie erforschte den väterlichen Alkoholismus bei brasilianischen Schizophrenen (n = 40) und fand einen signifikant höheren Anteil weiblicher Schizophrener mit einer Familiengeschichte von väterlichem Alkoholismus. In einer dritten Studie an einer deutschen Risikopopulation wurden psychische Auffälligkeiten und kognitive Entwicklung von Kindern alkoholkranker Väter (COAs) von der Geburt bis zum Alter von elf Jahren erfasst. Es zeigte sich ein eindeutiges Entwicklungsmuster psychischer Symptome bei den weiblichen Nachkommen alkoholkranker Väter.

Schlussfolgerungen: Trotz eines allgemein erhöhten Risikos für Nachkommen alkoholkranker Väter beiderlei Geschlechts bestehen geschlechtsspezifische Unterschiede bezüglich der Art der psychischen Symptomatik. Im Kindesalter zeigten Töchter alkoholkranker Väter im Vergleich zu Töchtern psychisch gesunder Väter mehr ängstlich-depressive Auffälligkeiten. Im Erwachsenalter blieb dieses Muster vermehrter emotionaler Probleme sowohl bei den COAs der schwangeren Frauen als auch der schizophrenen Stichprobe identifizierbar. Die den klinischen Befunden zugrunde liegenden Mechanismen sollten ebenso näher untersucht werden wie die Frage nach möglichen ethnischen Unterschieden.

Studie wurde von Drittmittelgeber finanziert: Kooperationsprojekt im Rahmen des CAPES/DAAD/PROBRAL Programms

Hochbegabung und psychische Störungen im Kindes- und Jugendalter – ein Literaturreview

Fütty, P.; Bachmann, M.; Schulte-Markwort, M.

Universitätsklinikum Hamburg-Eppendorf, Poliklinik für Kinder- und Jugendpsychosomatik

Hochbegabung wird in Verbindung gebracht mit einem erhöhten Auftreten verschiedener psychischer Erkrankungen des Kindes- und Jugendalters, beispielsweise wird ein Zusammenhang zwischen ADHS und Hochbegabung diskutiert. Dieser Review fasst Methoden und Ergebnisse wissenschaftlicher Arbeiten im englisch- und deutschsprachigen Raum der letzten dreißig Jahre (ab 1975) zusammen. Neben der Prävalenz verschiedener psychischer Erkrankungen werden mögliche Vulnerabilitätsfaktoren und protektive Faktoren bezüglich ihrer prädiktiven Validität für das Auftreten psychischer Erkrankungen untersucht.

Studie wurde von Drittmittelgeber finanziert: Stiftung zur Förderung Hochbegabter

Erste Erfahrungen mit den Persönlichkeitsinventaren für Kinder JTCI/ 3-6 und JTCI/ 7-11 – Zusammenhänge zwischen Persönlichkeitsentwicklung und Psychopathologie

Goth, K. (1); Weiffenbach, O. (2); Poustka, F. (1)

(1) Klinik für Psychiatrie und Psychotherapie des Kindes- und Jugendalters, J. W. Goethe-Universität Frankfurt; (2) Praxis für Kinder- und Jugendpsychiatrie und Psychotherapie, Bad Homburg

Zielsetzung: Der JTCI/3-6 und der JTCI/7-11 ermöglichen eine Fremdeinschätzung kindlicher Persönlichkeit auf Persönlichkeitsdimensionen, die für Jugendliche und Erwachsene international etabliert sind. Sie basieren auf dem psychobiologischen Persönlichkeitsmodell von C.R. Cloninger und ergeben vier Temperaments- und drei Charakterdimensionen, anhand derer nicht nur eine differenzierte Persönlichkeits-beschreibung, sondern über die Beurteilung der altersadäquaten »Reife« auch eine diagnostische Einschätzung getroffen werden kann. Diese diagnostische Validität soll nun auch für die Kinderversionen überprüft werden, die basierend auf dem Preschool-TCI von Constantino et al. (2002) kulturangepasst und jeweils eigenständig entwickelt wurden (Goth, 2003).

Methode: Die Analysen basierten auf einer gemischten Stichprobe aus 130 Kindergartenkindern (JTCI/3-6) und 114 Grundschulkindern (JTCI/7-11), sowie einer klinischen Teilstichprobe von 35 Patienten einer kinder- und jugendpsychiatrischen Praxis (13 im Kindergarten-, 22 im Grundschulalter). Zur Einschätzung der Psychopathologie bearbeiteten die Eltern dieser insgesamt 272 Kinder zusätzlich den SDQ (Woerner et al., 2002). Die Beziehungen zwischen Persönlichkeitsentwicklung und Psychopathologie wurden jeweils für die SDQ-Dimensionen »Gesamt-Auffälligkeit«, »Emotionale Probleme«(internalisierend) und »Verhaltensprobleme«(externalisierend) korrelativ überprüft. Zusätzlich wurden jeweils die Persönlichkeitsausprägungen von laut SDQ »unauffälligen«, »grenzwertigen« und »auffälligen« Probanden verglichen und die Möglichkeit korrekter Klassifikationen dieser Kategorien durch die Persönlichkeitsdimensionen über schrittweise Diskriminanzanalysen überprüft.

Ergebnisse: Theoriekonform ging eine geringe Ausprägung (»Reife«) in den Charakterdimensionen »Selbstlenkungsfähigkeit«(SL) und »Kooperativität«(KO) durchgehend mit Verhaltensauffälligkeiten einher, die Temperamentsdimensionen »Neugierverhalten-Verhaltensaktivierung« und »Schadensvermeidung-Verhaltenshemmung« variierten spezifisch mit dem Störungstyp. Eine korrekte Klassifikation war insgesamt zu 77,9 %, innerhalb der internalisierenden Störungen zu 71,0 % und innerhalb der externalisierenden Störungen zu 65,4 % möglich.

Zusammenfassung: Auch für die Kinderversionen kann das bekannte diagnostische Potential des zugrundeliegenden Persönlichkeitskonzepts angenommen werden.

Piracetam als therapeutische Ergänzung hirnorganisch bedingten Leistungsstörungen

Grimmer, Y.; von Ackern, N.; Becker, K.; Schmidt, M. H.

Zentralinstitut für Seelische Gesundheit, Klinik für Psychiatrie und Psychotherapie des Kindes- und Jugendalters, Mannheim

Zielsetzung: Piracetam verbessert unter anderem über die Modulation zentraler cholinerger Systeme Konzentrations- und Gedächtnisleistung. In der Kinder- und Jugendpsychiatrie wird Piracetam gelegentlich als ergänzende Therapie bei Lese- und Rechtschreibstörungen eingesetzt. Hier konnte eine Verbesserung der Leseflüssigkeit festgestellt werden (Wilbur, 1985). Trotz positiver Studienergebnisse spielt Piracetam in der ärztlichen Praxis jedoch nur eine geringe Rolle. Im Folgenden sollen anhand einer Kasuistik Nutzen und Risiken der ergänzenden Therapie mit Piracetam dargestellt werden.

Materialien und Methoden: Der 12-jährige F. wurde uns aufgrund ausgeprägter schulischer Leistungsstörungen vorgestellt. F. hatte bisher trotz schulischer Fördermaßnahmen weder Lesen und Schreiben noch Rechnen erlernt. Im Alltag war F. aufgrund seiner Defizite sehr beeinträchtigt.

Ergebnisse: In mehreren testpsychologischen Verfahren (Benton, BLN-K, Token-Test) ergaben sich Hinweise auf eine hirnorganische Funktionsstörung. Das EEG wies eine deutliche Theta-Einlagerung im Rahmen einer leichten Allgemeinveränderung auf. Die kernspintomographische Untersuchung erbrachte Hinweise auf eine Hirnschädigung im frühen Kindesalter. Wir diagnostizierten eine leichte kognitive Störung (F06.7). Die Diagnose einer kombinierten Störung schulischer Fertigkeiten (F81.3) schloss sich aufgrund der neuropsychologischen Auffälligkeiten aus. Neben einer intensiven Übungsbehandlung initiierten wir eine medikamentöse Therapie mit Piracetam. Nach drei Monaten erfolgte eine Retestung.

Zusammenfassung: Die Therapie mit Piracetam bietet bei hirnorganischen bedingten Leistungsstörungen keinen Ersatz für eine intensive Übungsbehandlung. In Einzelfällen kann aber mit der Kombination aus Übung und Pharmakotherapie ein größerer Erfolg erzielt werden.

Konstruktion eines Fragebogens über die unmittelbaren Funktionen des selbstverletzenden Verhaltens

Haas, B.; Popp, F.

Paris-Lodron Universität Salzburg, Österreich

Es wird versucht, einen Fragebogen zu konstruieren, der die unmittelbaren Funktionen des selbstverletzenden Verhaltens erhebt.

Aus der Definition des selbstverletzenden Verhaltens wurden unter anderen Suizidversuche und mentale Retardierung ausgeschlossen. Es wurden insgesamt 154 Items formuliert, die die in der Literatur und von Betroffenen berichteten unmittelbaren Funktionen des selbstverletzenden Verhaltens beinhalten. Die Stichprobe besteht aus n = 156 sich selbst verletzenden Personen. Dabei wurden 101 Probanden aus dem Internet und 55 aus Kliniken rekrutiert.

Nach mehreren Faktoren- und Itemanalysen (Varimax-Rotation) konnten die Skalen »Selbstbestrafung«, »Anspannung ohne kognitiver Bewertung«, »Anspannung mit kognitiver Bewertung«, »Dissoziation«, »Derealisation«, »Körperkontrolle«, »Sucht«, »Manipulation« und »Ausdruck der Sexualität« extrahiert werden. Sie sind in eine Emotionale- und Macht-Ebene unterteilbar. Die Reliabilität des gesamten Fragebogens beträgt nach Cronbach's Alpha r = .909 (n = 156), der einzelnen Skalen schwankt sie zwischen $.73 \leq r \leq .89$. Vergleiche mit Persönlichkeitseigenschaften und Diagnosen bringen erste Hinweise für Konstruktvalidität der einzelnen Skalen.

Zusammenfassung: Der Fragebogen zur Erfassung der unmittelbaren Funktionen des selbstverletzenden Verhaltens besteht aus insgesamt 9 Skalen, wobei erste Validierungsuntersuchungen bereits durchgeführt wurden.

Modell zur Aufrechterhaltung des selbstverletzenden Verhaltens

Haas, B.

Paris-Lodron Universität Salzburg, Österreich

Ziel dieser theoretischen Arbeit ist die Zusammenfassung der Erklärungen über die Aufrechterhaltung des selbstverletzenden Verhaltens durch Konstruktion eines integrierenden Modells. Die Definition des selbstverletzenden Verhaltens schließt unter anderem Selbstmordversuche und mentale Retardierung aus. Es wurden sämtliche Modelle, Theorien und Hypothesen gesammelt, die die Aufrechterhaltung des selbstverletzenden Verhaltens zu erklären versuchen. Da die wenigsten über empirische Daten verfügen, wurde versucht, diese in ein einziges Modell zu integrieren, um die wiederkehrenden Erklärungen zu finden. Insgesamt wurden 17 Modelle gefunden. Darunter waren biologische, psychologische und soziale Faktoren. Einige bezogen sich auf die Selbstverletzung bei geistig behinderten Menschen, schienen jedoch gut auf die Selbstverletzung der hier verwendeten Definition übertragbar zu sein und wurden somit ebenfalls verwendet. Das konstruierte Modell zur Aufrechterhaltung des selbstverletzenden Verhaltens kann schließlich in zwei Dimensionen unterteilt werden: Emotionale- und Macht-Dimension. Grundlage für die Emotionale Dimension bildet eine Reizüberflutung, die es zu bewältigen gilt. Bei der Macht-Dimension geht es eher um das Ausagieren. Es dürfte möglich sein, ein Modell zur Aufrechterhaltung des selbstverletzenden Verhalten zu konstruieren, das die biologischen, psychologischen und sozialen Faktoren integriert. Anhand von 4-5 Einzelfallstudien soll dieses Modell erstmals überprüft werden. Die Ergebnisse sind noch Ende 2004 zu erwarten.

Zusammenfassung: Es wurde versucht, die Hauptfaktoren zur Aufrechterhaltung des selbstverletzenden Verhaltens in ein Modell zu integrieren, wobei dieses in zwei Ebenen unterteilbar ist. Einzelfallstudien sollen diese theoretische Arbeit erstmals überprüfen.

Die Bedeutung von familiären und kindlichen Faktoren für das Verständnis von Aggression bei Kindern im Alter von 3 bis 6 Jahren

Hautmann, C. (1); Hanisch, C. (1); Hansen, G. (1); Meyer, N. (1); Plück, J. (1); Hahlweg, K. (2); Döpfner, M. (1)

(1) Klinik und Poliklinik für Psychiatrie und Psychotherapie des Kindes- und Jugendalters der Universität zu Köln; (2) Institut für Psychologie der Technischen Universität Braunschweig

Ziel: Welchen Beitrag leisten kindliche und familiäre Faktoren für das Verständnis von Aggression bei Kindern im Vorschulalter? Dieser Frage soll in dem vorliegenden Beitrag nachgegangen werden. Häufig kann eine Vielzahl von Zusammenhängen zwischen kindlichen bzw. familiären Faktoren und frühkindlicher Aggression ermittelt werden. Diese Assoziationen gehen häufig verloren oder schwächen sich ab, wenn der Einfluss eines weiteren Faktors mit berücksichtigt oder kontrolliert wird. Dies ist auf die wechselseitige Abhängigkeit und Beeinflussung der familiären und kindlichen Faktoren untereinander zurückzuführen. Ziel ist es, die relative Bedeutung eines Faktors im Kontext der anderen für die Erklärung von Aggression zu ermitteln.

Material und Methoden: Es werden Daten von expansiv auffälligen Kindern im Alter von 3 bis 6 Jahren analysiert (n = 155). Die Daten wurden im Rahmen des Forschungsprojektes PEP erhoben, das von der Deutschen Forschungsgemeinschaft gefördert und von der Kinder- und Jugendpsychiatrie Köln in Kooperation mit der TU Braunschweig durchgeführt wird.

Ergebnisse: Bei der Ergebnisdarstellung wird zunächst darauf eingegangen, welcher Zusammenhang sich zwischen einem kind- bzw. familienbezogenen Merkmal und Aggression ergibt, wenn dieses isoliert von den restlichen Faktoren betrachtet wird. Im Anschluss werden Befunde dargestellt, die zeigen, welchen Stellenwert ein Merkmal für das Verständnis von Aggression hat, wenn es im Verbund mit anderen Merkmalen analysiert wird.

Zusammenfassung: Die Bedeutung von kindlichen und familiären Faktoren für aggressiv auffälliges Verhalten bei Kindern im Alter von 3 bis 6 Jahren wird untersucht. Die Auswertung berücksichtigt insbesondere die inhaltliche und statistische Verschränkung der einzelnen Faktoren und will diese aufdecken.

Studie wurde von Drittmittelgeber finanziert: DFG

Beeinflusst das Vorliegen einer komorbiden oppositionellen Störung bei ADHD-Patienten das Rückfallrisiko unter Atomoxetin-Therapie?

Hazell, P. (1); Danckaerts, M. (2); Zeiner, P. (3); Barton, J. (4); Johnson, M. (5); Zhang, S. (6); Becker, K. (7); Dittmann, R. W. (8, 9); Michelson, D. (10)

(1) Child and Youth Mental Health Service, Wallsend, Australien; (2) Katholieke Universiteit, Leuven, Belgien; (3) Senter for barne- og ungdomspsykiatri, Oslo, Norwegen; (4) University of Glasgow, Schottland; (5) Barnneuropsykiatriska Kliniken, Göteborg, Schweden; (6) Lilly Research Laboratories, Indiana, USA; (7) Klinik für Psychiatrie und Psychotherapie des Kindes- und Jugendalters am Zentralinstitut für Seelische Gesundheit, Mannheim; (8) Psychosomatische Abteilung, Universitätskrankenhaus Hamburg; (9) Medizinische Abteilung, Lilly Deutschland GmbH, Bad Homburg; (10) Indiana University School of Medicine, Indianapolis, USA

Zielsetzung: Eine multizentrische neunmonatige Rückfall-Präventionsstudie zur Untersuchung der Wirksamkeit von Atomoxetin unter Langzeittherapie der Aufmerksamkeitsdefizit-/Hyperaktivitätsstörung (ADHD) wurde abgeschlossen. In einer Subgruppenanalyse soll geprüft werden, welchen Effekt eine komorbide oppositionelle Störung (ODD) auf das Rückfallrisiko hat.

Materialien und Methoden: Sechs- bis fünfzehnjährige Patienten mit ADHD-Diagnose (nach DSM-IV), deren Symptome unter einer 12-wöchigen Atomoxetinbehandlung remittierten, wurden nachfolgend randomisiert in einem Doppelblind-Design entweder mit Atomoxetin oder Placebo neun Monate lang behandelt. Bei 42 % der Patienten in der Atomoxetingruppe und 45 % in der Placebogruppe war eine komorbide oppositionelle Störung diagnostiziert worden.

Ergebnisse: Atomoxetin war Placebo überlegen in der Reduktion des Rückfallrisikos (einen Rückfall zeigten 22,3 % vs. 37,9 %; Hazard Ratio = 0.518 [0.355, 0.754]). ADHD-Patienten mit komorbider ODD zeigten dabei einen größeren protektiven Effekt unter Atomoxetin als ADHD Patienten ohne zusätzliche ODD-Diagnose (p = .037). Für Patienten mit beiden Diagnosen betrug die Rückfallrate in der neunmonatigen Behandlungsphase 17,1 % in der Atomoxetingruppe und 42,9 % in der Placebogruppe. Für ADHD-Patienten ohne komorbide ODD betrugen die Rückfallraten 25,6 % (Atomoxetin) und 33,8 % (Placebo). Der Unterschied in der mittleren Zeit bis zum Rückfall zwischen den medikamentös behandelten Gruppen (und zwischen den Placebogruppen) war für Patienten mit und ohne ODD ähnlich (Atomoxetin: mit ODD 215,1, ohne ODD 211,1 Tage; Placebo: mit ODD 136, 2, ohne ODD 151,1 Tage).

Zusammenfassung: Die Daten der Subgruppenanalyse legen die Vermutung nahe, dass Atomoxetin einen protektiven Effekt bei allen ADHD Patienten im allgemeinen hat, der aber bei dem Vorliegen einer komorbiden oppositionellen Störung noch stärker ausgeprägt zu sein scheint.

Studie wurde von Drittmittelgeber finanziert: Eli Lilly & Company, Indianapolis, Indiana, USA

Aufmerksamkeitsgestörte Kinder in stationärer Behandlung: Therapieziele und Tagesvorhaben

Hobrücker, B.

ZIP gGmbH, Klinik für Kinder- und Jugendpsychiatrie, Kiel

Die Untersuchung befaßt sich mit der Frage, ob die bekanntlich schwierige Kooperation von Kindern mit hyperkinetischer Störung in stationären Behandlungen mit einer mangelnden Zielorientierung bei kurzfristigen (Tagesvorhaben) und längerfristigen (Therapieziele) Zielen in Verbindung zu bringen ist.

22 Patienten, die die diagnostischen Kriterien einer hyperkinetischen Störung erfüllten, wurden im Rahmen ihres stationären Aufenthaltes (Dauer mindestens 6 Wochen) in Therapiegesprächen zu einer Problem- und Zielanalyse veranlaßt. Die jeweils resultierenden Zielkataloge bestanden einheitlich aus 8 Zielformulierungen, in gleicher Häufigkeit dem emotionalen, familiären, sozialen sowie dem Leistungsbereich zuzuordnen. Die Bewertungen der Ziele erfolgten via Paarvergleich und direktem Ranking anhand der Kriterien Wichtigkeit und Erreichbarkeit. Beim Vergleich der Zielbewertungn mit denen von 50

stationären Patienten ohne hyperkinetische Störung findet sich ein deutlicher Unterschied vor allem im Verhältnis von Wichtigkeit und Erreichbarkeit.

Die Patienten wurden zudem täglich am Morgen aufgefordert, ein Problemverhalten zu benennen, das sie über den Tag hinweg besonders kontrollieren wollten. Die Vollständigkeit der Verhaltenskontrolle wurde abends im Konsens registriert. Erwartungsgemäß ist bei Kindern mit hyperkinetischen Störungen die Quote vollständig erreichter Tagesvorhaben (Vollständigkeits-Index) deutlich niedriger als bei klinischen Kontrollpatienten.

In einem weiteren Schritt wurde der Zusammenhang zwischen den Vollständigkeits-Indizes und den Zielbewertungen analysiert. Hier zeigt sich, dass der Zusammenhang von Wichtigkeit und Erreichbarkeit der Zielbewertungen mit einem r von über .50 eine Höhe aufweist, die angesichts der Unterschiedlichkeit der Datenquellen bemerkenswert erscheint.

Die Ergebnisse sprechen für einen prognostischen Wert von Zielbewertungen stationärer Patienten für ihre Mitarbeit bei der Kontrolle ihres Verhaltens.

Jugendlicher Alkoholkonsum: Einflüsse genetischer, sozialer und personaler Faktoren

Hohm, E.; Hinckers, A.; Laucht, M.; Schmidt, M. H.

Zentralinsitut für Seelische Gesundheit, Klinik für Psychiatrie und Psychotherapie des Kindes- und Jugendalters, Mannheim

Zielsetzung: Hoher Alkoholkonsum im Jugendalter gilt als Risiko für die Entwicklung einer späteren Alkoholerkrankung. Unter den Faktoren, die den Konsum Jugendlicher beeinflussen, sind soziale Einflüsse, wie das Trinkverhalten von Eltern und Peers, und personale Faktoren, wie komorbide psychische Störungen, gut untersucht. In letzter Zeit haben genetische Einflüsse zunehmende Aufmerksamkeit erlangt. Die vorliegende Studie beschäftigt sich mit der Rolle sozialer und personaler Risikofaktoren zusammen mit genetischen Einflüssen zum Beginn des Alkoholkonsums im Jugendalter.

Methoden: Im Rahmen einer prospektiven Längsschnittstudie von Geburt bis zum Alter von 16 Jahren wurden an einer Kohorte von 337 Jugendlichen Daten zu folgenden Bereichen erhoben: 1) Alkoholkonsum, 2) Verfügbarkeit und Konsummotivation, 3) Alkoholsensitivität, 4) Psychopathologie, 5) Kandidatengene des gabaergen und serotonergen Systems sowie 6) Trinkgewohnheiten der Eltern und Peers.

Ergebnisse: Fast alle 16-Jährigen berichteten über Konsumerfahrungen, 20 % tranken mindestens einmal pro Woche. Die durchschnittlich konsumierte Alkoholmenge fiel umso höher aus, je mehr Trinkgelegenheiten vorlagen, je geringer die Alkoholwirkung erlebt wurde, je mehr Freunde sozial auffällig und je ausgeprägter externalisierende Störungen waren. In einem Pfadmodell fanden sich direkte Effekte von psychiatrischer Komorbidität, Trinkgelegenheiten und Alkoholsensitivität. Der Einfluss eines sozial auffälligen Freundeskreises wurde über Trinkgelegenheiten vermittelt, während die Alkoholsensitivität als Mediator genetischer Risikofaktoren fungierte.

Zusammenfassung: Eine genetisch determinierte geringe Alkoholsensitivität, komorbide externalisierende Störungen und negative Peer-Einflüsse sind wesentliche Prädiktoren des Alkoholkonsums im mittleren Jugendalter.

Studie wurde von Drittmittelgeber finanziert: Bundesministerium für Bildung und Forschung

Verlaufsmuster prämorbider Anpassung und Kurzzeittherapieerfolg (8-Wochen) bei psychotischen Erstmanifestationen im Jugendalter

Hollmann, M. R. (1); Klier, C. (1); Resch, F. (2); Friedrich, M. H. (1); Amminger, G. P. (1, 3)

(1) Universitätsklinik für Neuropsychiatrie des Kindes- und Jugendalters, Medizinische Universität Wien, Österreich; (2) Abteilung Kinder- und Jugendpsychiatrie, Universitätsklinik Heidelberg; (3) ORYGEN Research Centre, University of Melbourne, Australien

Identifizierung von Verlaufsmustern prämorbider Anpassung bei Jugendlichen mit psychotischen Erstmanifestationen und deren Zusammenhang mit Kurzzeittherapieerfolg (8-Wochen) unter stationären Behandlungsbedingungen.

Methode: Retrospektive Studie mit 93 konsekutiv rekrutierten Jugendlichen mit einer psychotischen Ersterkrankung (durchschnittliches Alter 15,8 Jahre, SD = 1,0 Jahre). Prämorbide Anpassung wurde zu zwei Zeitpunkten (6 Jahre, 11 Jahre) mit der Cannon-Spoor et al. Premorbid Adjustment Scale (PAS) erhoben. Anhand des Medians unterteilten wir die Stichprobe in »gute« oder »schlechte« prämorbide Anpassung in Kindheit bzw. früher Adoleszenz. Wir haben Entwicklungsverläufe prämorbider Anpassung zwischen Kindheit und Adoleszenz folgendermaßen beschrieben: (1) stabil gute, (2) sich verbessernde, (3) sich verschlechternde, (4) stabil schlechte Anpassung. Kriterien für klinische Verbesserung basierten auf Pearlson et al., der drei Abstufungen von Therapieerfolg nach Schwere der Positivsymptomatik definiert (komplette Remission, partielle oder keine Remission). Alle Jugendlichen erfüllten die DSM-III-R-Kriterien für eine schizophrene oder schizoaffektive Störung (Amminger et al., 1997).

Ergebnisse: Stabil gute, sich verbessernde, sich verschlechternde, stabil schlechte prämorbide Anpassung wurden in je 43 %, 11,8 %, 11,8 % und 33,3 % beobachtet. Eine komplette Remission der Positivsymptomatik wurde bei Jugendlichen mit einem stabil guten Verlauf der prämorbiden Anpassung in 67,5 % beobachtet, in der Gruppe mit sich verbessernder prämorbider Anpassung in 72,7 %. Bei Jugendlichen mit sich verschlechternder prämorbider Anpassung bzw. stabil schlechter Anpassung fanden wir nur bei 36,4 % bzw. 9,7 % eine komplette Symptomrückbildung. Die Gruppen mit verschiedenen Verlaufsmustern der prämorbiden Anpassung unterschieden sich signifikant im erzielten Therapieerfolg (komplette Remission vs. partielle oder keine Remission) (Chi^2 = 27,54, df = 3, p < 0,0001).

Fazit: Longitudinale Verlaufsmuster prämorbider Anpassung sind mit dem therapeutischem Ansprechen bei psychotischen Erstmanifestationen assoziiert.

Suizidalität bei depressiven Kindern und Jugendlichen unter Behandlung mit Selektiven Serotonin-Wiederaufnahmehemmern (SSRI) – Meta-Analyse doppelblind, plazebo-kontrollierter Studien

Holtmann, M.; Bölte, S.; Wöckel, L.; Poustka, F.

Klinik für Psychiatrie und Psychotherapie des Kindes- und Jugendalters, Klinikum der Johann Wolfgang Goethe-Universität Frankfurt

Zielsetzung: Wegen des Verdachts, dass Selektive Serotonin-Wiederaufnahmehemmer (SSRI) bei depressiven Kindern und Jugendlichen vermehrt zu selbstschädigendem Verhalten, Suizidgedanken und -versuchen führen könnten, wird der Einsatz dieser Substanzen kontrovers debattiert.

Methoden: Alle derzeit publizierten oder über Arzneimittelbehörden verfügbaren randomisierten kontrollierten Studien zur Behandlung von Depression bei Kindern und Jugendlichen mit SSRI wurden zur Einschätzung des Nutzen-Risiko-Verhältnisses auf Angaben zur Effektivität sowie Suizidalität untersucht. Das korrespondierende relative Risiko selbstgefährdenden Verhaltens wurde für jede Studie sowie zusammenfassend über die gepoolten Daten aller in Zeitschriften bzw. anderweitig publizierten Studien betrachtet und das 95 % Konfidenzintervall bestimmt.

Ergebnisse: Die Ergebnisse sprechen für die Effektivität der Depressionsbehandlung mit Fluoxetin und Sertralin, sowie mit Einschränkungen für Citalopram. In der Meta-Analyse fanden sich keine statistisch signifikanten Zusammenhänge zwischen der Behandlung mit SSRI und dem Auftreten suizidalen Verhaltens. Den statistisch gebotenen Einschränkungen bei der Nullhypothesenprüfung werden allerdings die Studien zu Paroxetin und zu Venlafaxin nicht ausreichend gerecht, so dass für diese beiden Substanzen ein Zusammenhang mit der Zunahme suizidalen Verhaltens letztlich nicht ausgeschlossen werden kann.

Zusammenfassung: Nach evidenzbasierten Kriterien ist das Nutzen-Risiko-Verhältnis günstig für Fluoxetin und Sertralin, sowie mit Einschränkungen für Citalopram. Es ergibt sich kein wesentlicher Hinweis, dass das Risiko von Suizidalität unter diesen drei Substanzen gegenüber einer Plazebo-Behandlung erhöht ist. Ihr Einsatz in der Behandlung depressiver Kinder und Jugendlicher ist nach jetzigem Stand der Forschung verantwortbar und sinnvoll.

Das Reflektierende Team in der Medizinerausbildung – eine Methode zur Förderung interaktioneller Fähigkeiten

Holtmann, M. (1); Kammerer, E. (2); Schmitt, G. M. (2)

(1) Klinik für Psychiatrie und Psychotherapie des Kindes- und Jugendalters, Klinikum der Johann Wolfgang Goethe-Universität, Frankfurt; (2) Klinik und Poliklinik für Kinder- und Jugendmedizin, Allgemeine Pädiatrie, Bereich Psychosomatik, Universitätsklinikum Münster

Zielsetzung: In der ärztlichen Versorgung sind neben fachlichem Können in gleicher Weise interaktionelle Fähigkeiten gefragt. Wir berichten über ein Curriculum zur Förderung interaktioneller Kompetenzen von Medizinstudierenden.

Methoden: 50 Medizinstudierende (5. klinisches Semester) nahmen in Kleingruppen an dem 5-tägigen Seminar teil. Kernbestandteil war neben Elementen problemorientierten Lernens und systemischer Supervision das Reflektierende Team nach Andersen. Diese Methode der Reflexion zielt darauf, nach seiner Exploration dem zuhörenden Patienten aus einer wertschätzenden Perspektive eine Vielfalt »angemessen ungewöhnlicher« Sichtweisen seiner Lebenssituation zu eröffnen, sowie ihm seine Ressourcen bewusster werden zu lassen. Die Evaluation des Seminars erfolgte quantitativ mit an den Kursinhalten orientierten Fragebögen. Parallel angebotene konventionelle Seminargruppen (n = 72) ermöglichten einen Vergleich. Mittels qualitativer Auswertung wurden ergänzende Informationen erfragt.

Ergebnisse: Die Auswertung zeigte signifikante Verbesserungen in den Bereichen Selbstwahrnehmung und Patientenwahrnehmung. Anfängliche Ängste im Kontakt mit Patienten verringerten sich im Kursverlauf bedeutsam. Die Studierenden konnten ihre Fähigkeit zur Selbstreflexion verbessern und ihre Teamfähigkeit ausbauen. Sie schätzten ihren Lernerfolg nach drei und zwölf Monaten weiterhin positiv ein. Während die herkömmlichen Seminare als prüfungsrelevanter beurteilt wurden, zeigte sich eine höhere Bewertung der Modellkurse in den Bereichen Didaktik, Verbesserung interaktioneller Kompetenzen und persönliche Relevanz.

Zusammenfassung: Das Reflektierende Team stellt eine Möglichkeit für Medizinstudierende dar wertschätzendes, respektvolles und angstfreies Umgehen mit ihren Patienten und miteinander zu üben, das gleichberechtigte Nebeneinander von verschiedenen Sichtweisen als Bereicherung zu erfahren und sorgsamer auf ihren Umgang mit Sprache zu achten. Diese Methode wurde nach unserer Kenntnis zum ersten Mal in der Medizinerausbildung eingesetzt.

Studie wurde von Drittmittelgeber finanziert: Stiftung Lehre der Medizinischen Fakultät Münster

Einfluss familiärer Umwelt und physiologischer Regulation auf die sozial-emotionale Entwicklung bei Kindern mit kongenitalen Herzfehlern

Hülser, K. (1); Golus, S. (1); Kilborn, R. (2); Spoden, C. (1); Pinnow, M. (1); Schölmerich, A. (1)

(1) Ruhr-Universität Bochum, Fakultät für Psychologie; (2) Klinik für Angeborene Herzfehler, Bad Oeynhausen

Hintergrund und Zielsetzung: Bislang untersuchen nur wenige Studien die sozial-emotionale Entwicklung von Kindern mit angeborenen Herzfehlern (AHF). Die Studien (z.B. Goldberg et al., 1997) zeigen, dass die Kinder im Vergleich zu gesunden Kindern mehr Verhaltensprobleme aufweisen (insgesamt und in einzelnen Bereichen wie introversive, expansive Verhaltensstörungen und Aufmerksamkeitsprobleme). Zurückgeführt wird dies auf medizinische, perioperative und elterliche Faktoren. Unser Ansatzpunkt hinsichtlich der sozial-emotionalen Entwicklung ist einerseits das autonome Nervensystem, insbesondere das vagale System, da ungeklärt ist, welchen Einfluss das operative Geschehen auf dieses System und seine Regulationsfähigkeit hat. Zum anderen sollen der Einfluss der elterlichen Wahrnehmung und deren Umgang mit dem Herzfehler auf die sozial-emotionale Entwicklung und Regulation des Kindes überprüft werden.

Methode: Wir untersuchten zwei Gruppen von Kindern mit AHF (n = 40) und eine gesunde Vergleichsgruppe (n = 25) im Alter von 2–6 Jahren. Neben dem allgemeinen Entwicklungsstand der Kinder wurden ein physiologischer Regulationsindikator (vagaler Tonus) sowie eine Verhaltensbeschreibung mittels Fragebögen und halbstandardisiertes Interview der Eltern erhoben.

Ergebnisse: Es zeigt sich ein positiver Zusammenhang zwischen den sozial-emotionalen Kompetenzen und dem physiologischen Regulationsindikator. Ferner unterscheiden sich die Gruppen hinsichtlich ihrer sozial-emotionalen Kompetenzen. Hier sollen die verschiedenen Einflussfaktoren diskutiert werden.

Die Sprache der Gewalt: Fixierungen in der Kinder- und Jugendpsychiatrie

Junglas, J.

Rheinische Kliniken Bonn

Zielsetzung: Lassen sich Einflussfaktoren auf die Fixierungspraxis in einer jugendpsychiatrischen Klinik identifizieren?

Materialien und Methoden: Fixierungen seit dem Jahr 1999 bis 2004 in einer kinder- und jugendpsychiatrischen Klinik der Regelversorgung wurden im Hinblick auf Tageszeit und Wochentag, Dauer, Alter und Geschlecht des betroffenen Patienten analysiert.

Ergebnisse: Fixierungsanzahl und -dauer zeigen typische Verläufe über die Tageszeit, die Woche und das Jahr. Mädchen werden häufiger (und jünger) aber kürzer fixiert als Jungen.

Zusammenfassung: Typische Verläufe der Gegengewalt (Fixierungen) können Überlegungen zur Tages-, Wochen- und Jahresgestaltung des stationären Angebots anstoßen. Wiederholte Fixierungen (»fixierte Beziehungen«) benötigen übersteigen die Routine einer Versorgungsklinik und erfordern Team-externe Korrektoren.

Patienten und Schüler in der psychopathologischen Selbsteinschätzung

Junglas, J. (1); Jacobs, U. (2)

(1) Rheinische Kliniken Bonn; (2) Universität, Psychologisches Institut, Bonn

Zielsetzung: Schätzen sich Schüler weniger psychisch gestört als Patienten einer psychiatrischen Klinik ein?

Materialien und Methoden: Unter Einsatz des Self Assessments Psychopathology, cardinal symptoms (SAPa,cs) (Junglas 1999) in einer paper pencil und einer computerisierten Präsentation schätzten sich 442 Patienten und 224 Schüler im Alter von 12 bis 17 Jahren ein.

Ergebnisse: Die Schüler zeigten in 14 Skalen keinen Unterschied in der Mittelwertsausprägung der psychopathologischen Selbstzuschreibungen im Vergleich mit den Patienten, in der Skala Depression niedrigere Ausprägungen und in den Skalen Inhaltliche Denkstörungen; Wahrnehmung; Entwicklung, Motorik und Sprache; Sexualität höhere Ausprägungen. In der PC-Präsentation zeigten sich in 4 Skalen (Sexualität; Inhaltliche Denkstörung; Ausscheidungen und Schlaf; Missempfindungen) höhere Ausprägungen als in der paper pencil-Form.

Zusammenfassung und Folgerungen: Entgegen unserer Annahme zeigten Schüler tendenziell höhere psychopathologische Selbstzuschreibungen als Patienten. Hohe selbst eingeschätzte Psychopathologie macht aus einem Jugendlichen noch keinen Patienten.

Die Schlange AnAKHi – Oder: Was fehlt Marianne? Vom kindlichen zum psychotischen Konkretismus

Kaya, M.; Eder, H.; Gößler, R.

Universitätsklinik für Neuropsychiatrie des Kindes- und Jugendalters, Wien, Österreich

Die Verwendung und das Verständnis von Wörtern im konkretem Sinn ist ein, im Kindesalter, bekanntes Phänomen. So werden weder Sprichwörter noch Witze verstanden bzw. ausschließlich »wort-wörtlich« interpretiert. Im Rahmen einer psychotischen Entwicklung kommt es auf kognitiver Ebene zum Verlust der bereits vorhandenen »metainterpretatorischen« Fähigkeiten. Regressive Prozesse bewirken kongretistische Wahrnehmungs- und Interpretationsvorgänge.

Anhand der Kasuistik einer kindlich-psychotischen Patientin wird die Entwicklung (und die damit verbundenen Schwierigkeiten) vom magisch-konkretistischen zum psychotisch-konkretistischen Erleben aufgezeigt.

Emotionale Veränderungen von Kindern und Jugendlichen in der Reittherapie – Eine Verlaufsuntersuchung

Keller, F.; Rauh, C.; Libal, G.

Klinik für Kinder- und Jugendpsychiatrie/Psychotherapie des Universitätsklinikums Ulm

Einleitung: Empirische Untersuchungen zu emotionalen Veränderungen im Verlauf einer Reittherapie während stationärer Behandlung sind selten, zumeist liegen nur anekdotische Berichte vor. In einer Verlaufsuntersuchung soll daher überprüft werden, ob bei einzelnen Patienten oder Patientengruppen Veränderungen in der Selbst- und Fremdeinschätzung sowohl im Gesamtverlauf als auch infolge einzelner Einheiten nachzuweisen sind.

Methode: In die Studie eingeschlossen werden alle Patienten, die im Untersuchungszeitraum von 6 Monaten während eines stationären Aufenthalts eine (externe) Reittherapie erhalten. Mit einem Anfangsfragebogen wurden die Vorerfahrungen mit Tieren, das Verhältnis zu Pferden sowie Erwartungen an die Reittherapie erfasst. In Verlaufsfragebögen mit fünfstufig skalierten Items wurden die Patienten vor und nach jeder Stunde befragt zu Emotionsbegriffen (z.B. Freude, Ängstlichkeit, Vertrauen, Ärger). Die Stunde wird in analogen Fragen auch von den Betreuern und der Reittherapeutin eingeschätzt.

Ergebnisse: Momentan sind die Verläufe von 15 Kindern und Jugendlichen erfasst, die Studie läuft noch bis Winter. Erste Ergebnisse zeigen, dass die Fragebögen differenziert ausgefüllt werden (wobei Kinder eher die Extreme ankreuzen). Verlässliche Auswertungen werden jedoch erst nach Beendigung der Studie vorliegen.

Diskussion: Die Akzeptanz der Erhebung ist gut und es zeichnet sich ab, dass eine solche Verlaufsbeobachtung auch für die Betreuer und die Reittherapeutin neue Einsichten bietet. Diskutiert werden müssen aber auch mögliche Fehlerquellen wie die unterschiedlich langen Therapiezeiten oder der Wechsel bei den Pferden. Dennoch sollte bei Vorliegen aller Ergebnisse eine Einschätzung möglich sein, welche Patienten eine Reittherapie gut annehmen können und bei welchen Störungen sie besonders indiziert sein könnte.

Essstörung und Diabetes mellitus Typ I im Kindesalter

Kentner-Figura, B.; Becker, K.; Schmidt, M. H.

Klinik für Psychiatrie und Psychotherapie des Kindes- und Jugendalters am Zentralinstitut für Seelische Gesundheit, Mannheim

Zielsetzung: Es soll die Kasuistik eines neunjährigen Mädchens, das in unserer kinder- und jugendpsychiatrischen Klinik aufgrund einer Essstörung bei bestehendem Diabetes mellitus Typ I zur Diagnostik und Behandlung aufgenommen wurde, dargestellt werden. Wir berichten über Verlauf und Behandlung, wie auch Prognose der Essstörung bei Diabetes mellitus unter Berücksichtigung der abnormen psychosozialen Umstände.
 Materialien und Methode: S. kam zur stationären Aufnahme, nachdem sie nach rezidivierenden metabolischen Entgleisungen und selektivem Essverhalten mit Hungerphasen die Nahrungsaufnahme vollständig verweigert hatte. Zunächst musste sie mit Hilfe einer Sonde ernährt werden. S. gab an, seit mehreren Monaten Angst vor Übelkeit und Erbrechen zu haben, wie auch vor Blutzuckerentgleisungen. Auffällig war ebenfalls die Trennungsangst des Kindes, das oppositionelle Verhalten und Dominanz vor allem den Eltern gegenüber, die depressive Stimmungslage, Hoffnungslosigkeit und mangelndes Selbstvertrauen. An Belastungsfaktoren bestanden zudem psychische Störungen beider Elternteile.
 Ergebnisse: Wir konnten die Diagnose einer sonstigen Essstörung (F 50.8) stellen, diagnoseergänzend Trennungsprobleme und oppositionell-trotziges Verhalten, durchschnittliche Intelligenz. Unterstützt durch operante Methoden, mit Hilfe der kognitiven Umstrukturierung und Psychoedukation der Eltern und des Eltern-Kind Trainings konnte S. zunehmend die Eigenverantwortung übernehmen. Sowohl der HBA1C, wie auch das Blutzuckertagesprofil stabilisierten sich im Verlauf der stationären Behandlung.
 Zusammenfassung: Diabetes mellitus fordert von Kindern und Jugendlichen Selbstkontrolle, ein hohes Maß an Strukturierung und eigenverantwortliches Handeln. Im Fall einer Essstörung bei Kindern mit Diabetes mellitus ist insbesondere auf die Gefahr einer metabolischen Entgleisung zu achten. Die Therapie sollte Psychoedukation und Modifikation der Eltern-Kind-Interaktion beinhalten.

Verständlichkeit und Akzeptanz der Elternfragebögen zur Früherkennung von Sprachentwicklungsstörungen (ELFRA-1 und ELFRA-2)

Klaiber, S.; Sachse, S.; von Suchodoletz, W.

Institut für Kinder- und Jugendpsychiatrie und Psychotherapie der Ludwig-Maximilians-Universität zu München

Einleitung: Die ELFRA-Fragebögen werden als Screening-Verfahren zur Früherkennung von Sprachentwicklungsstörungen empfohlen. Da es sich um neue Untersuchungsinstrumente handelt, liegen bislang kaum Erfahrungen bei der Anwendung vor. Durch die Studie sollte geklärt werden, ob die Bögen für Mütter unterschiedlicher Bildungsgrade ausreichend verständlich sind und wie hoch die Akzeptanz ist.
 Methoden: Eine Woche vor dem ersten bzw. zweiten Geburtstag des Kindes wurde Familien der ELFRA-1 (n = 239) bzw. der ELFRA-2 (n = 251) zusammen mit einem Fragebogen zu Schwierigkeiten und Problemen beim Ausfüllen zugeschickt. Die Rücklaufquote betrug 61 % (ELFRA-1) bzw. 74 % (ELFRA-2).

Ergebnisse: Die Mütter bezeichneten die ELFRA-Bögen überwiegend als gut verständlich, doch geht aus dem Antwortverhalten hervor, dass die Instruktionen recht verschieden interpretiert werden. Die Unterschiede im Antwortverhalten beeinflussen beim ELFRA-1 die diagnostische Zuordnung erheblich. Bei Kindern mit einem auffälligen ELFRA-Befund waren die Eltern beim Ausfüllen unsicherer und sahen den Bogen kritischer. Nennenswerte Beziehungen zum Bildungsstand und anderen soziodemographischen Daten konnten nicht festgestellt werden.

Schlussfolgerung: Bei der Beantwortung der Fragen der ELFRA-Bögen geben Eltern Unsicherheiten an, sodass eine Erweiterung und Präzisierung der einleitenden und erklärenden Abschnitte erforderlich erscheint. Die Akzeptanz des ELFRA-1 ist deutlich geringer als die des ELFRA-2. Nur eine Minderheit der Mütter hält den generellen Einsatz des ELFRA-1 bei Vorsorgeuntersuchungen für empfehlenswert.

Zur Wirksamkeit von Omega-3-Fettsäuren bei Kindern mit autistischen Störungen – Eine prospektive, randomisierte, doppelblinde, placebokontrollierte Pilotstudie mit Cross-over-Design

Klier, C. (1); Hollmann, M. R. (1); Schlögelhofer, M. (1,2); Mossaheb, N. (2); Feucht, M. (1); Friedrich, M. H. (1); Amminger, G. P. (1, 3)

(1) Universitätsklinik für Neuropsychiatrie des Kindes- und Jugendalters, Medizinische Universität Wien, Österreich; (2) Universitätsklinik für Psychiatrie, Medizinische Universität Wien, Österreich; (3) ORYGEN, Research Centre, University of Melbourne, Australien

Zielsetzung: Autistische Störungen können mit Veränderungen im Phospholipidstoffwechsel assoziiert sein (Horrobin 1999). Eine 31P-Spect-Studie zeigte beispielsweise verminderte Phospholipidsynthese und Degeneration von Nervenzellmembranen bei Jugendlichen mit Autismus (Minshew 1993). Weiters wurde eine relative Verminderung von Docosahexaenoic Säure (DHA) in Erytrozytenmembranen bei Kindern mit autistischen Störungen festgestellt. Ziel der Studie ist es, die Wirkung von 1g Omega-3 Fettsäuren (EPA/DHA) auf Verhaltensprobleme zu untersuchen. Weiters wird der Niacin Haut Test zur Evaluation des arachidonsäureabhängigen Lipidstoffwechsels angewandt.

Methoden: 22 Kinder die in einer spezialisierten Behandlungseinrichtung langfristig betreut werden, nahmen teil. Die Diagnosestellung erfolgte mittels ADI-R (Poustka 1996). Die dimensionale Symptomerfassung wurde mittels Aberrant Behavior Checklist – ABC (Krug 1980) durchgeführt. Diese enthält 5 Skalen: Irritabilität, Lethargie, Stereotypie, Hyperaktivität und Auffälligkeiten in der Sprache. Die Skala wurde von den Eltern und dem Betreuerteam am Beginn, nach 6 Wochen und 12 Wochen ausgefüllt. Für die Behandlungsstudie wurden Kinder ausgewählt, die auf der Irritabilitätskala einen Wert > 17 hatten.

Ergebnisse: Im Niacin Test zeigten sich entgegen unserer Erwartungen keine Auffälligkeiten in der Patientengruppe. Von den 22 Kindern erfüllten 15 Einschlusskriterien eines Scores > 17 auf der Irritabilitässkala des ABC. 14 Kinder im Alter zwischen 5 und 16 Jahren (Mean 10,4 SD = 3,2) konnten in die Interventionsstudie einschlossen werden.

Wir berichten über die klinische Wirksamkeit von Omega-3-Fettsäuren im Vergleich zu Placebo.

HeiCuMed – Das neue Curriculum der Medizinischen Fakultät Heidelberg am Beispiel der Kinder- und Jugendpsychiatrie

Koch, E.

Universitätsklinikum Heidelberg

Einführung: Seit Oktober 2001 lernen die Heidelberger Medizinstudenten nach dem neuen klinischen Curriculum HeiCuMed (Heidelberger Curriculum Medizin). Die bisherige klinische Ausbildung war charakterisiert durch eine systematische, fachbezogene Wissensvermittlung in Hauptvorlesungen und Praktika. Es wurde erwartet, dass die Studierenden sich über das Pflichtangebot hinaus durch Teilnahme an Seminaren, Übungen, Konferenzen und Visiten sowie durch Famulaturen weiterqualifizieren und zur notwendigen Stoffintegration finden. Das systemimmanente hohe Maß an Eigenverantwortlichkeit überforderte jedoch die Mehrzahl der Studierenden.

Projektbeschreibung: Die Fakultät hatte daher zur Verbesserung der Ausbildungssituation ein modulares, themenzentriertes Kursprogramm mit interdisziplinären Schwerpunkten entwickelt. HeiCuMed ist für eine Kapazität von etwa 260 Studenten konzipiert. Es stützt sich auf die vorhandene Fächerstruktur, enthält jedoch weitest möglich interdisziplinäre Elemente. Es garantiert eine durchgehende tutorielle Betreuung der Studierenden in kleinen Gruppen und einen verbindlichen Pflichtencanon. Im Rahmen des Programms wurden neue Lehrmethoden wie fallorientiertes Lernen und computerbasiertes Training eingesetzt. Ebenso wurden neben der obligatorischen Wissensprüfung noch neue Formen der Prüfung der klinisch-praktischen und kommunikativen Fähigkeiten eingeführt.

Dargestellt wird die Struktur des interdisziplinären Kursmodells der Fächer Allgemeine Psychiatrie, Psychosomatische Medizin und Kinder- und Jugendpsychiatrie sowie erste Evaluationsergebnisse.

Bindungsstatus bei delinquenten Jugendlichen – ein Gender-Vergleich

Krischer, M.; Sevecke, K.; Walger, P.; Schönberg, T.; Döpfner, M.; Lehmkuhl, G.

Universitätsklinik für Psychiatrie und Psychotherapie des Kindes- und Jugendalters, Köln

Thematik: Die vorliegende Studie geht der Frage nach, inwiefern sich der Bindungsstatus bei inhaftierten männlichen Jugendlichen von dem inhaftierter weiblicher Jugendlicher sowie von einer Schulpopulation unterscheidet. Die Bindungstheorie argumentiert, dass der desorganisierte Bindungsstatus mit aggressivem Verhalten und expansiven Störungen im Kindes- und Jugendalter korreliert. Noch gibt es wenige empirische Ergebnisse, die eine Assoziation zwischen Delinquenz und einem bestimmten Bindungsstatus nachweisen. In dieser Studie wird die Hypothese überprüft, ob in der Zielstichprobe ein höherer Prozentsatz von desorganisiertem und ambivalent-verstricktem Bindungsstatus vorzufinden ist als in der Kontrollstichprobe.

Methode: Das Adult Attachment Projective (AAP, George, Pettini u. West, 1999) wurde mit einer Gruppe von 20 männlichen und 20 weiblichen jugendlichen Inhaftierten durchgeführt und mit einer unauffälligen Schulstichprobe verglichen. Darüber hinaus wurde das Ausmaß von Aggressivität mittels des Overt Aggression Scale OAS-M (Coccaro et al. 1998) gemessen.

Ergebnisse: Der Hypothese gemäß wurde ein deutlich höherer Anteil desorganisierten Bindungsstils in der Delinquentenstichprobe nachgewiesen. Die endgültigen korrelativen Ergebnisse werden auf dem Kongress vorgestellt.

Dimensionale und kategoriale Erfassung von Persönlichkeitspathologie bei jugendlichen Delinquenten (Ergebnisse aus der Kölner GAP-Studie – Gewalt, Aggression, Persönlichkeit)

Krischer, M.; Sevecke, K.; Döpfner, M.; Lehmkuhl, G.

Klinik für Psychiatrie und Psychotherapie des Kindes- und Jugendalters, Universität zu Köln

Thematik: Die vorliegende Studie zielt auf die dimensionale (mittels des DAPP, Livesley, 2003) und kategoriale (mittels der IPDE, Loranger 1998) Erfassung von Persönlichkeitspathologie delinquenter Jugendlicher ab. Dem Stand der Literatur entsprechend sollen vor allem mittels der dimensionalen Persönlichkeitsdiagnostik Geschlechtsunterschiede in den Blick genommen werden.

Stichprobe: In die vorliegende Studie wurden 56 männliche und 43 weibliche jugendliche Delinquenten sowie Vergleichsgruppen von Heimjugendlichen und Unauffälligen eingeschlossen.

Methode: T-Tests wurden zur Ermittlung von Mittelwertunterschieden durchgeführt, außerdem eine logistische Regression zur Erfassung der Variablen, welche die höchste Varianz zwischen den Gruppen erklären können.

Ergebnisse: Die bisherigen Ergebnisse verweisen einerseits darauf, dass es unterschiedliche Persönlichkeitsprofile für delinquente Jungendliche im Vergleich zu gesunden jungen Erwachsenen gibt. Fast alle der erfassten Persönlichkeitsdimensionen unterscheiden sich signifikant zwischen den Delinquenten und Gesunden. Darüber hinaus waren unterschiedliche Profile von Persönlichkeitspathologie bei delinquenten Jungen und Mädchen auszumachen: Die Mädchen zeigten signifikant höhere Ausprägungen auf den Dimensionen Intimitätsprobleme, Ablehnung, Selbstschädigung und Gehemmtheit als die Jungen. Rechnerisch sind die beiden Gruppen über die Dimensionen Intimitätsprobleme, soziale Vermeidung, Identitätsprobleme, Hartherzigkeit, unsichere Bindung und Selbstbeschädigung zu diskriminieren. Diese Variablen können knapp 90 % der Varianz der beiden Gruppen erklären. Darüber hinaus fand sich eine hohe Ausprägung der Persönlichkeitsstörungsdiagnosen der antisozialen Persönlichkeitsstörung (71 %), der narzisstischen (11 %) sowie der Borderline-Persönlichkeitsstörung (36 %) bei den delinquenten Jugendlichen.

Schlussfolgerung: Die querschnittlichen Daten weisen auf ein unterschiedliches Persönlichkeitsprofil von delinquenten Mädchen und Jungen hin, das sich von gesunden Kontrollen signifikant unterscheidet. Ferner findet sich eine hohe Ausprägung von Persönlichkeitsstörungen bei dieser Risikogruppe. Diese Ergebnisse müssen longitudinal überprüft werden.

Studie wurde von Drittmittelgeber finanziert: Köln Fortune

Halluzinogene aus dem Garten? Vergleichende Fallstudie zu Verlauf und Katamnese einer Scopolomin-Intoxikation

Lau, M.; Reinhardt, I.; Hummel, P.

Sächsisches Krankenhaus Arnsdorf

Fragestellung: Öffentliche Aufmerksamkeit für Suchtstoffe ebenso wie Perspektiven der Forschung und aktuellen Gesetzgebung berühren nur peripher eine Stoffgruppe, die zunehmend für jugendliche Drogenkonsumenten eine Rolle spielt: biogene Drogen. Pflanzendrogen wie Datura oder Pilzdrogen sind leicht zugänglich und unterliegen nicht dem BTMG. Dennoch ist ihr Gefährdungspotential enorm.

Methode: Vier vergleichende Verlaufsberichte aus der klinischen Praxis sollen die Komplexität der Vorbedingungen, Wechselwirkungen und das Spektrum an Folgen am Beispiel einer akuten Scopolamin-Intoxikation illustrieren.

Ergebnis: Es zeigt sich, dass suchtanamnestische, psychische Faktoren und Medikation auf die psychiatrische Symptomatik und den klinischen Verlauf Einfluss nehmen.

Diskussion: Überlegungen zu neurophysiologischen Zusammenhängen sollen Hypothesen zur Erklärung sowohl von gemeinsamen als auch variablen Symptomen und Verläufen anbieten. Daraus sollen Anforderungen für die Behandlung formuliert und möglicher Forschungsbedarf markiert werden.

Medikamentöse Effekte auf Befindlichkeit und Therapieverlauf während der stationären Behandlung

Libal, G.; Reinhardt, T.; Fegert, J. M.; Keller, F.

Klinik für Kinder- und Jugendpsychiatrie/Psychotherapie des Universitätsklinikums Ulm

Einleitung: Ziel dieser Verlaufsuntersuchung ist es medikamentöse Effekte von Psychopharmaka auf die Befindlichkeit und den Therapieverlauf von Jugendlichen in stationärer jugendpsychiatrischer Behandlung zu erfassen. Bislang existieren noch keine empirischen Daten, es gibt lediglich eine klinische Einschätzung in Bezug auf diese Effekte.

Methode: In die Studie eingeschlossen wurden alle 42 Patienten zwischen 14 und 18 Jahren, die in einen Zeitraum von 6 Monaten stationär aufgenommen wurden. Die Datenerhebung mittels eines selbst entwickelten Fragebogens erfolgte über den gesamten Behandlungszeitraum täglich an 2 Zeitpunkten. Die Jugendlichen beantworteten mittags 10 und abends 28 Fragen zur Stimmungslage, zu Anspannung, zum Stationsalltag und zur Medikation. Um eine Fremdbeurteilung zu erhalten, füllte das Betreuerteam parallel einen Fragebogen mit 13 Fragen aus. Die Teilnahme war freiwillig.

Ergebnisse: Bisher liegen von den 42 Patienten (30 weibliche und 12 männliche) ca. 1300 ausgefüllte Fragebögen (Studienende Oktober 2004). Das Durchschnittsalter der Patienten war 16;7 Jahre. Die Aufenthaltsdauer lag zwischen 1 Woche und 6 Monaten, nur bei 3 Patienten lag sie unter 4 Tagen. 28 Patienten erhielten Medikamente, davon 16 als Monotherapie und 12 in Form einer Kombinationstherapie. Die psychopharmakologische Medikation wurde in die 4 Hauptgruppen Neuroleptika (n = 15), Antidepressiva (n = 10), Tranquilizer (n = 5) und Sonstige (n = 9) unterteilt.

Diskussion: Die Ergebnisse der parallelen Erhebung von emotionaler Befindlichkeit und Zufriedenheit mit der Medikation durch Selbst- und Fremdeinschätzung im Therapieverlauf werden in Hinblick auf Akzeptanz und erwünschte bzw. unerwünschte Wirkungen der

Medikation diskutiert. Die Unterschiede zwischen der mit und ohne Medikamente behandelten Gruppe sowie zwischen den verschiedenen Diagnosegruppen werden dargestellt.

Evaluation der Hilfeprozesse nach SGB VIII (KJHG) § 36 von stationären Patienten

Libal, G.; Blankenhorn, D.; Plener, P.; Keller, F.; Weissinger, A.; Schmeck, K.

Klinik für Kinder- und Jugendpsychiatrie/Psychotherapie des Universitätsklinikums Ulm

Ziel der Studie ist die Evaluation der Hilfeprozesse nach §36 KJHG an einer Klinik für Kinder- und Jugendpsychiatrie/Psychotherapie. Im Rahmen der Erhebung wurden die am Verfahren beteiligten Personensorgeberechtigten, Patient/-innen, Jugendämter, Anbieter von Jugendhilfemaßnahmen und fallführenden Therapeuten interviewt. In die Studie aufgenommen wurden alle 46 Patienten zwischen 6 und 19 Jahren, bei denen im Jahr 2002 während ihres stationären Aufenthaltes an der Klinik für Kinder- und Jugendpsychiatrie/Psychotherapie ein Hilfeprozess nach SGB VIII (KJHG) § 36 durchgeführt wurde, sowie die an diesem Prozess beteiligten Personen und Institutionen. In einer katamnestischen Befragung wurden Telefoninterviews mittels eines strukturierten Leitfadens mit den Verfahrensbeteiligten durchgeführt. Die ehemals fallführenden Therapeuten wurden persönlich interviewt. Die Teilnahme war freiwillig. Von allen 46 Patienten können 34 (74 %) nachuntersucht werden. Gründe der Nichtteilnahme sind Wohnortwechsel (n = 6) oder Verweigerung der Teilnahme (n = 6). Potentielle Verzerrungen der Ergebnisse durch die Nichtteilnahme wird an Hand der Ausgangsdaten (Child Behavior Checklist (CBCL), MAS) in Hinblick auf Psychopathologie und psychosoziale Lebensumstände überprüft. Die Auswertung erfolgt in Hinblick auf die Vorbereitung, die Einleitung und die Umsetzung der geplanten Jugendhilfemaßnahme nach der Grundlage des SGB VIII §§ 27-35, sowie auf die Partizipation und Zufriedenheit mit den Hilfeplangesprächen und den anschließenden Jugendhilfemaßnahmen.

»Da gibt's doch dieses neue Mittel aus Amerika ...« Aripiprazol zur Behandlung schizophrener Psychosen im Jugendalter – zwei Fallberichte

Ludolph, A. G.; Libal, G.; Bernardon, A.; Fegert, J. M.; Schmeck, K.; Schulze, U. M. E.

Klinik und Poliklinik für Kinder- und Jugendpsychiatrie/Psychotherapie, Universitätsklinikum Ulm

Zielsetzung: Aripiprazol ist seit November 2002 in den USA zur Behandlung der Schizophrenie zugelassen, seit Juni 2004 auch in Deutschland. Gegenüber anderen atypischen Neuroleptika scheint es Vorteile zu haben (Dopamin-Serotonin-System-Stabilisator durch teils agonistische Wirkung an den Dopamin-D(2)- und Serotonin-5-HT(1A)-Rezeptoren, kaum Gewichtszunahme, gleichbleibender Prolaktinspiegel, Verbesserung der kognitiven Fähigkeiten). Wir setzten ab Sommer 2004 Aripiprazol bei zwei jugendlichen Patienten mit schizophrener Psychose ein.

Fallberichte: Pat. 1, 16,6 Jahre alt, litt unter einer akuten, wenige Tage bestehenden wahnhaften Störung (ICD-10 F22.0) mit massiven Ängsten, Verfolgungs- und Schuldwahn. Akute Suizidalität. Zunächst besserte sich unter Lorazepam und Olanzapin die Symptomatik deutlich. Im weiteren Verlauf unter Olanzapin hielt eine massive kognitive Einschränkung und Depressivität an. Es folgte die Umstellung auf Aripiprazol mit überlappendem Ausschleichen von Olanzapin. Zunächst Verbesserung der Stimmungslage und des Antriebs, nach gänzlichem Abetzen von Olanzapin unter 20 mg Aripiprazol zeigten sich erneut Wahnsymptome. Es erfolgte die Umsetzung auf Clozapin.

Bei Pat. 2, 15,1 Jahre alt, führte eine Behandlung aufgrund florider paranoid-halluzinatorischer Symptomatik mit Lorazepam und bis zu 20 mg Olanzapin zur Symptomfreiheit. Entlassmedikation nach zwei Monaten war 10mg Olanzapin. Im Verlauf massive CK-Erhöhung, daher Reduktion der Olanzapindosis auf 2,5mg/die. Bei erneutem Auftreten akustischer Halluzinationen und auf ausdrücklichen Wunsch der Kindsmutter Beginn einer parallelen Medikation mit Aripiprazol 15mg. Darunter zunächst weitere leichte Zunahme der produktiven Symptomatik, dann Symptomfreiheit bei gehobener Stimmungslage unter Beibehaltung der Neuroleptikatherapie.

Fazit: Bereits andere Fallberichte (Am. J. Psychiatry, Juli 2004) wiesen auf einen möglichen Zusammenhang zwischen der Initiation einer Aripiprazoltherapie und einer Verschlechterung der psychotischen Symptomatik hin. Weitere Datenerhebungen erscheinen notwendig.

Das kjp-Qualitätsprojekt: Projektvorstellung mit ersten empirischen Ergebnissen

Mattejat, F.; Fischer, E.; Hoehne, D.; Kühl, K.; Lam, L.; Neuhauss, M.; Oehler, K.-U.; Schaff, C.; Uzelli-Schwarz, O.; Wienand, F.

Klinik für Kinder- und Jugendpsychiatrie und Psychotherapie, Philipps-Universität, Marburg

Das »kjp-Qualitätsprojekt« wird seit dem Mai 2004 in Zusammenarbeit von 9 kinder- und jugendpsychiatrischen Praxen und der Projekt-Koordinationsstelle an der Universität Marburg durchgeführt. Das Projekt dient der Qualitätssicherung in der ambulanten kinder- und jugendpsychiatrischen Versorgung; dabei wendet es sich dezidiert gegen den weiteren Ausbau bürokratischer Strukturen und stellt im Kontrast dazu den Aspekt in den Vordergrund der aus fachlicher Sicht an oberster Stelle stehen sollte: den Nutzen und Erfolg der Versorgung für die Patienten. Hierzu wird ein neu entwickeltes telefonisches Datenerhebungssystem (»kjp-Qualitätssystem«) erprobt und im Sinne einer Machbarkeitsstudie überprüft. Gleichzeitig werden mit dem System Daten zur Therapieevaluation erhoben und analysiert. Die Therapie-Evaluation ist als prospektive Längsschnittstudie angelegt (1-Stichproben-Design mit Wiederholungsmessungen). Insgesamt 1000 Patienten werden in das Projekt aufgenommen; es werden Erhebungen zu 3 Zeitpunkten durchgeführt (1. Woche, 3 Monate, 1 Jahr). Es werden erste Ergebnisse aus dem Projekt vorgestellt, die zeigen, dass mit dem kjp-Qualitätssystem ein Verfahren vorliegt, das in der Zukunft nicht nur für die Psychiatrie und Psychotherapie des Kindes- und Jugendalters, sondern auch für andere Bereiche der medizinischen Versorgung sehr attraktiv sein dürfte.

Präventionsprogramm für Expansives Problemverhalten. Das Training für Erzieher (PEP-ER) in der Routineanwendung

Meyer, N.; Plück, J.; Hanisch, C.; Hansen, G.; Hautmann, C.; Döpfner, M.

Klinik und Poliklinik für Psychiatrie und Psychotherapie des Kindes- und Jugendalters der Universität zu Köln

Zielsetzung: Im Hinblick auf expansive Verhaltensprobleme werden zunehmend präventive Maßnahmen gefordert. Das Präventionsprogramm für Expansives Problemverhalten bei Kindergartenkindern (PEP) bietet Eltern und ErzieherInnen in Form eines speziellen Trainings konkrete situationsbezogene Hinweise im Hinblick auf schwierige Erziehungssituationen. Aufgrund der positiven Ergebnisse des ersten Projektabschnitts, die die Wirksamkeit des Programms belegen, schließt sich ein zweiter Projektabschnitt an, in dem die Dissemination des Programms im Vordergrund steht. Der Teilbereich PEP-ER beschäftigt sich mit der Verbreitung und der weiteren Überprüfung der Wirksamkeit des Erziehertrainings in der Routineanwendung. Ziel dieses Beitrags ist die Präsentation des Studiendesigns von PEP-ER.

Methoden und Materialien: n = 80 Erzieher/innen in Kölner Kindertagesstätten können in diesem Rahmen am Training teilnehmen. Hauptkriterium bei der Evaluation ist die Reduktion der expansiven Verhaltensproblematik bei zwei von ihnen ausgewählten Zielkindern. Zu diesem Zweck sind im Verlauf der Untersuchung mindestens 4 Erhebungszeitpunkte geplant, bei denen teilweise auch der Bezug zur gesamten Kindergartengruppe hergestellt werden soll. Zusätzlich erhalten bereits geschulte Erzieher/innen (auch aus der vorangegangenen Projektphase) Gelegenheit, die erarbeiteten Strategien unter telefonischer Anleitung, auf ein weiteres Kind mit expansivem Problemverhalten zu übertragen.

Ergebnisse: Überprüft werden soll anhand dieses Studiendesigns (nach der streng experimentellen Studie im ersten Projektabschnitt) erstens die Routineanwendung des Erziehertrainings in Kindertagesstätten und zweitens die selbstständige Übertragbarkeit der Inhalte auf weitere expansive Kinder durch die jeweilige Erzieher/in.

Zusammenfassung: Das Design des Projektteils PEP-ER, das die Dissemination des PEP-Erziehertrainings zum Ziel hat und somit die Wirksamkeit des Trainings in der Routineanwendung testet, wird vorgestellt.

Studie wurde von Drittmittelgeber finanziert: DFG

Entwicklungsverlauf inhibitorischer Prozesse im sensomotorischen Regelkreis bei Tic-Störungen

Moll, G. H. (1); Heinrich, H. (1, 2); Gevensleben, H. (3); Rothenberger, A. (3)

(1) Kinder- und Jugendpsychiatrie, Universitätsklinikum Erlangen; (2) Heckscher-Klinik, München; (3) Kinder- und Jugendpsychiatrie, Universität Göttingen

Zielsetzung: Mittels transkranieller Magnetstimulation (TMS) wurden sowohl bei Kindern als auch bei Erwachsenen mit Tic-Störungen defizitäre inhibitorische Prozesse im sensomotorischen Regelkreis (verkürzte kortikale Silent Period, CSP) aufgezeigt. Im Gegensatz zu Erwachsenen hatte bei Kindern die Tic-Ausbreitung (distale Tic vorhanden / nicht vorhanden) keinen Einfluss auf die CSP. Zur Aufklärung dieses markanten Unterschiedes wurde eine weitere TMS-Studie bei Kindern und Jugendlichen mit Tic-Störungen durchgeführt (»cross-sectional design«).

Material und Methoden: 127 Kinder und Jugendliche mit chronischer motorischer Tic-Störung oder Tourette-Syndrom wurden in drei Altersgruppen (8-11.5, 11.5-15, 15-19 Jahre) bzw. hinsichtlich ihrer Tic-Ausbreitung (distale Tic vorhanden/nicht vorhanden) unterteilt. Die CSP wurde am M. abductor digiti minimi gemessen.

Ergebnisse: Die CSP nahm während der Adoleszenz zu. Dieser Entwicklungseffekt fiel bei Patienten ohne distale Tics größer aus. Nur in der Untergruppe 15-19 Jahre war die CSP bei Patienten mit distalen Tics kürzer als bei Patienten ohne distale Tics.

Zusammenfassung: Ein zunächst generalisiertes Inhibitionsdefizit im sensomotorischen Regelkreis könnte nach der Adoleszenz auf die Bahnen fokussiert sein, die von Tics betroffene Muskelgruppen kontrollieren. Die beschriebenen CSP-Effekte stehen in zeitlichem Zusammenhang mit klinisch häufig zu beobachtenden Verläufen (Abnahme des Tic-Schweregrades und der Tic-Häufigkeit während der Adoleszenz; Stabilisierung des Tic-Repertoires nach der Adoleszenz).

Studie wurde von Drittmittelgeber finanziert: Tourette Syndrome Association, USA

Zeigen Kinder mit Autismus eine am Detail orientierte Informationsverarbeitung?

Müller, C.; Nussbeck, S.

Universität zu Köln

Mit Hilfe einer experimentellen Versuchsanordnung wurde die Annahme untersucht, dass Kinder mit Autismus eine am Detail orientierte Informationsverarbeitung zeigen. Theoretischer Hintergrund war das psychologische Erklärungsmodell der Theorie der schwachen zentralen Kohärenz (Frith 1992), in welchem Autismus mit einem veränderten Wahrnehmungsstil in Verbindung gebracht wird. Frith postuliert kognitive Schwächen autistischer Menschen bei der globalen, bedeutungsgeleiteten Informationsverarbeitung und Stärken bei der lokalen, detailorientierten Verarbeitung. Hierzu liegen jedoch widersprüchliche Ergebnisse vor. Wir untersuchten daher zusätzlich den Vorzug eines globalen oder lokalen Wahrnehmungsstils. Hypothese war, dass autistische Kinder einen lokalen Wahrnehmungsstil vorziehen, ohne zwangsläufig globale Defizite aufzuweisen.

Es wurden 15 Kinder mit Autismus und 11 normal entwickelte Kinder untersucht, welche in bestimmten kognitiven Bereichen miteinander vergleichbar waren. Ein experimentelles Versuchsdesign, das Ähnlichkeit mit einem Puzzle-Spiel hat, wurde entwickelt. In den hinführenden Experimenten A und B sollten die Probanden lokale und globale Merkmale korrekt zuordnen. In Experiment C mussten entweder Bilder mit global richtiger Bedeutung, aber lokal falschen Merkmalen oder Bilder mit global falscher Bedeutung, aber lokal richtigen Merkmalen zugeordnet werden.

Es zeigte sich, dass beide Versuchsgruppen die globalen und lokalen Merkmale in Experiment A und B korrekt erkannten. In Experiment C wählten die autistischen Probanden signifikant häufiger die lokal richtigen, aber global falschen Lösungen. Wir interpretieren dies dahingehend, dass autistische Kinder zwar grundlegende globale Fähigkeiten besitzen, jedoch tendenziell einen lokalen Verarbeitungsstil vorziehen. Im Gegensatz dazu ziehen normal entwickelte Kinder klar einen globalen Verarbeitungsstil vor.

Drogenabhängigkeit bei Kinder und Jugendlichen unter besonderer Berücksichtigung der Lebensgeschichte und Behandlungsmöglichkeiten

Möller, C.

Kinderkrankenhaus auf der Bult, Hannover

Drogenabhängigkeit bei Jugendlichen ist ein zunehmendes Problem. Das Einstiegsalter in den Drogenkonsum wird immer jünger. Betroffene Jugendlichen waren in der frühen Kindheit häufig äußeren und inneren Belastungen ausgesetzt. Frühe Bindungs- und Beziehungsstörungen finden sich in der Vorgeschichte. Seelische Fehlentwicklungen und Störungen können die Folge sein. Häufig werden die Drogen als Selbstmedikation eingesetzt, um seelische Schmerzen und Nöte nicht so deutlich wahrnehmen zu müssen. Seit 1999 haben wir im Kinderkrankenhaus auf der Bult in Hannover mit der Therapiestation für drogenabhängige Kinder und Jugendliche Teen Spirit Island ein spezielles therapeutisches Angebot für diese Altersgruppe entwickelt. Um längerfristig ohne Drogen leben zu können ist eine Behandlung der Grundstörung wichtig. In einem zweiphasigen Behandlungsangebot bieten wir neben der qualifizierten Entgiftung auch eine längerfristige Kinder- und Jugendpsychiatrische/Psychotherapeutische Therapie an. Wir arbeiten in enger Kooperation mit einer Drogenberatungsstelle und einer Jugendhilfeeinrichtung, so dass wir eine hohe Beziehungskonstanz von der Ambulanten Phase über die stationäre Therapie bis zur ambulanten und stationären Nachbetreuung anbieten können.

In einem Vortrag soll die Problematik des Drogenmissbrauchs bei Kindern und Jugendlichen unter besonderer Berücksichtigung entwicklungspsychologischer Aspekte dargestellt werden und Behandlungsmöglichkeiten aufgezeigt werden.

Wenn Sprache kein Gehör mehr findet – Retrospektive Auswertung von Zwangsmaßnahmen in einer kinder- und jugendpsychiatrischen Klinik

Nitschke-Janssen, M. (1); Branik, E. (2)

(1) Klinik Sonnenhof, Kinder- und Jugendpsychiatrisches Zentrum, Ganterschwil, Schweiz; (2) Abteilung für Kinder- und Jugendpsychiatrie und Psychotherapie am Allgemeinen Krankenhaus Harburg, Hamburg

Zielsetzung: Kritische Zwischenfälle bzw. Zwangsmaßnahmen, namentlich Isolation, Zwangsmedikation und körperliche Fixierung, stellen für alle Beteiligten einen belastenden Ausnahmezustand dar. Sie können sich nachhaltig negativ auf einzelne Behandlungen und auf die therapeutischen Aktivitäten der Klinik auswirken. Mit dem Ziel, Zwangsmaßnahmen durch ein besseres Verständnis der zugrunde liegenden Dynamik reduzieren zu können, wurden die in einer Schweizer 34-Betten-Versorgungsklinik erfolgten Zwangsmaßnahmen aufgearbeitet.

Material und Methoden: Die 149 kritischen Zwischenfälle der Jahre 2002/2003 wurden retrospektiv hinsichtlich Art und Dauer der freiheitsentziehenden Maßnahme, Alter, Geschlecht, Diagnose, Begründungen für die Maßnahme und hinsichtlich der Unterschiede zwischen den Stationen quantitativ ausgewertet. Mit dem Chi-Quadrat-Test wurden Gruppenvergleiche durchgeführt.

Ergebnisse: Knapp 20 % der Klinikpatient/inn/en waren in kritische Zwischenfälle involviert. In 2/3 waren jugendliche Mädchen betroffen. In der Hälfte der Fälle waren Patient/inn/en mit einer Erstdiagnose der Kategorie F9 beteiligt. 2/3 der Patient/inn/en hatten in der

Anamnese Gewalt erlebt. Seitens des Betreuungspersonals wurde auf »Autoaggressivität« am intensivsten reagiert. Obwohl sich kein Unterschied hinsichtlich der Patientenstruktur zwischen zwei geschlossenen Stationen objektivieren ließ, entfielen auf die eine der Stationen knapp 80 % der intensivsten Massnahmen.

Zusammenfassung: Wenn Kinder und Jugendliche zur stationären Behandlung kommen, finden häufig gehandelte Reinszenierungen von Konflikten statt, die durch Ohnmacht und Aggressivität gekennzeichnet sind. Treffen solche körpersprachlichen Mitteilungen auf ein zu Kontrolle und Machtausübung neigendes Betreuungssystem, bestätigen sich für die Jugendlichen altbekannte Beziehungserfahrungen. Anstelle von Zwangsmaßnahmen kann hier Sprache frühzeitig präventiv, während der Maßnahme zur Förderung von Distanzierung, Strukturierung und Realitätsorientierung sowie nach der Maßnahme zur Einordnung in den Behandlungsverlauf für Patienten, Eltern und Behandlungsteam den therapeutischen Kontrapunkt setzen.

Familiäre Kohäsion und Hierarchie aus Sicht von brasilianischen Kindern und Jugendlichen mit dem Aufmerksamkeitsdefizit- und Hyperaktivitätssyndrom

Oswald, S. H. (1); Teodoro, M. L. M. (3); Rohde, L. A. P. (3); Käppler, C. (2)

(1) Universität Freiburg; (2) Universität Zürich, Schweiz; (3) Universidade Federal do Rio Grande do Sul, Rio Grande do Sul, Brasilien

Kinder und Jugendliche mit dem Aufmerksamkeitsdefizit- und Hyperaktivitätssyndrom (ADHS) erleben in der Familie, in der Schule und im sozialen Umfeld zahlreiche negative Interaktionen. Ihre Eltern fühlen sich meist überfordert und inkompetent im Hinblick auf die Kindererziehung. Die vorgestellte Studie hat das Ziel die Familienbeziehungen aus Sicht von Kindern und Jugendlichen mit ADHS zu untersuchen. Als Untersuchungsinstrument wurde der Familiensystemtest (FAST) verwendet, der die Familienstruktur über die Dimensionen Kohäsion und Hierarchie operationalisiert. Das Verfahren besteht aus einem Brett ähnlich dem eines Schachbretts, männlichen und weiblichen Holzfiguren und Klötzchen in drei verschiedenen Höhen zur Erhebung der Figuren. Mit diesem Material wurden die Studienteilnehmer darum gebeten ihre Familien in einer typischen, idealen und Konfliktrepräsentation darzustellen. Die untersuchte Stichprobe setzt sich aus 18 Patienten der Universitätsklinik von Porto Alegre, Brasilien, und 18 Teilnehmern ohne ADHS, parallelisiert nach Geschlecht (m = 15, w = 3) und Alter (7-18 Jahre, MW = 12,61) zusammen. Die Patienten beschrieben ihre Familien vor und nach der ambulanten Behandlung. Als Ergebnis zeigt sich, dass die Kontrollgruppe die Familie insgesamt ($p = .001$), das Vater-Kind- ($p = .003$) sowie das Mutter-Kind-Subsystem ($p = .022$) in der typischen Repräsentation signifikant kohäsiver als die Patientengruppe beschreibt. Zudem stellen die Patienten ihre Familien nach der Behandlung mit signifikant höherer Kohäsion ($p < .05$) dar. Bezüglich der Hierarchie wurden keine signifikanten Unterschiede gefunden. Diese Befunde weisen auf einen Zusammenhang zwischen dem ADHS und der familiären Kohäsion hin, der sowohl mit intrafamiliären (z.B. vermehrten Konflikten) als auch extrafamiliären Stressoren (z.B. soziale Akzeptanz) verbunden sein könnte. Berücksichtigt man die bedeutende Rolle der Familieninteraktionen für die Ausprägung und Entwicklung des ADHS, unterstreichen diese Ergebnisse die Relevanz des therapeutischen Einbezugs der Familie.

Emotionale Auffälligkeiten im Sinne des Psychopathy-Konzepts bei inhaftierten Mädchen im Vergleich Schülerinnen – Ergebnisse aus der Kölner GAP-Studie (Gewalt, Aggression, Persönlichkeit)

Pape, C.; Sevecke, K.; Krischer, M.; Döpfner, M.; Lehmkuhl, G.

Klinik für Kinder- und Jugendpsychiatrie der Universität zu Köln

Einleitung: Untersucht wurden emotionale Auffälligkeiten in Zusammenhang mit Persönlichkeitsdimensionen der Psychopathy nach Hare bei inhaftierten Mädchen im Vergleich zu einer Kontrollstichprobe. Bisher existieren kaum Studien zur Überprüfung des Psychopathy- Konzepts bei Mädchen.
Methode: Die Psychopathy-Checkliste Youth Version (PCL-YV, Forth, Kosson u. Hare 2003), das externalisierende und internalisierende Verhalten (YSR) sowie ein Traumafragebogen (CTQ) wurden bei Mädchen im Altersbereich zwischen 14 bis 19,11 Jahre angewandt. Die Kontrollgruppe bestand aus einer repräsentativen Schülerinnenstichprobe.
Ergebnisse: Im Rahmen der durchgeführten korrelativen Tests zeigten sich deutlich Unterschiede zwischen den beiden Gruppen. Es fanden sich höhere traumatische Vorerlebnisse bei den delinquenten Mädchen.

Das eigene Bild und das Bild anderer in der Wahrnehmung von Patientinnen mit Anorexia nervosa

Pawlowska, B.; Chuchra, M.

Klinik für Psychiatrie der Medizinischen Universitat in Lublin, Polen

Das Ziel der Arbeit war der Vergleich des eigenen Bildes und des Bildes von anderen bei Frauen mit Anorexia nervosa.
Versuchsgruppe und Methode: Untersucht wurde eine Gruppe von 30 Frauen mit der Diagnose Anorexia nervosa, die in der Psychiatrischen Universitätsklinik Lublin behandelt wurden. Das Durchschnittsalter der Untersuchten betrug 20 Jahre. In der Arbeit wurde der Adjektiv-Test ACL (Gough und Heilbrun) eingesetzt, welchen die Untersuchten gemäß der Instruktion ausfüllten: »Wie bist du?«, »Wie möchtest du sein?«, »Wie sind andere?«. Dieser Test erlaubt die Auswertung des realen und idealen eigenen Bildes und das reale Bild von anderen.
Resultate: Die erhaltenen Ergebnisse zeigten einen auffälligen statistischen Unterschied zwischen dem eigenen Bild und dem Bild von anderen Menschen bei der Wahrnehmung von Frauen mit Anorexie im Bereich der Selbstakzeptanz, der Notwendigkeit des Verstehens von sich selbst und von anderen, dem Sich-kümmern-um-Andere, dem Sich öffnen, der Autonomie, der Aggression, der Selbsterniedrigung und der Unterordnung. Auffällige Unterschiede wurden auch auf der Skala der Selbstkontrolle, Männlichkeit, Weiblichkeit und des freien Kindes des Testes ACL festgestellt.
Schlussfolgerungen: 1. Frauen mit Anorexia nervosa haben ein negatives eigenes Bild und ein noch negativeres Bild von anderen Menschen. 2. Andere Menschen beurteilen sie, im Vergleich zu sich selbst, als aggressiver, selbstsicherer, als Menschen die enge Verbindungen meiden, ihre Umgebung manipulieren, nach Autonomie streben und auf sich aufmerksam machen.

Die Bedingungen für die Akzeptanz von sich selbst und der Eltern bei Frauen mit Anorexia nervosa

Pawlowska, B.; Chuchra, M.

Klinik für Psychiatrie der Medizinischen Universitat Lublin, Polen

Das Ziel der Arbeit war die Bestimmung der Bedingungen für die Akzeptanz von sich selbst und der Eltern bei Mädchen mit Anorexia nervosa. Die untersuchte Gruppe stellten 30 Patientinnen, behandelt an der Psychiatrischen Universitätsklinik in Lublin mit diagnostizierter Anorexia nervosa (»purging«-Typ). Das Durchschnittsalter der Untersuchten betrug 20 Jahre. Alle hatten eine mittlere Ausbildung (Matura). Bei der Arbeit diente der Adjektiv-Test ACL (Gough und Heilbrun), welchen die untersuchten Frauen gemäß Instruktion in drei Schritten ausfüllten: »Ich bin«, »Meine Mutter ist«, »Mein Vater ist«. Das Ergebniss war ein reales Bild der Patientin, ihrer Mutter und ihres Vaters. Die Indikatoren der Akzeptanz wurden errechnet durch den Vergleich der Anzahl der positiven Adjektive und der Anzahl der negativen Adjektive, die von den Patientinnen bei der Beurteilung einzelner Personen verwendet wurden.

Schlussfolgerungen: 1. Mädchen mit Anorexia nervosa akzeptieren ihre Mutter am meisten, weniger akzeptieren sie sich selbst und am wenigsten ihren Vater. 2. Die Bedingung sich selbst zu akzeptieren geht einher mit den Eigenschaften: Arbeitseifer, Einfallsreichtum, Unabhängigkeit, die Fähigkeit zur Empathie und die Zusammenarbeit mit anderen Menschen. 3. Die Akzeptanz der Mutter ist begründet durch die Erkennung folgender Eigenschaften: Rationalität, emotionale Stabilität, die Fähigkeit, positive zwischenmenschliche Beziehungen zu erhalten und die Einigkeit mit der Umgebung. 4. Die Akzeptanz des Vaters ist verbunden mit folgenden bei ihm auftretenden Eigenschaften: Verantwortungsbewusstsein, Verständnis, Geschäftstüchtigkeit und die Fähigkeit, Rückhalt und ein Gefühl von Sicherheit zu geben.

Psychologische und familiäre Auslöser für Essstörungen bei Frauen

Pawlowska, B.

Klinik für Psychiatrie der Medizinischen Universität Lublin, Polen

Das Ziel dieser Arbeit war die Analyse der demographischen, psychologischen und familiären Veränderungen bei Frauen mit Anorexia nervosa, die in den Jahren 1993-2003 in der psychiatrischen Klinik behandelt wurden.

Material und Methode: Es wurden 216 Krankheitsgeschichten von Frauen mit Essstörungen analysiert.

Resultate: Auf Grund ärztlicher Diagnose wurde eine Gruppe von 184 Patientinnen in eine Gruppe Frauen mit diagnostizierter Anorexia nervosa – restriktiver Typ (n = 40), »purging« Typ (n = 90) und bulimischer Typ (n = 54) geteilt. Der größte Teil der Patientinnen kam aus der Stadt (70 %), 30 % vom Land. Das Durchschnittsalter der behandelten Patientinnen betrug 21,7 Jahre, das durchschnittliche Alter bei der Erkrankung 17,3 Jahre. Grundausbildung hatten 30 % der Untersuchten, mittlere Ausbildung 53 %, eine Berufsausbildung hatten 7 % und eine höhere Ausbildung 10 %. 57 % der Patientinnen setzten ihre Ausbildung fort, 10 % arbeiteten und 24 % waren arbeitslos.

Eine heile Famillie hatten 80 % der Patientinnen, demgegenüber wuchsen 20 % in zerrütteten Familienverhältnissen auf (4 % Scheidung, 8 % Tod eines Elternteils, 3 % langjähriger Auslandsaufenthalt eines Elternteils). Ihr Verhältnis mit dem Vater beurteilten 25 % der Untersuchten als positiv, mit der Mutter 37 %. Ein negatives Verhältnis mit dem Vater haben 60 % der Patientinnen, mit der Mutter 48 %. Gewalt in der Famillie signalisierten 27 % der Untersuchten, Alkoholmissbrauch des Vaters 49 %, der Mutter 11 % und der Geschwister 6 %. Somatische Krankheiten traten bei 15 % der Eltern auf und psychische bei 5 %.

Zusammenfassung: Gemäß des Typs der Essstörung werden drei Gruppen unterteilt, sie unterscheidet: die Zeit des Spitalaufenthaltes, die Arbeitsstelle, die Krankheiten des Vaters, Gewalt und das Verhältnis zur Mutter.

Gewalterfahrung und Psychopathologie im Kindes- und Jugendalter. Ergebnisse einer retrospektiven Erhebung

Pellegrini, E. (1); Kaya, M. (1); Gößler, R. (1); Jandl-Jager, E. (2)

(1) Universitätsklinik für Neuropsychiatrie des Kindes- und Jugendalters, Wien, Österreich; (2) Universitätsklinik für Tiefenpsychologie und Psychotherapie, Wien, Österreich

Gewalterfahrungen jeglicher Art stellen einen wichtigen Risikofaktor für die spätere psychische Erkrankung bei Kindern und Jugendlichen dar. In dieser Studie wurden die anamnestischen Daten aller PatientInnen, die im Jahr 2003 erstmals die Allgemeinambulanz der Universitätsklinik für Neuropsychiatrie des Kindes- und Jugendalters kontaktierten (n = 964), retrospektiv ausgewertet. Verwendet wurde ein erweiterter strukturierter Leitfaden, basierend auf dem Childhood-Trauma-Interview (Fink 1993). Die Auswertung erfolgte mittels quantitativer Methoden. Erste Ergebnisse werden präsentiert.

SSRIs bei jugendlichen Mädchen mit selbstverletzendem Verhalten – Gibt es Auswirkungen auf die Suizidalität?

Plener, P.; Fegert, J. M.; Libal, G.

Klinik für Kinder- und Jugendpsychiatrie/Psychotherapie der Universität Ulm

Zielsetzung: Neueste Berichte über ein erhöhtes Maß an Suizidalität bei mit SSRIs behandelten Jugendlichen (Newmann 2004) führten im September 2004 zu einer aktuellen FDA Warnung. Andererseits findet sich ein Zusammenhang zwischen selbstverletzendem Verhalten (SIB) und Suizidalität (Zahl u. Hawton 2004, Douglas et al 2004). SSRIs galten bis jetzt als empfohlene Therapie für SIB (Roberts 2003). Wir untersuchten retrospektiv jene Hochrisikogruppe von jugendlichen Mädchen mit SIB, die während Ihres stationären Aufenthaltes deshalb medikamentös behandelt wurden.

Materialien und Methoden: In einer retrospektiven Untersuchung erhoben wir das suizidale Verhalten sowie die Medikation zum Zeitpunkt des Suizdversuches aus den stationären Patientenakten von 16 weiblichen Jugendlichen mit selbstverletzendem Verhalten. Als Suizdversuch werteten wir alle Handlungen sich das Leben zu nehmen, die vom Patienten deklariert mit dieser Absicht unternommen wurden. Wir unterschieden zwischen leichteren und scherwiegenden, zur Aufnahme an einer Intensivstation führenden Suizdversuchen.

Ergebnisse: Von den 16 Patientinnen (Alter: mean 15;2, SD = 1;2) unternahmen 11 (68,8 %) mindestens einen Suizidversuch. Davon erhielten 8 (72,7 %) zum diesem Zeitpunkt einen SSRI als Monotherapie oder in Kombination mit einem atypischen Neuroleptikum. Insgesamt erhielten 12 (75 %) Jugendliche SSRIs, 8 (72,7 %) davon unternahmen Suizidversuche. 4 Jugendliche erhielten keine SSRIs, 2 dieser Patientinnen (50 %) unternahmen einen Suizidversuch. In der Subgruppe der schweren Formen der Suizidversuche (n = 5) erhielten 4 Mädchen (80 %) einen SSRI.

Zusammenfassung: Es zeigt sich eine erhöhte Häufigkeit von Suizidversuchen in einer mit SSRIs behandelten Gruppe. Da in dieser Hochrisikogruppe dennoch oft Bedarf an einer psychopharmakologischen Behandlungsoption besteht, werden mögliche effektive medikamentöse Alternativen diskutiert.

Sind die fundamentalen Entwicklungsstrukturen aus der Messtheorie ableitbar? Ein neues integratives Entwicklungsmodell

Prankel, B.

Klinik für Kinder- und Jugendpsychiatrie und Psychotherapie, Diakoniekrankenhaus Rotenburg (Wümme) gGmbH

Zielsetzung: Die Konvergenz zwischen Tiefenpsychologie, Verhaltenstherapie und Systemischer Therapie ist nunmehr unübersehbar. Daher ist ein integratives Interventionskonzept zu fordern. Dieses sollte (1) die grundlegenden Erkenntnismethoden (Epidemiologie, kontrolliertes Design und individuelle Mikroanalyse) unterstützen, (2) deren Forschungsergebnisse einbeziehen und (3) auf einer fundierten Entwicklungstheorie beruhen. Das hier vorgeschlagene Modell stützt sich auf eine Verwandtschaft zwischen Entwicklungsprinzipien und Messtheorie.

Methoden: In der individuellen und der Organisationsentwicklung sind Bindung und Ressourcen induktiv bewährte Strukturen. Es zeigt sich, dass Verantwortung eine dritte tragende Säule darstellt. Diese Prinzipien lassen sich auch deduktiv aus drei Axiomen zur Entwicklung des Lebens ableiten: (1) Leben ist eine komplexe Struktur, welche Materie, Energie und Information mit ihrer Umgebung austauscht. (2) An der Schnittstelle arbeitet ein adaptiver Wahrnehmungs-Handlungs-Regelkreis. (3) Dieser muss die Eigenschaften einer Messung haben, um auf lange Sicht erfolgreich zu sein.

Ergebnisse: Aus der Analyse dieser Funktionseinheit anhand der Messkriterien lässt sich folgendes ableiten: (A) Bindung ist durch lokale Objektivität gewonnenes Einverständnis: »Wir sehen dasselbe, und das eint uns.« (B) Ressourcen sind verlässliche (reliable) Wahrnehmungs- und Handlungserfolge: »Beständiges Gelingen heißt, dass ich etwas kann«. (C) Verantwortung wird einer Person durch relevante (valide) Aufgaben und Funktionen übertragen. »Meine Meinungen gelten etwas, und meine Handlungen bewirken etwas.«

Diskussion: Eine erfolgreiche individuelle Entwicklung zeigt sich in einer angemessenen Bewältigung der Umweltanforderungen. Somit können individuelle gleich wie Umweltdefizite hinsichtlich Objektivität zu Bindungsstörungen, hinsichtlich Reliabilität zu systematischen Ressourcenmängeln und hinsichtlich Validität zu mangelnder Verantwortungsübernahme führen. Die aktuellen Forschungsergebnisse zu Risikofaktoren, zu individuellen Defiziten und zu Störungen bestätigen den Nutzen des neuen Entwicklungsmodells.

Familienidentifikation in zwei Hochrisikogruppen

Prause, C.; Ohmann, S.; Sackl, P.; Völkl, S.; Werneck-Rohrer, S.; Kienbacher, C.; Bogyi, G.; Friedrich, M. H.

Universitätsklinik für Neuropsychiatrie des Kindes- und Jugendalters, Wien, Österreich

Zielsetzung: Identifikationsprozesse spielen eine wichtige Rolle in der Entwicklung von Persönlichkeit, Selbstkonzept und psychischer Gesundheit. Niedriges Identifikationsniveau deutet auf psychosoziale Belastungen hin. Die Stichprobe dieser Studie besteht aus zwei Hochrisikogruppen für die Entwicklung von psychischen Störungen: 1. Kinder von körperlich kranken Eltern und 2. Kinder, die auf der Neuropsychiatrie in Wien vorgestellt werden. Beide Stichproben sind mit psychosozialen Schwierigkeiten und deren Bewältigung konfrontiert. In welcher Form unterscheiden sich die beiden Gruppen und welche weiteren Faktoren stehen mit der Identifikation in Beziehung? Welche Praxisrelevanz ergibt sich aus diesen Ergebnissen?

Methode: Kinder und Jugendliche füllen den «Familien-Identifikations-Test» (FIT, Remschidt, Mattejat, 1999), den Kindl Lebensqualitätsfragebogen und den Youth Self Report (YSR) als Teil des diagnostischen Prozesses aus. Chi^2-Test, T-Test, Regressionen, Varianzanalysen.

Ergebnisse: 1. Die beiden Stichgruppen unterscheiden sich signifikant in der realen Identifikation mit Mutter und Vater; Kinder mit einem erkrankten Elternteil sehen sich selbst ähnlicher zu den Eltern als Kinder, die auf der Psychiatrie vorstellig werden. 2. Das Identifikationsniveau korreliert nicht mit der subjektiven Lebensqualität. 3. Je höher die psychischen Auffälligkeiten im YSR beschrieben werden, umso geringer ist das Niveau der Familienidentifikation. 4. Kinder kranker Eltern orientieren sich in ihrem Idealbild am gesunden Elternteil.

Zusammenfassung: Die Ergebnisse deuten auf eine höhere Vulnerabilität in der Klinikpopulation hin. Positive Familienidentifikation steht in signifikantem Zusammenhang mit psychischer Gesundheit. Die protektive Rolle des gesunden Elternteils wird deutlich. Die Ergebnisse betonen die Wichtigkeit von familienzentrierter Intervention und (präventiver) Förderung der Eltern-Kind-Beziehung.

Studie wurde von Drittmittelgeber finanziert: EU-Project »COSIP – Children of somatically ill parents«, 5th Framework, »Quality of Life and management of Living Ressources«

Erste Ergebnisse für ADORE-Studie in der Schweiz: Symptomschwere und Behandlung

Preuss, U. (1); Zollinger, M. (1); Kobus, N. (1); Ralston, S. (2); Lorenzo, M. (2); Felder, W. (1)

(1) Universitätsklinik für Kinder- und Jugendpsychiatrie Psychotherapie, Bern, Schweiz;
(2) Eli Lilly and Company Limited, Lilly Research Centre, Windlesham, Großbritannien

Ziele: Darstellung der Baseline-Ergebnisse für Schweizer Patienten aus der ADORE-Studie in Bezug auf Symptomschwere, Komorbidität und verschriebene Behandlung.

Methode: ADORE (ADHD Observational Research in Europe) ist eine prospektive Beobachtungsstudie in mehreren Ländern Europas. 62 Patienten wurden zur Baseline-Untersuchung in der Schweiz eingeschlossen.

Ergebnisse: 90 % der Stichprobe waren männlich und 79 % lebte mit beiden leiblichen Eltern zusammen. Der mittlere ADHD-Rating-Scale-Wert war 30,7 (SD 9,3) mit einem mittleren Wert für Aufmerksamkeitsstörung von 17,1 (SD 5,0) und einem mittleren Hyperaktivitäts-/Impulsivitätswert von 13,5 (SD 6,2). In 49 % der Fälle wurden ICD-10 Diagnosekriterien verwandt, in 44 % der Fälle DSM-IV-Diagnosekriterien und in 5 % der Fälle wurde DSM-IV und ICD-10 zur Diagnosestellung herangezogen. Komorbide Störungen fanden sich häufig und betrafen: ODD (56 %), Conduct Disorder (51 %), Angststörungen (40 %), Depression (39 %), Lernstörungen (38 %), Koordinationsstörungen (34 %), Asthma (7 %), Tics (5 %), Schlafstörungen (34 %), andere Beeinträchtigungen (13 %). In 35 % der Fälle wurden die Kinder zum ersten Mal zur Behandlung vorgestellt und in 40 % der Fälle erfolgte zuvor schon eine Behandlung (eine Behandlung ohne Psychopharmakotherapie oder Psychotherapie). Zum Therapiebeginn erhielten nur 5 % irgendeine Psychopharmakotherapie, 22 % nur Psychotherapie, 36 % eine Kombination von beidem. 7 % erhielten eine andere Behandlung und 16 % keine Behandlung.

Schlussfolgerungen: ADHS wird in der Schweiz als eine neurobiologische Störung wahrgenommen und behandelt. Die in die Studie eingeschlossenen Patienten haben mittelschwere bis schwere Symptome und weisen eine Vielzahl komorbider Störungen auf. Über die Hälfte der Patienten erhielt Psychopharmakotherapie.

Studie wurde von Drittmittelgeber finanziert: Eli Lilly and Company Limited, Windlesham, Surrey, Großbritannien

Interaktionsmuster und nonverbale Kommunikation psychisch auffälliger Kinder mit einem Therapiehund

Prothmann, A. (1); Albrecht, K. (2); Dietrich, S. (2); Hornfeck, U. (2); Stieber, S. (2); Ettrich, C. (1)

(1) Universität Leipzig Klinik für Psychiatrie, Psychotherapie und Psychosomatik des Kindes- und Jugendalters; (2) Universität Leipzig, Institut für Entwicklungs-, Persönlichkeitspsychologie und Psychodiagnostik

Zielsetzung: Kommunikationsprozesse spielen im Alltag eine bedeutende Rolle. Nonverbale Kommunikation ist authentisch, spontan und kaum willentlich beeinflussbar. Kinder haben eine natürliche Affinität zu Tieren und interagieren mit diesen überwiegend nonverbal. Dies soll in dieser Studie gezielt genutzt werden, um zu untersuchen, ob psychisch auffällige Kinder und Jugendliche charakteristische, diagnoseabhängige nonverbale Interaktionsmuster zeigen, wenn sie mit einem Therapiehund interagieren.

Methodik: Bei 40 Kindern und Jugendlichen mit den Diagnosen Anorexia nervosa, Bulimia nervosa, Autismus und Angststörung wurde über 25 Minuten das Verhalten der Patienten im Kontakt mit einem Therapiehund anhand von Videoaufnahmen analysiert. Für die computergestützte Analyse mittels INTERACT wurde ein Kategoriensystem mit 16 nonverbalen Verhaltensparametern in 4 Beobachtungskategorien (Körperhaltung, Blickkontakt, Verhalten gegenüber Hund, Verhalten gegenüber Begleitperson) eingesetzt. Die Beobachtungsdaten wurden mittels Varianzanalyse und nonparametrischen Tests auf Mittelwertunterschiede untersucht. Abschließend wurde mittels einer Diskriminanzanalyse untersucht, wie exakt die Patienten anhand der Beobachtungsdaten einer Diagnosegruppe zugeordnet werden können.

Ergebnisse: Die Patienten zeigten signifikante, diagnoseabhängige Verhaltensunterschiede im Umgang mit dem Hund. Am stärksten unterschied sich das Verhalten der Autismuspatienten von dem der Angst- und Esstörungspatienten. Autistische Kinder zeigten zahlreiche kurzdauernde Interaktionsphasen, während die Patienten mit Angststörungen seltener, aber beständiger interagierten. Während das Verhalten der Autisten mehr Ängste vor dem Tier offenbarte, zeigten die Angstpatienten körpersprachlich eher Furcht vor zwischenmenschlichem Kontakt. In der 4-Gruppen-Diskriminanzanalyse konnten 77,5 % aller Patienten ausschließlich auf Basis ihrer individuellen Verhaltensmesswerte korrekt klassifiziert werden.

Zusammenfassung: Psychisch auffällige Kinder zeigen im ungezwungenen Spiel mit einem Therapiehund charakteristische, nonverbale Interaktionsmuster, die diagnosespezifisches Verhalten abbilden und als Grundlage für therapeutische Interventionen dienen können.

Praxis- und Problemorientiertes Lernen als kommunikativer Prozess im Medizinstudium: Eine besondere Chance für das Fachgebiet der Kinder- und Jugendpsychiatrie und Psychotherapie

Puls, J. H.; Schmid, G.; Knölker, U.

Hochschulambulanz für Kinder- und Jugendpsychiatrie und Psychotherapie, Universitätsklinikum Schleswig-Holstein, Campus Lübeck

Zielsetzung: Das Fachgebiet der Kinder- und Jugendpsychiatrie und Psychotherapie (KJPP) ist im deutschen Medizinstudium nicht curricular verankert, so dass ein erfolgreicher Abschluss des Studium letztlich ohne Kontakt zur KJPP erreicht werden kann. Ziel der Lübecker Initiative war es, durch das neue didaktische Element des Praxis- und Problemorientierten Lernens (POL) mehr Studenten für das Fach zu interessieren, die Vernetzung der universitären Lehre mit den Nachbarfächern zu stärken und mit den didaktischen Möglichkeiten des POL die besondere Herausforderung, aber auch die besonderen Möglichkeiten der Kinder- und Jugendpsychiatrie und Psychotherapie zu illustrieren.

Materialien und Methoden: Seit drei Semestern wird das Fach KJPP gemeinsam mit dem Fach Psychiatrie und Psychotherapie und dem Fach Psychosomatik in der Form des POL an der Universitätsklinik Lübeck unterrichtet. Eine umfangreiche Evaluation aller einzelnen Vorlesungen und Kurse begleitete die Initiative. Die didaktischen Grundzüge des POL und ihre praktische Umsetzung werden am Beispiel des Studierendenunterrichtes in der KJPP dargestellt. Dabei werden auch exemplarische »paper-cases« als klassisches Instrument des POL vorgestellt.

Ergebnisse: Die Ergebnisse der Evaluation demonstrieren, dass die Akzeptanz des Faches bei den Studierenden durch die Neustrukturierung der universitären Ausbildung deutlich verbessert werden konnte. Hierzu tragen neben der verstärkten Vernetzung der Fächer untereinander besonders die methodischen Möglichkeiten des POL bei. Das vernetzte Lernen des POL ergänzt sich in gelungener Weise mit der Notwendigkeit vernetzten Denkens und Arbeitens in der KJPP.

Zusammenfassung: Praxis- und Problemorientiertes Lernen bietet eine neue und für die Kinder- und Jugendpsychiatrie und Psychotherapie besonders geeignete didaktische Methodik.

Stigmatisierung von Kindern und Jugendlichen mit Tourette-Syndrom und Zwangserkrankung

Quiner, S.; Eichberger, H.; Seyringer, M. E.; Friedrich, M. H.
Universitätsklinik für Neuropsychiatrie des Kindes- und Jugendalters, Medizinische Universität Wien, Österreich

Ziel: Ziel unserer Untersuchung ist die Frage nach der Stigmatisierung aus der Sicht der Betroffenen, der Angehörigen und der Allgemeinbevölkerung.
Methode: Patienten mit einem Tourette Syndrom und einer Zwangserkrankung nach DSM-IV. Geplant ist der Einschluss von 100 Patienten pro Diagnosengruppe. Als Untersuchungsinstrumente dienen der ILK (Lebensqualität), ein Fragebogen nach Stigmatisierung sowie ein Fragebogen nach dem Wissen über die Erkrankung, welche von uns formuliert und in die statistische Auswertung integriert werden. Als Vergleichsgruppe wählen wir die Angehörigen der Betroffenen und die Allgemeinbevölkerung.
Ergebnisse: In diesem Zusammenhang wollen wir die ersten Ergebnisse dieser Untersuchung präsentieren.
Zusammenfassung: Stigmatisierung ist ein wichtiges Thema in der gesamten Psychiatrie. Der subjektive Leidensdruck sowie der Umgang im sozialen Umfeld resultieren daraus. Unsere Hypothese ist, dass die Stigmatisierung von Aussen größer ist als die der Betroffenen selbst. Dies könnte ihre Ursache im nach außen hin »auffällig« wirkenden Krankheitsbild und im Unwissen über die Erkrankung selbst bergen. Stigmatisierung ist somit ein Thema, das nicht nur Patienten betrifft, sondern auch die behandelnden Ärzte, welche von der Stigmatisierung der Öffentlichkeit gegenüber psychiatrischen Patienten konfrontiert sind.

Nikotin- und Alkoholkonsum von stationär behandelten Kindern und Jugendlichen

Ribeiro, S. (1); Jennen-Steinmetz, C. (2); Schmidt, M. H. (1); Becker, K. (1)

(1) Klinik für Psychiatrie und Psychotherapie des Kindes- und Jugendalters am Zentralinstitut für Seelische Gesundheit, Mannheim; (2) Abteilung für Biostatistik am Zentralinstitut für Seelische Gesundheit, Mannheim

Zielsetzung: Anhand einer klinischen Inanspruchnahmepopulation einer kinder- und jugendpsychiatrischen Klinik sollen Erfahrungen, psychosozialer Kontext sowie Einstellungen zu Nikotin- und Alkoholkonsum von Kinder und Jugendlichen untersucht werden.
Materialien und Methoden: Alle zwischen 01. Mai 2001 und 30. Juni 2003 stationär behandelten Patienten, die mindestens acht Jahre alt und in der Lage waren, die Fragestellung zu verstehen, wurden gebeten, eine gekürzte Version des »Fragebogen zum Gebrauch legaler und illegaler Drogen« zu beantworten. Das Instrument der Schweizerischen Fachstelle für Alkohol- und andere Drogenprobleme Lausanne erfragt sowohl persönliche Erfahrungen, wie z.B. Alter zu Beginn fast täglichen Rauchens und Konsum alkoholischer Getränke als auch Rauch- und Trinkgewohnheiten der Eltern und Erfahrungen von peers.
Ergebnisse: Kinder und Jugendliche mit einer hyperkinetischen Störung und/oder einer Störung des Sozialverhaltens beginnen früher mit dem Rauchen als andere. Hyperkinetische Jungen haben ein fünffach erhöhtes Risiko zu rauchen und Alkohol zu trinken (Odds Ratios). Jungen mit einer Störung des Sozialverhaltens zeigen ein 11-fach erhöhtes Risiko zu rauchen und ein 21fach erhöhtes Risiko Alkohol zu konsumieren. Als Prädiktoren für

Rauchen bei Mädchen zeigte sich Rauchen der Mutter (p < .01) und Rauchen des Vaters (p < .05). Bei den Jungen ergab sich dieser Zusammenhang nicht.

Zusammenfassung: Patienten mit den Diagnosen Hyperkinetische Störung und/oder Störung des Sozialverhaltens beginnen früher mit dem Rauchen und haben insgesamt ein erhöhtes Risiko zu rauchen oder Alkohol zu trinken. Sie sind besonders gefährdet, eine Abhängigkeitserkrankung zu entwickeln.

Quantitative Daten einer geschlossenen jugendpsychiatrischen Akutstation

Rüth, U.; Beer, F.; Freisleder, F. J.

Heckscher-Klinik für Kinder- und Jugendpsychiatrie und Psychotherapie des Bezirks Oberbayern in München

Zielsetzung: Quantitative Daten der geschlossenen jugendpsychiatrischen Kriseninterventions- und Akutstation der Heckscher-Klinik München werden dargelegt.

Methode: Retrospektive Analyse des Patientenjahrgangs 2003.

Ergebnisse: Bei 308 Behandlungsepisoden erfolgte die Aufnahme in 78,2 % primär unter dem Rechtsgrund des § 1631b BGB, in 18,2 % nach Bayr. Unterbringungsgesetz. 25 % der Patienten blieben maximal 3 Tage, weitere 43,8 % zwischen 4 bis 14 Tagen bei einem Median der Aufenthaltsdauer von 8 Tagen und einer Gesamtdurchschnittsverweildauer von 13,37 Tagen (Standardabweichung Durchschnittsverweildauer 15,76 Tage). Patienten mit einer Verweildauer von 15 und mehr Tagen (31,2 % der Behandlungsepisoden) erbrachten 55,7 % der Pflegetage. Es zeigte sich ein weitreichendes Diagnosenspektrum mit kriseninterventorischen und therapeutischen Behandlungen und entsprechenden Unterschieden der Durchschnittsverweildauer je nach Diagnosen (F43.0/43.2: 8 Tage; F32/33: 19 Tage; F20: 33 Tage). Primär nach dem Unterbringungsgesetz zugewiesene Patienten wurden hochsignifikant nicht auf eine Station im Hause weiterverlegt (***$p < 0.005$), waren hochsignifikant eher männlich (***$p < 0.005$) und blieben hochsiginifkant häufiger maximal 6 Tage auf Station (***$p < 0.005$). Geschlechtsspezifische Aspekte der Behandlung ergaben sich bei 60,1 % weiblichen Patienten (n = 185) mit einer Überrepräsentation männlicher Jugendlichen bei schizophrenen Störungen (F20: 76 % männlich, ***$p < 0.005$) und Hyperkinetischen Störungen (F90: 85 % männlich, ***$p < 0.005$) und weiblichen Patienten bei Anpassungsstörungen (F43.0/43.2: 24,5 % männlich, *$p < 0.05$) und Borderlinestörungen (F60.3: 0 % männlich, ***$p < 0.005$). Aufnahmen erfolgten überwiegend von zu Hause (56,8 %) oder aus Jugendhilfeeinrichtungen (20,1 %) sowie aus medizinischen Kliniken (13,6 %). Entlassungen führten nach Hause (40,9 %), in Maßnahmen der Jugendhilfe (19,8 %) sowie auf eine andere Station der eigenen Klinik (32,3 %).

Schlussfolgerungen: Die geschlossene Akutstation arbeitet hochintensiv kriseninterventorisch wie auch intensiv-therapeutisch unter besonderen Bedingungen.

Spätdiagnosen rezeptiver Sprachstörungen

Rüth, U.

Heckscher-Klinik für Kinder- und Jugendpsychiatrie und Psychotherapie des Bezirks Oberbayern in München

Problemstellung: Rezeptive Sprachstörungen sind schwierig zu diagnostizieren da fehlendes sprachliches Verstehen nur indirekt und mittels spezieller Untersuchungstechniken nachweisbar ist. Die Diagnosestellung über einem Alter von 10 Jahren geschieht nur bei entsprechendem spezifischem Verdacht.

Methode: Anhand eines qualitativen Ansatzes werden späte Diagnosestellungen rezeptiver Sprachstörungen analysiert.

Ergebnisse: Spezifische Verdachtsdiagnosen werden z.B. gestellt bei den nicht ausreichend erklärlichen Sozialverhaltensstörungen nicht-sozialisierter Art (F91.1) Diskrepanzen zwischen nicht-verbaler und verbaler Intelligenz (CFT vs. Verbalteil HAWIK-III) spezifischen Hinweisen aus schulischen Leistungstests (Multiple-Choice gute Ergebnisse vs. Verständnisfragen, freier Text schlechte Ergebnisse) mit bizarren freien sprachlichen Antworten und multiplen anderen Symptomen (Aggression als Kontrollmechanismus, Wechsel zwischen serviler Haltung mit Aggression und Angst, spezifischen Verhaltensauffälligkeiten und sprachlichen Neologismen). Die stationäre Beobachtung unter spezifischen Beobachtungsbedingungen erleichtert das Erkennen der Verständnisprobleme und sozialen Einschränkungen. Multimorbidität mit Lernbehinderung, Hyperkinetischer- bzw. Aufmerksamkeitsdefizit-Störung, Bindungsstörung und beginnender Persönlichkeitsstörung muss bedacht werden und schließt die Diagnose nicht aus. Differentialdiagnostisch ist an Sprachauffälligkeiten bei beginnenden Psychosen zu denken. Auffällig war qualitativ eine Häufung der Diagnose bei Gutachten als Ausdruck der Notwendigkeit der exakten Diagnostik sowie bei Jugendlichen aus den Neuen Ländern und ausreichend lange stationär beobachteten Jugendlichen.

Schlussfolgerung: Spätdiagnosen rezeptiver Sprachstörungen können durch anderweitige Symptombildungen verdeckt werden und bedürfen der Möglichkeit fachspezifischer Diagnostik.

Körperbezogene Emotionen in der kunsttherapeutischen Darstellung

Scheel, U.; Pohle, J.

Luisenklinik, Fachklinik für Kinder- und Jugendpsychiatrie und -psychotherapie, Bad Dürrheim

Die Möglichkeiten und die Art des Ausdrucks von Emotionen mit dem Körper werden wesentlich von der emotionalen Besetzung des eigenen Körpers bzw. seiner Areale mitbestimmt. Insbesondere in der Behandlung von essgestörten Kindern und Jugendlichen ist die lebensgroße Aufzeichnung der Körperumrisse ein gängiges, therapeutisches Medium. Dieses kann und wird häufig mit körperbezogenen Inhalten und Bedeutungen gefüllt und bearbeitet. Dabei zeigt sich immer wieder eine für den jeweiligen Patienten spezifische Bedeutung von einem oder mehreren Körperarealen.

An der Schnittstelle von Kinder- und Jugendpsychiatrie und -psychotherpie einerseits und Kunsttherapie andererseits wird untersucht, inwiefern und in welcher Weise sich die emotional getönte Besetzung von Körperarealen bei verschiedenen kinder- und jugendpsychiatrischen Krankheitsbildern unterscheidet. In einem weiteren Schritt werden Konsequenzen für die interdisziplinäre Behandlung und Überlegungen für weitere Untersuchungen abgeleitet.

Extrinsische Schlafstörungen bei Kindern und Jugendlichen – Kooperation von Pädiatrie und Kinderpsychiatrie

Scheffler, U. (1); Schlüter, B. (2)

(1) Abteilung für Kinder- und Jugendpsychiatrie, der Vestischen Kinderklinik Datteln, Universität Witten/Herdecke; (2) Pädiatrisches Schlaflabor und Abteilung für Allgemeine Pädiatrie der Vestischen Kinderklinik Datteln, Universität Witten/Herdecke

Ein- und Durchschlafprobleme sind im Kindes- und Jugendalter häufig und können unterschiedliche Ursachen haben. Die Internationale Klassifikation der Schlafstörungen (International Classification of Sleep Disorders, ICSD) unterscheidet Dyssomnien, Parasomnien und Schlafstörungen bei psychischen und körperlichen Erkrankungen. Die Dyssomnien werden in intrinsische und extrinsische Schlafstörungen sowie Störungen des endogenen Schlaf-Wach-Rhythmus unterteilt. Aufgrund des technologischen Fortschritts im Schlaflabor steht mit der Computer-gestützten Polysomnographie ein Messverfahren zur Bestätigung von intrinsischen Schlafstörungen (Narkolepsie, schlafbezogene Atmungsstörungen, Syndrom der unruhigen Beine im Schlaf, Syndrom der periodischen Beinbewegungen im Schlaf) zur Verfügung. Bei den im Kindesalter häufigen extrinsischen Schlafstörungen kommt der polygraphischen Schlafuntersuchung eher der Stellenwert einer Ausschlussdiagnostik zu. Extrinsische Schlafstörungen bei Kindern können als Symptome angesehen werden einer nicht gelungenen Regulation, oder neben anderen psychosomatischen Beschwerden hinweisend sein für Konflikte auf einer Interaktionsebene im familiären und sozialen Umfeld des Patienten. Im Vordergrund steht hier nicht die technische Untersuchung sondern eine psychiatrisch-psychotherapeutische Diagnostik mit biographischer Anamnese, Einschätzung der kindlichen Fähigkeiten und die Beurteilung des familiären Beziehungsgefüge.

Anhand ausgewählter Beispiele soll die Kooperation von Pädiatrie und Kinderpsychiatrie in der Diagnostik und Therapie extrinsischer Schlafstörungen im Kindes- und Jugendalter mit Aspekten der familientherapeutischen Behandlung dargestellt werden.

Phänotyp, Genotyp und Verhaltensauffälligkeiten beim Smith-Magenis-Syndrom – Beobachtungen an zwei Patienten

Schiffer, C. (1, 2); Mazitschek, U. (2); Schmidt, M. H. (1); Voigtländer, T. (2)

(1) Klinik für Psychiatrie und Psychotherapie des Kindes- und Jugendalters, Zentralinstitut für Seelische Gesundheit, Mannheim; (2) Institut für Humangenetik, Universität Heidelberg

Zielsetzung: Das Smith-Magenis-Syndrom ist ein seltenes »Contiguous-gene-syndrome«, welches durch eine interstitielle Mikrodeletion im kurzen Arm von Chromosom 17 (del 17p11.2) verursacht wird. Inzwischen ist ein Gen im kritischen Bereich (RAI-1 Gen) bekannt, in dem Frameshift Mutationen ebenfalls zu dem Syndrom führen. Es handelt sich um ein Dysmorphiesyndrom mit einer leichten bis mittelgradigen Intelligenzminderung.

Im folgenden wollen wir besonders auf den Verhaltensphänotyp zweier betroffener Kinder hinweisen, der zur Diagnosestellung geführt hat. Charakteristisch sind ausgeprägte Schlafstörungen, denen eine Störung der zirkadianen Melatoninsekretion zugrunde liegt.

Materialien und Methoden: Wir berichten über ein 5 Jahre altes Mädchen und einen 7 Jahre alten Jungen mit mentaler Retardierung, die beide unspezifische faciale Dysmorphiezeichen aufwiesen. Beide waren aufgrund ihres auffälligen Verhaltens überwiesen worden (u.a. Autoaggressionen, Stereotypien und insbesondere Schlafstörungen). Es wurde klinisch die Verdachtsdiagnose eines Smith-Magenis-Syndroms gestellt.

Ergebnisse: Die molekularzytogenetische Untersuchung (FISH) bestätigte bei beiden Patienten das Vorliegen einer 17p11.2 Mikrodeletion. Das sichert die Diagnose eines Smith-Magenis-Syndroms, ein Syndrom, das bislang zu selten diagnostiziert wird.

Zusammenfassung: Bei Patienten mit Intelligenzminderung und variablen Auffälligkeiten, bei denen charakteristische Verhaltensstörungen bestehen, sollte man an ein Smith-Magenis-Syndrom denken und eine molekularzytogenetische Abklärung veranlassen. Das Syndrom läßt sich eher am Verhaltensphänotyp als an den Dysmorphiezeichen erkennen.

Psychotische Symptome bei einer Jugendlichen mit atypischer Pneumonie nach Einnahme von Roxithromycin

Schiffer, C.; Kentner-Figura, B.; Becker, K.; Schmidt, M. H.

Klinik für Psychiatrie und Psychotherapie des Kindes- und Jugendalters, Zentralinstitut für Seelische Gesundheit, Mannheim

Zielsetzung: Roxithromycin gehört zur Wirkstoffgruppe der Makrolid-Antibiotika und hat sich insbesondere in der Therapie der bronchopulmonalen Infektionen bewährt. Nebenwirkungen betreffen vorwiegend den Gastrointestinaltrakt und die Haut. In der Literatur wurde nach Makrolideinnahme bisher sehr selten über Nebenwirkungen mit Auslösung von Halluzinationen berichtet.

Materialien und Methoden: Wir berichten über eine 14-jährige Jugendliche, die erstmals vor 2 Jahren kurzzeitig akustische Halluzinationen mit Stimmenhören nach Einnahme von Roxithromycin bei Infekt entwickelte. Nach Absetzen waren die psychotischen Symptome vollkommen reversibel. Nach zwei Jahren wurde der Jugendlichen erneut Roxithromycin bei atypischer Pneumonie durch Mykoplasmen verordnet. Nach der Einnahme des Antibiotikums bot die Jugendliche erneut psychotische Symptome mit akustischen und optischen Halluzinationen. Sie zog sich zurück, entwickelte diffuse Ängste und hörte weibliche und männliche Stimmen, oft durcheinander und meistens imperativ. Die Patientin fühlte sich verfolgt und umgeben von Menschen mit schwarzen Augen und Haaren. Vor der stationären Aufnahme fügte sie sich in suizidaler Absicht Schnittwunden an beiden Handgelenken zu und nahm Ibuprofen und Aspirin Tabletten ein.

Ergebnisse: Nach Absetzen des Antibiotikums waren die psychotischen Symptome im stationären Verlauf langsam und vollkommen rückläufig.

Zusammenfassung: Wir berichten über die Auslösung von optischen und akustischen Halluzinosen bei einer Jugendlichen nach Einnahme des Makrolids Roxithromycin bei Infekt. Die psychotische Symptomatik war nach Absetzen des Antibiotikums reversibel. Die Prognose ist günstig.

Transsexualität als entwicklungspsychopathologisches Übergangsphänomen bei Jungen – Kasuistik und Literaturübersicht

Schilling, U.; Bilke, O.

Klinik für Kinder- und Jugendpsychiatrie und Psychotherapie, Vivantes-Humboldt-Klinikum, Berlin

Problematik: Vorübergehende Störungen der sexuellen Identität sind insbesondere in der adoleszentären Entwicklungsphase keine Seltenheit und meist kein Anlass für therapeutische Interventionen. Stellt sich aber eine persistierende Sexualproblematik dar, die vor allem im Übergangsbereich der sexuellen Identität starke Schwankungen zeigt, so kann eine stationäre oder ambulante Psychotherapie indiziert sein.

Kasuistik: An Hand des Falles eines 14-jährigen transsexuellen Jungen wird dargestellt, wie sich einerseits familiäre Einflussfaktoren, andererseits biologische Entwicklungshemmnisse, aber auch entwicklungspathologische Phänomene im Sinne der Persönlichkeitsentwicklungsstörung gegenseitig beeinflussen und eine schwerste Symptomatik mit intensivstem Therapiebedarf bedingen. Das relativ geringe Alter des Patienten, die Massivität seines Veränderungswunsches und das erhebliche suicidale Agieren führten zu einer krisenhaften Zuspitzung, die offenbar immer jüngere Patienten betreffen kann. Es wird ein integratives, psychoanalytisches und sozialtherapeutisches Therapiekonzept für derartige Fälle vorgestellt.

Diskussion: Schon 1994 stellte Sigusch eine Tendenz zum früheren Auftreten sexueller Identitätsstörungen fest. Dennoch ist dieser Symptombereich in der Diagnosotik und Therapieplanung narzisstischer oder anderer eher extrovertierter Persönlichkeitsentwicklungsstörungen bei Jungen wenig ausgearbeitet. Eher unter forensischem als unter psychotherapeutischem Aspekt werden diese seltenen Fälle in der Literatur diskutiert. Therapeutische Dilemmata (u.a. zu großer normativer »Druck« vs. postmodernem Laissez-faire) sind im Einzelfall durch besonders strukturierte multimodale Therapieplanung zu entschärfen.

Vom »Es fehlt …« zum »Du fehlst …« – Vom diffusen Verlustgefühl über performatives Sprechen und Spielen zur analytischen Abstraktion

Schlesinger, R.

Praxis für Analytische Kinder-und-Jugendlichen-Psychotherapie, Heidelberg

Anhand von Ausschnitten aus der Langzeittherapie eines zu Beginn der Behandlung 8,6 Jahre alten Jungen mit Störung des Sozialverhaltens soll aufgezeigt werden, wie der Patient im Rahmen der therapeutischen Beziehung generationsübergreifende Konflikte und frühe Beziehungserfahrungen inszenieren und sich davon lösen konnte.

Durch die Entwicklung und das Verstehen der Narration konnte eine Umstrukturierung gelingen, die zu anderen Beziehungsmustern führte.

Komorbidität und psychosozialer Betreuungsbedarf von Kindern und Jugendlichen mit anorektalen Fehlbildungen

Schmidt, D.; Winter, S.; Maerzheuser, S.; Mau, H.; Lehmkuhl, U.

Charité – Universitätsmedizin Berlin, Campus Virchow-Klinikum, Klinik für Psychiatrie, Psychosomatik und Psychotherapie des Kindes- und Jugendalters

Zielsetzung: Kinder und Jugendliche mit anorektalen Fehlbildungen entwickeln in 30-50 % psychische Störungen (Diseth 1996, Rothbarth 2001). Das Ziel dieser Studie ist, Kinder und Jugendliche mit anorektalen Fehlbildungen hinsichtlich psychiatrischer Komorbidität und psychosozialen Betreuungsbedarfes zu untersuchen.

Methodik: Seit Juli 2004 werden Kinder und Jugendliche mit anorektalen Fehlbildungen (4 bis 17 Jahre) aus der kinderchirurgischen Ambulanz kinder- und jugendpsychiatrisch untersucht. Sie durchlaufen ein Screening, welches eine Kurz-Anamnese (Kurz-BaDo), Fragebögen zu Stärken und Schwächen (SDQ) und die Familien-Belastungsskala (FABEL) umfasst. Allen Patienten wird eine kinder- und jugendpsychiatrische Betreuung angeboten. Die Mitbetreuung beinhaltet neben einer kinder- und jugendpsychiatrischen Diagnostik einschließlich Kiddie-Sads (K-SADS-PL, 2000) und OPD-KJ (Arbeitsgruppe OPD-KJ, 2003) gegebenenfalls eine Therapieempfehlung.

Ergebnisse: Es erfolgt die deskriptive Auswertung der Komorbidität und des psychosozialen Betreuungsbedarfs der Patienten mit anorektalen Fehlbildungen. Inwieweit die Ergebnisse des Screening mit denen der kinder- und jugendpsychiatrischen Diagnostik übereinstimmen, wird empirisch überprüft. Darüber hinaus wird dargestellt, in welchem Maße sich kinder- und jugendpsychiatrisch auffällige Patienten für eine kinder- und jugendpsychiatrische Mitbetreuung entscheiden. Die Patienten werden hinsichtlich soziodemografischer Daten (Kurz-BaDo), psychischer Gesundheit (SDQ) und psychosozialen Belastungen (FABEL) verglichen.

Zusammenfassung: Die interdisziplinäre Betreuung von Patienten mit anorektalen Fehlbildungen ist notwendig, um die Prävention beziehungsweise das frühzeitige Erkennen und Behandeln von kinder- und jugendpsychiatrischen Störungen zu gewährleisten. Es wird diskutiert, inwieweit das Screening zum Erfassen eines kinder- und jugendpsychiatrischen Betreuungsbedarfes im Klinikalltag dient.

Entwicklung und klinische Prüfung eines Selbstmanagement-Ansatzes für Jugendliche zur Behandlung von Beziehungsstörungen mit Gleichaltrigen

Schmitt, E. (1); Aretz, R. (1); Feldkötter, D. (1); Rademacher, C. (2); Schürmann, S. (2); Walter, D. (2); Wenk, S. (1); Döpfner, M. (1, 2)

(1) Christoph-Dornier-Stiftung für Klinische Psychologie, Institut Köln; (2) Klinik und Poliklinik für Psychiatrie und Psychotherapie des Kindes- und Jugendalters an der Universität zu Köln

Zielsetzung: Der Aufbau stabiler Beziehungen zu Gleichaltrigen ist eine bedeutsame Ressource zur Bewältigung der Entwicklungsaufgaben in der Adoleszenz. In der klinischen Praxis treten Probleme mit Gleichaltrigen im Rahmen unterschiedlichster, im Jugendalter oftmals schwer klassifizierbarer Störungsbilder auf, wodurch bei der Auswahl störungsspezifischer Interventionen nicht selten Passungsprobleme entstehen. Der Behandlungsansatz der Arbeitsgruppe SELBST (Selbstwert-. Aktivitäts- und Affekt, Leistungs-, und Beziehungsstörungen) verfolgt ein problem- und ressourcenorientiertes Vorgehen auf Grundlage des Selbstmanagementansatzes von Kanfer. Der vorliegende Beitrag beschreibt die Entwicklung des SELBST-Manuals zum Bereich Beziehungsprobleme mit Gleichaltrigen. Eine geplante Studie zur Prüfung der Praktikabilität und Wirksamkeit wird erläutert.

Material und Methoden: Das Manual besteht aus vier Interventionsbereichen. Der Bereich Informationsverarbeitung umfasst Bausteine zur Schulung der sozialen Wahrnehmung, zur Bearbeitung dysfunktionaler Attributionsstile und zum Aufbau von Problemlösekompetenz. Im Bereich Grundannahmen und Überzeugungen werden Bausteine zur Auflösung kognitiver Verzerrungen und der Entwicklung funktionaler Grundannahmen eingesetzt. Der Bereich Affektregulation und Impulskontrolle beinhaltet Bausteine zur Steigerung der Selbststeuerungsfähigkeit. Dabei werden Methoden zur Impuls- und Ärgerkontrolle sowie zur Steigerung von Selbstsicherheit eingesetzt. Bausteine des Interventionsbereiches Fertigkeiten dienen der Erweiterung des Verhaltensrepertoires des Jugendlichen, vor allem in den Bereichen Kommunikation und Konfliktbewältigung. Das Manual bietet dem Anwender die Möglichkeit, individuelle problemspezifische Therapieprogramme zu erstellen.

Anhand einer Stichprobe von 10-15 Patienten wird eine Evaluation des Therapiemanuals durchgeführt. Dabei soll die Praktikabilität der Bausteine erfasst und eine erste empirische Prüfung der Wirksamkeit vorgenommen werden. Design, Stichprobe und Instrumente werden vorgestellt.

Ergebnisse und Zusammenfassung: Im Beitrag werden Aufbau und Wirksamkeitsprüfung des Manuals präsentiert, erste Ergebnisse werden diskutiert.

Konstruktion und Evaluation eines Therapieprogramms für die Behandlung von Kindern mit Sozialen Ängsten (THAZ-Soziale Angst)

Schneider, H. (1); Suhr-Dachs, L. (2); Döpfner, M. (2)

(1) Christoph-Dornier-Stiftung, Institut Köln; (2) Klinik für Psychiatrie und Psychotherapie des Kindes- und Jugendalters der Universität zu Köln

Zielsetzung: Zum jetzigen Zeitpunkt liegen im deutschen Sprachraum erst sehr wenige kognitiv-behaviorale Therapieprogramme zur Behandlung von Sozialen Ängsten im Kindes und Jugendalter vor. Es handelt sich dabei vor allem um stark strukturierte Gruppentherapieprogramme, in denen der genaue Ablauf der Therapie Sitzung für Sitzung ausgearbeitet ist. Im Gegensatz dazu soll in dieser Studie ein multimodales Behandlungsmanual zur individuellen Behandlung von Kindern mit sozialen Ängsten im Einzeltherapiesetting entwickelt werden.

Methoden: Entwickelt wird das Behandlungsprogramm im Rahmen des Therapieprogrammes für Angst- und Zwangstörungen (THAZ). Das Behandlungsmanual soll aus folgenden Bausteinen bestehen, die individuell, je nach der Manifestation der Störung, auf das Kind zugeschnitten werden können: 1. Psychoedukative und kognitive Interventionen; 2. Behaviorale Interventionen (Aufbau sozialer Fertigkeiten; Integration in natürliche Gruppen); 3. Emotional Physiologische Interventionen (Exposition in Vivo; Entspannungstechniken). Dabei sollen am Anfang der Behandlung die individuellen Problembereiche exploriert, sowie spezifische Behandlungsziele festgelegt werden. Anschließend werden aus den Bausteinen individuelle Behandlungstechniken zur Erreichung der Therapieziele ausgewählt. Eine weitere Besonderheit des Manuals soll die intensive Einbeziehung von Bezugspersonen sein. Das Behandlungsmanual soll anhand einer kleinen Stichprobe aus einer klinischen Inanspruchnahmepopulation (n = 15) auf seine Durchführbarkeit und Wirksamkeit überprüft werden. Dabei soll in einem Eigenkontrollgruppendesign zunächst eine kontaktfreie Phase von sechs Wochen, in der die Baseline erhoben wird, stattfinden. Es folgen eine sechswöchige Diagnostikphase, sowie drei Interventionsblöcke zu je sechs Terminen, der Abschluss der Therapie und eine Katamneseerhebung.

Ergebnisse: Das Poster gibt einen Überblick über den Aufbau des Therapieprogramms sowie das Studiendesign und erste Erfahrungen.

Einflusskraft von prä- und/oder perinatalen risikoerhöhenden Faktoren auf den postnatalen Entwicklungsverlauf im Vor- und Schulalter unter Berücksichtigung der psychosozialen risikoerhöhenden und -mildernden Bedingungen an einer Stichprobe von Schweizer Kindern

Schnyder, R. (1); Perrig, P. (2); Felder, W. (1); Preuss, U. (1)

(1) Kinder- und Jugendpsychiatrische Poliklinik der Universitären Psychiatrischen Dienste Bern, Schweiz; (2) Psychologisches Institut der Universität Bern, Schweiz

Bereits seit mehreren Jahrzehnten befasst sich die Forschung damit, risikoerhöhende und -mildernde Bedingungen für die Entwicklung des Menschen aufzudecken. Die risikoerhöhenden biologischen und psychosozialen Bedingungen können die Entwicklung von psychischen Störungen begünstigen. Jedoch zeigt sich, dass sich eine Teilgruppe von Risikokindern unauffällig entwickeln, was den Blick der Forschung auf die risikomildernden Faktoren und das Zusammenspiel von risikoerhöhenden und -mildernden Bedingungen gelenkt hat. Trotz intensiver Forschungsbemühungen in diesem Bereich sind viele Fragen noch offen.

Die vorliegende Studie befasst sich mit dem Zusammenspiel von risikoerhöhenden und -mildernden Faktoren. Insgesamt wurden im Rahmen einer Entwicklungsstudie die Daten von 144 Berner Kinder erhoben. Aufgrund eines anamnestischen Fragebogens wurden die Kinder den Gruppen Risikokinder vs. Nicht-Risikokinder zugeteilt. 33 Kinder (22.9 %; 19 Jungen, 14 Mädchen) weisen prä- und/oder perinatale Risikofaktoren auf und bilden die Risikogruppe. 111 Kinder (71,1 %; 56 Jungen, 55 Mädchen) gehören aufgrund einer unauffälligen prä- und perinatalen Entwicklung der Nicht-Risikogruppe an. Die psychosozialen risikoerhöhenden und -mildernden Faktoren, die zwischen der Geburt und dem Kindergartenalter auftreten können, wurden mit einem Elternfragebogen erfasst. Zusätzlich wurden von den Kindern im Kindergartenalter und in der 1. und 2. Grundschulstufe verschiedene Entwicklungsmaße erhoben (Intelligenz, motorische Entwicklung, sprachliche Entwicklung, Entwicklung des Lesens und Schreibens, psychische Auffälligkeiten, Schulkarriere, etc.). Ziel der Studie ist es, die Entwicklung der Kinder unter Berücksichtigung der risikoerhöhenden und -mildernden Faktoren vorherzusagen und wichtige Prädiktoren für die kindliche Entwicklung festzulegen. Es werden die wichtigsten Ergebnisse dargestellt.

Ergänzende Gruppentherapie für anorektische und bulimische Patientinnen im Kindes- und Jugendalter – Vorstellung eines klinikübergreifenden Pilotmodells

Schulze, U. M. E.; Schmid, M.; Zander, A.; Zerahn-Hartung, C.; Fegert, J. M.

Universitätsklinik für Kinder- und Jugendpsychiatrie/Psychotherapie, Universitätsklinikum Ulm

Zielsetzung: Programme zur kognitiven Verhaltenstherapie bei Anorexia und Bulimia nervosa sollen zur Rückfallverminderung beitragen und damit die Langzeitprognose dieser Störungsbilder verbessern. Spezifische Angebote für die Altersgruppe der Kinder und Jugendlichen sind noch immer eingeschränkt verfügbar. Materialien und Methoden: Vorgestellt wird die Entwicklung eines Gruppen-Therapie-Programmes, welches klinikübergreifend Patienten aus unserem stationären, teilstationären und ambulanten Bereich einschloss. In Ergänzung zur individuellen Therapie wurden über sechs Monate im zweiwöchentlichen Rhythmus zwei halb-offene Gruppen (Motivations- und Hauptgruppe, jeweils zwei Therapeuten, max. 8 Patienten) angeboten. Darüber hinaus fanden zwei Elternabende statt.

Ergebnisse: Während die therapeutische Arbeit mit den Patienten in der Motivationsgruppe schwerpunktmäßig der intendierten Erzielung einer Krankheitseinsicht durch Informationsvermittlung diente, war es in der Hauptgruppe möglich, mit Hilfe spezifischer verhaltenstherapeutisch orientierter Therapiemodule konkret inhaltlich zu arbeiten. Zusammenfassung: Die Trennung in zwei Gruppenangebote stellte sich aufgrund eines interindividuell unterschiedlichen Ausmaßes an Motivation und Krankheitseinsicht als zielführend im Hinblick auf eine sinnvolle Ergänzung des Therapieangebotes für unsere essgestörten Patientinnen dar.

Konzentration durch Vorsätze trotz ablenkender Reize – eine Vergleichsstudie von ADHS und Kontrollkindern

Schwantje, W. (1); Gawrilow, C. (1); Gollwitzer, P. M. (1, 2)

(1) Universität Konstanz; (2) New York University, USA

Zielsetzung: Bisherige Forschung konnte belegen, dass Vorsätze (»Wenn Situation X eintritt, dann führe ich Verhalten Y aus.«) die Zielerreichung erleichtern und effektives Handeln ermöglichen, ohne dass bewusste Selbstkontrolle notwendig ist (Gollwitzer, 1999). Ziel der vorliegenden Studie war es zu untersuchen, ob Vorsätze Kindern mit einer Aufmerksamkeitsdefizit-/Hyperaktivitätsstörung (ADHS) eine bessere Konzentrationsleistung ermöglichen und Ablenkungen effektiver abgewehrt werden können (resistance to distraction).

Materialien und Methoden: In der aktuellen Studie wurden die Effekte von Vorsätzen in einer Stichprobe aus 33 Jungen mit ADHS und 43 gesunden Jungen ohne ADHS (Kontrollgruppe) im Alter zwischen 9 und 12 Jahren (MW = 10.6, SD = 1.2) untersucht. Alle Kinder lösten am Computer Mathematikaufgaben aus dem Konzentrations-Leistungs-Test von Düker (1959). Gleichzeitig erschienen in unregelmäßigen Abständen Ablenkungen in Form eines Kinderfilms auf einem zweiten Bildschirm.

Ergebnisse: Die beiden Gruppen unterschieden sich signifikant ($p < .001$) hinsichtlich der Rechenleistung, wobei die gesunden Kinder mehr Aufgaben lösen konnten als Kinder mit ADHS. Zudem profitierten die ADHS-Kinder signifikant von einem aufgabenerleichterndem Vorsatz, während ein versuchungshemmender Vorsatz oder ein allgemeines Ziel keine Verbesserungen in den Rechenleistungen erbrachte. Für die Kontrollgruppe zeigte sich dieser Effekt nicht: die gesunden Jungen lösten gleich viele Aufgaben in allen drei Bedingungen. Dieser Befund ist vermutlich auf die sehr guten Rechenleistungen der Kontrollkinder zurückzuführen (Deckeneffekt).

Zusammenfassung: Insgesamt sprechen die Ergebnisse dafür, dass durch den aufgabenerleichternden Vorsatz kognitive Kapazitäten frei werden, die es ADHS Kindern ermöglichen, auch bei für sie anstrengenden und schwierigen Aufgaben gute Leistungen zu erzielen.

Bindung und Psychopathy bei jugendlichen Straftätern

Schönberg, T.; Krischer, M.; Sevecke, K.; Döpfner, M.

Klinik und Poliklinik für Psychiatrie und Psychotherapie des Kindes- und Jugendalters, Universität zu Köln

Thematik: In der vorliegenden Studie wurde der Bindungsstatus von delinquenten männlichen Jugendlichen und der Zusammenhang mit Psychopathy-Dimensionen untersucht.

Methode: Das Adult Attachment Projective (AAP, George, Pettini, West, 1999) wurde mit einer Gruppe von 20 männlichen jugendlichen Inhaftierten durchgeführt und mit einer unauffälligen Schulstichprobe verglichen. Außerdem wurde zum Zwecke der Validierung der IPPA (Inventory of Parents and Peer Attachment, Armsden u. Greenberg, 1987) herangezogen.

Ergebnisse: Bei den delinquenten Jugendlichen zeigte sich ein extrem hoher Prozentsatz von 35 % delinquenter Jugendlicher mit desorganisiertem Bindungsstatus, die zugleich einen deutlich höheren Psychopathy-Score aufwiesen als die Vergleichsgruppe. Die mittels Varianzanalysen ermittelten endgültigen Ergebnisse werden auf der Postersession des Kongresses vorgestellt.

Die Faktorenstruktur der PCL-YV bei delinquenten und unauffälligen Jugendlichen im Vergleich – Ergebnisse aus der Kölner GAP-Studie (Gewalt, Aggression, Persönlichkeit)

Sevecke, K.; Krischer, M.; Döpfner, M.; Lehmkuhl, G.

Klinik für Psychiatrie und Psychotherapie des Kindes- und Jugendalters der Universität zu Köln

Einleitung: In der vorliegenden Untersuchung wird erstmals die Psychopathy-Checkliste Youth Version (PCL-YV) an deutschen männlichen und weiblichen inhaftierten und unauffälligen Jugendlichen im Altersbereich zwischen 14 bis 19,11 Jahre angewandt. Bisher existieren kaum Studien zu Geschlechtsunterschieden und der Überprüfung des Psychopathy- Konzepts bei Mädchen.

Methode: Es wurden Faktorenanalysen berechnet, inwiefern sich bei deutschen Jugendlichen ähnliche Faktorenstrukturen abbilden lassen wie in amerikanischen Untersuchungen.

Ergebnisse: Bei Jungen und Mädchen sowie bei den unauffälligen Jugendlichen ergaben sich unterschiedliche Einzelfaktoren, die auf unterschiedliche Profile hinweisen und damit für eine unterschiedliche und geschlechtsspezifische Bedeutung der Persönlichkeitsdimensionen der PCL sprechen. Insgesamt scheint eine 3- bzw. 4-faktorielle Lösung gegenüber der 2-faktoriellen Lösung von Hare Vorteile zu bringen. Der Summenscore hingegen zeigt bei den delinquenten Jungendlichen keinen wesentlichen Geschlechtsunterschied.

Heimaufenthalt, psychische Erkrankung und Lebensqualität

Sieber, K.; Goldbeck, L.

Universitätsklinik für Kinder- und Jugendpsychiatrie/Psychotherapie Ulm

Einleitung: Die Lebensqualitätsforschung bei psychisch auffälligen Kindern und Jugendlichen steht noch am Anfang. Es ist bekannt, dass psychische Erkrankung mit einer beeinträchtigten Lebensqualität (LQ) einhergeht. Wir haben untersucht, inwieweit psychosozial schwierige Lebensumstände, repräsentiert durch einen Aufenthalt in der stationären Jugendhilfe, ebenfalls die Lebensqualität tangieren.

Methode: Grundlage der Studie ist die vollständige Untersuchung einer repräsentativen Stichprobe von 20 Jugendhilfeeinrichtungen mit 689 Kindern und Jugendlichen (478 Jungen, 208 Mädchen). Der Altersdurchschnitt beträgt 14,4 Jahre. Sie leben im Schnitt seit 2,2 Jahren in ihren Einrichtungen. Psychiatrische Diagnosen wurden nach ICD-10 erfasst. Das durch zwei Skalen ergänzte Inventar zur Erfassung der LQ von Kindern und Jugendlichen wurde im Fremdbild (Erziehereinschätzung) und Selbstbild erhoben. Wir berechneten Gruppenvergleiche zwischen psychisch auffälligen Heimkindern, psychisch unauffälligen Heimkindern und einer Schülerstichprobe aus Familienhaushalten.

Ergebnisse: Psychisch erkrankte Heimkinder zeigen die niedrigste LQ aller drei Gruppen. Dieser Befund ist für Selbst- und Fremdbild konsistent. Zwischen psychisch gesunden Heimkindern und Kindern aus Familienhaushalten zeigten sich differentielle Befunde, je nach spezifischer LQ-Dimension. So beurteilten die Heimkinder ohne Diagnose ihre LQ signifikant positiver im Bereich Schule, jedoch signifikant negativer im Bereich Familie.

Diskussion: Der Faktor psychische Gesundheit ist relativ stärker mit der LQ assoziiert als die psychosozialen Lebensumstände von Kindern und Jugendlichen.

Schlussfolgerung: Psychisch auffällige Kinder und Jugendlichen in Heimen sind eine Hochrisikogruppe und benötigen gezielte psychiatrisch-psychotherapeutische Unterstützung.

Studie wurde von Drittmittelgeber finanziert: Janssen-Cilag GmbH

Wirksamkeit von Atomoxetin in placebokontrollierten Studien bei Kindern, Jugendlichen und Erwachsenen mit Aufmerksamkeitsdefizit-/Hyperaktivitätsstörung

Simpson, A. (1); Kratochvil, C. J. (2); Newcorn, J. H. (3); Allen, A. J. (4); Faries, D. E. (4); Milton, D. R. (4); Feldman, P. D. (4); Michelson, D. (4); Wehmeier, P. M. (5); Dittmann, R. W. (5, 6); Biederman, J. (7)

(1) Eli Lilly and Company, Ltd, Basingstoke, Hants., Großbritannien; (2) University of Nebraska, Medical Center, Omaha, USA; (3) Mount Sinai Medical Center, New York, USA; (4) Lilly Research Laboratories Indianapolis, USA; (5) Medizinische Abteilung, Lilly Deutschland GmbH, Bad Homburg; (6) Psychosomatische Abteilung, Universitäts-Kinderklinik, Hamburg; (7) Massachusetts General Hospital, Boston, USA

Einleitung: Atomoxetin ist ein hochselektiver Hemmer des Noradrenalintransporters. Die Substanz gehört nicht zu den Psychostimulanzien und wurde als Therapeutikum zur Behandlung der Aufmerksamkeitsdefizit-/Hyperaktivitätsstörung (ADHS) entwickelt.

Methoden: Es wurden acht große, randomisierte, doppelblinde, placebokontrollierte Akutbehandlungsstudien bei Patienten mit ADHS durchgeführt (4 bei Kindern, 2 bei Kindern und Jugendlichen, und 2 bei Erwachsenen). Drei Studien bei Kindern wurden mit einmal täglicher Dosierung durchgeführt (6–8 Wochen), die anderen 5 Studien mit zweimal täglicher Dosierung. Die Dosierung war in allen Studien Gewichtsbezogen (8–9 Wochen). Erwachsene wurden über 10 Wochen mit zweimal täglicher Dosierung behandelt, wobei die Aufdosierung innerhalb einer definierten Bandbreite erfolgte. In 5 Studien mit Kindern und Jugendlichen waren die im Studienprotokoll festgelegten primären Outcome-Parameter als die von den Eltern angegebenen Symptomkriterien nach DSM-IV definiert. In einer Studie lagen Lehrerberichte zugrunde. In allen Studien mit Erwachsenen wurden Selbsteinschätzungsskalen verwendet.

Ergebnisse: In allen Studien war Atomoxetin bei der Reduzierung der durchschnittlichen Symptom-Scores des primären Outcome-Parameters im Vergleich zu Placebo überlegen. Die Effektstärke der einmal täglichen Dosierung war mit der Effektstärke der zweimal täglichen Dosierung vergleichbar. Es traten keine schweren Vorkommnisse im Hinblick auf die Arzneimittelsicherheit auf. Die Verträglichkeit war gut, worauf die Absetzrate wegen unerwünschter Ereignisse von weniger als 5% in den Studien mit Kindern und Jugendlichen hinweist.

Zuammenfassung: Atomoxetin scheint sicher und wirksam bei der Behandlung von ADHS bei Kindern, Jugendlichen und Erwachsenen zu sein.

Studie wurde von Drittmittelgeber finanziert: Eli Lilly and Company, Indianapolis, Indiana, USA

Erniedrigte Serotoninkonzentration im Plasma bei Jugendlichen mit externalen Verhaltensproblemen

Skowronek, M. H. (1); Maras, A. (2); Laucht, M. (1); Fischer, T. (1); Wilhelm, C. (1); Schmidt, M. H. (1)

(1) Klinik für Psychiatrie und Psychotherapie des Kindes- und Jugendalters, Zentralinstitut für Seelische Gesundheit, Mannheim; (2) Academisch Centrum voor Kinder- en Jeugdpsychiatrie, Oegstgeest, Niederlande

Zielsetzung: Die Bedeutung einer serotonergen Dysfunktion wird im Zusammenhang mit aggressiv-impulsiven Verhaltensproblemen diskutiert. Es besteht die Annahme einer reduzierten serotonergen Neurotransmission insbesondere in den Bereichen des frontalen Kortex und limbischer Strukturen. Serotonerge Parameter und deren Bedeutung im Zusammenhang mit externalen Verhaltensproblemen wurden bei Jugendlichen aus der Allgemeinbevölkerung, die ein höheres Risiko für die Entwicklung von Verhaltensstörungen tragen, in dieser Form noch nicht untersucht.

Methoden: Im Rahmen einer prospektiven Längsschnittstudie von Risikokindern wurden anhand eines Fallkontrolldesigns 30 Jugendliche (20 m, 10 w, 15 Jahre) ausgewählt, bei denen die Serotoninkonzentration im Plasma bestimmt und externale Verhaltensauffälligkeiten mittels einer Elternbefragung (CBCL, Child Behavior Check List nach Achenbach) erfasst wurden.

Ergebnisse: Es fanden sich signifikante, negative Korrelationen zwischen den Plasmaserotoninkonzentrationen und der Sekundärskala Externalisierendes Verhalten im CBCL sowie den Problemskalen Aggressives und Dissoziales Verhalten. Diese Zusammenhänge bestehen auch weiterhin, wenn frühere Verlaufsdaten zur Psychopathologie zur Analyse verwendet werden.

Zusammenfassung: Die Hypothese einer reduzierten serotonergen Neurotransmission im Zusammenhang mit externalen Verhaltensweisen konnte anhand von Plasmauntersuchungen unterstützt werden. Dieser Zusammenhang besteht bei erkrankten Personen wie auch bei ver-haltensauffälligen Jugendlichen aus der Allgemeinbevölkerung. Die Stabilität dieses Zusammenhangs auch zu früheren Untersuchungszeitpunkten unserer Langzeitstudie legt nahe, dass eine gestörte serotonerge Funktion am ehesten bei Jugendlichen mit persistierenden externalen Verhaltensproblemen zu finden ist.

Studie wurde von Drittmittelgeber finanziert: BMBF

Emotionale mimische Reaktionen auf Erfolg und Misserfolg bei Kindern mit HKS

Slusarek, M.

Rheinische Kliniken Essen, Kinder- und Jugendpsychiatrie

Zielsetzung: Obgleich die Relevanz emotionaler und motivationaler Probleme von Kindern mit HKS allgemein anerkannt ist werden sie in der Wissenschaft oft wenig erforscht.
Wir erwarteten vor dem Hintergrund der Leistungsmotivationsforschung, dass Kinder mit HKS durch eine geringe Aufgabenpersistenz gekennzeichnet sind, welche durch eine geringe Erfolgserwartung und eine hohe Misserfolgsangst verursacht wird. Weiterhin erwarteten wir in unserer Untersuchung, dass durch die Einführung adäquater Anreize eine

angemessene motivationale Basis für eine erfolgreiche Aufgabenausführung erzielt werden kann und sich dies nicht nur im Leistungsverhalten sondern auch in emotionaler Erleben nachweisen lässt.

Methode: In unserer empirischen Studie konfrontierten wir 33 Kinder mit HKS, 33 Kinder mit anderen psychiatrischen Störungen und 33 Kinder einer normalen Vergleichsgruppe mit einer einfachen Reiz-Reaktionsaufgabe. Differentielle Anreize wurden durch die Einführung unterschiedlicher Gewinn/Verlustbedingungen eingeführt. Die emotionalen Reaktionen der Kinder wurden über den mimischen Ausdruck der Kinder mit Hilfe der FACS-Kodiersystems von Ekman und Friesen (1978) analysiert.

Ergebnisse: Die Ergebnisse zeigen, dass unter der Bedingung geringer Anreize die emotionalen Reaktionen der Kinder mit HKS durch weniger positive Reaktionen auf Erfolg und mehr negative Reaktionen auf Misserfolg gekennzeichnet waren. Unter der Bedingung starker Anreize hingegen zeigten Kinder mit HKS mehr positive Reaktionen auf Erfolg und weniger negative Reaktionen auf Misserfolg. Sie zeigten somit ein emotionales Reaktionsmuster, das im Rahmen der Leistungsmotivationsforschung als zielführender gilt und auf eine angemessene Leistungsmotivation hindeutet.

Schlussfolgerungen: Diese Ergebnisse belegen die Relevanz emotionaler Prozesse für die pathologischen Mechanismen des HKS und weisen auf Ansatzpunkte für therapeutische Interventionen hin.

Studie wurde von Drittmittelgeber finanziert: DFG

Methodenvergleich von strukturierter Videoanalyse und bipolarem präfrontalem EEG bei der Methylphenidateinstellung von Kindern mit AD(H)-Syndrom

Svitavsky, M.

Trotz der allgemein bekannten symptomreduzierenden Wirkung von Methylphenidat bei Kindern mit Aufmerksamkeitsdefizitsyndrom und hyperkinetischer Störung (F90.0 und F90.1 ICD-10), besteht in der Öffentlichkeit eine zum Teil emotionalisierte Diskussion über Nutzen und Risiken des Einsatzes von Präparaten mit dem Wirkstoff Methylphenidat. Unter anderem wird von Gegnern die mangelnde Kompetenz von verschreibenden Ärzten bei der Einstellung der Medikation kritisiert. Tatsächlich wird in der Praxis wiederholt Laien die Entscheidung über die Dosishöhe überlassen. Fragebögen, die an Lehrer und Eltern verteilt werden, werden zwar häufig eingesetzt, genügen aber nicht wissenschaftlichen Kriterien. Sie sind in den Händen ungeschulter Laien zu sehr beobachtungsfehlerabhängig. Neben diesen fehleranfälligen Vorgehensweisen wird von Fachleuten noch selten die vergleichende Analyse von Videoaufnahmen in Standardsituationen eingesetzt. Da es über die Validität dieser Methode jedoch kaum Studien gibt, hat sie sich nicht als Standard etabliert. Völlig unbekannt ist der Einsatz von EEG bei der Einstellung von Methylphenidat. In der vorliegenden Studie wurde die Qualität der beiden Methoden an einer zufällig ausgewählten Stichprobe von 30 Kindern mit Aufmerksamkeitsdefizitsyndrom (Mindestalter 9 Jahre) aus einer psychotherapeutischen Praxis unter kontrollierten Bedingungen untersucht und verglichen: a) vergleichende Videoanalyse in Standardsituationen, b) präfrontales bipolares EEG in Stadarsituationen. Mit beiden Methoden konnte in mehreren Parametern die Idealdosis statistisch signifikant ($p < .05$) ermittelt werden. Mittels der EEG-Methode wurde die wirksamste Dosis sogar statistisch hoch signifikant ($p < .01$) differenziert.

EEG- Unterschiede in einem visuellen und akustischen Go-NoGo Paradigma bei Kindern mit und ohne ADHS

Sühlfleisch-Thurau, U. (1); Buchmann, J. (2); Göhre, C. (1); Häßler, F. (2)

(1) Tagesklinik für Kinder- und Jugendpsychiatrie/-psychotherapie der GGP im ASBmbH, Rostock; (2) Universitätsklinik für Kinder- und Jugendneuropsychiatrie und Psychotherapie der Universität Rostock

Einleitung: Die EEG Frequenzanalyse erlaubt die Untersuchung mentaler Prozesse wie Informationsverarbeitung, Aufmerksamkeit. Bei Erwachsenen sind diese Prozesse gut untersucht, bei Kindern existieren nur wenige Studien zum Thema. Wir untersuchten 15 Kinder mit ADHS bei der Bearbeitung eines CPT im Vergleich zu einer Kontrollgruppe.

Methode: 30 Kinder (7;1–13;7) davon 15 mit der Diagnose ADHS, bearbeiteten einen visuellen und akustischen CPT. Die Kontrollgruppe bestand aus 15 alters- und geschlechtsparallelisierten Patienten unserer Klinik. Der CPT bestand aus je 500 Reizen, davon 115 attention (gelbes Licht/tiefer Ton), 75 target (rot nach gelb/hoch nach tief), 40 NoGo-Reize, 270 random (grün/mittelhoch). Nach der Präsentation attention-target sollten die Kinder so schnell wie möglich eine Taste drücken. Das EEG wurde nach dem 10/20 System abgeleitet und mittels Complexer Demodulation die Bandanteile in einem Zeitfenster von 50 bis 650ms berechnet.

Ergebnisse: Kinder mit ADHD zeigten höhere fronto-temporale Alpha-Aktivität im akustischen CPT sowohl für den attention als auch für den target-Trigger. Auch im Theta-Band zeigte sich höhere Aktivität in parieto-occipitalen Regionen in beiden Triggerbedingungen. Für den visuellen CPT fanden sich keine Unterschiede.

Zusammenfassung: Das Theta-Band wird im Zusammenhang mit Informationsverarbeitungsprozessen diskutiert, das Alpha-Band mit Aufmerksamkeitsprozessen. Die höhere Aktivität im Theta-Band könnte für eine größere Anstrengung der Kinder mit ADHS bei der Aufgabenbearbeitung sprechen. Höhere Alpha-Aktivität könnte ebenfalls im Zusammenhang mit größerer Anstrengung stehen – Kinder mit ADHS brauchen mehr Aufmerksamkeit, um die Aufgabe zu lösen. Wir diskutieren diese Befunde im Zusammenhang mit einem Automatisierungsdefizit der ADHS-Kinder.

Der Hepp-Song: Einsatz von musiktherapeutischen Medien zur Unterstützung der Krankheitsbewältigung bei einem Patienten mit Tourette-Syndrom

Sühlfleisch-Thurau, U.; Hasselberg, N.; Martinsohn-Schittkowski, W.; Häßler, F.; Göhre, C.

Tagesklinik für Kinder- und Jugendpsychiatrie/ -psychotherapie der GGP im ASBmbH, Rostock

Zielstellung: Multimodale Therapieverfahren stellen eine sinnvolle Ergänzung der individuellen Psychotherapie im Rahmen des teilstationären Settings dar. Wir berichten über den Prozess der Krankheitsbewältigung bei einem zum Zeitpunkt der teilstationären Aufnahme 11;6 jährigen Jungen.

Methode: Nach der Diagnosestellung Tourette – Syndrom erfolgte die Psychoedukation des Patienten. Dieser reagierte zunächst mit massiver Abwehr gegenüber der Diagnose und verleugnete die Symptomatik. Da der Patient sich für Musik begeisterte, wurde in der Musiktherapie ein Hip-Hop-Song, der einen besonders häufig auftretenden vocalen Tic beinhaltete, gemeinsam mit ihm entwickelt.

Ergebnisse: Im regelmäßigen Kontakt zwischen Musiktherapeuten und Patient entstand ein festes und tragfähiges Arbeitsbündnis, das sich positiv auf die gesamte Behandlung auswirkte. Behandlungsziele konnten dadurch besser erreicht werden.

Zusammenfassung: Dieser musiktherapeutische Prozess trug als Ergänzung der medizinischen und verhaltenstherapeutischen Therapie wesentlich zur Krankheitseinsicht, -bewältigung und Persönlichkeitsstärkung beim Patienten bei.

Clozapin-induzierte Gewichtszunahme: Eine Studie in monozygoten Zwillingen und gleichgeschlechtlichen Geschwisterpaaren

Theisen, F. M. (1); Gebhardt, S. (2); Haberhausen, M. (1); Heinzel-Gutenbrunner, M. (4); Wehmeier, P. M. (1); Krieg, J.-C. (2); Kühnau, W. (5); Schmidtke, J. (5); Remschmidt, H. (1); Hebebrand, J. (3)

(1) Klinik für Kinder- und Jugendpsychiatrie und -psychotherapie, Universität Marburg; (2) Klinik für Psychiatrie und Psychotherapie, Philipps-Universität Marburg; (3) Klinik für Kinder- und Jugendpsychiatrie und -psychotherapie, Universität Essen; (4) Institut für Medizinische Biometrie und Epidemiologie, Marburg; (5) Medizinische Hochschule Hannover

Einleitung: Um die relativen Beitrag von genetischen Faktoren bei der Antipsychotika-induzierten Gewichtszunahme zu erfassen, untersuchten wir die Ähnlichkeit in der BMI (kg/m^2) Veränderung unter Clozapin in 5 monozygotischen (MZ) Zwillingen im Vergleich zu 7 gleichgeschlechtlichen Geschwisterpaaren.

Methoden: Zwillings- und Geschwisterpaare wurden über ein Telefonscreening von 786 niedergelassenen Psychiatern identifiziert. Gemessene Daten über Körpergewicht und -länge wurden im Querschnitt und retrospektiv aus der Krankengeschichte erfasst. Clozapin ΔBMI (Behandlungsperiode mit Clozapin) und Gesamt ΔBMI (Vorbehandlung mit anderen Antipsychotika plus Behandlungsperiode mit Clozapin) wurden untersucht.

Ergebnisse: Wir fanden eine größere Ähnlichkeit im Gesamt ΔBMI in MZ Zwillingen (Intrapaar-Differenz 2.78 ± 3.41 kg/m^2) als in gleichgeschlechtlichen Geschwisterpaaren (5.55 ± 4.35 kg/m^2), was in Erblichkeitsschätzungen von h2 = 0.8 und A = 0.45 (ACE twin model) resultierte. Die Intrapaar-Differenzen im Clozapin ΔBMI zwischen Zwillingen und Geschwisterpaaren waren ähnlich.

Schlussfolgerung: Wir formulieren die Hypothese, dass das unter Clozapin erreichte Gewichtsplateau durch genetische Faktoren beeinflußt ist. Die Gewichtszunahme unter der Vorbehandlung mit anderen Antipsychotika scheint die Gewichtszunahme unter Clozapin zu begrenzen, was erklären könnte, warum die Erblichkeitsschätzungen für Gesamt ΔBMI höher sind, als für Clozapin ΔBMI.

Sprechstunde für Frühe Interaktionsstörungen

Thoms, E.; Schmidt, D.; Hiersche, S.

Park-Krankenhaus Leipzig-Südost GmbH, Klinik für Kinder- und Jugendpsychiatrie, Psychosomatik und Psychotherapie

Seit 2002 bietet die Klinik für Kinder- und Jugendpsychiatrie, Psychosomatik und Psychotherapie im Rahmen der Institutsambulanz eine Sprechstunde für Frühe Interaktionsstörungen im Umfang von 16 Stunden pro Woche an. Frühzeitige Interventionsstrategien sollen langfristig chronische seelische Fehlentwicklungen verhindern. In Kooperation mit dem Sozialpädiatrischem Zentrum in Leipzig und den niedergelassenen Pädiatern und der Einbindung in ein regionales Netzwerk »Frühe Hilfen für Eltern mit Säuglingen und Kleinkindern« wird die Sprechstunde mit den diagnostischen, beratenden und therapeutischen Angeboten intensiv genutzt.

Diagnostik in Kooperation: Anamnese, Entwicklungs- und neurologische Diagnostik, Videogestützte Diagnostik der Eltern-Kind-Kommunikation und gemeinsame Auswertung durch Eltern und Therapeuten, »Geister im Kinderzimmer« – elterliche Einstellungen und Phantasien und Aufzeigen elterlicher und kindlicher Ressourcen.

Beratung und Therapie in Kooperation Entwicklungssymptom- und situationsbezogener Lösungsversuche mit den Eltern (Verhalten), Arbeit an der Eltern-Kind-Interaktion unter Berücksichtigung der eigenen Geschichte der Eltern, Symptome verstehen lernen und Finden/Nutzen von Ressourcen/Lösungen, sowie Physiotherapie (Vojta, Bobath, Psychomotorik), Ergotherapie, sensorische Integration, Musiktherapie, Sprachtherapie, frühe Sprachanbahnung und Sozialberatung.

Klassifikation der Störungen mit Hilfe von ZTT- ICD20, Bindungstyp, Emotionale Verfügbarkeit, Videodiagnostik mit ressourcenorientierter interaktiver Analyse, Interaction guidance.

Auf Grund der hohen Inanspruchnahme wird das Angebot sowohl quantitativ als auch qualitativ erweitert. Tagesklinische Behandlungsansätze mit multifamilientherapeutischen Ansätzen ergänzen die oftmals notwenigen Interventionsmöglichkeiten. Dargestellt werden die bisher erhobenen Daten.

Systemische Familientherapie mit musiktherapeutischen Elementen – eine Falldarstellung im stationären Bereich

Thoms, E.; Becker, T.; Jänicke, C.

Park-Krankenhaus Leipzig-Südost GmbH, Klinik für Kinder- und Jugendpsychiatrie, Psychosomatik und Psychotherapie

Ziel: Integration von musiktherapeutischen Elementen in die systemische Familientherapie.

Vorgehen: Für Kinder stellt die Teilnahme an der systemischen Familientherapie eine besondere Herausforderung dar. Es fällt ihnen oft schwer stillzusitzen, sich zu konzentrieren, zu Wort zu kommen und einen angemessenen Ausdruck für ihre Bedürfnisse und Befindlichkeiten zu finden. Die Kombination von systemischer Familientherapie und Musiktherapie bietet die Möglichkeit interfamiliäre Kommunikation nonverbal zu gestalten und so insbesondere Kindern eine Stimme zu verleihen. Als ein Bestandteil der multimodal-multiprofessionellen Therapie in der stationären Kinder- und Jugendpsychiatrie stellen wir die

Zusammenarbeit einer Diplom-Psychologin und eines Musiktherapeuten anhand eines Einzelfalls dar.

Schlussfolgerung: Die Integration von musiktherapeutischen Elementen stellt eine sinnvolle Ergänzung der Methoden der systemischen Familientherapie dar. Sie bietet gerade Kindern eine nonverbale Ausdrucksmöglichkeit und ermöglicht somit den Zugang zu neuen Informationen.

Konzeptioneller Wandel einer kinderpsychiatrisch-psychotherapeutischen Station. Auf der Suche nach einer gemeinsamen Sprache

Thoms, E.; Hoffmann, A.-C.; Schmidt, D.; Jahn, T.

Park-Krankenhaus Leipzig-Südost GmbH, Klinik für Kinder- und Jugenpsychiatrie, Psychosomatik und Psychotherapie

Konzeptionelle Veränderungen sind als Antwort auf in Bewegung befindliche Prozesse zu verstehen. Veränderte psychosoziale Lebensbedingungen schaffen neue Ausdruckformen von seelischer Störung und in der Folge neue professionelle Betrachtungsformen und Bearbeitungsstrategien. Wurden bis vor 4 Jahren überwiegend neurotische Krankheitsbilder behandelt, stehen zunehmend Symptome im Kontext mit Traumatisierungen im Vordergrund. Fest strukturierte Therapieprogramme mit gemeinsamem Beginn und gemeinsamer Beendigung der Therapie mussten verlassen werden, um den individuellen Bedürfnissen traumatisierter Patienten und ihrer Familien gerecht zu werden. Dissoziationen, Sprachlosigkeit und Beziehungsstörungen sind bei unseren traumatisierten Patienten und ihren Familien wesentliche Merkmale die einer konzeptionellen und psychodynamischen Antwort bedürfen. Um die Beziehungs- und Bindungsfähigkeit zu verbessern, wurden ambulante Familien-Gruppen sowohl zur Vorbereitung als auch nach der stationären/teilstationären Maßnahme installiert. Im Vordergrund stehen zunächst Sicherheit, Halt und strukturgebende Maßnahmen, um so eine sequentielle Bearbeitung der Traumatisierung individuell und wohl dosiert zu ermöglichen. Gruppentherapeutische Prozesse erleichtern die Arbeit, da das am eigenen Körper und der eigenen Seele Erlebte mit anderen geteilt werden kann und nicht mehr den unerhöhten Charakter des Außergewöhnlichen tragen muss. Multifamilientherapie im 4-wöchigen Rhythmus an Wochenenden unterstützt dieses therapeutische Anliegen.

Die psychotherapeutische Bearbeitung, die entwicklungspsychologische Nachreifung als auch die Traumabearbeitung setzen regressive als auch progressiv – konstruktive Anregungen im Gruppensetting der Station voraus. Unterstützt werden diese Maßnahmen durch eine intensive Begleitung des Einzelnen durch den Pflege- und Erziehungsdienst sowie durch musik-, bewegungs- und ergotherapeutischer Gruppen- und Einzelarbeit. Die Traumabearbeitung findet im einzeltherapeutischen Setting unter Anwendung von Entspannungsmethoden, »sicherem Raum«, Screentechnik und der Integration traumatisch Erlebten statt. Dissoziation soll durch Integration abgelöst werden. Hierzu dienen Alltagsprozesse in dem halt- und strukturgebenden stationären Setting. Die Sprachlosigkeit der Familiensysteme oftmals über Generationen tradiert und die dissoziative, spaltende, Verantwortung abgebende Haltung vieler Eltern wird durch ihre Integration in den Behandlungs- und Betreuungsprozess, auch im Alltagsbereich wie z. B. Verantwortungsübergabe an die Eltern für die Ordnung im Schrank des Kindes auf Station bearbeitbar.

Die Übernahme von Verantwortung und die Integration von traumabedingten Verarbeitungsmodi in progressive Bewältigungsstrategien spielt nicht nur für das Kind sondern auch für die Eltern und das gesamte Familiensystem eine entscheidende Rolle. So kann Selbstsicherheit, Schutz und die Entwicklung neuer Bewältigungsstrategien die Prognose für alle Beteiligten verbessern. Zahlenmaterial im Poster.

Drogensprechstunde als integrierter Behandlungsbaustein eines komplexen Therapieangebotes für drogenabhängige Kinder und Jugendliche in Leipzig

Thoms, E.; Fromme, E.; Oehme, M.

Park-Krankenhaus Leipzig Südost GmbH, Klinik für Kinder- und Jugendpsychiatrie, Psychosomatik und Psychotherapie

Drogenkonsumierende Kinder und Jugendliche werden in Leipzig in einem 2-phasigen Therapieprogramm behandelt. Seit 2002 wurde das therapeutische Angebot um ein ambulantes Setting – die Drogensprechstunde – erweitert. Wichtige therapeutische Variablen bilden dabei ein jugendspezifischer Ansatz, feste Rahmenbedingungen, eine intensive Bindungs- und Beziehungsarbeit sowie ein pädagogisch-therapeutischer Ansatz. Erfahrungen haben gezeigt, dass ein drogenakzeptierender Ansatz bei Neueinsteigern und bei deren Angehörigen nicht der geeignete Behandlungsansatz darstellt. Möglichst frühe Interventionen, die altersentsprechend und individuell aufgebaut sind, unterscheiden sich von den im Erwachsenenbereich bewährten niedrigschwelligen und drogenakzeptierender Konzepten. Dies erklärt möglicherweise die niedrigen Fallzahlen minderjähriger Patienten in den regionalen Suchtberatungsstellen. Insbesondere traumatisierte, schwer bindungsgestörte und psychotische Jugendliche mit Abhängigkeitsdiagnose profitieren von der Drogensprechstunde. Diese bietet sowohl ein vorstationäres als auch ein nachstationäres Behandlungsangebot außerhalb des Klinikgebäudes in einer Einrichtung und in Zusammenarbeit mit einem freien Träger der Jugendhilfe realisiert. Im vorstationären Bereich geht es um Angstreduktion, exakte Indikationsstellung, ärztlich-psychologisch-soziale Diagnostik und die Vermittlung in ein geeignetes therapeutisches Setting. Durch diesen qualifizierten Ansatz lassen sich z. T. lange stationäre Aufenthalte vermeiden bzw. frühzeitige stationäre Interventionen einleiten. Im nachstationären Bereich werden die Pat. durch ihre Bezugstherapeuten über einen längeren Zeitraum ambulant weiterbehandelt. Hier lassen sich gruppentherapeutische Effekte nutzbar machen. In diesem Bereich spielt die Krisenintervention und Rückfallprophylaxe eine wichtige Rolle, wobei die Jugendlichen in diesem Fall auf die vertrauensvolle Beziehung zu einem Therapeuten aufbauen können.

Dem Poster ist eine genaue Analyse der Patientengruppe bezüglich Alter, Geschlecht, Anzahl und kinder- und jugendpsychiatrischer Doppeldiagnose zu entnehmen.

Sucht- und Traumabearbeitung bei Kindern und Jugendlichen

Thoms, E.; Fromme, E.; Oehme, M.

Park-Krankenhaus Leipzig-Südost GmbH, Klinik für Kinder- und Jugendpsychiatrie, Psychosomatik und Psychotherapie

Moderne Traumatherapiekonzepte schließen die integrative Behandlung von Abhängigkeitserkrankungen bei posttraumatischen Belastungsstörungen mit ein. Es gibt aber deutschlandweit nur wenig praktikable Therapieangebote, die beiden Erkrankungen gerecht werden. Auf der Drogenstation für abhängigkeitskranke Kinder und Jugendliche des

Park-Krankenhaus Leipzig-Südost GmbH existiert seit 1999 ein zweiphasiges Behandlungskonzept. Der Anteil der posttraumatischen Belastungsstörung betrug im Jahre 2003 15 % und der sequentiell traumatisierten Patienten 28 %. Dabei handelt es sich in den Patientengruppen sowohl um frühe körperliche und sexuelle Traumata sowie schwere emotionale Vernachlässigung.

In der Behandlung dieser Kinder und Jugendlichen besteht sowohl aus suchttherapeutischen Erwägungen als auch aus traumatherapeutischer Sicht die Notwendigkeit der äußeren und inneren Stabilisierung. Mit äußerer Stabilisierung ist Schutz und Sicherheit durch Herauslösung aus dem traumatisierenden Milieu gemeint. Mit innerem Schutz ist vor allem ein qualifiziertes Entzugsmanagement auf der körperlichen Ebene als Grundvoraussetzung für die Etablierung einer tragfähigen schützenden und haltenden therapeutischen Beziehung gemeint. Dieser Prozess beginn am Aufnahmetag und ist tragendes Element des gesamten therapeutischen Verlaufes.

Diese Stabilisierungsphase ist bei abhängigkeitserkrankten und traumatisierten Patienten besonders lang andauernd, da infolge der Abhängigkeitserkrankung eine zusätzliche Labilisierung durch Suchtmittelentzug auftritt (Craving, Abbruchphasen, unbeabsichtige Retraumatisierung im Stationsalltag). Vorzeitige Traumaexposition verursacht eine erhöhte Abbruchrate. Die therapeutische Beziehung bildet die Grundlage der Behandlung und Traumatherapie ist Teil des Gesamtbehandlungskonzeptes der Station. Traumaarbeit und Suchtbehandlung sind nicht voneinander zu trennen und bedingten einander. Die Verläufe zeigen, dass die eigentliche Traumaexposition nicht zwangsläufiger Teil der stationären Therapie sein muss und auch im Rahmen der ambulanten Nachsorge bei bestehender therapeutischer Beziehung erfolgen kann.

Psychische Auffälligkeiten bei drogenbetroffenen Jugendlichen – Psychopathologische Symptombelastung bei 14-18-jährigen in der qualifizierten Entzugsbehandlung

Thoms, E.; Rudert, E.

Park-Krankenhaus Leipzig-Südost GmbH, Klinik für Kinder- und Jugendpsychiatrie, Psychosomatik und Psychotherapie

In der Literatur wird der Einfluss komorbider psychischer Störungen auf den Verlauf und die Behandlung von Suchterkrankungen seit längerem diskutiert. Subklinische Ausprägungsformen psychischer Störungen werden in den Betrachtungen meist vernachlässigt. Im Zeitraum März bis September 2003 wurden im Parkkrankenhaus Leipzig Süd-Ost GmbH 41 Patienten im Alter von 14 bis 18 Jahren während der qualifizierten Entzugsbehandlung mit dem YSR von Achenbach und Edelbruck und dem SCL-90-R von Derogatis untersucht. Als Kontrollgruppe diente eine altersgleiche Gruppe Leipziger Schüler. Ziel der statistischen Analysen war der Vergleich der psychopathologischen Symptombelastung der Patientengruppe mit der einer unselektierten Kontrollgruppe. Des weiteren wurden in der Patientengruppe Zusammenhänge zwischen der psychopathologischen Symptombelastung und Konsumvariablen bzw. der Form der Behandlungsbeendigung eruiert. In der Patientengruppe konnte eine deutlich höhere psychopathologische Symptombelastung als in der Kontrollgruppe nachgewiesen werden. Jugendliche, deren Konsum als weniger schwerwiegend bezeichnet werden kann, wiesen eine höhere Symptombelastung auf. Während der qualifizierten Entzugsbehandlung sank die Symptombelastung der Patienten signifikant. Bei Patienten mit regulärer Behandlungsbeendigung konnten zu Behandlungsbeginn signifikant höhere Symptombelastungen nachgewiesen werden als bei Patienten, die die Behandlung vorzeitig beendeten. Der negative Zusammenhang zwischen Konsumschwere und Ausprägung der Symptombelastung deutet daraufhin, dass betroffene Jugendliche u.a. den Drogenkonsum zur Regulierung ihrer psychischen Befindlichkeit einsetzen. Jugendliche mit hoher Symptombelastung zu Behandlungsbeginn werden in der Regel symptomorientiert medikamentös behandelt. Jugendliche mit geringer Symptombelastung zu Behandlungsbeginn erfahren vermutlich in den ersten Behandlungstagen eine Verschlechterung ihrer psychischen Befindlichkeit, da keine entsprechenden Substanzen zur Regulation mehr eingesetzt werden.

Differenzialdiagnose: Frühkindlicher Autismus – Rezeptive Sprachstörung mit autistischer Symptomatik

Triltsch-Ciurea, I.

Josefinum Augsburg

Zunehmend häufig wird im Kleinkindesalter die Diagnose frühkindlicher Autismus gestellt. Die Differenzialdiagnose zwischen frühkindlichem Autismus und rezeptiver Sprachstörung kann im frühen Kindesalter sehr schwierig sein, da die rezeptive Sprachstörung nicht selten mit sekundären psychischen Auffälligkeiten vergesellschaftet ist.

Wir berichten über ein jetzt 5 Jahre altes Mädchen, das in ambulanter kinderpsychiatrischer Betreuung stand, weil es eine ausgeprägte Kontaktstörung und Ängstlichkeit mit massiven Schreiattacken aufwies sowie ein sinnloses, unverständliches »Kauderwelsch« sprach. Im ambulanten Setting war es aufgrund der Massivität der Symptomatik nicht möglich, einen therapeutischen Zugang zum Kind zu etablieren. Auch der Versuch, das Mädchen in eine heilpädagogische Tagesstätte einzugliedern, scheiterte. Letztendlich erfolgte eine stationäre Einweisung mit den Verdachtsdiagnosen Frühkindlicher Autismus und p338338sychotische Entwicklung.

Aufgrund dieses Fallbeispiels wird auf die Notwendigkeit einer ausführlichen entwicklungsneurologischen Diagnostik hingewiesen, durch die die Diagnose einer rezeptiven Sprachstörung mit autistischer Symptomatik gestellt und damit die Fehldiagnose eines frühkindlichen Autismus vermieden werden kann.

Medizinische und psychosoziale Risiken bei Schwangerschaften im minderjährigen Alter

Viertler, A. (1); Bohne, S. (1); Reis, O. (1); Elpel, K. (1); Häßler, F. (1); Gerber, B. (2)

(1) Universität Rostock, Klinik für Kinder- und Jugendneuropsychiatrie/Psychotherapie; (2) Universitäts-Frauenklinik Rostock

Einleitung: In einschlägigen Studien wird die Minderjährigkeit der Mutter bei Geburt häufig als Risiko für die psychopathologische Entwicklung der Kinder behandelt. Diese Studien unterscheiden dabei zwischen biologisch-medizinischen und psychosozialen Risiken, die mit früher Schwangerschaft und Geburt verbunden sind. Vor dem Hintergrund steigender Schwangerschaftsabbrüche bei Minderjährigen und prozentual zunehmender minderjähriger Mutterschaften in Mecklenburg-Vorpommern (Statistisches Landesamt Mecklenburg-Vorpommern, Januar 2003) beschreibt die vorliegende Untersuchung Risiken früher Mutterschaft an Hand eines Kataloges und vergleicht sie mit einer Zufallsstichprobe von nicht minderjährigen Müttern.

Methode: In einer Dokumentenanalyse werden die Geburtsakten minderjährigen Mütter einer Rostocker Frauenklinik, die zwischen dem 01.01.2000 und dem 30.09.2004 anfielen, ausgewertet und hinsichtlich des Auftretens von definierten Risiken codiert. Jede Geburt, die unmittelbar nach der Indexgeburt erfolgte, wird ebenfalls codiert. Hypothesen: 1. Minderjährige Mütter sind nicht stärker von prä- und perinatalen Risiken betroffen (z. B. Zervixinsuffizienz, HELP-Syndrom, Frühgeburten, Hypoxie). 2. Minderjährige Mütter weisen mehr psychosoziale Risiken auf (z. B. niedriger sozio- ökonomischer Status, geringeres Bildungsniveau, Polytoxikomanie, alleinerziehend).

Ergebnisse: Die Untersuchung befindet sich zurzeit in der Erhebungsphase. Zum Kongress kann auf statistisch gesicherte Ergebnisse verwiesen werden.

Schlussfolgerung: Geplant ist, die erhobenen Daten verschiedenen regionalen Hilfeinstanzen und Ärzten/Hebammen der Primärversorgung zur Verfügung zu stellen, um hier eine bedarfsgerechte Anpassung der vorhandenen Angebote vorzunehmen.

Assoziation der akustischen P300 mit DRD4 und SERT Polymorphismen bei Kindern

Vogel, C. I. G. (1); Laucht, M. (2); Schmidt, M. H. (2)

(1) Faculdade de Medicina de Ribeirao Preto da Universidade de Sao Paulo, Ribeirao Preto, Brasilien; (2) Zentralinstitut für Seelische Gesundheit, Mannheim

Zielsetzung: Zahlreiche Studien zeigen, dass die P300 Amplitude einen validen Biomarker für Bereitschaft zu Risikoverhalten im Jugendalter darstellt. Genetische Biomarker, wie Polymorphismen dopaminerger und serotonerger Gene liefern ebenfalls Hinweise auf ein erhöhtes Risiko von Substanzmissbrauch. In der vorliegenden Studie wird untersucht, ob sich dieser Zusammenhang bereits im Kindesalter nachweisen lässt.

Methoden: Im Rahmen einer prospektiven Längsschnittstudie mit einer Kohorte von ursprünglich 384 Kindern mit erhöhtem Risiko für spätere Psychopathologie wurden zu zwei Messzeitpunkten ereigniskorrelierte Potenziale abgeleitet: Im Alter von 4;6 Jahren wurde an 142 Kindern (78 m, 64 w) ein passives Oddball-Paradigma mit auditiven Reizen von 1000 und 2000 Hz durchgeführt. Bei der Erhebung im Alter von 8 Jahren bei 199 Kindern (98 m, 101 w) wurde zusätzlich ein aktives Paradigma angewendet. Zur Genotypisierung wurde DNA aus einer 5 ml-Blutprobe gewonnen. Die Polymorphismen des DRD4 Exon III und SERT (5HTTLPR) wurden durch PCR bestimmt. Die Gruppeneinteilung erfolgte nach Vorhandensein bzw. Fehlen des 7r Allels (DRD4) bzw. Vorliegen des ll-Genotyps (SERT).

Ergebnisse: 37 % der 199 Kinder waren Träger des DRD4-7r-Allels. 36 % von 144 Kindern wiesen den ll-Genotyp bezüglich SERT auf. Mit 4;6 Jahren zeigten sowohl Jungen als auch Mädchen mit dem ll-Genotyp signifikant verminderte P300 Amplituden. Bei den Achtjährigen fanden sich bei Jungen mit dem 7r-Allel niedrigere P300-Amplituden.

Zusammenfassung: Die vorgestellten Daten weisen darauf hin, dass eine verminderte P300 Amplitude im Zusammenhang mit DRD4 und SERT Genotypen besonders bei Jungen einen Risikofaktor darstellen können. Weitere Studien in diesem Gebiet sind nötig, um diese Zusammenhänge zu erhellen.

Studie wurde von Drittmittelgeber finanziert: CAPES-PROBRAL Austauschprojekt, Bundesministerium für Bildung und Forschung

Der ICF (Internationale Klassifikation der Funktionsfähigkeit, Behinderung und Gesundheit) als Kriterium für die Beantragung von medizinischer Rehabilitation für Jugendliche mit psychischer Erkrankung

Voll, R.

Fachkrankenhaus Neckargemünd

In Zukunft muss bei der Beantragung von medizinischer Rehabilitation für psychisch kranke Jugendliche die Internationale Klassifikation der Funktionsfähigkeit, Behinderung und Gesundheit (ICF) angewandt werden. Inbesondere muss die Beeinträchtigung von Aktivität und Teilhabe begutachtet werden. Unter Aktivitäten und Teilhabe werden nach der ICF 9 Bereiche unterschieden: 1) Lernen und Wissensanwendung, 2) Allgemeine Aufgaben und Leistungsanforderungen, 3) Kommunikation, 4) Mobilität, 5) Selbstversorgung, 6) Haushaltsführung, 7) Interpersonelle Interaktionen und grössere Lebensbereiche wie finanzielle Eigenständigkeit, Berufstätigkeit etc., 8) Soziales Leben und bürgerliches Leben in der Kommune, 9) Freizeitgestaltung.

Die Beeinträchtigung in den Bereichen 1-9 wird als Beeinträchtigung der Aktivitäten und Teilhabe bezeichnet. Im Poster wird die duale Struktur der ICF dargestellt. Es werden 2 graphische Dokumentationsmöglichkeiten zur Beeinträchtigung von Aktivitität und Teilhabe jugendlicher Patienten für Kostenträger (Krankenkassen) vorgeschlagen.

Postraumatische Belastungsstörung und Exekutivfunktionen bei Kindern mit Trennungserlebnissen und Gewalterfahrungen

Völkl-Kernstock, S.; Fennesz, P.; Eichberger, H.; Friedrich, M. H.

Universitätsklinik für Neuropsychiatrie des Kindes- und Jugendalters, Medizinische Universität Wien, Österreich

Die vorliegende Studie hat sich zum Ziel gesetzt, das Bestehen einer posttraumatische Belastungsstörung (PTBST) und deren Einfluss auf Exekutivfunktionen bei Kindern und Jugendlichen mit Trennungserlebnissen und Gewalterfahrungen zu untersuchen. Unter exekutiven Funktionen (EF) werden jene kognitiven Prozesse des Planens und Handelns verstanden, welche die menschliche Informationsverarbeitung und Handlungssteuerung entscheidend bestimmen (Karanath u. Sturm, 1997). Störungen der EF finden sich vor allem nach Läsionen des präfrontalen Kortex aber auch nach Schädigungen des medialen Thalamus, des Nucleus caudatus sowie des Globus pallidus (Müller et al., 2004). Nach Ehlers (1999) gleichen Symptome der PTBST den Symptomen einer Hirnverletzung im frontalen Cortex. 80 Patienten der Forensikambulanz der Wiener Universitätsklinik für Neuropsychiatrie des Kindes- und Jugendalters, im Alter von 10-18 Jahren, mit Gewalterfahrungen und Trennungserlebnissen werden für diese Untersuchung rekrutiert. Zur Erfassung der demographischen Variablen sowie des Trennungs- und Gewaltgeschehens wurde ein semistrukturiertes Interview entwickelt. Die EF werden anhand einer neuropsychologische Testbatterie erfasst. Die PTBST wird nach DSM IV diagnostiziert und mittels der deutschsprachigen Version der Impact of Event Scale –Revised (IES-R) von Maercker und Schützwohl (1998) beschrieben. Erste Ergebnisse zeigen keinen signifikanten Zusammenhang zwischen dem Vorhandensein einer PTBST und dem Erleben von Trennungen. Eine signifikante Tendenz ist jedoch hinsichtlich des Vorhandenseins einer PTBST und der Erfahrung von häuslicher Gewalt zu ersehen. Weitere Resultate, vor allem jene die EF betreffend, sind derzeit noch in Vorbereitung.

Bindungsmuster bei jugendlichen Straftäterinnen

Walger, P.; Krischer, M.; Sevecke, K.; Lehmkuhl, G.

Klinik für Kinder- und Jugendpsychiatrie der Universität zu Köln

Anhand der vorliegenden Studie von zwanzig inhaftierten weiblichen Jugendlichen/jungen Frauen(Alter 15–19 Jahre)soll deren Persönlichkeitspsychopathologie und Bindungsstil im Vergleich zu einer gematchten Kontrollgruppe dargestellt werden.

Es soll im weiteren diskutiert werden welchen Beitrag die entwicklungspsychologische Perspektive mit dem aktuell erhobenen Bindungsstil zum Verständnis gewalttätigen Verhaltens im Zusammenhang mit der erfassten Persönlichkeitspsychopathologie bei weiblichen Inhaftierten liefern kann.

Als Untersuchungsinstrumente wurde das Adult Attachment Projective (AAP)und das Inventar zur Erfassung von Persönlichkeitsmerkmalen und -Störungen (IMPS) eingesetzt.

Wir erwarten einen höheren Anteil an unsicher-verstrickten Bindungsmustern bei den straffälligen Mädchen/jungen Frauen im Vergleich zur Kontrollgruppe. Endgültige Ergebnisse werden bei der Posterpräsentation referiert.

Epidemiologische Untersuchung in einer Kinder- und Jugendhilfeeinrichtung

Weiffenbach, O. (1); Brunsch, M. (1); Brockelmann, J. (3); Poustka, F. (2)

(1) Kinder- u. Jugendpsychiatrische Praxis, Bad Homburg; (2) Universitätsklinik Frankfurt am Main; (3) Landgräfliche Stiftung, Bad Homburg

Zielsetzung: Standardisierte Untersuchungen in stationären Jugendhilfeeinrichtungen sind selten. Die Bedarfsplanung für die Versorgung und die adäquate Behandlung der Störungen setzt eine Schätzung über das Auftreten von Verhaltensauffälligkeiten und manifesten Störungen voraus.

Methode: In einer innengeleiteten vollstationären Jugendhilfeeinrichtung im Großraum Frankfurt/ Main wurde zu drei Zeitpunkten im Zeitraum zwischen 1999 und 2003 das Klientel prospektiv untersucht. Insgesamt wurden 60 Kinder und Jugendliche zwischen 4 und 20 Jahren in die Untersuchung eingeschlossen. Von jedem Probanden wurde eine Basisdokumentation (Frankfurter Basisdokumentation, Englert, 1999) und der CBCL/4-18-Fragebogen (Achenbach, 1991) ausgefüllt. Einbezogen wurden Krankenakten, kinder- und jugendpsychiatrische Fallsupervision und Informationen der Bezugspersonen in der Einrichtung. Es konnten kinder- und jugendpsychiatrische Diagnosen, die soziodemographischen Daten und die soziale Kompetenz bestimmt werden.

Ergebnisse: Der Anteil kinder- und jugendpsychiatrischer Diagnosen in dem 4-Jahreszeitraum hat deutlich zugenommen, d. h. 85 % weisen irgendeine Diagnose auf. Intelligenzminderung, Lernbehinderung sowie Teilleistungsstörungen finden sich bei rund einem Drittel der Probanden. Die psychosoziale Kompetenz ist deutlich eingeschränkt.

Zusammenfassung: Die Untersuchung gibt die Prävalenz psychischer Störungen zu drei Zeitpunkten in einem 4-Jahreszeitraum in einer Jugendhilfeeinrichtung an. Auffällig ist die Zunahme kinder- und jugendpsychiatrischer Störungen sowie die hohe Prävalenz psychischer Störungen bei Familienangehörigen. Die Kompetenzen der Probanden sind stark beeinträchtigt. Insgesamt wird deutlich, wie wichtig qualifizierte Hilfe und Kenntnis psychischer Störungen in der stationären Jugendhilfe sind. Die Qualifikation der Kinder- und Jugendhilfe kann durch Kooperation zwischen Jugendhilfe und Kinder- und Jugendpsychiatrie gefördert werden.

Die Behandlung von Selbstwert-, Aktivitäts- und Affektstörungen bei Jugendlichen nach dem SELBST-Programm

Wenk, S. (1); Aretz, R. (1); Feldkötter, D. (1); Rademacher, C. (2); Schmitt, E. (1); Schürmann, S. (2); Walter, D. (2); Döpfner, M. (1, 2)

(1) Christoph-Dornier-Stiftung für Klinische Psychologie, Institut Köln; (2) Klinik und Poliklinik für Psychiatrie und Psychotherapie des Kindes- und Jugendalters der Universität zu Köln

Zielsetzung: Neben eindeutig diagnostizierbaren Störungen liegt im Jugendalter oft eine Mischung von subklinisch ausgeprägten Symptomen verschiedener Störungsbereiche vor. Depressive Symptome, die sich in Selbstwert-, Aktivitäts- und Affektproblemen äußern können, erzeugen einen hohen Leidensdruck und sind bei Jugendlichen oft Gegenstand oder sogar Anlass der Therapie. Probleme bei der Regulation von Aktivität und Affekt können als traurige Grundstimmung mit Antriebsminderung, Affektlabilität mit impulsivem Verhalten und verschiedenen überlappenden Zustandsbildern in Erscheinung treten. Zudem zeigen Jugendliche oft Selbstwertstörungen, die in einem negativen Selbstkonzept, mangelndem Kompetenzvertrauen oder einer negativ verzerrten Wahrnehmung der eigenen Person, der Bezugspersonen und der Zukunft zutage treten.

Dem Therapieprogramm SELBST liegt der Selbstmanagement-Ansatz von Kanfer, Reinecker und Schmelzer (2000) zugrunde, der für die verhaltenstherapeutische Behandlung von Erwachsenen entwickelt wurde. Kanfers Behandlungskonzept wurde von Rademacher, Walter und Döpfner (2002) in einer Weise auf das Jugendalter adaptiert, dass es verschiedenen adoleszentenspezifischen Problembereichen Rechnung trägt. Selbstwert-, Aktivitäts- und Affektstörungen stellen neben Leistungs- und Beziehungsstörungen einen weiteren Schwerpunkt des modular aufgebauten Therapieprogramms dar.

Methode: Das Modul zur Behandlung von Selbstwert-, Aktivitäts- und Affektproblemen wird nach seiner Ausarbeitung einzelfallanalytisch an einer kleinen Patientenstichprobe angewendet werden, um im ambulanten klinischen Bereich erste Wirksamkeitshinweise zu erhalten. Neben Eingangs- und Abschlussmessungen werden zahlreiche Verlaufsuntersuchungen anhand des Selbst- und Fremdurteils durchgeführt.

Ergebnisse: Das Poster gibt einen Überblick über die im beschriebenen Bereich entwickelten Interventionsbausteine des Manuals und das geplante Studiendesign.

Evaluation der Wirkung von Theraplay am Beispiel von Klein- und Vorschulkindern mit Koinzidenz von rezeptiven Sprachstörungen und Störungen des sozialen Interaktionsverhaltens

Wettig, H. H. G. (1); Franke, U. (2); Briegel, W. (3)

(1) Theraplay Institut, Leonberg; (2) Phoniatrisch-Pädaudiologisches Zentrum, Heidelberg; (3) Bezirkskrankenhaus Passau, Institutsambulanz und Tagesklinik für Kinder- und Jugendpsychiatrie und Psychotherapie

Zielsetzung: Evaluation der Wirkung von Theraplay® auf mangelnde Aufmerksamkeit, Kooperationsbereitschaft und andere Störungen der sozialen Interaktion sowie auf das Sprachverständnis von Klein- und Vorschulkindern mit Koinzidenz von rezeptiven Sprachstörungen und mangelnder sozialer Gegenseitigkeit, oppositionell-verweigerndem oder scheuem Interaktionsverhalten.

Methodik: Zwei empirische Studien, durchgeführt in realer Therapiesituation. 1) Längsschnittstudie (LSS) mit Mehrfacherhebung sowie Folgestudie 2 Jahre nach Therapieende: n = 52 Klein- und Vorschulkinder mit Koinzidenz von rezeptiven Sprachstörungen und (autistoidem) Mangel an sozialer Gegenseitigkeit (n = 14), oppositionell-verweigerndem (n = 19) oder scheuem (n = 20) Interaktionsverhalten. Klinisch unauffällige Kontrollkinder (n = 30, matched sample). 2) Multi-Zentren-Studie (MZS) im Prä-Post-Design in 9 verschiedenen Institutionen in Deutschland und Österreich: n = 252 Klein- und Vorschulkinder mit Koinzidenz von rezeptiven Sprachstörungen und mangelnder sozialer Gegenseitigkeit (n = 51), oppositionell-verweigerndem (n = 104) oder scheuem (n = 89) Interaktionsverhalten. Erhoben wurden in beiden Studien Anamnese, Soziodemographie, psychopathologische Symptomatik (CASCAP-D), Therapieerfolg, Therapiedauer; nur in der Längsschnittstudie auch logopädischer Befund (incl. WET), Theapieverläufe, Elterneinstellungen zum Kind und dessen Veränderungen. Nach 2 Jahren: Nachhaltigkeitseinschätzung.

Ergebnisse: Therapiedauer je nach Störungsbild im Mittel 16-27 Sitzungen à 30 Minuten. Klinisch bedeutsame und statistisch signifikante (je nach Störungsbild $p < 0.01$-0.0001) Verbesserung der Kooperationsbereitschaft (im Mittel um 32-51%), Aufmerksamkeit (um 19-36%) und des Sprachverständnisses (um 24-30%). Signifikante Reduktion ($p < 0.01$-0.0001) von Scheu (um 56%), oppositionell-verweigerndem Verhalten (um 50%) sowie mangelnder sozialer Gegenseitigkeit (um 32%). 2 Jahre nach Therapieende: kein Relaps, Veränderungen sind statistisch nicht signifikant.

Zusammenfassung: Die Ergebnisse der ersten beiden Studien zur Wirkung von Theraplay legen eine gute Wirksamkeit dieser Kurzzeittherapie nahe, sowohl bezüglich der Reduktion sozialer Interaktionsstörungen als auch der Verbesserung des Sprachverständnisses. Es sind jedoch weitere Untersuchungen erforderlich.

Zur Differentialdiagnose der manifesten Alkoholabhängigkeit bei unter 15-jährigen Patienten

Willma, S.; Bilke, O.

Klinik für Kinder- und Jugendpsychiatrie und Psychotherapie, Vivantes-Klinikum Hellersdorf, Berlin

Problematik: Das Einstiegsalter in den Alkoholkonsum sinkt kontinuierlich und die Alkopops-Debatte hat den Fokus auf den Zusammenhang zwischen Verfügbarkeit und Einstieg in den Konsum gerade bei weiblichen Jugendlichen gelegt. Während unter epidemiologischen Aspekt in diesem Sektor legislative und Public health-Maßnahmen zu treffen sind, zeigen sich in den Kliniken zunehmend Einzelfälle, in denen bereits in einem Alter unter 15 Jahren klinisch eine manifeste Alkoholabhängigkeit im Sinne der ICD-10 diagnsotiziert werden muss.

Methodik: An Hand einer Serie von Einzelfällen aus zwei Berliner Versorgungskliniken wird der Frage der adäquaten Klassifikation und Diagnostik dieser Fälle nachgegangen und ein klinisches Risikoprofil für Patienten mit sehr früher Alkoholabhängigkeit dargestellt.

Ergebnisse: Während Alkoholabusus mit seinen teilweise schweren Krisen eine häufige comorbide Diagnose zu werden scheint, sind in Einzelfällen auch bei unter 15-jährigen Personen klare Symptome einer Abhängigkeit feststellbar. Ohne sorgfältige Suchtanamnese und Beachtung der teils flüchtigen deliranten Symptome entgehen vor allem dissimulierende Jugendliche leicht der Erfassung und adäquaten Therapieplanung.

Diskussion: Insbesondere unter Risikogruppen mit genetischen, sozialen und psychopathologischen Risikofaktorkombinationen ist nicht nur der schädliche Alkoholkonsum sondern auch die manifeste Abhängigkeit als Interventionsebene zu berücksichtigen. Die stärkere Aufmerksamkeit aus dem politischen und epidemiologischen Bereich ist aus dem Blickwinkel der Versorgung wichtig, ebenso aber Forschungsansätze, die die besonders frühe Vulnerabilität einzelner Individuen klären.

Therapie eines sexuell mißbrauchten intelligenzgeminderten Jugendlichen im Verlauf von drei Jahren aus entwicklungspsychopathologischer Sicht

Willner, H.; Wulff, H.; Kanthack, M.

Landesklinik Brandenburg, Klinik für Kinder- und Jugendpsychiatrie und -psychotherapie, Brandenburg

Zielsetzung: Der ambulante und stationäre Therapieverlauf eines intelligenzgeminderten Jugendlichen mit einer ausgeprägten Artikulationsstörung im Zeitraum zwischen seinem 14. und 17. Lebensjahr soll dargestellt werden.

Materialien und Methoden: Der Jugendliche litt zum Behandlungsbeginn an einer posttraumatischen Belastungsstörung nach sexuellem Mißbrauch im Alter von acht Jahren durch den Partner seiner Mutter. Mit einsetzender Pubertät war er selbst gegenüber Mädchen im frühen Schulkindalter sexuell übergriffig geworden. Zu Beginn der Therapie wurden im stationären Rahmen zunächst schwerpunktmässig verhaltenstherapeutische Techniken im Rahmen eines multimodalen Gruppensettings eingesetzt sowie psychopharmakologisch behandelt. Der Jugendliche wurde unter ambulanter Anleitung der Klinikambulanz in einer Einrichtung der Jugendhilfe weiterbetreut und erhielt zusätzlich tiefenpsychologisch orientierte Einzelpsychotherapie durch einen neidergelassenen Therapeuten. Erneuter stationärer Aufnahmeanlaß war die Beobachtung verstärkter sexueller Stimulierung des Jugendlichen durch Jungen in der Vorpubertät.

Ergebnisse: Die wechselnden psychopathologischen Auffälligkeiten des Jugendlichen konnten im Zusammenhang seiner Behinderungen (Intelligenzminderung, Artkulationsstörung) und seiner Entwicklung verstanden werden. Entsprechende spezifische Therapieelemente waren im Verlauf hilfreich.

Zusammenfassung: Bei der Therapie eines Jugendlichen nach posttraumatischer Belastungstörung mit Intelligenzminderung und ausgeprägter Artikulationsstörung waren die Beachtung des entwicklungspsychopathologischen Verlaufs und die entsprechende Modifizierung der Therapie von entscheidender Bedeutung für den Erfolg.

Konstruktion und Evaluation eines Therapieprogramms für die Behandlung von Kindern mit Trennungsangst (THAZ-Trennungsangst)

Wulf, K.; Suhr, L.; Goletz, H.; Döpfner, M.

Klinik und Poliklinik für Psychiatrie und Psychotherapie des Kindes- und Jugendalters des Klinikums der Universität zu Köln

Zielsetzung: Für den Bereich der Trennungsangst liegen im Rahmen psychotherapeutischer Interventionen bisher noch keine spezifischen Programme vor. Die bestehenden Programme sind übergreifende Interventionen und beziehen sich auf den gesamten Bereich der Angststörungen im Kindes- und Jugendalter. Die spezifische Dynamik und Aufrechterhaltung der Störung mit Trennungsangst sowie die hohe Stabilität früher Ängste legt dagegen die Behandlung anhand eines spezifischen Therapieprogramms nahe.

Materialien und Methoden: Entwickelt wird das Behandlungsprogramm im Rahmen des Therapieprogramms für Angst- und Zwanwsstörungen bei Kindern und Jugendlichen (THAZ), die als Manualreihe mit spezifischen Manualen für Leistungsängste, Trennungsängste, umschriebene Phobien, soziale Ängste und Zwangsstörungen konzipiert ist. Das Therapieprogramm umfasst Interventionen aus dem kognitiven und behavioralen Bereich sowie aus den Bereichen Psychoedukation und Kompetenzaufbau. Es bezieht neben dem Kind auch die Bezugspersonen (Eltern, Lehrer bzw. Erzieher) intensiv in den therapeutischen Prozess ein. Neben der Erstellung des Therapieprogramms wird seine Wirksamkeit anhand einer kleinen Stichprobe erprobt. Anhand von Breitbandverfahren, störungsspezifischen Verfahren und Exploration sollen Prä- und Post- sowie Verlaufsdiagnostik erfolgen. Die Informationen sollen im Sinne multipler Psychodiagnostik von Kind und Bezugspersonen erfasst werden.

Ergebnisse: Das Poster gibt einen Überblick über den Aufbau des Therapieprogramms sowie das Studiendesign und erste Erfahrungen mit der Anwendung einzelner Bausteine.

Zusammenfassung: Das Poster stellt Aufbau und erste Ergebnisse eines Therapieprogramms für die Behandlung von Kindern mit Trennungsangst dar.

Atypische Neuroleptika beim Tourette-Syndrom mit komorbiden Störungen – Übersicht und Fallbeispiel

Wöckel, L.; Herbrecht, E.; Holtmann, M.; Poustka, F.

Klinik für Psychiatrie und Psychotherapie des Kindes- und Jugendalters, Universitätsklinik Frankfurt/Main

Zielsetzung: Die Pharmakotherapie des Tourette-Syndroms (TS) wird über den Antagonismus von D2-Rezeptoren vermittelt. Häufige komorbide Störungen des TS sind Zwangsstörungen und das ADHS. Allen Störungen liegen spezifische Dysfunktionen der kortiko-striato-pallido-thalamo-kortikalen Regelkreise zugrunde (u.a. Banaschewski et al. 2003). Bei Komorbidität ist häufig eine kombinierte Pharmakotherapie erforderlich. Atypische Neuroleptika sind antagonistisch wirksam gegenüber Dopamin- und Serotoninrezeptoren. Die klinische Wirksamkeit der atypischen Neuroleptika beim TS wird diskutiert.

Methode: Es wird eine Übersicht über den Einsatz atypischer Neuroleptika beim TS und beim TS mit komorbiden Störungen gegeben und ein Fallbeispiel eines 13;4jährigen Jungen mit einem seit 2½ Jahren progredient verlaufenden TS, einer Zwangsstörung und einem ADHS dargestellt. Der Junge zeigte eine deutliche Beeinträchtigung des Funktionsniveaus. Medikamentöse Behandlung mit Ziprasidon und SSRIs.

Ergebnisse: Die häufigsten Untersuchungen zur Behandlung beim TS werden über Risperidon, Olanzapin und Quetiapin berichtet. Zumeist liegen Fallberichte vor. Doppelblinde und plazebokontrollierte Studien beziehen sich auf die Gabe von Risperidon und Olanzapin. Einzelne offene Studien oder Fallberichte liegen von Amisulprid, Clozapin und Ziprasidon vor. Nur wenige Berichte dokumentieren den Einsatz atypischer Neuroleptika des TS mit komorbiden Zwangsstörungen oder aggressivem Verhalten.

Zusammenfassung: Atypische Neuroleptika sind bei der Behandlung des TS und komorbiden Störungen wirksam. Kombinationen mit SSRIs oder Clomipramin kommen bei komorbiden Zwangsstörungen und Kombinationen mit Stimulanzien oder noradrenerg wirksamen Medikamenten bei komorbidem ADHS zur Anwendung. Die Wahl der kombinierten Pharmakotherapie richtet sich nach dem Ausmaß der klinischen Symptomatik.

Erste klinische Erfahrungen mit Atomoxetin (ATX) in der Behandlung des ADHS

Zamorski, H.; Buchmann, J.; Bohne, S.; Gierow, B.; Häßler, F.

Klinik für Kinder- und Jugendneuropsychiatrie/Psychotherapie am Zentrum für Nervenheilkunde der Universität Rostock

Einleitung: Atomoxetin befindet sich in Deutschland in der Zulassungsphase. Wir berichten erste klinische Erfahrungen mit ATX in der Behandlung des ADHS im Vergleich mit Methylphenidat (MPH).

Methodik: Anhand der Conners-Ratingscale, des d2-Testes (bzw. KHV) und des TAP verglichen wir bisher 5 Jungen (Altersmittelwert 142,6 +/- 52,3 Monate) vor und nach der Einstellung auf ATX bzw. MPH.

Ergebnisse: Wir fanden in unserer bisher kleinen Stichprobe keinen Unterschied im Vergleich von MPH und ATX. In einem Fall erwies sich die Kombination von MPH und ATX als optimal. Diese Effekte werden in einer grösseren Stichprobe derzeitig überprüft.

Diskussion: ATX als selektiver Noradrenalin-Wiederaufnahmehemmer stellt eine Alternative zur Behandlung mit dem BTM-pflichtigen MPH dar. Es scheint eine ähnliche Wirksamkeit zu haben. In ausgewählten Fällen könnte es könnte es sinnvoll sein, es mit dem indirekten Dopaminagonisten MPH zu kombinieren.

■ Weiterbildungskurse

Jugendpsychiatrische Begutachtung unter strafrechtlichen Gesichtspunkten – §§ 3, 105 JGG; §§ 20, 21, 63, 64 StGB

Blanz, B. (1); Schmidt, M. H. (2)

(1) Klinik für Kinder- und Jugendpsychiatrie am Universitätsklinikum Jena; (2) Klinik für Psychiatrie und Psychotherapie des Kindes- und Jugendalters am Zentralinstitut für Seelische Gesundheit, Mannheim

Zielgruppe: Ärzte und Psychologen in Weiterbildung, Psychotherapeuten, Kinder- und Jugendlichenpsychotherapeuten
    Inhalt: Das Seminar vermittelt die Grundlagen zu den genannten forensisch-psychiatrischen Fragestellungen. Dies wird an Beispielen erläutert. Die Teilnehmer werden gebeten, eigene Gutachten bzw. Fragestellungen einzubringen.

Kinder- und jugendpsychiatrische Begutachtung im Rahmen des Kinder- und Jugendhilfegesetzes (KJHG)

Fegert, J. M.; Goldbeck, L.
Klinik für Kinder- und Jugendpsychiatrie/Psychotherapie, Universitätsklinikum Ulm

Zielgruppe: Ärzte und Psychologen in Weiterbildung, Psychotherapeuten, Kinder- und Jugendlichenpsychotherapeuten
    Inhalt: Bei der letzten grundlegenderen Veränderung des § 35a SGB VIII (KJHG) hat der Gesetzgeber auch die Rolle des ärztlichen Gutachters bei der Feststellung der Störung und die Federführung der Jugendhilfe bei der Definition der Hilfe klarer geregelt. Im Workshop werden die Grundvoraussetzungen der Begutachtung im Rahmen des Kinder- und Jugendhilfegesetzes, orientiert an den Empfehlungen zur Begutachtung (Fegert 2004) diskutiert.
    Bezug nehmend auf neuere Entwicklungen im Bereich der Gesetzgebung, z. B. dem Regierungsentwurf im Rahmen des Tagesbetreuungsgesetzes, welcher allerdings durch die Abspaltung der nicht zustimmungspflichtigen Anteile derzeit wohl nicht umgesetzt werden wird, wird auf die aktuelle Debatte zwischen Jugendpsychiatrie und Jugendhilfe eingegangen. Verwaltungsgerichts- und Oberverwaltungsgerichtsgutachten des Referenten zum streitigen Verfahren, um Leistungen aus der Jugendhilfe, dienen auch als didaktisches Material zum Verständnis der Anforderungen an kinder- und jugendpsychiatrische Gutachten. Eine überarbeitete Fassung der schematisierten Stellungnahme zu § 35 a SGB VIII wird vorgestellt (vgl. Fegert, Schrapper 2004).

Leitliniendiagnostik und Therapie hyperkinetischer Störungen

Frölich, J. (1); Wolff-Metternich, T. (2)

(1) Stuttgart; (2) Klinik und Poliklinik für Psychiatrie und Psychotherapie des Kindes- und Jugendalters am Klinikum der Universität zu Köln

Zielgruppe: Ärzte und Psychologen in Weiterbildung, Psychotherapeuten, Kinder- und Jugendlichenpsychotherapeuten
Inhalt: Die ADHS gehört zu den häufigsten psychischen Störungsbildern im Kindesalter mit einer neurobiologischen Genese und erheblicher genetischer Disposition. Die klinische Symptomatik ergibt sich auf dem Boden eines biopsychosozialen Störungskonzeptes. Sie führt in vielen Fällen zu einer signifikanten Beeinträchtigung aller wesentlichen Lebensbereiche der Betroffenen. Die Chronizität des Störungsverlaufs birgt des weiteren erhebliche Gefahren in sich zur Entwicklung verschiedener psychiatrischer Komorbiditäten und schulbezogener bzw. beruflicher negativer Implikationen. Entsprechend muss die Diagnostik und Differenzialdiagnostik des Störungsbildes so früh wie möglich einsetzen mit nachfolgend zu tätigenden therapeutischen und pädagogischen Entscheidungen nach einem multimodalen Behandlungskonzept. Das Seminar soll praxisnah einen Überblick über die Pathogenese der ADHS geben, eine leitlinienbezogene Diagnostik sowie über medikamentöse und verhaltenstherapeutische Maßnahmen. Von großer Bedeutung ist hierbei die Verzahnung des Behandlungskonzeptes mit anderen psychosozialen Interventionen in Kindergarten, Schule und Elternhaus.

Verhaltenstherapeutische Ansätze in der Behandlung von Kindern und Jugendlichen mit Zwangsstörungen

Goletz, H.

Klinik und Poliklinik für Psychiatrie und Psychotherapie des Kindes- und Jugendalters am Klinikum der Universität zu Köln

Zielgruppe: Ärzte und Psychologen in Weiterbildung, Psychotherapeuten, Kinder- und Jugendlichensychotherapeuten
Inhalt: Die Prävalenzrate von Zwangsstörungen im Kindes- und Jugendalter beträgt zwischen 0.35 % und 4 %. Die Mehrzahl der Störungen bei Kindern und Jugendlichen beinhaltet multiple Zwangsgedanken und Zwangshandlungen, während ausschließliche Zwangsgedanken oder -handlungen seltener beschrieben werden. Zwangsstörungen bei Kindern und Jugendlichen sind häufig mit deutlichen Beeinträchtigungen hinsichtlich schulischer oder beruflicher Leistungen, Gleichaltrigenbeziehungen und des Familiensystems verbunden. Des Weiteren tritt eine hohe Komorbidität mit anderen psychischen Störungen, insbesondere Angststörungen, Depression, Tic-, Ess- und Aufmerksamkeitsstörungen sowie oppositionelle/dissoziale Störungen auf.
Der Workshop dient der Vermittlung des diagnostischen Vorgehens und der indikationsspezifischen therapeutischen Ansätze in der Behandlung Kinder und Jugendlicher. Im Fokus der zu vermittelnden Therapieansätze steht eine multimodale verhaltenstherapeutische Behandlung, die ggf. mit einer pharmakologischen Therapie kombiniert wird. Neben der Psychoedukation umfasst die Verhaltenstherapie familienzentrierte Interventionen, Expositionsbehandlung mit Reaktionsverhinderung und kognitiv-therapeutische Interventionen. Anhand von Kasuistiken besteht die Möglichkeit, die Therapieplanung zu diskutieren.

Begutachtung im Rahmen des Sorge- und Umgangsrechts mit besonderer Schwerpunktsetzung für den Fall des Vorwurfs sexuellen Kindesmissbrauchs durch einen Elternteil

Krischer, M.
Klinik für Psychiatrie und Psychotherapie des Kindes- und Jugendalters der Universität zu Köln

Zielgruppe: Fachärzte, Ärzte in Weiterbildung, Psychologen
Didaktische Maßnahmen: Seminar mit interaktiver Gruppendiskussion, Kasuistiken
Inhalt: Der Kurs gibt zunächst einen Überblick über die üblichen Fragestellungen bei der Begutachtung in sorgerechts- und umgangsrechtlichen Fragestellungen an den Arzt oder Psychologen (Frage der Erziehungseignung der Eltern). Erläutert wird die methodische Vorgehensweise in der Exploration, die Darstellung im schriftlichen Gutachten im Sinne eines hypothesengeleiteten Vorgehens bis hin zur Beantwortung der rechtlichen Fragestellung. Ein besonderer Schwerpunkt soll dabei auf die Frage des sexuellen Missbrauchs gelegt werden, welche Rolle dieser Vorwurf in der Begutachtung spielt und wie damit im Rahmen der Begutachtung umgegangen werden soll, auch im Sinne der Beurteilung der Glaubwürdigkeit.

Differenzialdiagnostisch konzipierte Sprachtherapie bei Kindern und Jugendlichen

Neuschaefer-Rube, C.
Klinik für Phoniatrie, Pädaudiologie und Kommunikationsstörungen des Universitätsklinikums und der RWTH Aachen

Zielgruppe: Ärzte und Psychologen in Weiterbildung, Psychotherapeuten, Kinder- und Jugendlichenpsychotherapeuten
Inhalt: Die Prävalenz von Sprachstörungen bei Kindern und Jugendlichen zeigt in den letzten Jahren eine deutliche Zunahme, die mittlerweile auch in der Öffentlichkeit zur Kenntnis genommen wird. Unter dem Sammelbegriff Sprachentwicklungsstörung (SES) finden sich neben der sogenannten spezifischen Spracherwerbsstörung (SSES) bzw. der Sprachentwicklungsverzögerung (SEV) differentialdiagnostisch weitere Formen wie hirnorganisch bedingte und syndromale Sprech- und Sprachstörungen, ebenso wie Formen audiogener Sprachentwicklungsstörungen. Sämtliche dieser Erkrankungen bilden sich derzeit im ICD-10 nur unvollständig ab, während sich störungsspezifisch doch jeweils unterschiedliche therapeutische Implikationen für die verschiedenen Ausprägungsformen ergeben. Eine Besonderheit bilden auch Kinder mit Mehrsprachigkeit bei fehlender psychosozialer Integration und bei geistigen oder sinnesbezogenen Defiziten.
Auf der Grundlage dieser klinischen Heterogenität soll der Workshop der Vermittlung des differentialdiagnostischen Vorgehens dienen. Hierbei sind sowohl pathognomische Befunde als auch Befunde zur symptombezogenen Ausschlussdiagnose relevant. Konzeptionelle, strukturierte Therapieformen in der Sprachbehandlung von Kindern und Jugendlichen werden exemplarisch für typische Befundkonstellationen vorgestellt und diskutiert.

Diagnostik und Therapie des Asperger Syndroms und anderer autistischer Störungen

Poustka, F.; Schmötzer, G.; Herbrecht, E.

Klinik für Psychiatrie und Psychotherapie des Kindes- und Jugendalters J. W. Goethe Universität Frankfurt/M.

Zielgruppe: Ärzte und Psychologen in Weiterbildung, Psychotherapeuten, Kinder- und Jugendlichenpsychotherapeuten
Inhalt: Es wird eine kurze Übersicht über die Kernbereiche der Symptome autistischer Störungen, der Varianten (frühkindlicher Autismus, Asperger Syndrom, High Functioning Autism) gegeben sowie der Ausprägungsdefinitionen (Autismus Spektrum, autistische Züge, Bedeutung der Sprachverzögerung, der Überschneidung mit Defizite der pragmatischen Anwendung der Sprache und der häufigsten Komorbiditäten. Die zur Klassifikation benötigten Instrumente (ADI-R, ADOS, Screeningfragebögen, weitere Untersuchungen zur Erfassung der häufigsten komorbiden Störungen) werden vorgestellt und deren Anwendung erläutert. Aufbauend auf die Diagnostik werden Schritte zur Etablierung therapeutischer Vorgangsweisen abgeleitet und dargestellt, die auch die wesentlichen neuropsychologischen Theorien mit umfasst.

Leitlinien in Diagnostik und Therapie: schizophrene Psychosen

Schulz, E.; Fleischhaker, C.

Abteilung für Psychiatrie und Psychotherapie im Kindes- und Jugendalter, Universitätsklinikum der Albert-Ludwigs-Universität Freiburg

Zielgruppe: Ärzte und Psychologen in Weiterbildung, Psychotherapeuten, Kinder- und Jugendlichenpsychotherapeuten
Inhalt: Die Prävalenzrate von schizophrenen Psychosen im Kindes- und Jugendalter beträgt zwischen 0.2 % und 0.3 %. Bereits im Kindesalter lassen sich die Kernsymptome der Schizophrenie feststellen. Dabei zeigen sich schon in der Gruppe der 5- bis 11-jährigen an einer schizophrenen Psychose erkrankten Kinder in ca. 80 % der Fälle akustische Halluzinationen, gefolgt von Wahnphänomenen (55–63 %), formalen Denkstörungen (40–100 %), optischen Halluzinationen (30–47 %) und Affektveränderungen (ca. 70 %). Schizophrene Erkrankungen überhaupt und insbesondere im Kindes- und Jugendalter neigen immer noch in erheblichem Ausmaße zu einer Chronifizierung der Symptomatik, und die Suizidrate ist im Langzeitverlauf mit 10 % der Patienten immer noch drastisch hoch.

Der Workshop dient der Vermittlung des diagnostischen Vorgehens und der indikationsspezifischen therapeutischen Ansätze in der Behandlung Kinder und Jugendlicher. Im Einzelnen soll auf folgende Themen eingegangen werden: 1. Einführung zu Besonderheiten schizophrener Psychosen im Kindes- und Jugendalter, 2. Verlaufsdiagnostik, 3. Psychopharmakotherapie, 4. Psychoedukation, 5. Integriertes psychologisches Therapieprogramm (IPT), 6. Familientherapie, 7. Übungsprogramme für kognitive Funktionen und 8. Milieutherapie.

Erstkontakt und Indikationsstellung im Jugendalter

Streeck-Fischer, A.; Bünger, S.; Kriege-Obuch, C.

Tiefenbrunn – Krankenhaus für Psychotherapie und psychosomatische Medizin, Rosdorf

Zielgruppe: Ärzte und Psychologen in Weiterbildung, Psychotherapeuten, Kinder- und Jugendlichenpsychotherapeuten
 Inhalt: Der erste Kontakt in der jugendpsychiatrisch-psychotherapeutischen Praxis entscheidet nicht über alles aber über vieles: Wie ist die Symptomatik des Jugendlichen diagnostisch einzuordnen, welche inneren und äußeren Bedingungen tragen zu den Problemen des Jugendlichen bei und welche Maßnahmen wären nötig, um den Jugendlichen in seiner weiteren Entwicklung zu unterstützen? Um diese Fragen beantworten zu können ist es notwendig, den Kontakt zum Jugendlichen so zu gestalten, dass er sich sicher und verstanden und nicht sich einem Experten ausgeliefert fühlt.
 Anhand von Fallbeispielen, Videomaterial und eventuell mitgebrachten Fällen soll die Vorgehensweise hinsichtlich der Kontaktherstellung, Gesprächsführung, Indikationsstellung und Beratung theoretisch erarbeitet und praktisch vorgestellt werden.

Diagnostik und Therapie von umschriebenen Entwicklungsstörungen des Sprechens und der Sprache

von Suchodoletz, W.; Sachse, S.; Fischer, K.

Institut für Kinder- und Jugendpsychiatrie und Psychotherapie der Ludwig-Maximilians-Universität München

Zielgruppe: Kinder- und Jugendpsychiater, Psychologen
 Inhalt: Wie epidemiologische Untersuchungen gezeigt haben, werden Entwicklungsstörungen des Sprechens und der Sprache häufig übersehen, insbesondere wenn es sich um rezeptive Sprachdefizite handelt oder gleichzeitig ausgeprägte psychische Auffälligkeiten bestehen. Die Thematik ist für die Kinderpsychiatrie von besonderer Relevanz, da bei jedem dritten Kind, das dem Kinder- und Jugendpsychiater vorgestellt wird, eine Sprech- und/oder Sprachentwicklungsstörung zu beobachten ist, auch wenn diese meist nicht der eigentliche Vorstellungsgrund ist. Sprachentwicklungsstörungen haben erhebliche negative Auswirkungen auf die emotionale- und Persönlichkeitsentwicklung, den Schulerfolg und spätere Berufschancen. Eine frühzeitige Diagnostik und Therapie bzw. Förderung sind deshalb dringend erforderlich.
 Im Workshop wird einleitend ein Überblick über Entwicklungsstörungen des Sprechens und der Sprache gegeben. Anschließend werden Möglichkeiten der Frühdiagnostik vorgestellt und darauf folgend diagnostische Methoden für das Kindergarten- und Schulalter diskutiert. Anhand von Videos werden gegenwärtig zur Verfügung stehende diagnostische Verfahren genauer besprochen. Der letzte Teil des Workshops ist Fragen der Therapie gewidmet, wobei insbesondere darauf eingegangen wird, für welche Methoden Effektivitätsnachweise vorliegen.

■ Personenregister

A

Adam, C. 197
Adam, H. 15, 77, 266, 271
Adams, C. 257
Adornetto, C. 16
Ahrens, J. 16, 223
Albrecht, K. 315
Alesini, A. 17
Alfer, D. 186
Allen, A. J. 271, 329
Althaus, D. 17
Amann, U. 18
Amminger, G. P. 19, 242, 294, 300
Amsler, F. 146
Amunts, K. 123
Anke, B. 181
Areej, Q. 272
Aretz, R. 273, 323, 342
Arndt, R. 283
Azbay, F. 147, 203

B

Bach-Haecker, C. 32
Bachmann, M. 20, 240, 287
Bähne, C. 61
Baldus, C. 175, 181, 244
Ball, J. 20, 59
Ballaschk, K. 21
Balzer, W. 22
Banaschewski, T. 22, 23, 35
Barkmann, C. 24, 27, 238, 240, 244
Baro, K. 93
Bartel, C. 50
Barth, G. M. 24, 49, 220, 273
Barth, N. 236
Barton, J. 291
Basseler, K. 29
Baumann, A. 77
Baumgartner, L. 274
Baving, L. 25
Bayer, C. 15
Becht-Jördens, G. 275
Becker, A. 174, 177
Becker, J. 173
Becker, K. 26, 58, 276, 289, 291, 299, 317, 321

Becker, T. 334
Beckmann, D. 158
Beer, F. 318
Behme-Matthiessen, U. 26
Behrens, J.-G. 27
Bender, S. 28, 29, 191
Benecke, C. 114
Benner, A. 120
Berberich, E. 29
Berger E. 30
Berger, C. 30
Berger, M. 31
Bernardon, A. 304
Bernhardt, D. 275
Berthold, F. 87
Bertram, H. 127
Bertsch, T. 250
Bettecken, T. 97
Bettge, S. 170
Biederman, J. 43, 329
Bikshaeva, J. 141
Bilenberg, N. 126
Bilke, O. 16, 94, 223, 322, 344
Bingöl, H. 32, 173
Birbaumer, N. 51
Bittner, R. A. 91
Blankenhorn, D. 304
Blanz, B. 132, 133, 349
Blaser, R. 32, 274
Blatter, J. 33, 194
Bleeck, S. 193
Bliznakova, L. 276
Blomeyer, D. 33, 102, 139
Blumenstock, S. 72
Bock, K. 202
Boeschoten, M. A. 34
Bogyi, G. 164, 314
Böhme, R. 69
Bohne, S. 35, 338, 346
Bohnekamp, I. 124
Bölte, S. 51, 52, 104, 163, 294
Bolzmann, A. 172
Bosnak, I. 122, 155, 191
Boyraz, M. 237
Brächter, W. 41
Brähler, E. 209

Brandeis, D. 22, 35
Brandl, U. 145
Branik, E. 36, 146, 308
Braun, C. 51
Braus, D. F. 248
Brdiczka, S. 182
Brechelmacher, A. 30
Bredel, S. 37, 257
Brem, A.-K. 277
Breuer, D. 38, 147, 203, 278
Breuer, U. 74, 242, 243
Briegel, W. 278, 279, 280, 343
Brisch, K. H. 38, 280
Brix, G. 73, 161, 281
Brockelmann, J. 341
Brönner, G. 99
Brünger, M. 241, 258
Bruning, N. 39
Brunner, M. 39
Brunner, R. 37, 40, 149, 164, 218
Brunsch, M. 241, 341
Buchmann, J. 41, 42, 332, 346
Buitelaar, J. K. 43, 252
Bullinger, M. 169
Bünger, S. 45, 353
Bürgin, D. 146, 149
Burkert, J. 43, 130
Buschmann, A. 44
Buschmann, E. 258
Butenko, L. 141

C
Caby, A. 107
Calame, S. 203
Canonica, C. 188
Cap, M. 91
Casper, R. 95
Castell, R. 45
Chuchra, M. 310, 311
Cierpka, M. 46, 224
Claus, D. 135
Clauß, M. 46
Clement, H.-W. 46, 47, 282
Company, M. 139
Conus, P. 186
Cronjäger, H. 282

D
Danckaerts, M. 43, 291
Darimont, N. 283

de Gelder, B. 138
de Jonge, M. V. 48
de Jong-van den Berg, L. T. W. 254
Deimel, W. 198
Dempfle, A. 95, 97
Denner, S. 48
Denoix, S. 49
Derksen, B. 252
Deuser, V. 188
Dierks, T. 163
Dietrich, S. 315
Dimou-Diringer, H. 259
Dittmann, R. W. 43, 50, 215, 271, 284, 291, 329
Dmitrieva, T. 50
Döpfner, M. 38, 52, 53, 54, 55, 65, 73, 82, 88, 94, 119, 125, 147, 161, 168, 196, 197, 203, 207, 208, 213, 214, 237, 273, 278, 281, 286, 291, 301, 302, 306, 310, 323, 324, 327, 342, 345
Döring, C. 116
Drechsler, R. 277
Dubischar-Krivec, A. M. 51
Duketis, E. 52
Dürk, M. 258
Dürrwächter, U. 211

E
Ebbecke-Nohlen, A. 55
Eder, H. 298
Edwards, J. 242
Eggers, C. 180
Egli-Alge, M. 56, 128, 188
Ehlis, A.-C. 61, 62
Ehrlich, S. 56
Eichberger, H. 19, 285, 317, 340
Eichhammer, P. 57
Eidens, L. 57
Eimecke, S. 285
Elben, C. E. 59
El-Faddagh, M. 58
Ellgring, H. 193
Elpel, K. 338
Engelhardt, S. 72
Erhart, M. 170
Esser, G. 21, 59
Essig, M. 60, 218
Ettrich, C. 315

F

Fallgatter, A. J. 61, 62
Faries, D. E. 43, 271, 329
Fegert, J. M. 43, 59, 62, 63, 64, 81, 85, 110, 118, 119, 130, 131, 135, 136, 153, 154, 189, 191, 203, 225, 252, 254, 303, 304, 312, 326, 349
Feineis-Matthews, S. 98, 163
Felber, M. 234
Felder, B. 120
Felder, W. 32, 165, 188, 274, 314, 325
Feldkötter, D. 65, 273, 286, 323, 342
Feldman, P. D. 43, 215, 329
Fellinger, J. 65
Fennesz, P. 340
Feucht, M. 19, 300
Fiedler, P. 9
Fink, G. 39, 123
Finsterer, I. 66
Fionna, K. 272
Fischer, E. 305
Fischer, K. 353
Fischer, S. 66
Fischer, T. 67, 330
Flechtner, H. 67
Fleischhaker, C. 47, 68, 69, 70, 78, 200, 201, 202, 236, 285, 352
Forouher, N. 24
Foster, S. 258
Franieck, M. L. 70
Frank, E. 57
Frank, R. 66, 98, 262
Franke, U. 279, 280, 343
Freisleder, F. J. 96, 179, 318
Freitag, C. M. 71, 72, 253
Freudenmann, R. W. 206
Freudenthal, B. 72
Freund-Braier, I. 73, 94, 161, 281
Fricke, L. 74, 76, 186, 242, 243
Friedel, S. 97, 99
Friederich, H. C. 99
Friederici, A. 75
Friedrich, M. 75
Friedrich, M. H. 19, 102, 164, 234, 285, 294, 300, 314, 317, 340
Frölich, J. 76, 350
Fromme, E. 226, 336
Fuchs, T. 171
Führer, D. 228
Fumi, M. 264

Fürst, M. 259
Furtado, E. F. 286
Fütty, P. 287

G

Gaber, R. 77
Gadoros, J. 230
Gaebel, W. 77
Galli, F. 17
Gantchev, K. 78, 184, 195, 222
Gardner, J. F. 254
Gawrilow, C. 326
Gebhardt, S. 78, 90, 224, 333
Geller, F. 236
Gerber, B. 338
Gerber, W.-D. 79, 212, 213
Gerhard, U.-J. 80, 205
Gerlach, M. 144, 178, 235
Gevensleben, H. 306
Gierow, B. 346
Gierow, W. 41, 42
Gilberg, C. 43
Gille, G. 144
Glaeske, G. 254
Glaser, C. 135
Gloger, C. 260
Goebel, R. 193
Gohlke, H. 120
Göhre, C. 87, 88, 105, 332
Goldbeck, L. 81, 154, 189, 191, 225, 328, 349
Goletz, H. 55, 82, 345, 350
Gollwitzer, P. M. 326
Golus, S. 296
Gomez, C. M. 83
Goncharova, T. 91
Göpel, C. 173
Görtz, A. 88
Gosch, A. 170
Gößler, R. 298, 312
Goth, K. 83, 241, 288
Grabarkiewicz, J. 97
Graf, T. 188
Grasmann, D. 84, 85, 239
Gregor, A. 46
Greil, J. 86
Gretz, N. 250
Griesemann, H. 199
Grießmeier, B. 134
Grimmer, Y. 289

Grimmlinger, R. 108
Grünblatt, E. 144
Grunert, G. 239
Gruppe, A.-F. 169
Guidetti, V. 17
Günter, M. 70, 86, 116
Gutschner, D. 85, 86
Gutzwiller, M. 26

H
Haagen, M. 175, 181
Haas, B. 89, 289, 290
Haberhausen, M. 90, 224, 333
Haemmerle, P. 90
Haenschel, C. 91
Haertling, F. 91
Haffner, J. 37, 66, 92, 93, 121, 217
Hagenah, U. 284
Hahlweg, K. 127, 161, 291
Hahn, F. 236
Haid, O. 94
Hajak, G. 57
Hanisch, C. 94, 291, 306
Hanke, M. 78
Hansen, G. 94, 291, 306
Harstick, S. 127
Härtling, F. 78
Hasselberg, N. 88, 332
Häßler, F. 35, 41, 42, 87, 88, 105, 110, 111, 332, 338, 346
Hautmann, C. 73, 94, 161, 281, 291, 306
Hautzinger, M. 70, 166, 207, 265
Hazell, P. 291
Hebebrand, J. 90, 95, 97, 99, 103, 224, 333
Hebebrand, K. 103
Heer, M. 148
Heiligenstein, J. 271
Heine, F. 260
Heinrich, H. 96, 139, 306
Heinrichs, N. 127
Heinzel-Gutenbrunner, M. 333
Heise, A. 23
Heiser, P. 68, 95, 97, 201
Hemmer, K. 98
Hemminger, U. 95, 97, 261
Hennighausen, K. 68, 70, 202
Herbrecht, E. 98, 346, 352
Hermann, C. 254
Herpertz, S. 231

Herpertz-Dahlmann, B. 39, 68, 95, 97, 103, 123, 148, 201, 231, 236, 285
Herrmann, M. J. 61, 62
Herzog, H. 162
Herzog, W. 99
Hiersche, S. 334
Hinckers, A. 293
Hinney, A. 97, 99, 235, 236
Hinrichs, G. 129
Hintermair, M. 100
Hinum, K. 162
Hobrücker, B. 292
Hoch, B. 101
Hoehne, D. 305
Hoffmann, A.-C. 335
Hoffmann, G. F. 101
Hoffmann, L. 102
Höger, C. 261
Högl, B. 108
Hohm, E. 102, 293
Hohmeister, J. 254
Hollmann, M. R. 19, 294, 300
Holtkamp, K. 68, 103, 148, 201, 285
Holtmann, M. 104, 145, 251, 294, 295, 346
Höppner, J. 41, 42
Horn, D. 105
Horn, H. 106
Horn, K. 106
Hornfeck, U. 315
Horvath, D. 273
Hounker, R. 133
Hubert-Schnelle, C. 107
Hubertus, A. 272
Hubl, D. 163
Huck, W. 72
Hueg, A. 164
Hülser, K. 296
Hulshoff Pol, H. E. 157
Hummel, P. 107, 303
Huss, M. 108, 109

I
Ihle, P. 196, 197
Ihle, W. 112
Illig, T. 120
In-Albon, T. 33, 112

J
Jacobs, U. 297

Jahn, K. 113
Jahn, T. 335
Jandl-Jager, E. 312
Janhsen, K. 254
Jänicke, C. 334
Janke, N. 168
Jans, T. 285
Jelen, A. 247
Jennen-Steinmetz, C. 317
Johnson, M. 291
Jooss, B. 44
Jordan, S. 113
Joswig, K. 209
Juen, F. 114
Juengling, F. D. 136
Junghanß, J. 284
Junglas, J. 115, 283, 297
Jungmann, T. 133
Juran, S. A. 154
Just, U. 122

K
Kafali, N. 32
Kaltenbacher, E. 116
Kammer, T. 29, 206
Kammerer, E. 295
Kanthack, M. 245, 344
Käppler C. 266
Käppler, C. 128, 309
Karle, M. 116, 146
Karwautz, A. 117
Kassubek, J. 136
Kaya, M. 298, 312
Keller, F. 117, 118, 119, 136, 203, 275, 298, 303, 304
Kelsey, D. 271
Kemner, C. 34, 138, 157
Kemnitz, A. 281
Kenemans, J. L. 34
Kentner-Figura, B. 299, 321
Kepper, I. 67
Khalik, F. 77
Kiefl, H. 95, 97
Kienbacher, C. 164, 314
Kierfeld, F. 119
Kilborn, R. 296
Kim, H. 156
Kimmig, F.-J. 49
Klages, H. 116
Klaiber, S. 299

Klauck, S. M. 120
Kleemann, J. 121
Kleensang, A. 198
Klemm, G. 78
Kleser, C. 72
Klett, M. 92, 121, 217
Klier, C. 19, 294, 300
Klosinski, G. 24, 46, 116, 211, 220, 273
Klosterkötter, J. 200
Kluger, G. 216
Knauss, E. 122, 155, 191
Knölker, U. 26, 166, 316
Kobus, N. 165, 314
Koch, E. 146, 301
Koch, I. 86
Koch, S. 250
Koffmane, K. 225
Köhler, D. 129
Kölch, M. 43, 130
Kolyschkow, M. 87, 105
Komninou, E. 245
König, C. 84, 131, 239, 262
König, I. R. 198, 199
Konrad, A. 117
Konrad, K. 39, 95, 97, 123
Kopecky-Wenzel, M. 262
Korte, A. 124, 182
Köster, I. 196, 197
Kramer, F. 124
Krämer, S. 135
Krapf, C. 56
Kratochvil, C. J. 329
Kratzsch, J. 103
Krauel, K. 25
Krause, B. 88, 135
Krieg, J.-C. 333
Kriege-Obuch, C. 353
Krischer, M. 125, 207, 208, 301, 302, 310, 327, 341, 351
Kristensen, S. 126
Krüger, A. 127
Küffer, M. 128
Kühl, K. 305
Kühn, S. 265, 270
Kühnau, W. 333
Kuntz, A. 282
Kuntze, L. 247
Kuschel, A. 127, 161

L

Labouvie, H. 134
Lam, L. 305
Lambert, M. 186
Lambertucci, M. R. 128
Lange, M. 135
Langguth, B. 57
Lanzenberger, M. 162
Lau, M. 303
Laucht, M. 33, 58, 59, 102, 131, 139, 286, 293, 330, 339
Laufkötter, R. 57
Lauinger, U. 72
Lay, B. 132
Lehmann, K. 112
Lehmkuhl, G. 9, 53, 54, 74, 76, 125, 147, 186, 196, 197, 203, 207, 208, 213, 237, 242, 243, 301, 302, 310, 327, 341
Lehmkuhl, U. 108, 124, 182, 228, 245, 246, 247, 323
Leiberich, P. 152
Lenhartz, H. 265
Lenz, K. 247
Lesnik, T. 273
Lewicka, S. 139
Lewkowicz, K. 228
Libal, E. 252
Libal, G. 118, 119, 136, 298, 303, 304, 312
Libertus, C. 199
Ligges, C. 133
Ligges, M. 133
Lilienthal, S. 21, 134
Linde, I. 271
Linden, D. E. J. 91
Linder, M. 95, 263, 264
Linhart, D. 21
Lischka, E. 239
Loew, T. 152
Lorenz, T. 26
Lorenzo, M. 165, 314
Löwe, B. 99
Ludolph, A. C. 136
Ludolph, A. G. 135, 136, 304
Lutz, K. 136

M

Mack, B. W. 137
Maerzheuser, S. 323
Maestele, A. 284
Magnée, M. J. C. M. 138

Malaj, G. 159
Malcherek, S. 139
Manjaly, Z. 39
Maras, A. 139, 173, 330
Martin, A. 272
Martin, M. 70, 78, 200
Martinius, J. 140
Martinsohn-Schittkowski, W. 332
Martsenkovskaja, I. 141
Martsenkovsky, I. 141
Mattejat, F. 141, 142, 229, 285, 305
Mau, H. 323
Maurer, K. 91
Mayer, M. 273
Mazitschek, U. 320
McGorry, P. D. 186
Mehler-Wex, C. 68, 142, 143, 144, 178, 201, 284
Melchers, P. 144, 204
Memmert, L. 145
Mendelssohn, A. 30
Meng, H. 146, 149
Mertesacker, B. 158
Metternich, T. W. 147, 203
Metzger, W. 147, 153, 275
Meusers, M. 263
Meyer, E. 284
Meyer, N. 94, 291, 306
Meyer-Keitel, A. 276
Michelson, D. 43, 215, 271, 291, 329
Michler, P. 263
Mika, C. 103
Mika, M. 148
Miksch, S. 157, 162
Milton, D. R. 329
Mitschke, A. 74, 242, 243
Mittendorf, M. 78
Mohler, B. 146, 149
Möhler, E. 150, 171
Moll, G. H. 96, 139, 306
Möller, C. 308
Mossaheb, N. 19, 300
Mottaghy, F. 135
Müller, C. 307
Müller-Myhsok, B. 198
Mundt, C. 171
Munz, M. 69
Murafi, K. 149, 209
Mutschler, H. J. 220

N
Naab, S. 264
Nagenborg, M. 150
Naumann, A. 151
Naumann, S. 127
Nedoschill, J. 152
Nell, V. 228
Neufang, S. 123
Neuhauss, M. 305
Neumann, F. 135
Neumann, N. 51
Neuschaefer-Rube, C. 351
Newcorn, J. H. 329
Nickola, M. 273
Niebuhr, S. 152
Nikendei, C. 99
Nitschke-Janssen, M. 308
Noam, G. G. 56
Nödl, H. 269
Nollek, H.-U. 66
Nordmann, E. 153
Noterdaeme, M. 216, 264
Nöthen, M. 198, 199
Nummenmaa, A. R. 121
Nürnberger, P. 95
Nussbeck, S. 307
Nützel, J. 59, 81, 154, 189, 191

O
Oades, R. D. 154
Obschonka, M. 238
Ochs, M. 155
Oehler, K.-U. 305
Oehme, M. 226, 336
Oelkers-Ax, R. 28, 29, 122, 155, 191, 265
Oh, H. 156
Ohmann, S. 157, 162, 314
Oswald, S. H. 128, 309

P
Palmen, S. J. M. C. 157
Pape, C. 310
Papoušek, M. 10
Parzer, P. 40, 66, 92, 93, 150, 164, 168, 217
Paschen, B. 181
Paul, G. 151
Pauli-Pott, U. 158
Pawlowska, B. 159, 310, 311
Pecha, A. 182

Pellegrini, E. 312
Pericki, R. 268
Perrig, P. 325
Peter, R. 272
Petersen, M. 265
Pfeiffer, E. 124, 182
Pichlmeier, S. 133
Pietz, J. 44, 159, 172
Pimenov, A. 173, 210
Pinheiro, S. N. 286
Pinnow, M. 282, 296
Pitzer, M. 284
Plener, P. 304, 312
Plichta, M. 61
Plück, J. 53, 73, 94, 161, 281, 291, 306
Plume, E. 160, 198, 199
Pohle, J. 319
Popow, C. 157, 162
Popp, F. 89, 289
Pössel, P. 166, 207
Pott, M. 175, 181
Poustka, A. 120
Poustka, F. 10, 51, 52, 83, 91, 98, 104, 120, 163, 241, 250, 251, 288, 294, 341, 346, 352
Poustka, L. 164
Prankel, B. 313
Prause, C. 164, 314
Prawitz, J. 16
Pressel, C. 247
Preuss, U. 32, 146, 165, 188, 274, 314, 325
Probst, A. 81
Propping, P. 198, 199
Pröschel, U. 39
Prothmann, A. 315
Pruvlovic, D. 163
Pukrop, R. 71
Puls, J. H. 26, 166, 316

Q
Qasqas, A. 77
Quaschner, K. 167
Quiner, S. 317

R
Rademacher, C. 147, 168, 203, 237, 273, 323, 342
Rainel-Straka, S. 102
Raisig, S. 182

Ralston, S. 165, 314
Rami, G. 272
Ramsauer, B. 168
Rauh, C. 298
Rauh, R. 68, 201, 202
Rausch, W.-D. 144
Ravens-Sieberer, U. 169, 170
Reck, C. 171
Reindl, S. 81
Reinhard, J. 211
Reinhardt, I. 303
Reinhardt, T. 303
Reis, O. 338
Remschmidt, H. 11, 68, 70, 78, 90, 95, 97, 141, 142, 160, 198, 199, 200, 201, 224, 236, 284, 285, 333
Renner, T. J. 62
Renshaw, P. F. 56
Resch, F. 28, 29, 37, 40, 66, 92, 93, 121, 122, 146, 149, 150, 155, 164, 168, 171, 191, 217, 218, 294
Reske, S. 135
Reuber, M. 171
Reuner, G. 172
Ribeiro, S. 317
Richter, M. 61
Richterich, A. 218, 265
Riedesser, P. 15, 24, 77, 146, 168, 175, 244
Ries, M. 173
Riezler, B. 228
Ringler, G. 97
Ristow, G. 173
Ritterfeld, U. 152
Rix, M. 195, 227, 266
Rizzo, P. 277
Roberts, N. 193
Roessner, V. 174
Rohde, L. A. P. 309
Rohde, P. 72
Röhling, D. 71, 180
Romano, A. 175
Rombach, C. 282
Romer G. 266
Romer, G. 175, 181, 244
Roos, J. 92, 116, 121, 176, 217
Roosen-Runge, G. 177
Röpcke, B. 154, 180, 245
Rosenthal, S. 24
Roth, A. 72
Rothenberger, A. 177, 178, 306

Rothenhöfer, S. 178
Rotte, M. 25
Roy-Feiler, B. 151
Rudert, E. 337
Ruf, M. 248
Ruff, D. D. 215
Rühl, D. 98
Ruhrmann, S. 200
Rupp, A. 155, 193
Rüth, U. 179, 318, 319

S
Saar, K. 95, 97
Sachse, S. 181, 182, 233, 299, 353
Sachsse, J. 154
Sackl, P. 314
Saha, R. 175, 181
Salbach, H. 124, 182
Santel, S. 25
Saracino, M. 182
Sarimski, K. 183
Saß, J. 282
Schäfer, R. 30
Schaff, C. 305
Scheel, U. 319
Scheffler, U. 184, 320
Schell, B. 184, 195, 222, 267
Schemmel, H. 195, 222, 267
Schepker, R. 72, 185, 208, 245, 267
Scherag, A. 236
Scherg, M. 193
Scheuerpflug, P. 61, 62
Schiffer, C. 276, 320, 321
Schiffhauer, R. 186
Schilling, U. 322
Schimmelmann, B. 146, 186
Schläfke, D. 110
Schlamp, D. 284
Schlarb, A. 265
Schlesinger, R. 322
Schlögelhofer, M. 19, 242, 300
Schlüter, B. 320
Schlüter, L. 267
Schlüter-Müller, S. 187
Schmeck, K. 48, 83, 84, 85, 117, 119, 135, 191, 239, 304
Schmelzle, M. 56, 128, 188
Schmid, G. 26, 166, 316
Schmid, M. 81, 154, 189, 190, 191, 326
Schmid, S. 273

Schmidt, A. 263
Schmidt, D. 323, 334, 335
Schmidt, J.-P. 72
Schmidt, K. 122, 155, 191
Schmidt, M. H. 12, 26, 33, 58, 59, 102, 131, 132, 139, 145, 173, 248, 250, 276, 286, 289, 293, 299, 317, 320, 321, 330, 339, 349
Schmidt, S. 169
Schmidt, W. 66
Schmidtke, J. 333
Schmitt, E. 273, 323, 342
Schmitt, G. M. 295
Schmitt, S. 268
Schmitz, C. 157
Schmitz, G. 192
Schmötzer, G. 98, 352
Schneck, S. 193
Schneider, H. 324
Schneider, M. 278
Schneider, P. 193
Schneider, S. 16, 33, 112, 194
Schnöbel, E. 216
Schnyder, R. 325
Schöler, H. 116, 176, 205
Schölmerich, A. 282, 296
Scholten, S. 144, 204
Scholz, K. 195, 227
Scholz, M. 78, 195, 227, 266
Schönberg, A. 80, 205
Schönberg, T. 301, 327
Schönfeldt-Lecuona, C. 206
Schrader-Mosbach, H. 45
Schredl, M. 195
Schreiber-Gollwitzer, B. 134
Schröder, H. 134
Schröder, S. 196, 214
Schubert, I. 196, 197
Schuch, B. 157, 162
Schulte-Körne, G. 160, 198, 199
Schulte-Markwort, M. 20, 24, 27, 238, 240, 284, 287
Schultze-Lutter, F. 200
Schulz, E. 46, 47, 68, 69, 70, 78, 200, 201, 202, 236, 282, 284, 285, 352
Schulze, U. M. E. 203, 304, 326
Schumacher, J. 199
Schupp, U. 178
Schürmann, S. 144, 147, 203, 204, 273, 323, 342

Schüßling, F. 184
Schuster, C. 120
Schwab, J. 209, 210
Schwab, O. 278
Schwantje, W. 326
Schwarz, C. 24
Schweiger, U. 95
Schweitzer, A. 242
Schweitzer, J. 155
Sebastian, I. 29
Seemann, S. 166, 207
Seifen, S. 71
Seifert, J. 61
Sevecke, K. 52, 125, 207, 208, 301, 302, 310, 327, 341
Seyringer, M. E. 317
Sieber, K. 328
Siefen R. G. 266
Siefen, R. 173, 208, 209, 210, 282
Simo, S. 252
Simons, M. 210
Simonszent, H. 211
Simpson, A. 329
Siniatchkin, M. 212, 213
Sinzig, J. K. 213, 214
Sixt, B. 69
Skowronek, M. H. 330
Sluming, V. 193
Slusarek, M. 330
Smidt, J. 97
Sommer, O. 46, 282
Spencer, T. J. 43, 215
Spiel, G. 215
Spitzer, M. 206
Spoden, C. 296
Spring, O. 119
Springer, S. 216
Stadler, C. 84, 239
Staigle, M. 24
Stapf, A. 190
Steen, R. 92, 217
Stefenelli, U. 171
Steinhausen, H.-C. 277
Steininger, C. 268
Stephan, E. 186
Stephani, U. 212, 213
Stieber, S. 315
Stieltjes, B. 218
Stöckl, M. 164
Stöcklin, I. 245

Stohrer, I. 86
Stolle, D. 26
Stösser, D. 220
Stötzel, M. 221
Stotzer, K. 188
Strauch, I. 218
Strauss, M. 146, 219
Streeck-Fischer, A. 219, 353
Strehlow, U. 220
Struben, K. 171
Sühlfleisch-Thurau, U. 332
Suhr, L. 345
Suhr-Dachs, L. 222, 324
Sumner, C. 271
Süß-Falckenberg, U. 222
Svitavsky, M. 331
Szpakowska, A. 159

T

Teigelkamp, D. 223
Teodoro, M. L. M. 128, 309
Theisen, F. M. 78, 90, 224, 333
Thiel, R. 21
Thiel-Bonney, C. 224
Thiele, A. 225
Thomas, C. 170
Thomason, C. 271
Thömke, V. 227
Thoms, E. 226, 334, 335, 336, 337
Titze, K. 228, 247
Tkacheva, O. 141
Tobi, H. 254
Toma, L. 175
Tomalak, H. 269
Torres, R. 154
Tossmann, P. 113
Trauzettel-Klosinski, S. 211
Treasure, J. 95
Treiber, H. 262
Trenkmann, K. 72
Triltsch-Ciurea, I. 338
Troost, J. 39
Trosse, M. 229

U

Uebel, H. 178
Uhlig, N. 52, 98
Uzelli-Schwarz, O. 305

V

van Engeland, H. 34, 138, 157, 252
van Quekelberghe, E. 229
Vetro, A. 230
Viertler, A. 35, 338
Vloet, T. D. 231
Vogel, C. I. G. 339
Vogel, R. 231
Voigtländer, T. 320
Völkl, S. 314
Völkl-Kernstock, S. 102, 234, 285, 340
Voll, R. 232, 340
von Ackern, N. 289
von Aster, D. 233
von Aster, M. 264
von Ceumern, I. 40
von Engelhardt, D. 233
von Georgi, R. 78
von Gontard, A. 71, 72, 180, 234, 253, 269
von Suchodoletz, W. 181, 182, 233, 299, 353
von Widdern, S. 74, 242
Voß, R. 222

W

Wagner, A. 45
Wagner, G. 117
Walger, P. 301, 341
Walitza, S. 235, 236
Walter, D. 65, 168, 237, 273, 286, 323, 342
Walter, H. 72
Wams, M. 238
Warnke, A. 61, 62, 68, 95, 97, 142, 143, 144, 160, 193, 198, 199, 201, 203, 235, 236, 285
Weber, K. 53
Weber, M. 238
Weber, S. 41, 42
Webster, C. M. C. 286
Wehmeier, P. M. 43, 215, 275, 329, 333
Wehrmann, B. 239
Weidenauer, H. 239
Weidtmann, K. 240
Weiffenbach, O. 241, 284, 288, 341
Weinhardt, M. 49
Weisbrod, M. 28, 29, 122, 155, 191
Weissbeck, W. 241
Weissinger, A. 304
Weithmann, G. 275

Welke, M. 246
Wenk, S. 273, 323, 342
Wentzel, A. 179
Wermter, A.-K. 99
Werneck-Rohrer, S. 242, 314
Werner, F. 265, 270
Wettig, H. H. G. 279, 280, 343
Wewetzer, C. 62, 178, 235, 236
Wiater, A. 74, 76, 186, 242, 243
Widdern, S. V. 243
Wiebel, A. 150
Wiefel, A. 228, 245, 247
Wiegand-Grefe, S. 244
Wiegard, A. 246
Wienand, F. 305
Wild-Wall, N. 154
Wilhelm, C. 330
Willma, S. 94, 344
Willner, H. 245, 344
Winkler, R. 215
Winter, M. 245, 247
Winter, S. 246, 247, 323
Wippich, R. 184
Witte, B. 247
Wöber, C. 117
Wöber-Bingöl, Ç. 117, 249
Wöckel, L. 250, 251, 294, 346
Wodak, R. 30
Wolf, I. 248

Wolff-Metternich, T. 350
Wolf-Ostermann, K. 78
Wolke, D. 12
Wolter-Flanz, A. 263
Wolters, A. 41, 42
Wulf, K. 345
Wulff, H. 344
Wyler, M. 188, 249

Z

Zamorski, H. 346
Zander, A. 118, 326
Zäske, H. 77
Zeegers, M. 252
Zeiner, P. 291
Zeiske, S. 144
Zemke, B. 182
Zerahn-Hartung, C. 326
Zhang, S. 43, 215, 291
Ziegenhain, U. 85, 136, 252
Ziegler, A. 198, 199
Zink, S. 253
Zipfel, S. 99
Zito, J. M. 254
Zohsel, K. 254
Zollinger, M. 165, 314
Zschocke, J. 255
Zuddas, A. 43
Zulauf, U. 128

Wenn Sie weiterlesen möchten ...

Ulrike Lehmkuhl (Hg.)
Seelische Krankheit im Kindes- und Jugendalter – Wege zur Heilung

XXVII. Kongreß der Deutschen Gesellschaft für Kinder- und Jugendpsychiatrie und Psychotherapie, Berlin 3.-6. April 2002. Die Abstracts

Der XXVII. Wissenschaftliche Kongress der Deutschen Gesellschaft für Kinder- und Jugendpsychiatrie und Psychotherapie vom 3. bis 6. April 2002 in Berlin widmete sich drei Schwerpunkten, die sich unter dem Tagungsthema »Seelische Krankheit im Kindes- und Jugendalter – Wege zur Heilung« bündeln:
– Psychotherapie und Psychopharmakotherapie,
– Jugend und Gewalt,
– Ethische Grundsätze.
Der Band dokumentiert anhand der 350 Zusammenfassungen der Vorträge, Workshops und Poster, die während des Kongresses vorgestellt wurden, den aktuellen Stand der theoretischen, klinischen und empirischen Entwicklung des Fachs.

Ulrike Lehmkuhl (Hg.)
Therapie in der Kinder- und Jugendpsychiatrie: Von den Therapieschulen zu störungsspezifischen Behandlungen

Gemeinsamer wissenschaftlicher Kongress der Deutschen Gesellschaft für Kinder- und Jugendpsychiatrie und Psychotherapie, des Berufsverbands der Ärzte für Kinder- und Jugendpsychiatrie in Deutschland sowie der Österreichischen Gesellschaft für Kinder- und Jugendpsychiatrie

Der gemeinsame wissenschaftliche Kongress der Deutschen Gesellschaft für Kinder- und Jugendpsychiatrie und Psychotherapie, des Berufsverbandes der Ärzte für Kinder- und Jugendpsychiatrie und Psychotherapie in Deutschland sowie der Österreichischen Gesellschaft für Kinder- und Jugendpsychiatrie und der Schweizerischen Gesellschaft für Kinder- und Jugendpsychiatrie und Psychotherapie vom 2. bis 5. April 2003 in Wien widmete sich der Therapie in der Kinder- und Jugendpsychiatrie. Das Leitthema gliedert sich in drei Schwerpunkte:
– Aktuelle Fragen in der Psychotherapieforschung inklusive Entwicklungstendenzen.
– Von der Diagnose über die Indikation zur Behandlung.
– Psychotherapie in der multikulturellen Gesellschaft.
Der Abstractband dokumentiert, wie differenziert und breit gefächert inzwischen Behandlungskonzepte in der Kinder- und Jugendpsychiatrie sind.

Die Kinder- und Jugendpsychiatrie-Geschichte von 1937-1961

Rolf Castell und Mitarbeiterinnen legen dar, wie sich das medizinische Fachgebiet Kinder- und Jugendpsychiatrie in Deutschland etabliert hat. Das Buch beschäftigt sich mit den (inter)nationalen Kongressen der Jahre 1937 bis 1961 sowie mit den Fachgesellschaften. Es gibt einen Überblick zu den wichtigsten Lehrbüchern und deutschsprachigen Fachzeitschriften und stellt die Biografien der maßgeblichen Begründer des Fachs dar. Die Autoren setzen sich auch mit der Verstrickung einiger namhafter Fachvertreter in die nationalsozialistische Sterilisations- und Euthanasieprogramme auseinander und zeigen, in welchem Ausmaß rassistisches und biologistisches Denken die Fachgeschichte während des Zweiten Weltkrieges beeinflusst und in welchem Umfang personelle und weltanschauliche Teilkontinuitäten die Situation des Fachs nach 1945 geprägt haben.

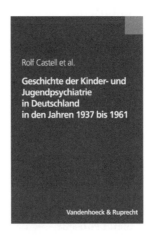

Rolf Castell / Jan Nedoschill / Madeleine Rupps / Dagmar Bussiek
Geschichte der Kinder- und Jugendpsychiatrie in Deutschland in den Jahren 1937 bis 1961
Unter Mitarbeit von Uwe-Jens Gerhard, Susanne Gruß, Frank Köhnlein und Oliver Kratz. Mit einem Geleitwort von Gotthard Jasper. 2003. 574 Seiten mit 1 Bibliographie auf CD-Rom, gebunden
€ 52,- D
ISBN 3-525-46174-7

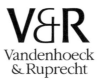

Therapeutische Grundlagen, aktuelle Fragen

Ulrike Lehmkuhl (Hg.)
Aggressives Verhalten bei Kindern und Jugendlichen
Ursachen – Prävention - Behandlung
2003. 252 Seiten mit 28 Abbildungen und 14 Tabellen, kartoniert € 24,90 D
ISBN 3-525-46179-8

Bei andauerndem aggressivem Verhalten von Kindern und Jugendlichen sind unter Umständen nicht allein pädagogische Maßnahmen gefordert, sondern auch therapeutische. Die Beiträge geben fundierte Einblicke in entsprechende kinder- und jugendpsychiatrische Behandlungsansätze.

Ulrike Lehmkuhl (Hg.)
Ethische Grundlagen in der Kinder- und Jugendpsychiatrie und Psychotherapie
2003. 214 Seiten mit 12 Abbildungen und 21 Tabellen, kartoniert € 24,90 D
ISBN 3-525-46185-2

Ethische Fragestellungen wurden in der Kinder- und Jugendpsychiatrie und Psychotherapie bislang eher randständig behandelt. Entsprechende Fragestellungen besitzen häufig eine hohe Relevanz in Beratung, Therapie und Forschung. In dem Band werden die vielfältigen Aspekte des Fachgebiets erläutert und zum Teil neue Fragestellungen aufgeworfen, auf die Antworten gefunden werden müssen.

Es ist zu fordern, dass in der Aus- und Weiterbildung diesen Fragen ein größerer Stellenwert eingeräumt wird.

Ulrike Lehmkuhl (Hg.)
Psychotherapie und Psychopharmakotherapie im Kindes- und Jugendalter
Indikation – Effekte - Verlauf
2003. 187 Seiten mit 18 Abbildungen und 21 Tabellen, kartoniert € 21,90 D
ISBN 3-525-46180-1

Die Behandlung hyperkinetischer Kinder mit Psychopharmaka ist ein in der Öffentlichkeit heftig diskutiertes Thema. Unter welchen Umständen und mit welchem Erfolg verschiedene – und nicht nur medikamentöse – Behandlungsansätze in der Kinder- und Jugendpsychiatrie eingesetzt werden, zeigen die hier versammelten Beiträge kompetent.

Diese drei Bände erhalten Sie zusammen zum Vorzugspreis von € 64,50 D
ISBN 3-525-46184-4

Preisstand 01.01.2005. Änderungen vorbehalten

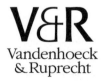

Vandenhoeck & Ruprecht